高等医学院校护理学专业"1+X"书证融通系列教材

健康评估

主编　光云志　陈　洁

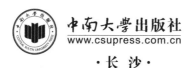

中南大学出版社
www.csupress.com.cn

·长沙·

编委会

主　编　光云志　陈　洁

副主编　喻安银

编　者　(按姓氏笔画排序)

光云志(黔西南民族职业技术学院护理系)

陈　洁(黔西南民族职业技术学院护理系)

周　洁(黔西南民族职业技术学院护理系)

徐　涛(黔西南民族职业技术学院护理系)

喻安银(黔西南民族职业技术学院护理系)

曾启敏(黔西南民族职业技术学院护理系)

前　言

　　健康评估是研究个体、家庭及社区对现存的或潜在的健康问题反应的基本理论、基本技能和临床思维方法的学科，它既论述疾病的临床表现，又阐述心理、社会因素与疾病间的相互作用和相互影响，阐述各种发现健康问题的基本体格检查方法与技能以及如何运用科学的临床思维去识别健康问题，为作出正确的护理诊断和解决护理问题，制定相应的护理措施提供依据。健康评估也是护理专业的必修课程，是一门联系护理专业基础课与护理临床专业课之间的桥梁课程，在护理专业学习中占有重要地位。

　　本教材的编订是依据高职院校护理专业及助产专业学生的具体学习情况和特点为基础，在内容和编写思路上依照"教学内容和岗位一体化"的要求对教学内容进行了合理的取舍，以期达到教学内容与职业岗位标准的有效对接。希望通过本教材的学习，使学生能够系统掌握健康评估的基本理论、知识和技能，学会使用正确的方法和技能获取临床资料，以科学的思维方式综合分析作出正确的护理诊断，并能规范地书写护理病历，为今后从事护理工作打下扎实的基础。

　　本教材以护理程序为框架，以就业为导向，体现适度、够用的原则，主要的编写特点如下：

　　一是编写形式符合高职学生的学习、认知特点，概念明确、内容充实、结构合理，既有利于课堂教学，又便于学生课前课后自学复习。

二是教材内容选取注重实用性，相对于其他同类教材，针对高职学生基础情况，在内容上作了详略处理，同时在编写顺序上作了一些调整，每章开始的学习要求明确，方便学生了解每章节学习要点。

三是通过导入临床案例，培养学生应用知识、分析问题、解决问题的能力。实现理论知识联系临床实践，临床实践回归理论知识的教育特色。

四是辅以一定的知识链接，重点介绍相关知识的新进展、新技术，以扩展学生的知识面，帮助学生了解护理学(医学)的过去、把握现在，畅想未来。

五是根据护士执业资格考试大纲要求，增加了高频考点和护考链接，配以课后思考和练习题，便于学生及时自我评估对该章节的掌握程度以及对知识点的巩固加深。

六是突出动手能力的培养，在最后加入实训指导章节，并在该章节内详细罗列操作步骤、要点以及考核标准，强化技能训练，使理论与实践更加紧密结合，并统一考核评分标准，适应高素质技能型人才培养目标实现的需求。

全书共分十章，包括绪论、问诊、体格检查、常见症状评估、心电图检查、常用实验室检查、影像学检查、心理-社会评估、资料分析与护理诊断、健康评估实训指导等。各节包括学习目标、案例导入、正文、案例分析、课后思考与练习等部分的内容，有些还配有知识链接、高频考点的内容。尽量做到教岗结合，满足护理专业的需求。

本教材编写过程中始终得到黔西南民族职业技术学院各位领导的大力支持和指导，在此表示衷心的感谢！本教材参考了许多有关专著、教材和资料，在此向相关作者表示感谢，并致以崇高的敬意！编写过程中，各编委们付出了辛苦和努力，也向各位表示感谢。

由于时间仓促，经验不足，如有疏漏和不足之处，恳请各位师生和读者提出宝贵意见，给予批评指正。

编 者

2020 年 9 月

目　录

第十章　健康评估实训指导　/ 337

第一章
绪 论

案例导入

　　患者，男，58 岁。因突发心前区疼痛 3 小时入院。患者于 3 小时前突然出现心前区疼痛，呈压榨性疼痛，向左前臂放射，伴大汗淋漓。自服"速效救心丸"效果不明显，遂来院急诊。患者既往有"高血脂"和"冠心病"病史。查体：面色苍白，大汗淋漓，呼吸稍促，脉搏细弱，血压 95/60 mmHg，心率 110 次/min，节律整齐，心音低钝，无明显杂音，双肺呼吸音清，未闻及干湿啰音。腹部平坦、柔软，无压痛。血液检查：WBC10.3×10^9/L，ESR 35 mm/h。ECG：V1～V6、aVL 导联的 ST 段呈弓背向上抬高，Q 波宽大畸形。

　　健康评估是运用医学基本理论、基本技能和基本知识，从护理的角度探讨和论述对患者现存的或潜在的健康问题或生命过程中的反应作出判断的一门学科。健康评估主要阐述收集患者主客观资料的方法和内容，识别患者的护理问题及护理需求，为制定护理措施、评价护理效果提供依据。是护理、助产专业的核心课程，也是连接基础医学与临床护理之间的一门桥梁课程。

　　在临床护理实践中，如果护士不能准确地进行健康相关资料的收集，缺乏对健康资料进行综合分析、解释和诊断性推理的能力，就不可能在制订护理计划之前确认护理对象所存在的护理问题/护理诊断，其护理干预的行为也随之失去科学的依据。健康评估作为现代护士必须具备的核心能力之一已成为无可辩驳的事实，并日益受到人们的重视。因此，系统的研究健康评估的基本理论、基本技能和基本知识，是护理实践的重要内容。护士应当将在护理实践中通过评估确认护理对象对健康问题的生理、心理及社会等方面的反应，并在此基础上做出护理诊断的行为视为护理专业自主的、独特的、有别于医疗诊断的职责和临床护理工作的有机组成部分。

一、健康评估的目的与基本任务

(一)健康评估的目的

(1)了解个体的健康和生命过程中的经历,包括健康、疾病和康复。

(2)寻找促进健康和增进最佳身体功能的有利因素。

(3)识别护理需要、临床问题(如护理诊断),作为选择护理干预方案的基础。

(4)动态收集和分析患者健康资料,评价治疗和护理效果。

(二)健康评估的基本任务

健康评估的基本任务是以医学基础知识、护理基本理论、护理程序为基础,掌握以患者为中心的健康评估的原理和方法,学会对健康资料进行采集、整理、分析与判断,概括护理诊断依据,做出正确的健康评估记录,为确定护理目标、制订护理措施打下坚实基础。

二、健康评估的内容

健康评估是指从健康资料的收集、整理和分析,直至作出护理诊断的全部过程,主要包括:

(一)问诊

问诊是发生在护理人员和护理对象或有关人员之间的明确而有序的交谈过程,主要目的是获取患者主观感觉的异常或不适等信息。将问诊所得到的资料进行分析与整理,可作为最重要、最基本的诊断依据,因此,护士必须掌握问诊方法与技巧。

(二)体格检查

体格检查是指医护人员运用自己的感觉器官或借助简单的辅助工具(如听诊器、血压计、体温表等)对被检查者进行系统的观察和检查,以了解其身体状况的一种最基本的检查方法,是获得护理诊断依据的重要手段。患者体表或内部结构发生可察觉的变化,称为体征,如皮疹、肺部湿啰音、水冲脉、压痛等。体格检查具有很强的技术性,规范、娴熟的操作才能及早、正确地发现患者异常征象,护士应反复训练与实践以掌握操作技能。

(三)常见症状评估

症状是指个体患病后对机体生理功能异常的自身体验和感觉,如头痛、恶心、胸闷、眩晕等。症状是病史的重要组成部分,评估症状的发生、发展、演变以及由此引起的生理、心理反应,对形成护理诊断,指导临床护理工作起着主导作用。

(四)实验室检查

是通过物理、化学和生物学等实验室方法对患者的血液、体液、分泌液、排泄物、细胞取样和组织标本等进行检查,以获得疾病的病原体、病理学形态及脏器功能状态等资料。实验室检查是客观资料的重要组成部分,同时大部分的标本采集与保存需要护士来完成,与临床护理关系密切。因此,实验室检查也是健康评估的重要内容之一,护士应掌握各种标本的采集方法和检查结果的判断。

（五）心电图检查

心电图是利用心电图机从体表记录心脏每个心动周期所产生的电生理活动变化的曲线图形。对某些心脏疾病和其他疾病的诊断、病情监测及重症监护等具有重要作用。

（七）医学影像学检查

医学影像学检查包括放射学检查、超声检查和核医学检查。通过借助不同的成像手段，显示人体内部器官和结构在不同层面的影像，从而了解人体解剖、生理及病理变化，以达到诊断疾病的目的。

（八）心理及社会评估

人的心理与社会属性决定了健康的内涵不仅仅是没有躯体疾病，还包括心理和社会的完好状态。心理和社会评估就是指对个体的心理活动、心理特征及社会状况进行评估。这部分资料多可以通过交谈法获得，但由于这部分资料受主观因素影响较大，故在收集、分析和判断过程中要求真实，切忌主观臆断。

（九）资料分析与护理诊断

资料分析与护理诊断是对评估所获取的主、客观资料进行分析、归纳和判断，发现患者现存的或潜在的健康问题的过程。主要包括收集资料、整理资料、分析资料和提出护理诊断4个步骤。准确收集、核实、整理资料是作出护理诊断的基础，科学的思维分析方法是作出护理诊断的保证。

（十）护理病历的书写

护理病历是护士对所收集的资料，经过整理、分析，按照规范化格式书写的记录。护理病历是确定护理诊断及制定护理措施的依据，也是临床教学、科研工作不可缺少的重要资料。因此护理病历的书写是护士必须掌握的基本功。

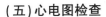
案例分析

> 该患者突发心前区疼痛，呈压榨样；既往有"高血脂"和"冠心病"病史；入院查体：血压95/60 mmHg，心率110次/min；ECG：V1～V6、aVL导联的ST段呈弓背向上抬高，Q波宽大畸形。综上所述，临床初步诊断为急性心肌梗死。

三、健康评估的学习方法与基本要求

（一）学习方法

健康评估是一门实践性很强的学科，它作为护理程序的首要环节，是整体护理的基础，无论是对评估者还是被评估者都十分重要。完整、全面、正确的评估是保证高质量护理的先决条件，初学者一定要认识到这一点。从一名护生到临床上能够独立提出护理诊断的护士，要经过许多临床实践才能达到。学习健康评估只是初涉临床护理的一个开始，并不是一经学习就能够立马掌握的。健康评估作为各临床护理学习的起点或桥梁，需要经过反复实践才能为临床各科学习打下坚实的基础。

在本课程的学习过程中,不仅要有理论知识的学习,同时还包括实际操作技能的训练以及临床实践场所的见习和实践。在学习过程中,要勤思考、勤动口、勤动手,反复训练,精益求精。

(二)基本要求

(1)树立以人为中心,全心全意为患者服务的意识,具有严谨的学习态度、科学的思维能力、良好的职业道德和爱岗敬业精神。

(2)合理运用问诊技巧,独立完成系统问诊,准确收集患者的健康史资料。

(3)能独立进行全面、系统、规范的体格检查,力求操作娴熟;熟悉常见的异常体征及其临床意义。

(4)能独立完成心理及社会评估,提出相关护理问题。

(5)掌握常用实验室检查的标本采集方法;熟悉各项检查结果的参考值及临床意义。

(6)能独立描记心电图;熟悉正常心电图和常见异常心电图的图形及临床意义。

(7)掌握医学影像学检查前准备、检查中配合和检查后护理;了解检查结果的临床意义。

(8)能将问诊、体格检查、心理及社会评估收集到的资料和各项辅助检查结果进行综合分析并提出护理诊断,并按照护理病历书写格式及要求,正确书写护理病历。

课后思考与练习

1.护理程序的第一步是( )

A.评估　　　　　B.诊断　　　　　C.计划　　　　　D.实施　　　　　E.评价

2.医护人员对患者或有关人员进行系统询问,收集其健康资料的过程,称为( )

A.体格检查　　B.问诊　　　C.症状　　　　D.心理评估　　　E.社会评估

3.个体患病后对机体生理功能异常的自身体验和感觉称为( )

A.症状　　　　　B.健康史　　　　C.护理诊断　　　D.健康评估　　　E.体征

4.实验室检查不包括( )

A.血液检查　　B.尿液检查　　C.粪便检查　　D.痰液检查　　E.肺部 X 线检查

5.患儿,女,4 岁,脐周疼痛 3 小时,怀疑"肠虫症"。下列哪种方法可明确诊断( )

A.问诊　　　　　B.体格检查　　　C.X 线检查　　　D.实验室检查　　E.B 超检查

第二章

问 诊

学习目标

1. 了解问诊的主要目的。
2. 熟悉不同问诊内容的意义。
3. 掌握问诊的基本原则及技巧。
4. 能根据患者具体情况运用适宜的问诊技巧全面系统地进行健康史的采集。

第一节 护理问诊

健康史也称护理病史，是指生活中对患者心理和身体健康产生影响的主观和客观资料，健康史采集是建立护理诊断的基础之一，获得健康史最主要的方法是问诊。

护理问诊是护理人员通过询问患者或陪诊者以了解疾病的发生、发展、诊治和护理经过、既往健康状况、曾患疾病情况，以及由此产生的生理、心理、社会等方面的反应，是明确患者护理需求，确定护理诊断的重要依据之一。护理问诊是健康评估的第一步，成功的问诊是确保健康资料完整性和准确性的关键，也是获得诊断依据的重要手段，是建立良好护患关系的桥梁，并为进一步检查提供线索。

一、问诊的重要性

(一) 问诊是获得诊断依据的主要方法

通过问诊可以全面了解疾病的发生、发展、诊治经过和患者的既往健康状况，这些资料对护理诊断具有极其重要的意义。一个具有全面医学知识和丰富临床经验的护理人员，常常通过单独的问诊就可能对某些疾病提出准确的护理诊断。特别是在某些疾病的早期，机体只是处于功能性或病理生理学改变的阶段，还缺乏器质性或组织形态学的改变，而患者却可以更早地陈述某些不适感，如头晕、疼痛、失眠、乏力、食欲改变、焦虑等症状。在此阶段，身体评估、实验室检查甚至特殊检查均无阳性发现，问诊所得的资料却能更早地作为诊断的依据。在临床实际工作中，有些疾病的医疗诊断和护理诊断，通过问诊即可基本确定，如癫痫、支气管炎、胆道蛔虫症、心绞痛、疟疾等。对病情复杂而又缺乏典型症状和体征的病例，深入细致的问诊就更为重要了。

（二）问诊为进一步检查提供线索

通过问诊获得的健康史资料能为身体检查的重点提供线索，如患者以咳嗽、痰中带血为主要症状时，通过问诊获知同时伴有消瘦、乏力等病史，结合患者年龄在 40 岁以上，有长期吸烟史，则提示可能为肺部疾病。根据这一线索，进行详细的肺部评估和（或）影像学检查，一般即可明确护理诊断。

（三）问诊是建立良好护患关系的桥梁

问诊的重要性还在于它是进行护患沟通、建立良好护患关系的桥梁。正确的问诊方法和良好的问诊技巧能够使患者感到护理人员亲切和可信，树立合作的信心，这对诊治疾病也十分重要。通过交谈，护理人员可以向患者进行健康教育，并可以掌握患者的心理动态，有利于做好患者的心理护理，消除疾病对患者心理的不良影响，提高诊疗效果。

二、问诊的对象

二维码2-1

护理问诊的对象一般是患者本人，因为只有患者自己最清楚、最能准确表达自己的病情，因此也最为可靠。对于重症患者，意识不清、语言交流障碍、智力不全、精神障碍等无法自诉病史者，可由其家庭成员或看护者代述。

三、问诊的方法

问诊的方法主要是交谈，护理人员通过交谈可以收集有关患者健康状况的信息，取得确立护理诊断所需的各种资料，同时取得患者的信任。因此，有效的交谈是非常重要的，包括正式交谈和非正式交谈。

（一）正式交谈

正式交谈是指先告知患者，进行有目的、有计划、有顺序的交谈。采用护理人员提出问题、患者回答的形式进行。正式交谈分为三个阶段。

1. 准备阶段

护理人员需查阅患者健康资料，了解患者的基本情况、主要临床表现及诊疗经过，明确交谈目的及提纲，安排适当的交谈时间，交谈环境应安静、舒适、不受干扰，并有适宜的光线、温度，有利于患者隐私的保护。

2. 交谈阶段

护理人员在交谈开始前应有礼貌地称呼对方并进行自我介绍，向患者说明交谈的目的、交谈所需要的时间，使患者有思想准备，缓解紧张情绪，赢得患者的信任，使交谈在轻松、愉快的氛围中进行。

护理人员引导患者抓住交谈的主题，先从主诉、一般资料开始，再询问过去健康状况及心理、社会状况等。如"您病了几天了？哪里不舒服？"若患者主诉头痛，可以问"您头痛几天了？可以说说头痛有什么特点吗？""多在什么情况下发生头痛？""什么情况下头痛会加重或减轻？""除了头痛外还有哪儿不舒服？""经过哪些治疗？""您认为效果如何？"等。交谈中，尽可能让患者充分表述自己的感受。

3. 结束阶段

当获得必要的资料，达到交谈目的时，应对所交谈内容作一小结，应简要复述本次交谈的主要内容，尽量澄清双方的疑虑，并征求患者的意见，向患者致谢。必要时，可约定下次交谈的时间。

(二)非正式交谈

非正式交谈指护理人员在护理工作中，如在给患者进行护理操作过程中随时交谈，谈话内容不受限制，让患者自由表达，护理人员可以了解患者各种信息，从中筛选对疾病诊治和护理有价值的资料记录进行。

四、问诊的技巧及注意事项

(一)问诊的技巧

1. 使用合理的提问方式根据情况采取封闭式提问或开放式提问。

(1)封闭式提问：是一种将患者的回答限制在特定范围内的提问，患者的回答选择性较少。封闭式提问可使用一般疑问句，患者直接回答或仅以"是"或"否"回答即可。如"您睡眠好不好?""您胸痛多久了?""您是大学教师吗?"等。这种方式简洁，节省时间，但回答具有局限性，护理人员难以获得问句以外的更多的信息，且暗示性较强。

(2)开放式提问：当提出的问题较笼统、范围较广时，多使用特殊疑问句，患者需要回答问题时需详细描述。如"您哪里不舒服?""您为什么来医院?""您现在感觉怎么样?"等。这种提问不具有暗示性，有利于患者主动、自由地诉说，护理人员能获得更多客观、完整的资料。但要求患者需要具备一定的语言表达能力，护理人员也需要花较多的时间耐心倾听。

为了获得更多的资料，调动患者解决问题的主动性和积极性，交谈中多采用开放式提问。

2. 及时核实资料

提问时应注意系统性、目的性和必要性。针对患者陈述中不确切或有疑问的地方，注意及时使用复述、澄清、反问、质疑等方法进行核实。

3. 注意交谈时的非语言交流

主动营造宽松和谐的环境，交谈时护士应表情自然、态度和蔼，与患者保持适当的距离和目光接触，适时点头或微笑，示意听懂对方所说的话，并鼓励继续交谈。必要时借助手势、身体语言等进行交流。

4. 特殊患者的问诊

(1)老年人：老年人因体力、视力、听力都有所减退，部分患者思维反应迟钝，对问诊有一定影响。因此，问诊时应注意语言简单、易懂，语速要慢，必要时适当重复。

(2)儿童：儿童的健康史多由家长或监护人提供，应注意资料提供者与患儿接触的密切程度，以判断资料的准确性。对于年龄稍大的儿童，可以补充询问某些细节。

(3)焦虑者：焦虑者语速快、易激动，无论表达还是接受信息都存在一定困难。因此，问诊时应说明目的，提问尽量简单而有条理，宽容、理解患者，让其缓慢、平静地叙述病情。

　　(4)情绪低落者:情绪低落者一般不愿主动提供有关信息。问诊时应给予同情、理解和安抚,减慢交谈速度。

　　(5)情绪愤怒或抱有敌意者:应采取坦然、平静、理解和不卑不亢的态度,询问应缓慢清晰,对涉及个人、家庭等敏感问题谨慎提问或暂缓询问,尽量发现患者发怒的原因并予以说明。健康史的询问应主要限于现病史,其他资料尽量待患者情绪平稳后补充。一旦患者情绪失控,应注意自身安全。

　　(6)病情危重者:在做简明扼要的询问后,应立即进行抢救,待病情稳定缓解后,再详细了解有关内容。

　　(7)认知功能障碍者:首先应确定患者是否存在认知障碍;因听力障碍或语言表达障碍而不能交流者,可借助书面形式或手势进行沟通;若确为认知障碍者,应通过询问患者照护者、目击者或相关医务人员获得相关资料。

　　(8)不同文化背景者:在问诊过程中应注意自己与患者之间的文化差异,理解和尊重他人文化,在考虑问诊内容及选择交谈技巧时,应特别注意以下问题:①距离与触摸;②目光接触;③表达情感或疼痛的方式;④个人信息表达上的文化差异;⑤语言表达。

知识链接

核实交谈资料真实性的常用方法

1. 澄清:要求患者对模棱两可或模糊不清的内容做进一步解释和说明。
2. 复述:以不同的表述方式重复患者所说的内容。
3. 反问:以询问的口气重复患者所说的话,不带护士自己的观点。
4. 质疑:用于患者表述前后不一或与护士实际观察的内容不一致时。
5. 解析:对患者所提供的信息进行分析和推论,并与患者交流。

(二)交谈注意事项

1. 尊重患者

交谈时应和蔼、耐心,用真实情感去体贴、关心患者;对外观异常或体味异常者,不可表现出轻蔑、嘲笑等态度;尊重患者的隐私权,患者不愿回答的问题,不应追问;避免使用不良刺激语言。

2. 善于倾听

在护患沟通中,护理人员首先必须是一个好的倾听者。在认真倾听患者谈话内容的同时,要注意通过患者说话的声调、频率、面部表情、身体姿势及移动等,尽可能捕捉、理解患者所传达的所有信息。倾听应该做到以下几点:

　　(1)安排一定的时间、环境去倾听患者说话。

　　(2)在沟通过程中全神贯注,不因患者说话的异常发音或语气等分散自己的注意力。

　　(3)患者叙述时,要注意倾听,不要随意打断或提出新的话题,要有意识地引导患者抓住主题,将患者的谈话听完整,不要急于判断。

　　(4)仔细体会患者的"弦外之音",了解并确认沟通过程中患者要表达的真正意思。

（5）注意患者所表达的非语言性信息，对患者的陈述或提出的问题，应给予合理的解释和适当的反应，如点头、微笑等，表明自己在认真倾听。

3.避免诱导式提问

要避免提出一些不愉快的问题，不可以借助提问，强迫患者同意自己的观点。当患者回答问题不确切时，护理人员应耐心启发，不应暗示诱导。如不应问"您是不是午后发热？"应问"您发热多在什么时间段？"不应问"您哮喘是不是多在夜间发作？"应问"您哮喘多在什么时间发作？"以免患者随声附和，使获得的资料缺乏真实性。

4.避免使用医学术语

问诊应使用简单易懂的语言，适合患者的理解水平，避免使用"隐血""发绀""里急后重"等医学术语，患者难以理解会导致资料不准确。

5.注意文化差异

患者不同的民族、风俗习惯及文化背景，人际沟通的方式和对疾病的反应方面存在差异。有些患者交谈时需要保持较远的距离，有些患者不能接受肢体的触摸等。护理人员应理解文化背景的差异，尊重患者的文化背景和价值观，灵活地进行问诊。

二维码2-2

第二节 问诊的内容

案例导入

> 患者，女，38岁。患者右下腹疼痛10小时，腹痛开始于脐周，然后转移至右下腹。查体：体温39.1℃，脉搏113次/min，血压110/80 mmHg，右下腹有压痛、肌紧张、反跳痛。实验室检查WBC 12.5×10^9/L。以"急性阑尾炎"收入院。入院后紧急行阑尾切除术，术后给予头孢菌素类抗生素治疗。患者于7天后痊愈出院。

问诊的内容包括一般资料、主诉、现病史、既往史、个人生活史及家族史，影响健康的相关因素及其本人对健康状况的认识与反应等主客观资料。

高频考点
> 1.护理问诊的内容。
> 2.主诉的记录。
> 3.现病史的组成部分。

一、一般资料

一般资料包括患者的姓名、性别、籍贯、民族、年龄、婚姻、文化程度、宗教信仰、工作单位、职业、家庭住址及电话、入院方式、入院诊断、健康史供述人及可靠程度、交谈日期等。了解年龄、性别、职业等可为某些疾病的诊断提供可靠依据。根据不同民族的饮食、生活习惯、宗教信仰等，可恰当选择相应的护理措施。

二、主诉

主诉是指患者就诊时的主要症状、体征及其持续时间。是本次就诊最主要的原因，是疾病的主要矛盾，是认识和分析疾病的主要依据。通过主诉，可以初步估计疾病的范畴、类别、病情的轻重缓急。护理人员要善于抓住主诉深入、准确询问，对病情诊断极为重要。主诉记录要精准，用一两句话概括，一般不超过 20 个字，或不超过 3 个主要症状，如"咽痛、发热 3 天"。若主诉为多个症状或体征时，应按发生的先后顺序排列，如病程长、病情复杂、症状体征变化较多的则应结合本次入院主要病情选择最贴切的主诉，如"活动后心悸、气促 5 年，加重伴双下肢水肿 3 周"。对于当前无症状体征表现的，应以入院目的为主诉，如"体检发现胆囊结石，入院接受治疗"。对于已经确诊，需多次住院治疗的患者，应准确记录疾病的时间及治疗的次数，如"左侧乳腺癌根治术后 1 个月，入院行第 2 次化疗"。

案例分析

> 从病例提供的信息可知，该患者就诊的主要原因是患者右下腹疼痛 10 小时，腹痛开始于脐周，然后转移至右下腹。所以，主诉可描述为"转移性右下腹疼痛 10 小时"。

三、现病史

现病史是问诊的重要内容。围绕主诉，系统询问患者从发病到就诊前疾病的发生、发展、变化、诊治和护理的全过程。内容应包括：

（一）起病情况

包括起病时间、诱因及起病缓急。每种疾病的发作都有其特点，详细询问起病情况，为寻找原因提供重要的线索，如脑栓塞、心绞痛、急性肾盂肾炎等起病急骤，而肿瘤、风湿性心脏病等则起病较缓慢。现病史时间应与主诉保持一致。

（二）病变过程

包括患病过程中主要症状的变化及有无新的症状出现等。指主要症状出现的部位、性质、发作频率、持续时间、程度、加重或缓解因素等，这些特点是判断病变部位、性质的重要线索，也是确定护理诊断及制定相应护理措施的重要依据。伴随症状指与主要症状同时或随后出现的其他症状，应详细记录其发生的时间、演变情况，与主要症状之间的关系等。按一般规律应出现的伴随症状而没有出现时，也应记录于现病史中，有利于进一步观察，因为这种阴性表现往往具有重要的诊断意义。如急性病毒性肝炎的患者巩膜无黄疸、肾炎患者无水肿等。

二维码2-3

（三）诊治情况

指起病后接受过的诊断检查及其结果，治疗所用药物的名称、剂量、给药途径、疗程及疗效，已采取的护理措施及其效果等。

(四)健康问题对患者的影响

患者对健康问题是如何看待和处理的，结果如何。这些内容不仅反映了患者对疾病的态度以及应对心态，同时也为制定护理措施提供参考依据。

四、既往史

既往史是指患者既往健康状况、求医经历及其对自身健康状况的反应。从既往史中可发现与目前健康有关的线索，为制定护理计划和选择护理措施提供可靠的依据。主要内容包括：

(一)既往健康状况

患者既往的体质是虚弱还是健康与当前的疾病有一定的联系，可作为分析判断疾病的依据，是患者对自己既往健康状况的评价。

(二)既往患病史

除主诉所述疾病外，既往是否患有高血压病、糖尿病、急慢性传染病、溃疡病等，应详细询问其自我管理行为及疾病控制情况。

(三)预防接种史

包括接种的种类、次数及时间。

(四)手术、外伤史

注意询问原因、时间、部位、严重程度、手术名称、外伤的诊疗处理经过及转归等。

(五)过敏史

有无食物、药物或其他接触物的过敏史，若有应详细记录发生时间、机体的特殊反应，脱敏方法等。记录方法为在病历显著位置用红色笔标明过敏药物名称，如为过敏性休克等严重反应需加以注明。

(六)用药史

包括使用药物的名称、用法、剂量、时间、疗效、不良反应以及当前用药情况。

五、个人生活史

指患者出生地、居住地区、平素的起居饮食、烟酒嗜好、婚育状况、工作情况等。主要包括以下几个方面：

(一)出生、成长情况及日常生活形态

出生地，居住地区和居留时间(尤其是疫源地和地方病流行区)、受教育程度、职业及工作环境、饮食起居与生活习惯、饮食的规律与质量；生活习惯与嗜好，烟酒嗜好的时间与摄入量，活动与休息情况等。

(二)月经史

应注意询问月经初潮的年龄、月经周期及行经期经血的量、颜色、经期症状，有无痛经

和白带情况。还应问末次月经日期及持续时间，必要时还应问末次前月经日期，对已绝经妇女应询问闭经日期、绝经年龄，以及绝经期有无不适或绝经后有无流血等。记录格式如下：

$$初潮年龄 \frac{行经期（天）}{月经周期（天）} 末次月经时间或绝经年龄$$

(三)婚姻、生育史

包括婚姻状况、结婚年龄、配偶健康情况、夫妻关系及性生活情况等，如丧偶，应询问死亡年龄、原因和时间。

生育史包括妊娠与生育次数及年龄，人工或自然流产次数，有无早产、死产、手术产、产褥热和计划生育情况。夫妻双方是否患过影响生育的疾病。

六、家族史

主要评估患者的直系亲属(父母、子女、兄弟姐妹)及与本人生活有密切关系人的健康状况和患病情况。特别要询问是否有类似的疾病及与遗传有关的疾病。对已死亡的直系亲属要询问死亡原因与年龄，对某些遗传病和传染病的诊断很有帮助。

知识链接

人体功能性健康型态

Gordon 于 1982 年提出了带有明显护理特征的收集和组织健康资料的分类模式，被称为功能性健康型态。功能性健康型态共有 11 个功能型态，每个功能型态都有一组共同的、类似的、互相关联的临床表现(病史、症状和体征)。包括：

1.健康感知-健康管理型态：是患者对健康的认识和对健康功能的控制能力。如健康知识、健康行为等。

2.营养-代谢型态：包括营养、体液平衡、组织完整和体温调节等，如饮食种类、营养状态等。

3.排泄型态：主要是指肠道和膀胱的功能，如排便、排尿情况等。

4.活动-运动型态：如日常活动方式、活动能力、活动的耐力等。

5.睡眠-休息型态：指睡眠、休息的质与量，如睡眠的时间规律，有无异常睡眠等。

6.认知-感知型态：包括思维过程，运用视、听、触、味、嗅、本体的感觉器官所获得的信息，如个人的舒适感，对健康的认识等。

7.自我感知-自我概念型态：对自身的认识和评价，如自我形象等。

8.角色-关系型态：对自己所扮演角色的认识，如家庭关系、同事关系等。

9.性-生殖型态：包括性别的确认。性角色行为、性生理和性心理等，如月经、婚姻状态，生育、性功能等。

10.压力-应对型态：对生活事件的反应，应对方式等。

11.价值-信念型态：如宗教信仰、人生理想等。

课后思考与练习

1. 正确的问诊用语是( )

A. 您感到哪里不舒服?

B. 您右上腹痛吗?

C. 您右上腹痛时右肩部也痛吗?

D. 您除了发热,还头痛吗?

E. 您里急后重吗?

2. 客观发现患者存在的病态表现称( )

A. 主诉　　　　B. 症状　　　　C. 体征　　　　D. 现病史　　　　E. 既往史

3. 关于问诊,下列哪项是错误的( )

A. 问诊是采集健康史的重要手段

B. 问诊一般从主诉开始,有目的、有序地进行

C. 问诊要全面,危重患者更应详细询问后再处理

D. 问诊中应注意与患者的非语言沟通

E. 尽可能问患者本人

4. 下列属于客观资料的是( )

A. 面色潮红　　B. 疼痛　　　　C. 恶心　　　　D. 眩晕　　　　E. 心悸

5. 主诉的基本内容应反映( )

A. 主要症状和发病时间　　　　B. 主要症状或体征及其持续时间

C. 症状和发病时间不包括体征　　D. 患者就诊时的症状和体征

E. 主要症状体征及伴随症状

6. 下列各项中属于主观资料的是( )

A. 肝脏肿大　　B. 肝功能异常　C. 蜘蛛痣　　　D. 恶心　　　　E. 眼睑水肿

7. 最准确、最可靠的健康资料来源是( )

A. 患者　　　　B. 医生　　　　C. 护理人员　　D. 陪同人员　　E. 病友

8. 会谈时最先向患者( )

A. 作自我介绍　B. 开放性提问　C. 承诺　　　　D. 表示同情　　E. 做身体评估

9. 可使用医学术语的是( )

A. 客观资料记录

B. 主观资料记录

C. 询问患者家属时

D. 与患者交谈时

E. 以上均可

10. 下列属于现病史的内容是( )

A. 青霉素过敏史

B. 病后检查及治疗情况

C. 过去手术,外伤情况

D. 婚姻、生育情况

E. 家庭遗传病情况

11. 患者，女，26 岁。3 日前因淋雨、受凉后畏寒、发热、咳嗽，体温 39℃，今晨起咯铁锈色痰，伴右侧胸痛和呼吸困难。据此简要病史，记录的最恰当的主诉是（　　　）

A. 发热、咳嗽 3 日，伴咯铁锈色痰，右侧胸痛、呼吸困难 1 日

B. 3 日前淋雨后发热、咳嗽，今起咯铁锈色痰伴右侧胸痛和呼吸困难

C. 畏寒、发热、咳嗽、咯痰伴右侧胸痛和呼吸困难

D. 受凉后畏寒、发热、咳嗽 3 日，咯铁锈色痰，右侧胸痛 1 日

E. 淋雨受凉后畏寒、发热、咳嗽 3 日，咯痰、胸痛伴呼吸困难 1 日

第三章

体格检查

第一节　体格检查的基本方法

学习目标

1. 掌握体格检查的基本方法及适用范围。
2. 熟悉体格检查的注意事项。
3. 了解体格检查的概念及其在健康评估中的重要意义。
4. 能熟练规范地运用视诊、触诊、叩诊、听诊和嗅诊。

案例导入

　　患者，女，28岁。劳累后心悸、气促3年，加重并喘息2天入院，3年前劳累后出现心悸、气促，休息后可缓解，症状逐渐加重。3天前因劳累出现胸闷、憋气，心悸、气短，咳嗽，咳白色泡沫样痰收入院。自诉14岁时曾患"化脓性扁桃体炎"，此后每年至少发病1次。

　　体格检查(即护理体检)是指护士运用自己的感官(眼、手、耳、鼻等感官)或借助于简便的检查工具(体温表、血压计、听诊器、叩诊锤、直接检眼镜等)，来了解患者身体状况的一组最基本的评估方法。一般在采集完护理病史后开始。体格检查的目的是进一步支持和验证问诊中所获得的有临床意义的症状，发现患病后机体体表或内部结构发生的异常改变及所存在的体征。体征作为客观资料的重要组成部分，为确认护理诊断提供客观依据。

一、体格检查的注意事项

　　1.检查环境安静、舒适和具有私密性，室温适宜，最好以自然光线为照明。

　　2.检查者衣着整洁，举止端庄，态度和蔼。始终尊重、关心、体贴患者，具有高度的责任感和良好的护理素质表现。

　　3.检查前要先洗手，以避免医源性交叉感染，并向患者说明自己的身份，检查的目的与要求，以取得患者的合作，检查时手要温暖，手法要轻柔，避免引起患者精神和肌肉紧张，影响检查结果。

4.护士立于患者右侧，患者检查部位要充分暴露，必要时可用屏风遮挡，保护其隐私。检查按一定顺序进行，动作准确规范，内容完整而有重点。

5.检查过程中手脑并用，边检查边思考，结合病变的解剖部位和毗邻关系，以明确病变的性质和来源。

6.检查结束后应就检查结果向患者作必要的解释和说明。

7.根据病情变化，随时复查以发现新的体征，不断补充和修正检查结果，调整和完善护理诊断与相应的护理措施。

二、基本检查方法

体格检查的基本方法包括视诊、触诊、叩诊、听诊和嗅诊。要熟练掌握和运用这些方法并使检查结果准确可靠，必须反复练习和实践，同时还要有丰富的医学基础知识与护理专业知识为指导。

> **高频考点▶**
> 1.身体评估的基本方法。
> 2.各种触诊方法的使用范围。
> 3.叩诊音的种类及异常叩诊音的临床意义。
> 4.常见异常气味的临床意义。

(一)视诊

视诊是用视觉来观察患者全身或局部状态有无异常的检查方法。与患者·接触，视诊就开始了，大多数情况下视诊可通过眼睛直接观察，但对于某些特殊的部位(如眼底、耳鼓膜)，则需要借助仪器(如眼底镜、耳镜)进行观察。视诊时最好在自然光线下进行，观察的部位要充分暴露，在观察搏动、蠕动或肿块的轮廓时，可用侧面来的光线来观察。视诊包括全身视诊和局部视诊，以及呕吐物或排泄物的观察。全身视诊如年龄、性别、发育营养、体型、面容、表情、体位、神志、姿势及步态等，可了解患者的全身状况；局部视诊如皮肤与黏膜的颜色、瞳孔的大小、头颅、颈静脉怒张、胸廓、心尖搏动、腹部、骨骼或关节的外形等，可了解身体各部分的改变。

视诊方法简单，适用范围广，常常可以获得较多的诊断资料，但必须要不断地丰富自己的医学知识和临床经验，持续培养深入细致的观察能力，才能通过视诊获得重要的线索和有意义的临床征象，否则会出现视而不见的情况。

(二)触诊

触诊是检查者通过手与患者被检查部位接触后的感觉来判断身体某部位状态的一种检查方法。它既可进一步验证视诊发现的异常征象，也可进一步明确视诊所不能确定的体征。通过触、摸、按、压等手法可以判断检查部位的情况如体温、湿度、震颤、摩擦感及包块的部位、大小、质地等。触诊在临床上应用范围广，可用于身体各部位的检查，尤以腹部检查更为重要。

触诊检查常用的部位为手指指腹(对触觉较为敏感)、掌指关节(对震动较为敏感)、手背(对温度较为敏感)。

触诊时依据触诊目的不同和施加压力的轻重不同，临床上可分为浅部触诊法和深部触诊法。

1. 浅部触诊法

主要用于检查体表浅在部位的组织，如关节、软组织、浅部动脉、静脉、神经、阴囊、精索等。触诊时，将一手轻轻放在被检查部位，以四指并拢的方式轻触患者体表，向下压 1~2 cm，利用掌指关节和腕关节的协同动作以旋转或滑动的方式轻压触摸。浅部触诊一般不易引起患者的痛苦和肌肉紧张，因此，更有利于检查局部有无压痛、抵抗感、搏动、包块和某些肿大的脏器等。浅部触诊常在深部触诊前进行(图 3-1)。

2. 深部触诊法

适用于检查腹腔病变和脏器情况。检查者将一手或两手重叠，由浅入深逐渐加压以达深部，触及的深度多在 2 cm 以上，可达 4~5 cm。主要感觉体腔内器官的存在、外型、表面、肿块、硬度及移动度等。根据检查目的和手法的不同又可分为以下四种：

(1)深部滑行触诊法：用于腹腔深部包块和胃肠病变的检查。检查时嘱患者张口平静呼吸，腹肌尽量放松，检查者以并拢的四指末端逐渐压向腹腔脏器或包块，在触及的脏器或包块上作上、下、左、右的滑动触摸，如肠管或条索状包块，则需作与长轴相垂直方向的滑动触诊(图 3-2)。

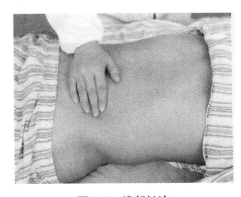

图 3-1　浅部触诊

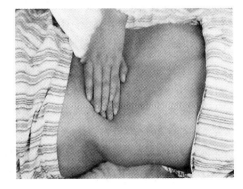

图 3-2　深部触诊法

(2)双手触诊法：常用于肝、脾、肾和腹腔肿物的触诊。检查时将左手置于被检查脏器或包块的后部，并将被检查部位向右手方向托起，右手中间三指并拢置于腹壁被检查部位，左右手配合，使被检查的脏器或包块位于两手之间，这样既可起到固定脏器或包块的作用，又可使其更接近体表以利于右手触诊。

(3)深压触诊法：常用于评估有无压痛及反跳痛，如阑尾压痛点、胆囊压痛点等。检查时以一个或两个并拢的手指逐渐深压，以探测压痛点。检查反跳痛时，在手指深压基础上迅速将手抬起，询问患者是否疼痛加重或观察其面部是否出现痛苦表情(图 3-3)。压痛提示脏器局部炎症，反跳痛提示炎症已波及壁层腹膜。

(4)冲击触诊法：只适用于大量腹水时肝、脾及腹腔包块难以触及者。检查时以右手并拢的示、中、环三个手指与腹壁呈 70°~90°角，置于腹壁相应部位，作数次急速有力的冲击动作(图 3-4)，使腹腔积液在脏器表面暂时移去，在冲击腹壁时即会出现腹腔内脏器或肿块在指端浮沉的感觉，指端易于触及肿大的肝脾或包块。冲击触诊会使被检查者感到不适，操作时应避免用力过猛。

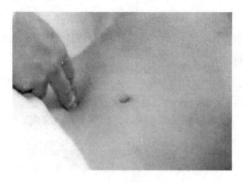

图 3-3 深压触诊法

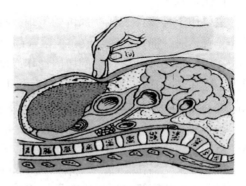

图 3-4 冲击触诊法

(三)叩诊

叩诊是指检查者通过手指叩击或手掌拍击患者身体表面某部位，使之震动而产生音响，根据震动和音响的特点判断被检查部位脏器状态有无异常的检查方法。叩诊多用于分辨被检查部位组织或器官的位置、大小、形状及密度，如确定肺下界的位置、心界的大小与形状、胸腔积液和腹腔积液的有无与多少等，在胸、腹部检查中尤为重要。

1. 叩诊注意事项

(1)叩诊时环境应安静，以免影响叩诊音的判断。检查者应修剪指甲，并协助被检查者放松和暴露出叩诊区。

(2)根据叩诊部位的不同，被检查者应采取不同的体位，如坐位、卧位、仰卧位等。

(3)叩诊时应注意与对称部位的比较与鉴别，还应注意不同病灶震动感差异。

(4)根据叩诊音的强度、频率、持续时间进行综合考虑，判断检查结果。

(5)叩诊应以掌指关节和腕关节活动为主，避免肘关节的运动。

(6)叩诊动作应灵活、短促、富有弹性，叩击后右手应立即抬起，以免影响音响的振幅与频率。一个部位每次只需连续叩击 2~3 下，叩击力量要均匀适中。

2. 叩诊方法

根据不同的叩诊手法和目的，可分为间接叩诊法和直接叩诊法。

(1)直接叩诊法：主要适用于胸部或腹部范围较广泛的病变，如大量胸腔积液、气胸及大量腹腔积液等。叩诊时腕部放松，用右手示指、中指、无名指的掌面直接拍击被检查部位，借拍击的反响和指下的振动感判断病变情况的方法。

(2)间接叩诊法：包括指指叩诊与锤叩诊。指指叩诊是临床最常用的方法，检查者左手中指第二指节紧贴于叩诊部位，其他手指稍微抬起，勿与体表接触；右手指自然弯曲，以中指指端叩击左手中指第二指骨的前端，叩击方向与叩诊部位的体表垂直(图 3-5)。叩击时应以腕关节与掌指关节的活动为主，避免肘关节和肩关节参与活动。叩击后中指应立即抬起，以免影响音响的振幅与频率。在一个部位叩诊时，每次只需叩击 2~3 下，时间间隔均等，用力大小相同。叩诊时要随时注意与对称部位的比较。叩诊过程中左手中指第二指节移动时应抬起并离开皮肤，不可连同皮肤一起移动。

捶叩诊时，检查者将左手掌平置于被检查部位，右手半握拳状，用其尺侧叩击左手背，询问或观察被检查者有无疼痛感。常用于检查肝区或肾区叩击痛。

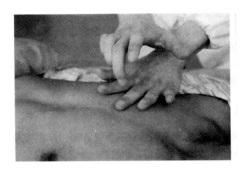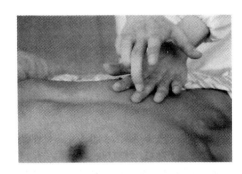

图 3-5　间接叩诊法

3. 叩诊音

叩诊时，被叩击部位的组织或器官因致密度、弹性、含气量以及与体表间距不同，在叩击时可产生不同的声响称为叩诊音。临床上将叩诊音分为实音、浊音、清音、过清音和鼓音五种。

（1）清音：为正常肺部叩诊音，是一种音调低、音响较强、振动持续时间较长的叩诊音。提示肺组织的弹性、含气量、致密度正常。

（2）浊音：当叩击被少量含气组织覆盖的实质脏器时产生，是一种音调较高、音响较弱，振动持续时间较短的叩诊音。除音响外，扳指感受到的震动也较弱。如肝脏、心脏被肺覆盖的部位叩诊就呈浊音，病理情况下可见于大量胸腔积液或肺实变。

（3）鼓音：如同击鼓声，与清音相比音响更强，振动持续时间也较长，在叩击含有大量气体的空腔器官时出现，正常时见于左下胸胃泡区和腹部，病理情况下见于肺内空洞、气胸、气腹等。

（4）实音：是一种音调较浊音更高、音响更弱、振动持续时间更短的叩诊音。当叩击不含气的实质脏器如心或肝时所产生的音响，病理状态下可见于大量胸腔积液或肺实变等。

（5）过清音：介于鼓音与清音之间的叩诊音，音调较清音低，音响较清音强，是正常成人不会出现的病态叩击音。可见于肺组织弹性减低而含气量增多的患者如肺气肿。

几种叩诊音及其意义见表 3-1。

表 3-1　叩诊音及其意义

叩诊音	正常存在部位	临床意义
清音	正常肺部	无
浊音	被肺覆盖的心脏或肝脏	肺炎、肺不张
实音	未被肺覆盖的实质性器官如肝脏、心脏、肌肉	肺实变、胸腔积液
鼓音	正常的胃泡区、腹部	肺大空洞，气胸、气腹
过清音	无	肺气肿

(四) 听诊

听诊是检查者用耳或借助于听诊器听取患者身体各部分发出的声音，判断正常与否的一种检查方法。听诊是身体评估的重要手段，在心、肺部检查中尤为重要。

1. 听诊注意事项

(1) 保持环境安静、温暖和避风。最好有隐密、不受干扰的房间和环境，以利听诊的顺利进行。

(2) 被检查者体位根据病情可取坐位或卧位，病情严重者应尽量减少体位的变动。

(3) 切忌隔着衣服听诊；听诊器体件要直接接触皮肤，注意避免体件与皮肤摩擦而产生附加音。

(4) 正确使用听诊器。耳塞需大小适中，双耳管需微向前凸。听诊前用手温暖体件。膜型体件须紧贴体表，钟型体件则应轻轻置于体表。使用时固定听诊体件，避免物品碰触和摩擦听诊器。

(5) 听诊过程中检查者应集中注意力，注意排除其他音响的干扰，如听诊心脏时应注意摒除呼吸音的干扰，而听肺部时也要排除心音的干扰。

2. 听诊方法

(1) 直接听诊法：用耳廓直接贴附在患者体壁上进行听诊。因听到的声音很微弱，也不方便，只有在某些特殊或紧急情况下没有听诊器时才采用。

(2) 间接听诊法：借助听诊器进行听诊的方法。此法方便，使用范围广，听诊效果好，可以在任何部位使用。因听诊器对器官产生的声音有一定的放大作用，且能阻隔环境中的噪声，所以听诊效果较好。主要用于听诊心、肺、腹部等脏器，还可听取血管音、肌束颤动音、关节活动音、骨折面摩擦音等。

3. 听诊器的选择及使用

常用的听诊器由耳件、体件及软管组成 (图3-6)。体件有两种类型：一是钟型，适于听取低调声音，如二尖瓣狭窄的舒张期杂音；另一种是膜型，适于听高调声音，如主动脉瓣关闭不全的杂音、肠鸣音等。

二维码3-1

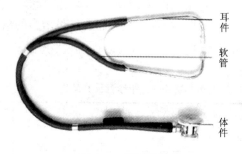

图3-6　听诊器

(五) 嗅诊

嗅诊是检查者用嗅觉判断发自患者的异常气味及其与疾病关系的方法。异常气味多来自皮肤、黏液、呼吸道、胃肠道、呕吐物、排泄物、分泌物，以及脓液和血液等。嗅诊时，用手将患者散发的气味扇向自己的鼻部，仔细鉴别气味的特点与性质，以判断疾病的性质和变化。

气味根据疾病的不同，其特点和性质也不同。常见的异常气味临床意义如下：

1. 汗液

正常人的汗液无强烈刺激性气味，酸性汗味见于风湿热或长期服用阿司匹林的患者；狐臭味见于腋臭患者。

2. 痰液

正常痰液无特殊气味，痰液呈血腥味见于大量咯血患者；呈恶臭味提示厌氧菌感染，如支气管扩张或肺脓肿者。

3. 脓液

脓液有恶臭味时，应考虑气性坏疽或厌氧菌感染的可能。

4. 呕吐物

单纯胃内容物略带酸味，呕吐物有发酵酸味提示食物在胃内滞留时间过长，见于幽门梗阻；呈粪便味应考虑低位肠梗阻。如呕吐物有脓液并有令人恶心的甜味（似烂苹果味），则应考虑胃坏疽。

5. 粪便

粪便呈腐败臭味见于消化不良；呈腥臭味见于细菌性痢疾；呈肝腥味见于阿米巴痢疾。

6. 尿液

尿液出现浓烈的氨味见于膀胱炎、尿潴留，为尿液在膀胱内被细菌污染发酵所致；鼠尿臭味见于苯丙酮尿症患者。

7. 呼气味

呼出气体有浓烈酒味见于大量饮酒者，带蒜味见于有机磷农药中毒；带烂苹果味见于糖尿病酮症酸中毒；带氨味见于尿毒症；肝腥味见于肝性脑病。

二维码3-2

临床工作中，嗅诊可迅速提供诊断线索，但必须结合其他检查才能作出正确诊断。

课后思考与练习

1. 下列哪项属局部视诊内容（　　　）

A. 营养、意识状态　　　　B. 面容、表情　　　　C. 步态、姿势

D. 胸、腹形态　　　　E. 发育与体型

2. 触诊对全身哪个部位的检查更重要（　　　）

A. 胸部　　　　B. 腹部　　　　C. 皮肤

D. 神经系统　　　　E. 颈部

3. 浅部触诊法适用于下列哪项检查（　　　）

A. 关节、阴囊、精索　　　　B. 阑尾压痛点　　　　C. 胆囊压痛点

D. 腹部反跳痛　　　　E. 肾脏

4. 下列哪种方法最适用于检查肠管或索条状包块（　　　）

A. 浅部触诊法　　　　B. 深部滑行触诊法　　　　C. 双手触诊法

D.深压触诊法　　　　　E.冲击触诊法

5.叩击被少量含气组织覆盖的实质脏器时产生的叩诊音为(　　)

　　A.实音　　　　B.清音　　　　C.鼓音　　　　D.过清音　　　　E.浊音

6.肺内巨大空洞、气胸、气腹叩诊音为(　　)

　　A.清音　　　　B.浊音　　　　C.鼓音　　　　D.实音　　　　E.过清音

7.关于听诊法的叙述,下列哪项是正确的(　　)

　　A.直接听诊法是医生应用耳廓贴附在被检查者的体表进行听诊,因不需用听诊器,可广泛使用

　　B.间接听诊法即用听诊器进行听诊的检查方法,此法方便,且对器官运动的声音还能起到放大作用

　　C.听诊器钟型体件适用于检查高调声音

　　D.听诊器膜型体件适用于检查低调声音

　　E.听诊是诊断腹部疾病的最重要手段

8.嗅到酸性汗味见于(　　)

　　A.风湿热或长期服用水杨酸、阿司匹林等解热镇痛药物的患者

　　B.肺脓肿、较长时间使用抗生素的患者

　　C.有机磷中毒未及时治疗的患者

　　D.肝昏迷未及时治疗的患者

　　E.糖尿病酮症酸中毒患者

9.下列关于嗅诊的叙述,哪项是正确的(　　)

　　A.所有的痰液均有臭味

　　B.凡脓液均有臭味

　　C.正常人汗液有强烈刺激性气味

　　D.脓液恶臭味考虑为化脓性感染

　　E.嗅到痰液有恶臭味提示可能患支气管扩张或肺脓肿

10.患者男,患慢性迁延性肝炎数年,近来出现大量腹水,腹部隆起,欲判断肝、脾肿大情况应选择何种检查方法更恰当(　　)

　　A.深部滑动触诊法　　　　B.深压触诊法　　　　C.双手触诊法

　　D.浅部触诊法　　　　　　E.冲击触诊法

11.患者男,40岁,反复餐前上腹隐痛15年,近10天来上腹胀满不适,恶心、呕吐,大量呕吐后症状可缓解,呕吐物含有发酵酸性宿食。可能的诊断为(　　)

　　A.幽门梗阻　　　　　　B.功能性消化不良　　　　C.肠梗阻

　　D.胃癌　　　　　　　　E.慢性胃炎

12.患者男性,40岁,因"昏迷2小时"入院,查体见:呼吸有腥臭味,有蜘蛛痣、肝掌、腹水。该患者最有可能的诊断是(　　)

　　A.有机磷农药中毒　　　　B.肝性脑病　　　　C.尿毒症

　　D.糖尿病酮症酸中毒　　　　D.膀胱炎

第二节　一般状态检查

学习目标

1. 掌握一般状态评估的内容，异常表现及其临床意义。
2. 了解与各异常表现相关的病因及发生机制。
3. 能评估患者的生命体征，并区分其正常与否。

案例导入

　　患者，男性，69岁。反复咳嗽、咳痰、气促20余年，近两年来症状加重，冬季明显，发作时心悸、下肢水肿，1周前受凉后出现发热，咳嗽、气促加重，咳黄色黏稠痰，心悸，夜间不能平卧，口唇明显发绀，食欲不振。入院实验室检查：白细胞总数增加。胸片显示：胸部大片炎症浸润阴影。入院诊断为慢性支气管炎并肺部感染、慢性肺源性心脏病。

　　思考： 应对该患者进行哪些一般状态检查，可能有哪些发现？

　　一般状态检查是整个体格检查过程中的第一步，是对患者全身状态的概括性观察。检查方法以视诊为主，配合触诊、听诊和嗅诊完成。内容主要包括：年龄、性别、生命体征、发育与体型、营养状态、意识状态、面容与表情、体位、步态等。

一、年龄与性别

(一)年龄

　　随着年龄的增长，机体逐渐生长发育成熟，并出现一系列的变化，直至衰老、死亡。年龄一般可经过问诊获知。在某些特殊情况下，如昏迷、死亡或隐瞒真实年龄时则需要以观察皮肤黏膜的弹性与光泽、肌肉状态、毛发的颜色及分布情况、牙齿状态等为依据进行判断。儿童重点观察生长发育情况，青少年重点观察性征的发育，老年人重点观察老化情况。

　　年龄与疾病有着密切关系。如佝偻病、白喉多见于幼儿与儿童；结核病多见于青少年；冠心病多见于中老年人。年龄也是影响疾病发生和预后的重要因素，一般来说，青年人患病后易恢复，老年人则恢复较慢。

(二)性别

　　正常人性征非常明显，通常以生殖器和第二性征加以区别。性征的正常发育与性激素的影响有关。在女性与雌激素和雄激素有关，在男性仅与雄激素有关。检查中应注意：

　　(1)某些疾病对性征的影响：如肾上腺皮质肿瘤可导致男性女性化、肝硬化所致睾丸功能受损可致男性乳房发育。

　　(2)某些药物对性征的影响：如长期应用雌激素或雄激素引起性征的改变。

(3)性染色体异常对性征的影响：如性染色体的数目和结构异常导致的两性畸形。

(4)性别与某些疾病的发生率的关系：如甲状腺疾病和系统性红斑狼疮以女性多见，胃癌及食管癌以男性多见。

二、生命体征

生命体征包括体温、脉搏、呼吸和血压，是评价生命活动存在与否及其质量的重要指标，尤其对急、危、重症的患者更为重要，为体格检查时必须检查的项目之一，测量之后必须及时准确记录在护理病历和体温单上。

(一)体温

1.体温测量及正常范围

测量体温的方法通常有以下 3 种：

(1)口测法：将消毒后的体温计置于被检查者舌下，紧闭口唇，5 分钟后读数。正常值为 36.3℃～37.2℃。该法结果较为准确，但不能用于婴幼儿及神志不清者。

(2)肛测法：让被检查者取侧卧位，将肛门体温计头端涂以润滑剂后，徐徐插入肛门内达体温计长度的一半为止，5 分钟后读数。正常值为 36.5℃～37.7℃。肛测法一般较口测法读数高 0.3℃～0.5℃。该法测值稳定，多用于婴幼儿及神志不清者。

(3)腋测法：将体温计头端置于被检查者腋窝深处，嘱被检查者用上臂将体温计夹紧，10分钟后读数，正常值为 36℃～37℃。该法简便、安全，且不易发生交叉感染，为最常用的体温测定方法。

(4)其他测温方法：如非接触式红外线体温测量仪扫描额头温度，具有安全、卫生、方便快捷的特点。

生理情况下，体温有一定的波动。早晨体温略低，下午略高，在 24 h 内波动幅度一般不超过 1℃；运动或进食后体温略高；老年人体温略低，月经期前或妊娠期妇女体温略高。

2.体温改变的临床意义

体温高于正常称为发热，常见于感染、创伤、变态反应、恶性肿瘤、脑血管意外、内出血等。体温低于正常称为体温过低，体温低于 35℃ 以下称为体温不升，常见于休克、严重营养不良、甲状腺功能低下等。

3.体温的记录方法

体温的测定结果，应按时记录于体温记录单上，描绘出体温曲线。多数发热性疾病，其体温曲线的变化有一定的规律性，称为热型，具体见第四章第一节。

4.体温测定误差的常见原因

临床上有时出现体温测定结果与被检查者的全身状态不一致，应对其原因进行分析，以免导致诊断和处理上的错误。体温测量误差的常见原因有以下几个方面。

(1)测量前未将体温计的汞柱甩到 35℃ 以下，致使测量结果高于实际体温。

(2)采用腋测法时，由于患者明显消瘦、病情危重或神志不清而不能将体温计夹紧，致使测量结果低于实际体温。

(3)检测局部存在冷热物品或刺激时，可对测定结果造成影响，如用温水漱口、局部放置冰袋或热水袋等。

（二）呼吸、脉搏、血压

呼吸、脉搏、血压测量方法和正常参考值分别见第三章第五节胸部检查及第六节周围血管检查。

三、发育与体型

（一）发育

发育常依据年龄、智力、体格成长状态（如身高、体重、第二性征）的关系综合判断，发育与种族遗传、地区、内分泌、营养代谢、生活条件和体育锻炼等多种因素密切相关。发育正常者年龄、智力与体格成长状态之间的关系均衡一致。成年以前，随年龄增长，体格不断生长，在青春期生长速度加快，出现青春期急速成长期。

成人发育正常的判断指标包括：①头部的长度为身高的 1/8~1/7；②胸围约等于身高的一半；③双上肢展开的长度约等于身高；④坐高约等于下肢的长度。

临床上的病态发育与内分泌疾病密切相关。如在发育成熟前，若甲状腺功能减退，则可导致体格矮小伴智力低下，称呆小症；如腺垂体功能减退，可致体格异常矮小，但智力正常，称垂体性侏儒症；如腺垂体功能亢进，可导致体格发育异常高大，称巨人症。

性激素决定第二性征的发育，当性激素分泌受损，可导致第二性征的改变。男性患者出现"阉人"征，表现为上、下肢过长，骨盆宽大，无胡须、毛发稀少，皮下脂肪丰满，外生殖器发育不良，发音女声；女性患者出现乳房发育不良、闭经、体格男性化、多毛、皮下脂肪减少、发音男声。性激素对体格也有一定影响，性早熟儿童，患病初期可较同龄儿童体格发育快，但常因骨骼过早闭合限制其后期的体格发育。婴幼儿时期营养不良亦影响发育，如维生素 D 缺乏时可致佝偻病。

（二）体型

体型是身体各部发育的外观表现，包括骨骼、肌肉的生长与脂肪分布状态等。临床上将成人的体型分为以下三种：

（1）正力型（匀称型）：身体各部结构匀称适中，腹上角 90° 左右，见于多数正常人。

（2）超力型（矮胖型）：体格粗壮、颈短肩宽、胸廓宽厚、腹上角大于 90°。见于矮胖体型的人。

（3）无力型（瘦长型）：体高肌瘦、颈长肩窄、胸廓扁平、腹上角小于 90°。见于瘦长体型及慢性消耗性疾病患者。

高频考点 ▶ 　病态发育与内分泌的关系

四、营养状态

营养状态作为判断机体健康状况、疾病程度以及转归的重要指标之一，它与食物的摄入、消化、吸收和代谢等因素密切相关。通常是根据皮肤黏膜、皮下脂肪、肌肉、毛发的发育情况等综合判断。

(一)营养状态分级

营养状态可根据皮肤、毛发、皮下脂肪和肌肉的情况，结合年龄、身高和体重进行综合判断。临床上常用良好、中等、不良三个等级进行描述。

1. 良好：精神饱满、黏膜红润、皮肤有光泽、弹性良好、皮下脂肪丰满、肌肉结实、毛发和指甲润泽。

2. 不良：表现为精神萎靡、形体消瘦，重者可呈恶病质。可见皮肤黏膜干燥、弹性减退、皮下脂肪菲薄、肌肉松弛无力、毛发稀疏、干枯、易脱落；指甲粗糙无光泽，肋间隙及锁骨上窝凹陷，肩胛部和髂骨嶙峋突出。

3. 中等：介于良好与不良两者之间。

营养状态的判断最方便快捷的方法是判断皮下脂肪的充实程度。无论男女均观察前臂屈侧、上臂背侧下 1/3 处，此处脂肪分布的个体差异最小，是判断脂肪充实程度最方便和最适宜的部位。正常参考值为皮褶厚度成年男性 12.5 mm，女性 16.5 mm，皮褶实际厚度为标准的 90%~110% 为正常。

判断营养状态最简单直接、可靠、重要的指标是测量体重，但应结合内脏功能测定进行分析。首先根据被检查者的身高计算出标准体重，再将实际体重与标准体重进行比较。实际体重在标准体重±10%范围内属于正常。

世界卫生组织成人标准体重的计算公式：标准体重(kg) = [身高(cm) - 100]×0.9(男性)，标准体重(kg) = [身高(cm) - 100]×0.85(女性)。

此外体重指数(BMI)是反映蛋白质、热量、营养不良及肥胖的可靠指标。体重指数(BMI) = 体重(kg)/身高^2(m^2)。正常范围为 18.5~23.9 kg/m^2。在我国，根据 2003 年卫生部公布的《中国成人超重和肥胖症预防控制指南(试用)》中以 BMI 值≥24 kg/m^2 为超重，≥28 kg/m^2 为肥胖。以上标准应注意种族、地区、性别、年龄等差异。

(二)营养状态异常

1. 营养不良

因摄入不足、消耗增多所致。当体重低于标准体重达 10% 以上时，称为消瘦；极度消瘦者，称恶病质。营养不良临床上多见于长期或严重的疾病，如消化道疾病所致摄食障碍或消化吸收不良，神经系统疾病及肝肾等内脏疾病引起的严重恶心、呕吐，长期活动性肺结核、恶性肿瘤、糖尿病等所致的糖、蛋白质和脂肪消耗过多等。

2. 营养过度

体内中性脂肪积聚过多，主要表现为体重增加，当实际体重超过标准体重 20% 以上时，称为肥胖。也可按 BMI 指数来判断患者是否为肥胖。临床上将肥胖按病因分为外源性和内源性肥胖两种。

(1)外源性肥胖(单纯性肥胖)：主要因摄食过多或运动过少所致，常有一定的遗传倾向，其全身脂肪分布均匀，身体各个部位无异常改变。

(2)内源性肥胖(继发性肥胖)：多见于内分泌与代谢性疾病，如腺垂体功能减退症、甲状腺功能减退症、肾上腺皮质功能亢进症等。内源性肥胖者脂肪分布多有显著特征，如肾上腺皮质功能亢进症(Cushing 综合征)呈向心性肥胖，特征性表现为面部、肩背部、腰腹部最明显，而四肢不明显；下丘脑病变所致肥胖生殖无能综合征(Frohlich 综合征)表现为大量脂肪积聚在面部、腹部、臀部及大腿。

五、面容与表情

面容是指面部呈现的状态，表情是个体情绪状态在面部或姿态上的表现。健康人表情自然、神态安怡。当某些疾病困扰，可引起面容与表情的变化，特别是某些疾病发展到一定程度时，患者可出现特征性的面容与表情。临床常见的典型面容与表情有：

1. 急性病容

面色潮红、表情痛苦、兴奋不安、呼吸急促、鼻翼煽动、口唇疱疹。见于急性感染性疾病，如肺炎链球菌性肺炎、疟疾、流行性脑脊髓膜炎等。

2. 慢性病容

面容憔悴、面色灰暗或苍白、目光暗淡、消瘦无力。见于慢性消耗性疾病，如恶性肿瘤、肝硬化、严重结核病等。

3. 贫血面容

面色苍白、唇舌色淡、表情疲惫。见于各种原因引起的贫血。

4. 二尖瓣面容

面色晦暗、双颊紫红、口唇轻度发绀。见于风湿性病二尖瓣狭窄（图3-7A）。

5. 甲状腺功能亢进症面容

面容惊愕、眼裂增宽、眼球凸出、目光炯炯、兴奋不安、烦躁易怒。见于甲状腺功能亢进症（图3-7B）。

6. 黏液性水肿面容

面色苍黄、颜面水肿、睑厚面宽、目光呆滞、反应迟钝、毛发稀疏。见于甲状腺功能减退症。

7. 肝病面容

面色晦暗、额部、鼻背、双颊有褐色色素沉着。见于慢性肝病。

8. 肾病面容

面色苍白、眼睑、颜面水肿，舌色淡。见于慢性肾脏疾病。

9. 满月面容

面如满月、皮肤发红、常伴痤疮和小须。见于Cushing综合征及长期应用糖皮质激素者（图3-7C）。

10. 肢端肥大症面容

头颅增大、面部变长、下颌增大、向前突出、眉弓及两颧隆起，唇舌肥厚、耳鼻增大。见于肢端肥大症（图3-7D）。

11. 病危面容

面部瘦削，面色铅灰或苍白，目光晦暗，表情淡漠，眼眶凹陷，鼻骨峭耸。见于大出血、严重休克、脱水等患者。

二维码3-3

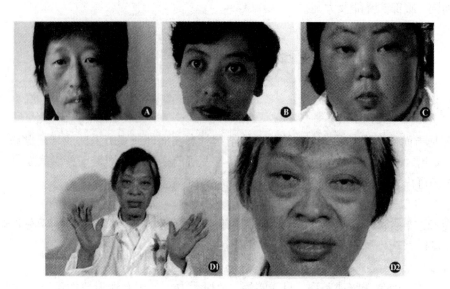

图 3-7　常见典型面容

A.二尖瓣面容；B.甲亢面容；C满月面容；DID2肢端肥大症面容

12.面具面容

双目无神、眼窝凹陷、鼻骨嵴耸、唇干、皮肤干燥并松弛。见于严重休克、面容呆板、无表情、似面具样。见于帕金森病、脑炎等。

高频考点▶┊临床上常见的典型面容。┊

➡ 六、体位

体位即患者所采取的位置和状态。有些疾病可使患者采取不同体位，因此体位对某些疾病的诊断有一定意义。通常以自主体位、被动体位、强迫体位三种形式来描述体位。

1.自主体位

身体活动自如、不受限制。见于正常人或轻症或疾病早期患者。

2.被动体位

患者自己不能随意调整或变换肢体位置。见于极度衰弱或意识障碍及瘫痪患者。

3.强迫体位

患者为减轻病痛，而被迫采取的某种特殊体位。临床常见类型有：

（1）强迫仰卧位：患者仰卧，双腿屈曲，减轻腹肌的紧张度，以利缓解病痛。见于急性腹膜炎等。

（2）强迫侧卧位：胸膜病变的患者多采取患侧卧位，以减轻疼痛，并有利于健侧代偿性呼吸。如一侧胸膜炎或胸膜腔积液。

（3）强迫俯卧位：患者俯卧以减轻背部肌肉的紧张度。见于脊柱病变等。

（4）强迫坐位（端坐呼吸）：患者坐位，双手置于膝盖或扶持床边，上身稍前倾。此体位既利于膈肌下移，增加肺换气量，又利于减少下肢回心血量，减轻心脏负荷。见于心、肺功能不全者。

（5）强迫蹲位：患者在活动过程中，因呼吸困难和心悸而停止活动并采取蹲位或膝胸位以缓解症状。见于先天性发绀型心脏病。

（6）强迫停立位：患者在步行时，因突然心前区疼痛而被迫立即站住，并以右手按抚心前区，待症状缓解后，才继续行走。见于心绞痛。

（7）辗转体位：患者腹痛发作时，辗转反侧，坐卧不安。见于胆石症、胆道蛔虫症、肾绞痛、肠绞痛等。

（8）角弓反张位：患者颈及脊背肌肉强直，头向后仰，胸腹前凸，背过伸，躯干呈弓形。见于破伤风、脑炎及小儿脑膜炎。

七、姿势与步态

（一）姿势

姿势指举止的状态，步态指人行走时的姿态。当患者患某些疾病时，可使姿态发生改变，并具有一定特征性，正常表现：步态稳健，姿势自然。而异常主要有以下几种（图3-8）：

1. 蹒跚步态

走路时身体左右摇摆如鸭行，故又称鸭步。见于佝偻病、大骨节病、进行性肌营养不良、双侧先天性髋关节脱位等。

2. 醉酒步态

走路时躯干重心不稳，步态紊乱不准确，似醉酒状。见于小脑疾病、酒精或巴比妥中毒。

3. 共济失调步态

起步时一脚高抬，骤然垂落，且双目向下注视，两足间距宽，以防身体倾斜，闭目时则无法保持平衡。见于脊髓病变。

4. 慌张步态

起步后小步急速前冲，身体前倾，难以止步。见于帕金森病（图3-8A）。

5. 跨阈步态

由于踝部肌腱、肌肉迟缓，患足下垂，行走时必须抬高下肢才能起步。见于腓总神经麻痹（图3-8B）。

6. 剪刀步态

移步时下肢内收过度，两腿交叉呈剪刀状，原因是双下肢肌张力增高，特别是内收肌张力增高明显所致。见于脑瘫、截瘫（图3-8C）。

7. 间歇性跛行

走路时常因下肢突发酸痛乏力而被迫停止行进，需休息片刻方能继续。见于高血压、动脉硬化者。

8. 保护性跛行

走路时患侧足刚一落地，健侧足便迅速起步前移。导致患侧足着地时间短，健侧足着地时间长，患肢负重小，健肢负重大。多见于下肢损伤或疼痛者。

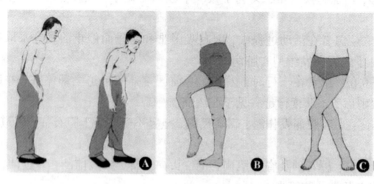

图 3-8　常见异常步态
A.慌张步态；B.跨阈步态；C.剪刀步态

案例分析

> 患者于洗漱、穿衣也感呼吸困难，夜间不能平卧，是由于左心功能衰竭引起的心源性呼吸困难，患者常采取强迫坐位来缓解呼吸困难。

➡ 八、意识状态

意识状态是大脑功能活动的综合表现，是对环境的知觉状态。正常人意识清晰，定向力正常，反应敏捷、精确，思维和情感活动正常，语言流畅、准确。凡能影响大脑功能活动的疾病均可引起不同程度的意识改变，称为意识障碍。根据意识障碍的程度，临床上简要可分为嗜睡、意识模糊、昏睡及昏迷(详见第四章第十节)。

课后思考与练习

1.判断营养状态最简便最迅速的方法是观察(　　　)

A.皮下脂肪　　　　　B.皮肤弹性　　　　　C.皮肤色泽

D.毛发分布　　　　　E.肌肉发育

2.强迫仰卧位见于(　　　)

A.心绞痛　　　　　　B.胸膜炎　　　　　　C.脊柱疾病

D.急性腹膜炎　　　　E.心肺功能不全

3.醉酒步态见于(　　　)

A.佝偻病　　　　　　B.小脑疾病　　　　　C.脊髓疾病

D.脑性瘫痪　　　　　E.帕金森病

4.长期应用糖皮质激素的患者可出现的面容是(　　　)

A.甲亢面容　　　　　B.满月面容　　　　　C.病危面容

D.急性面容　　　　　E.慢性面容

5.对甲状腺功能亢进症面容的描述，错误的是(　　　)

A.面容惊愕　　　　　B.表情兴奋　　　　　C.眼裂增大

D. 口唇发绀　　　　　　　　E. 眼球突出

6. 消瘦是指体重低于标准体重的（　　　）

A. 5%以上　　　　　　　　B. 10%以上　　　　　　　C. 15%以上

D. 20%以上　　　　　　　　E. 25%以上

7. 肥胖是指体重高于标准体重的（　　　）

A. 5%以上　　　　　　　　B. 10%以上　　　　　　　C. 15%以上

D. 20%以上　　　　　　　　E. 25%以上

8. 呆小症的主要原因是（　　　）

A. 肾上腺皮质功能减退　　B. 甲状腺激素分泌过多　　C. 甲状腺激素分泌不足

D. 生长激素缺乏　　　　　　E. 生长激素释放激素缺乏

9. 患者女，19 岁，突然右上腹部钻顶样疼痛，大汗淋漓。该患者最可能采取的体位是（　　　）

A. 强迫俯卧位　　　　　　B. 强迫仰卧位　　　　　　C. 强迫坐位

D. 强迫侧卧位　　　　　　E. 辗转体位

10. 患者女，40 岁，心悸、胸闷、活动后心慌反复发作 4 年，每于劳累后发生。入院查体：心率 120 次/min，二尖瓣区可闻及收缩期及舒张期杂音，呼吸 28 次/min，两肺散在性湿性啰音。该患者最可能采取哪种体位（　　　）

A. 强迫仰卧位　　　　　　B. 强迫俯卧位　　　　　　C. 强迫侧卧位

D. 强迫坐位　　　　　　　E. 强迫蹲位

11. 心前区疼痛突然发作者常采取（　　　）

A. 强迫坐位　　　　　　　B. 辗转体位　　　　　　　C. 强迫停立位

D. 强迫侧卧位　　　　　　E. 强迫俯卧位

12. 起步困难，起步后小步急速前冲，身体前倾，难以止步，为（　　　）

A. 蹒跚步态　　　　　　　B. 共济失调步态　　　　　C. 慌张步态

D. 跨阈步态　　　　　　　E. 酒醉步态

第三节　皮肤、黏膜及浅表淋巴结检查

学习目标

1. 熟悉皮肤颜色和温度检查的方法，皮疹的种类、表现及临床意义。
2. 掌握蜘蛛痣的定义、分布范围及其临床意义。
3. 掌握浅表淋巴结的检查方法及全身或局部淋巴结肿大的临床意义。
4. 了解瘀点、紫癜、瘀斑、血肿的定义及其临床意义。
5. 能正确、规范地进行皮肤、黏膜及浅表淋巴结的检查，区分正常及异常。

> 　　患者男，17 岁，因发热、寒战 3 天就诊。患者 3 天前突然出现发热、寒战，伴全身不适、乏力、食欲减退。曾到社区医院就诊，诊断为"上呼吸道感染"，予"感冒清"和"退烧药"后，效果不佳，为进一步诊治遂来我院。查体：面色潮红，体温 40.6℃，P78 次/min，颈部及前胸部的皮肤上可见散在的红色圆形斑疹，直径 2~3 mm，按之褪色。
>
> 　　思考：根据患者皮肤表现可推测患者患何种疾病？

一、皮肤、黏膜检查

皮肤本身的疾病很多，但要注意皮肤的改变也可能是某些病变的局部表现。皮肤检查主要包括皮肤颜色、湿度、弹性、皮疹、皮下出血、水肿等。皮肤检查以视诊为主，必要时结合触诊。

(一) 颜色

皮肤颜色由皮肤本身的色素及血液流量决定，与种族、遗传、毛细血管的分布、血液充盈程度、色素的多少及皮下脂肪的厚薄等有关。常见的皮肤颜色异常如下：

1. 苍白

由于贫血、末梢血管痉挛或充盈不足所致，以面部、结膜、口腔黏膜和甲床最为明显。可见于寒冷、惊恐、休克、虚脱以及主动脉瓣关闭不全等。

2. 发红

是由于毛细血管扩张充血、血流加速及红细胞数量增多所致。生理情况下见于酒后、情绪激动、运动后；病理情况下见于发热性疾病、阿托品、一氧化碳中毒等；皮肤持久性发红见于 Cushing 综合征或真性红细胞增多症。

3. 发绀

皮肤黏膜呈青紫色，主要由单位容积血液中还原血红蛋白增高所致。常见部位有口唇、舌、面颊、耳廓、肢端、甲床等皮肤较薄、色素较少和毛细血管较丰富的部位。常见于心、肺部疾病或亚硝酸盐中毒等。

4. 黄染

指皮肤黏膜发黄。常见的原因有：

(1) 黄疸：是指血清中胆红素浓度增高而使皮肤黏膜甚至体液及其他组织黄染的现象，如血中胆红素超过 34.2 μmol/L，可出现黄疸。早期见于巩膜和软腭黏膜，明显时才见于皮肤。

(2) 胡萝卜素增多：过多食用胡萝卜、南瓜、橘子等可引起血中胡萝卜素增多，表现于手掌、足底、前额及鼻部皮肤黄染，一般不发生于巩膜及口腔黏膜；且血中胆红素不增高，可与黄疸鉴别。

(3) 长期服用含黄色素的药物：如阿的平、呋喃类等含黄色素的药物可引起皮肤黄染，严重者可出现巩膜黄染，但以巩膜周围最明显。此类皮肤黄染特点是首先出现在皮肤，停药后皮肤黄染逐渐消退。

5. 色素沉着

指表皮基底层的黑色素增多所致的部分或全身皮肤色泽加深。正常有色素沉着的部位（如乳头、腋窝、生殖器、关节、肛门周围等）。色泽明显加深或其他部位出现色素沉着，才有临床意义。

全身性色素沉着常见于慢性肾上腺皮质功能减退症、肝硬化、肝癌晚期、肢端肥大症等。抗肿瘤药物也可引起不同程度的皮肤色素沉着。

妊娠妇女可于面部、额部出现棕褐色对称性色素斑，称妊娠斑。老年人可于全身或面部出现散在的色素沉着，称老年斑（图3-9）。

6. 色素脱失

正常皮肤均含有一定量的色素。若皮肤失去原有的色素，称色素脱失，是由于酪氨酸酶缺乏致体内酪氨酸不能转化为多巴而缺乏黑色素所致。临床上常见于白化症（图3-10）、白癜风及白斑。

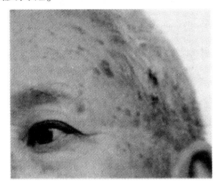

图3-9 老年斑

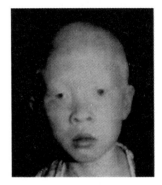

图3-10 白化病

知识链接

肤色深者的皮肤颜色评估

肤色较深的皮肤颜色改变较难评估，可通过观察巩膜、结膜、颊黏膜、舌、唇、甲床、手掌和足掌等处的颜色予以评估。深肤色者皮肤呈黄褐色或黑人皮肤呈灰白色等同于苍白。

（二）湿度

皮肤湿度与汗腺分泌功能、气温及湿度的变化有关。出汗多者皮肤较湿润，出汗少者皮肤较干燥。正常人皮肤比较湿润，并随周围环境的温度、湿度的变化而改变；在气温高、湿度大的环境里出汗增多，这是正常的调节功能。在病理条件下出汗过度、过少或无汗则具有临床意义。

1. 多汗

出汗过度见于发热的患者，也见于风湿热、结核病等患者。甲状腺功能亢进症、佝偻病、淋巴瘤、脑炎后遗症等患者也常有出汗过多。

2. 盗汗

夜间睡着后出汗称为盗汗，是结核病的重要征象之一，也常见于 40 岁以上肾虚的男性。

3. 冷汗

手足皮肤发冷而大汗淋漓称为冷汗，见于休克或虚脱患者。

4. 自汗

清醒时出汗称为自汗，为交感神经兴奋性增高所致。

5. 少汗或无汗

无汗者皮肤异常干燥，见于维生素 A 缺乏症、黏液性水肿、硬皮症、尿毒症以及脱水等。

(三)温度

检查者用手背触摸患者皮肤感受其温度。全身皮肤发热见于发热、甲状腺功能亢进症；全身皮肤发凉见于休克、甲状腺功能减退症等。局部皮肤发热见于疖肿、丹毒等炎症；肢端发冷见于雷诺病。

知识链接

皮肤湿冷

皮肤湿冷常与危重急症相伴随，如休克、低血糖或急性心肌梗死。发现患者皮肤湿冷，应迅速检查其生命体征，观察呼吸、血压、脉搏有无异常变化。

(四)弹性

皮肤的弹性与年龄、营养状况、皮下脂肪及组织间隙液体量有关。儿童及青年人皮肤富有弹性，中年以后皮肤弹性逐渐降低，老年人皮肤弹性差。通常检查的部位为手背或上臂内侧。检查时，以示指和拇指将皮肤捏起，然后松开观察皮肤平复的情况。如复原快，说明弹性良好；复原慢，说明弹性减弱，见于长期慢性消耗性疾病、营养不良或严重脱水者。

(五)水肿

水肿是指人体组织间隙有过多的液体积聚。评估水肿可通过视诊和触诊来确定。水肿部位皮肤紧张发亮。轻度水肿视诊不易发现，需与触诊结合。触诊时，若手指按压局部组织后发生凹陷，称为凹陷性水肿。组织外观明显肿胀，但指压后无凹陷，称为非凹陷性水肿。其中颜面、胫骨前侧面及手、足背皮肤肿胀，伴有皮肤发白、干燥、粗糙，指压后无组织凹陷者，称为黏液性水肿，见于甲状腺功能减退症；下肢不对称皮肤增厚、粗糙、毛孔增大，有时出现皮肤皱褶，指压无凹陷，称为象皮肿，见于丝虫病。

检查水肿时，用手指按压应停留片刻，观察有无凹陷及平复情况，常用的检查部位有：胫骨前、踝部、足背、腰骶部及颏前等浅表骨面部位。临床上根据全身水肿的程度将水肿分为轻、中、重三度。

1. 轻度水肿

水肿仅见于眼睑、眶下软组织，胫骨前及踝部皮下组织，指压后组织轻度凹陷，平复较快。

2. 中度水肿

全身疏松组织均可见明显水肿，指压后组织凹陷较深，平复缓慢。

3. 重度水肿

全身组织严重水肿，身体低垂部位皮肤紧张发亮，甚至有液体渗出，可伴有胸腔、腹腔和鞘膜腔积液，外阴也可见明显水肿。

(六) 皮疹

皮疹为全身性疾病的征象之一，是临床上诊断某些疾病的重要依据，常见于传染病、皮肤病、药物及其他物质的过敏反应等。发现皮疹时，应注意检查其出现和消失的时间、发展顺序、分布部位、颜色、形态大小、平坦或隆起、压之是否褪色及有无瘙痒、脱屑等。根据其出现的规律和形态的某些特异性，为某些疾病提供诊断依据。临床上常见的皮疹有：

1. 斑疹

局部皮肤发红，一般不高出皮肤表面。见于斑疹伤寒、丹毒、风湿性多形性红斑等。

2. 玫瑰疹

一种鲜红色的圆形斑疹，直径 2~3 mm，按压皮疹消退，松开复现，此点可与紫癜鉴别，多见于胸腹部，为病灶周围血管扩张充血所致。为伤寒或副伤寒的特征性皮疹。

3. 丘疹

除局部皮肤颜色改变、病灶凸出于皮肤表面。见于药物疹、麻疹、湿疹、猩红热等。

4. 斑丘疹

在丘疹周围有皮肤发红的底盘。见于风疹、猩红热及药物疹等。

5. 荨麻疹

为稍隆起皮肤表现的苍白色或红色，大小不等的局限性水肿，消退后不留痕迹。为速发型皮肤变态反应所致，见于各种过敏反应。

(七) 压力性损伤

又称压疮，为局部组织长期受压，发生持续性缺血、缺氧、营养不良所致的皮肤损害。易发生于身体受压较大的骨突部位(如枕部、耳廓、肩胛部、脊柱、肘部、髋部、骶部、膝关节内外侧、内外踝、足跟等)。对已发生的压力性损伤，应根据组织损伤的程度对其检查分期，并对影响愈合的因素进行检查。

1. 压力性损伤分期

临床上多根据组织损伤的程度将其分为 4 期：

(1) Ⅰ期：皮肤完整，有不变色的红斑形成及其他皮肤溃疡的先兆损害，在不同个体可表现为皮肤发黑、变色和皮肤温度改变、水肿和硬化。

(2) Ⅱ期：表皮和(或)真皮缺失，出现表层水疱、破皮或浅表溃疡。

(3) Ⅲ期：皮肤破溃扩展，通过真皮层达脂肪组织，溃疡表面出现较深凹陷，可继发感染。

(4) Ⅳ期：皮肤全层广泛坏死，累及肌肉、骨骼和其他支撑组织，形成窦道或坏死。

2009 年美国压疮专家咨询组与欧洲压疮专家咨询组对压疮分期进行更新和补充，增加了以下两种情况：①不可分期：皮肤全层组织缺失，但溃疡完全被创面的坏死组织和焦痂所覆盖，无法确定其实际深度，须彻底清除坏死组织或焦痂，暴露出创面基底后才能确定。②可疑深部组织损伤：皮肤完整，但因皮下软组织受损和(或)断裂而出现局部皮肤变色呈紫色或红褐色，或有血泡,与邻近组织相比,这些区域可出现疼痛、硬结、糜烂、松软、皮温升高或降低。

2.愈合影响因素

持续存在的危险因素是影响压疮愈合的最主要因素。此外,还要结合压疮发生的部位、大小、数目、深度、有无坏死组织和分泌物,以及疮面颜色基底、边缘及周围组织情况等进行综合判断。一般发生在易受压部位,深及骨组织,疮面色暗,坏死分泌物多的压疮不易愈合。

(八)皮下出血

皮下出血指皮肤、黏膜下出血。为血管性皮肤损害,其特点是局部皮肤呈青紫色或黄褐色,压之不褪色,除血肿外一般不高出皮面。根据其直径大小及伴随情况分为以下几种。

(1)瘀点:指皮肤、黏膜下出血,直径<2 mm 者。

(2)紫癜:指皮肤、黏膜下出血直径在 3~5 mm 者。

(3)瘀斑:指皮肤、黏膜下出血直径> 5 mm 者。

(4)血肿:皮肤、黏膜下片状出血伴皮肤显著隆起者。

皮下出血主要见于造血系统疾病,其他如重症感染、某些药物或毒物中毒及外伤也可出现。较小的皮下出血应注意与红色的皮疹或小红痣鉴别,皮疹受压时可褪色或消失,瘀点、紫癜和小红痣压之不褪色,但小红痣触之稍高于皮面且表面光滑。

(九)蜘蛛痣与肝掌

蜘蛛痣指皮肤小动脉末端分支扩张所形成的形似蜘蛛的血管痣(图 3-11)。主要出现于上腔静脉分布的区域内(如面、颈、手背、上臂、前胸和肩部等处),直径可从帽针头至数厘米不等,以棉签或牙签压迫血管痣的中心,可见辐射状小血管网立即消失,松开后复现。其发生机制与肝脏对雌激素灭活作用减弱,体内雌激素增高所有关,见于急、慢性肝炎或肝硬化,青春期、妊娠期女性偶见。慢性肝病患者常可见手掌的大、小鱼际处发红,压之褪色,称为肝掌(图 3-12),其发生机制及临床意义同蜘蛛痣。

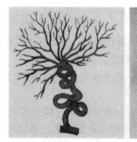 

图 3-11 蜘蛛痣

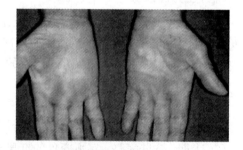

图 3-12 肝掌

(十)皮下结节

皮下结节无论大小均应进行触诊,检查时应注意其大小、硬度、部位、活动度以及有无压痛等。位于关节附近,长骨骺端无压痛的圆形硬质小结节多为风湿结节;位于指尖、足趾和大小鱼际肌腱部位,颜色为粉红色且有压痛的小结节称为 Osler 结节,常见于感染性心内膜炎;位于外耳的耳廓、跖趾、指(趾)关节及掌指关节等部位的黄白色结节,多为痛风结节,是尿酸盐结晶在皮下组织沉积,引起慢性异物样反应所致。

高频考点 ▶
> 1. 各种皮疹及蜘蛛痣的特点。
> 2. 皮疹与皮下出血的区别。
> 3. 皮疹、皮下出血、蜘蛛痣的临床意义。

➡ 二、全身浅表淋巴结检查

淋巴结分布于全身,一般检查只能发现身体各部浅表淋巴结的变化。正常浅表淋巴结直径多在 0.2~0.5 cm,质地柔软,表面光滑,与周围组织无粘连,不易触及,无压痛。

(一)浅表淋巴结的分布

人体浅表淋巴结常呈组群聚集,收集一定区域的淋巴液。局部炎症或肿瘤可引起相应区域的淋巴结肿大。全身浅表淋巴结分组如下:

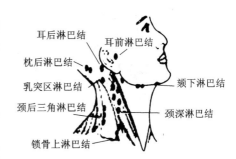

图 3-13 头颈部淋巴结示意图

(1)耳前淋巴结:位于耳屏上方(图 3-13)。

(2)耳后淋巴结:位于耳后乳突表面,胸锁乳突肌止点处,也成为乳突淋巴结。

(3)枕后淋巴结:位于枕部皮下,斜方肌起点与胸锁乳突肌止点处。

(4)颌下淋巴结:位于下颌角与颏部之中间部位。

(5)颏下淋巴结:位于颏下三角内,两侧下颌角前段中点的后方。

(6)颈前淋巴结:位于胸锁乳突肌表面及下颌角处。

(7)颈后淋巴结:位于斜方肌前缘。

(8)锁骨上淋巴结:位于锁骨与胸锁乳突肌所形成的夹角处。

(9)腋窝淋巴结:为上肢最大的淋巴结组群,范围从腋窝外侧壁至腋窝后皱襞深部,下至胸大肌下缘深部。

(10)滑车上淋巴结:位于上臂内侧,内上髁上方 3~4 cm 处,肱二头肌和肱三头肌之间的间沟内。

(11)腹股沟淋巴结:位于腹股沟韧带下方股三角内。

(12)腘窝淋巴结:位于小隐静脉和腘静脉的汇合处。

分析淋巴结收集淋巴液的区域对判断病变来源有一定意义。如局部炎症或肿瘤可引起相应区域的淋巴结肿大。

(二)浅表淋巴结的检查方法及顺序

1. 检查方法

检查淋巴结的方法主要是视诊和触诊。视诊时不仅要注意局部征象(皮肤是否隆起,颜色有无变化,有无皮疹、瘢痕、瘘管等),也要注意全身状态。

触诊是检查淋巴及主要的方法,主要采用滑动触诊法进行,常用部位检查方法有:

(1)颈部淋巴结:被检查者最好取坐位,头稍低或偏向检查者一侧,以使检查部位皮肤或肌肉放松。检查者面对被检查者,用双手进行触诊,四指并拢,紧贴检查部位,左手触诊右侧，右手触诊左侧，由浅入深进行滑动触诊。

（2）颌下淋巴结：被检查者取坐位，头稍低或偏向检查侧，使被检查部位放松，检查者用单手由浅入深进行滑行触诊（图3-14）。

（3）锁骨上窝淋巴结：被检查者可取坐位或仰卧位，检查者面对被检查者，双手进行触诊，左手触诊右侧，右手触诊左侧，示指与中指并拢，由浅入深逐渐触摸至锁骨后部（图3-15）。

（4）腋窝淋巴结：检查者面对被检查者，以右手检查左侧，以左手检查右侧，由浅入深达腋窝顶部，再沿腋窝侧壁向下触诊。

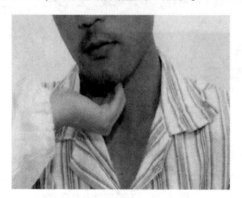

图3-14　颌下淋巴结触诊示意图

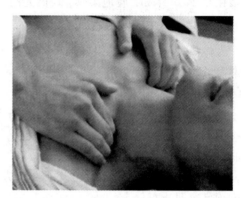

图3-15　锁骨上窝淋巴结触诊示意图

2.检查顺序

按耳前、耳后、乳突区、枕骨下区、颌下、刻下、颈后三角、颈前三角、锁骨上窝、腋窝、滑车上、腹股沟、腘窝的顺序依次进行滑动触诊。

触及肿大的淋巴结时应注意其部位、大小、数目、表面特征、硬度、有无压痛、活动度、界限是否清楚，以及局部皮肤有无红肿、瘢痕和瘘管等，同时注意寻找引起淋巴结肿大的原发病灶。

（三）淋巴结肿大的临床意义

1.局限性淋巴结肿大

（1）非特异性淋巴结炎：一般由所属部位的急、慢性炎症引起。急性炎症初期，肿大的淋巴结一般质软、表面光滑、有压痛、无粘连。慢性炎症时，肿大淋巴结质地较硬。最终可缩小或消失。如：扁桃体炎、牙龈炎引起颈部淋巴结肿大；胸壁、乳腺炎症可引起腋窝淋巴结肿大。

（2）淋巴结结核：常发生在颈部血管周围，呈多发性，质稍硬，大小不等，可相互粘连，或与周围组织粘连，晚期破溃后形成瘘管，愈后可形成瘢痕。

（3）恶性肿瘤淋巴结转移：转移淋巴结质地坚硬，与周围组织粘连，一般无压痛。如肺癌多向右锁骨上淋巴结转移；胃癌或食管癌多向左锁骨上淋巴结转移；腋下淋巴结肿大见于乳腺癌转移。

2.全身性淋巴结肿大

淋巴结肿大的部位遍及全身，特点是大小不等，无粘连，其质地与病变性质有关，可见于急、慢性淋巴结炎、淋巴瘤、白血病及传染性单核细胞增多症等。

高频考点 ▶ 淋巴结肿大的临床意义。

案例分析

患者发热，颈部及前胸部的皮肤可见散在的红色圆形斑疹，直径 2~3 mm，按之褪色，符合玫瑰疹的特点。玫瑰疹常见于伤寒、副伤寒。

课后思考与练习

1. 皮肤异常干燥见于( )

A. 黏液性水肿　　　　B. 甲状腺功能亢进症　　　　C. 休克

D. 风湿热　　　　　　E. 结核病

2. 皮肤弹性减退常见于( )

A. 肥胖　　　　　　　B. 脱水　　　　　　　　　C. 尿毒症

D. 黏液性水肿　　　　E. 维生素 A 缺乏

3. 下列不属于蜘蛛痣的常见部位的是( )

A. 面部　　　　　　　B. 颈部　　　　　　　　　C. 前胸

D. 手背　　　　　　　E. 腹部

4. 皮肤持久性苍白见于( )

A. 低血压　　　　　　B. 贫血　　　　　　　　　C. 阿托品中毒

D. 一氧化碳中毒　　　E. Cushing 综合征

5. 出血点与出血性皮疹最主要的区别是( )

A. 压之是否褪色　　　B. 皮肤表面是否隆起　　　C. 病变直径大小

D. 病变部位　　　　　E. 血小板计数是否正常

6. 关于蜘蛛痣，不正确的是( )

A. 多出现在上腔静脉分布区域

B. 见于肝硬化

C. 与雌激素减少有关

D. 正常人偶见

E. 见于慢性肝病

7. 引起全身浅表淋巴结肿大的原因不常见于( )

A. 白血病　　　　　　B. 淋巴瘤　　　　　　　　C. 传染性单核性细胞增多症

D. 系统性红斑狼疮　　E. 结核病

8. 患者男，62 岁，面色暗褐，额部、鼻背、双颊有色素沉着，颈部、胸部、手背等处可见数个蜘蛛痣，最可能患的疾病是( )

A. 慢性肝炎　　　　　B. 慢性肾上腺皮质功能减退症　　C. 结核病

D. 系统性红斑狼疮　　E. 甲状腺功能减退症

9.患者男，65岁，食欲不振2个月，体重下降5 kg。查体：左锁骨上窝触及1.5 cm×1 cm×1.5 cm包块，质硬；上腹部触及4 cm×3 cm×3 cm大小包块，质硬，表面不光滑，无压痛，随呼吸上下移动。最可能的诊断是(   )

A.肝癌   B.胃癌   C.胰腺癌

D.胰腺囊肿   E.淋巴结核

10.患者男，63岁，咳嗽5年，痰中带血丝、乏力、体重减轻3 kg。40年吸烟史。胸片左上肺可见一圆形阴影，边界不清楚。若该患者出现淋巴结肿大，下列各组区域的浅表淋巴结中最先出现肿大的是(   )

A.右侧锁骨上窝淋巴结群   B.颈前三角   C.左颈深淋巴结上群

D.左侧锁骨上窝淋巴结群   E.颈深部淋巴结下群

第四节　头部、面部及颈部检查

学习目标

1. 熟悉头部、面部与颈部的检查内容。
2. 掌握头部、面部与颈部的检查方法、异常改变及其临床意义。
3. 能正确实施颈部检查，辨认颈部异常体征，尤其是颈静脉怒张和气管移位。

案例导入

患者女，32岁。多食、多汗、易怒1年，劳累后心慌、气短2个月。1年前与家人生气后，感心慌，易饥，食量增大，怕热多汗，易怒、失眠。查T_3、T_4增高，给予口服甲巯咪唑，1个月后病情好转，半年前自行停药，2个月前再次出现多汗、多食，劳累后心慌、气促明显。大便每日2次，体重减轻8 kg。近一年闭经，家族中无类似患者。查体：T 37℃，P 120次/min，R 26次/min，BP 110/60 mmHg，消瘦，皮肤潮湿，眼球突出，眼睑闭合障碍，甲状腺Ⅱ度肿大，质软，无结节，两上极可触及震颤，可闻血管杂音，心界稍向左扩大，心率130次/min，节律不整齐，心尖部可闻及2/6级收缩期杂音，腹软，无压痛，肝脾肋下未扪及。

思考：根据检查结果，推测患者可能患有何种疾病。

◆ 一、头部检查

头部及其器官是人体最重要的外部特征之一，也是在身体评估时最先和最容易见到的部位。头部检查以视诊和触诊为主，检查内容包括头发、头皮、头颅及头面部器官。

（一）头发

注意头发颜色、数量、分布、质地、有无脱发。生理情况下，头发的颜色、曲直及疏密度可因种族、遗传、年龄等因素而不同。病理情况下，脱发可见于脂溢性皮炎、甲状腺功能减退症、伤寒等；局限性脱发见于斑秃。放射治疗和肿瘤化疗后引起的脱发，停止治疗后，头发可逐渐长出。

（二）头皮

检查头皮时需分开头发观察头皮的颜色，注意有无头屑、头癣、疖痈、外伤及瘢痕等。

（三）头颅

头颅检查包括视诊和触诊。视诊时，应注意头颅大小、形态、有无异常运动。然后触诊头颅检查有无压痛及异常隆起。

1. 头颅大小及形态

头颅大小以头围来衡量，测量时以软尺自眉弓上缘经枕骨粗隆绕头一周的长度。新生儿头围平均34 cm，以后逐渐增大，18岁后达53 cm或以上而不再变化。

头颅畸形常见以下几种：

（1）方颅：前额左右突出，头顶平摊呈方形（见图3-16A），见于小儿佝偻病或先天性梅毒。

（2）小颅：头围小于正常平均值2个标准差以上（见图3-16B），为囟门过早闭合所致，常伴智力障碍。

（3）巨颅：头颅增大，头皮静脉怒张，相比之下颜面很小，见于脑积水。由于颅内压增高，压迫眼球，形成双目下视，巩膜外露的特殊表情，称落日现象。

（4）尖颅：也称塔颅，头顶部尖突高起，与颜面比例异常，因矢状缝和冠状缝过早闭合所致，见于Apert综合征。

（5）变形颅：发生于中年人，以颅骨增大变形为特征，同时伴有长骨的骨质增厚与弯曲，见于变形性骨炎。

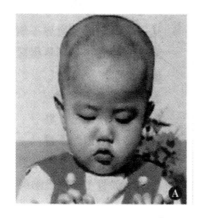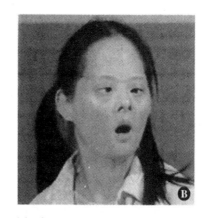

图3-16 常见头颅畸形
A. 方颅；B 小颅

2. 头部运动异常

运动受限见于颈椎病；头部不随意颤动见于帕金森病；不能抬头见于重症肌无力、进行性肌萎缩；与颈动脉搏动一致的点头运动称 Musset 征，见于严重主动脉瓣关闭不全。

二、面部器官检查

(一) 眼

眼的检查依照由外向内，先右后左的顺序进行。检查眼外部时，借助自然光或用手电筒斜照光进行；检查眼底时，应在暗室内佩戴检眼镜进行检查。

1. 眼睑

眼睑分为上睑和下睑。正常人睁眼时两侧眼裂相等，闭眼时上下眼睑闭合，无眼睑水肿等。常见的眼睑异常有：

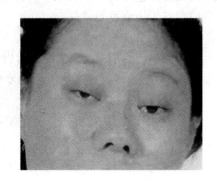

图 3-17　上睑下垂

(1) 眼睑水肿：眼睑皮下组织疏松，轻度水肿即可在眼睑表现出来，可见于肾炎、慢性肝病、贫血、营养不良、血管神经性水肿等。

(2) 上睑下垂：双侧睑下垂见于重症肌无力；单侧上睑下垂见于各种原因引起的动眼神经麻痹，如蛛网膜下隙出血等。若一侧上睑下垂，眼球下陷，瞳孔缩小及同侧面部无汗，称 Horner 综合征，为该侧颈部交感神经麻痹所致(图 3-17)。

(3) 眼睑闭合障碍：单侧闭合障碍见于面神经麻痹，双侧眼睑闭合障碍可见于甲状腺功能亢进。

(4) 睑内翻：由于瘢痕导致睑缘内翻，见于沙眼。

2. 结膜

结膜分睑结膜、穹隆部结膜和球结膜三部分。检查时注意观察结膜有无充血、出血、苍白等。检查上睑结膜需翻转眼睑，方法为嘱被检查者向下看，用示指和拇指捏起上睑中部边缘，轻轻向前下方牵拉，然后拇指将睑缘向上捻转的同时示指轻轻下压，注意动作要轻柔。检查下睑结膜时，嘱被检查者向上看，以示指将下眼睑向下翻开。正常结膜为粉红色，常见的结膜异常有：

(1) 结膜出血：出现大小不等散在出血点时，可见于亚急性感染性心内膜炎、败血症等；出现大片出血时，可见于高血压、动脉硬化。

(2) 结膜充血：见于结膜炎、角膜炎。

(3) 结膜发黄：见于黄疸。

(4) 结膜苍白：见于贫血。

(5) 颗粒与滤泡：见于沙眼。

(6) 球结膜水肿：见于重症水肿，颅内压增高。

3. 巩膜

巩膜为不透明的瓷白色。黄疸最早出现于巩膜，在巩膜上是连续的，呈较均匀的黄色，近角膜交界处较轻，离角膜越远巩膜越黄。部分中年以上的人，在内眦部可出现不均匀的黄色脂肪斑块,为脂肪沉积所致,应与黄疸鉴别。

4.角膜

正常人角膜无色透明而有光泽。检查时采用斜照光更易观察其透明度,注意有无白斑、云翳、溃疡、软化及新生血管等。

(1)白斑和云翳:若发生在瞳孔部位可影响视力。

(2)角膜混浊、干燥、软化:见于维生素 A 缺乏、婴幼儿营养不良等。

(3)角膜周围血管增生:见于严重沙眼。

(4)老年环:角膜边缘及周围出现灰白色混浊环,多见于老年人,故称老年环,是类脂质沉着的结果。

5.眼球

检查时应注意眼球的外形和运动。

(1)眼球突出:双侧眼球突出,见于甲状腺功能亢进症(图 3-18);单侧眼球突出,多见于局部炎症或眶内占位性病变。

(2)眼球下陷:双侧眼球下陷见于严重脱水或慢性消耗性疾病;单侧眼球下陷见于 Homer 综合征。

(3)眼球运动:眼球运动受动眼、滑车、外展三对脑神经支配,由六条眼外肌的协调运动实现(图 3

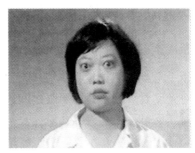

图 3-18 眼球突出

-19)。检查方法为嘱被检查者头部固定,眼球随其眼前 30~40 cm 处的目标物(检查者手指)移动。

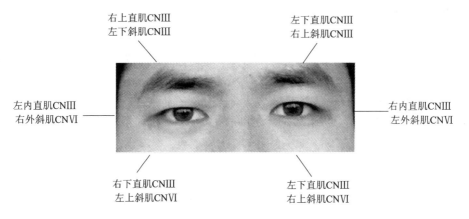

图 3-19 眼球六个方向的运动、相应的配偶肌及神经支配

注:CN Ⅲ 为动眼神经, CN Ⅵ 为外展神经

一般按左→左上→左下,右→右上→右下 6 个方向依次进行,观察有无斜视、复视或震颤。当支配眼肌运动的神经麻痹时,会出现眼球运动障碍,并伴复视。由支配眼肌运动的神经麻痹所致的斜视,称麻痹性斜视,多由颅内炎症、肿瘤、脑血管病变或外伤所致。

眼球震颤是指双侧眼球发生的一系列有节律的快速往返运动。运动方向以水平方向多见,垂直和旋转方向少见。检查方法为嘱被检查者随检查者所示方向运动数次,观察是否出现震颤。自发的眼球震颤见于耳源性眩晕、小脑病变、视力严重低下者。

6. 瞳孔

检查时应注意瞳孔大小、形状、双侧是否对称，同时检查对光反射、调节反射及集合反射。

(1)大小：正常瞳孔两侧等大，自然光线下直径一般为 3~4 mm，若大于 5 mm 为瞳孔扩大，小于 2 mm 为瞳孔缩小。①双侧瞳孔缩小，见于虹膜炎、有机磷农药中毒、吗啡、氯丙嗪等药物过量。②双侧瞳孔扩大，见于青光眼、视神经萎缩、阿托品药物反应等。③双侧瞳孔大小不等，提示为颅内病变，如脑疝、脑外伤、脑肿瘤等。④双侧瞳孔大小不等，且变化不定，可能是中枢神经和虹膜的神经支配障碍。⑤双侧瞳孔大小不等且伴有反射减弱或消失以及神志不清，多见于中脑功能损害。⑥两侧瞳孔散大伴对光反射消失为濒死的表现。

(2)形状：正常人两侧瞳孔等圆。青光眼或眼内肿瘤时可呈椭圆形，虹膜粘连可致形状不规则；若双侧不等大等圆则见于脑疝等。

(3)瞳孔对光反射：包括直接对光反射和间接对光反射。嘱被检查患者注视正前方，检查者用手电光突然迅速照射一侧瞳孔，该侧瞳孔立即缩小，移开光源后，瞳孔迅速复原，称直接对光反射。用手置于两眼之间遮挡光线，光照一侧瞳孔时，另一侧瞳孔也立即缩小，称间接对光反射。正常人瞳孔对光反射敏捷。瞳孔对光反射迟钝或消失，可见于昏迷、危重、临终患者。

(4)调节与集合反射：嘱被检查者注视 1 m 目标(检查者的示指尖)，然后将目标逐渐移近眼球约 10 cm 处。正常人瞳孔立即缩小，称调节反射；同时双侧眼球内聚，称集合反射。甲状腺功能亢进症时集合反射减弱；动眼神经功能受损时，调节和集合反射均消失。

7. 视功能检查

包括视力、视野、色觉等检查。

(1)视力：常用国际标准视力表检查。常用的有两种：①远距离视力表，在距视力表 5m 处，能看清"1.0"行视标者为正常视力。②近距离视力表，在距视力表 33 cm 处，能看清"1.0"行视标者为正常视力。检查视力时，应遮盖未检查眼。若不能在 1 m 处看见视力表上最大一行视标，则检查其能否数清手指或判断手动。若仍不能，则可用手电筒直接照射眼球，询问有无光感。通过视力检查可初步判断有无近视、远视、散光或器质性病变(如眼底病变、白内障)等。

(2)视野：指眼球向正前方凝视不动所见的空间范围，为黄斑中心凹以外的视力。可采用手试对比检查法粗略测定。

检查者与被检查者相对而坐，距离 1 m。检查右眼时，嘱被检查者用手遮住左眼，右眼注视检查者左眼，检查者遮住自己的右眼，将手指置于两者中间等距离处，分别以不同的方向自外周逐渐移向中央，嘱被检查者发现手指时立即示意。若被检查者在各个方向均与检查者同时看见手指，可大致判断视野正常。同理检查左眼。视野的左或右的一半缺失，称为偏盲。如粗略法检查视野异常，可用视野计进一步精确测量视野缺失情况。

(3)色觉：异常可分为色弱(对某种颜色的识别能力降低)和色盲(对某种颜色的识别能力完全丧失)两种。色觉检查应在适宜光线下进行，让被检查者在 50 cm 距离处读出色盲表上的数字或图像。如被检查者在 5~10 s 内不能读出表上的彩色数字或图像，则可按色盲表上的说明判断为某种色盲或色弱。先天性色盲为遗传性疾病，以红绿色盲最常见，男性发病率高于女性。后天性色盲多由视网膜病变、视神经萎缩和球后神经炎所致。

8. 眼底检查

眼底检查需借助眼底镜。重点观察视神经乳头、眼底血管、黄斑区、视网膜颜色以及有无水肿、出血等。视神经乳头水肿、剧烈头痛、喷射样呕吐合称为颅内高压三大症；原发性高血压、糖尿病、慢性肾炎等均可引起视乳头及视网膜血管的特征性改变。

高频考点▶
> 1. 甲亢的突眼征。
> 2. 瞳孔大小、形状及对光反射改变的临床意义。

(二)耳

耳是听觉和平衡器官，检查时主要注意外耳、乳突及听力。

1. 外耳

注意耳廓有无畸形、红肿、外伤、结节及外耳道是否通畅，有无异常分泌物或异物。外耳道如有脓性分泌物伴全身症状，提示急性中耳炎；有血液或脑脊液流出，提示颅底骨折；有黄色液体流出并有痒痛者为外耳道炎；外耳道内有局部红肿、疼痛，并有耳廓牵拉痛者，提示疖肿。痛风者在耳廓上可触及痛性小结节。

2. 乳突

乳突外壳由骨密质组成，内腔为大小不等的骨松质小房，乳突内腔与中耳道相通，化脓性中耳炎引流不畅时，可蔓延至乳突引起乳突炎，检查可见耳廓后方皮肤有红肿，乳突有明显压痛。严重时可继发耳源性脑脓肿或脑膜炎。

3. 听力

(1)粗略法：在安静室内嘱被检查者闭目坐于椅上，用手指堵塞非受检耳道，检查者立于背后，手持机械手表从 1 m 以外逐渐移向被检查侧耳部，嘱被检查者听到声音立即示意。同法检查另一侧耳。比较两耳的检测结果并与检查者的听力比较。听力正常时，约在 1 m 处即可听到机械表声。

(2)精细法：使用规定频率的音叉或电测听器进行的测试，对明确诊断更有价值。听力减退见于外耳道耵聍或异物、听神经损害、中耳炎、局部或全身血管硬化等。

(三)鼻

1. 鼻外形

注意皮肤颜色及外形有无改变。外鼻增大见于肢端肥大症，鞍鼻见于鼻骨骨折，蛙状鼻见于鼻息肉。

2. 鼻翼煽动

吸气时鼻孔开大，呼气时回缩，称鼻翼煽动，提示呼吸困难，见于肺炎球菌肺炎、支气管哮喘、心源性哮喘发作等。

3. 鼻出血

单侧鼻出血多见，可见于外伤、鼻腔感染、局部血管损伤、鼻咽癌等。双侧出血多因全身性疾病所致，如血液系统疾病、高血压、流行性出血热、肝硬化、维生素 C 或维生素 K 缺乏等。

4. 鼻腔黏膜

鼻腔黏膜充血肿胀伴黏液性分泌物者，见于急性鼻炎；慢性黏膜组织肥厚，见于慢性鼻炎；黏膜萎缩、鼻腔分泌物减少、鼻甲缩小，鼻腔增大，见于慢性萎缩性鼻炎。

5. 鼻腔分泌物

鼻腔黏膜受到各种刺激时可致分泌物增多。清稀无色的分泌物为卡他性炎症，黏稠发黄的脓性分泌物为鼻或鼻窦化脓性炎症。

6. 鼻窦

鼻窦共四对(图3-20)，包括上颌窦、额窦、筛窦、蝶窦，均有窦口与鼻腔相通，引流不畅时易发生鼻窦炎，表现为鼻塞、流涕、头痛和鼻窦压痛。检查上颌窦时，双手拇指置于鼻侧颧骨下缘向后向上按压，其余四指固定在两侧耳后；检查额窦时，检查者双手拇指置于眉弓内下缘，用力向后向上按压，其余四指固定在头颅颞侧作为支点；检查筛窦时，双侧拇指分置于鼻根部与眼内眦之间向后按压，其余四指固定在两侧耳后。蝶窦在体表不能检查。

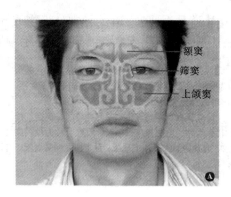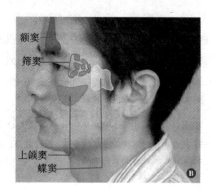

图 3-20 鼻窦位置示意图

A. 正面观；B 侧面观

(四) 口

1. 口唇

二维码3-4

健康人口唇红润有光泽。注意观察口唇颜色，有无干裂、疱疹及口角糜烂等。常见的口唇异常如下：

(1) 口唇颜色异常：口唇发绀，主要为血液中还原血红蛋白增多所致，见于心、肺功能不全等；口唇苍白，为毛细血管充盈不足或血红蛋白含量减少所致，见于贫血、虚脱、休克等。口唇颜色深红见于急性发热性疾病；口唇呈樱桃红色见于一氧化碳中毒。

(2) 口唇干裂：见于严重脱水。

(3) 口唇疱疹：为口唇黏膜与皮肤交界处发生的成簇小水疱，半透明，有痒痛感，1周左右结痂，愈后不留瘢痕，见于大叶性肺炎、流脑，多为单纯疱疹病毒感染所致。

(4) 口角歪斜：见于面神经瘫或脑卒中。

(5) 口角糜烂：见于核黄素缺乏。

2. 口腔黏膜

检查应在充分的自然光下进行，也可用手电筒照明。检查时注意观察口腔黏膜颜色，有无出血点、溃疡及真菌感染等。正常口腔黏膜光洁呈粉红色，光洁润滑，无溃疡，无白斑。常见的口腔黏膜异常有：

(1) 黏膜淤点或淤斑：见于各种出血性疾病或维生素C缺乏；若在相当于上颌第二磨牙

二维码3-5

的颊黏膜处出现帽针头大小白色斑点，称麻疹黏膜斑（Koplik 斑），为麻疹的早期特征。

（2）黏膜溃疡：见于口腔炎症。黏膜上出现不规则的白色凝乳块状物，称为鹅口疮，为白假丝酵母菌感染所引起，多见于重病衰弱者或长期使用广谱抗生素和抗癌药之后。

（3）黏膜色素沉着：口腔黏膜出现蓝黑色色素沉着斑片，多为肾上腺皮质功能减退症。

3. 牙齿

检查时注意牙齿颜色，有无龋齿、缺齿、义齿或残根等。正常牙齿呈瓷白色，无缺齿、残根、义齿或龋齿。若牙齿呈黄褐色，称斑釉牙，为长期饮用含氟量过高的水所致。单纯性牙间隙过宽见于肢端肥大症。有牙病时可按下列方式（见图 3-21）标明部位：

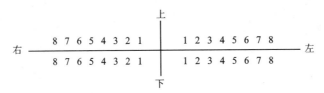

图 3-21　成人牙排列及命名

1—中切牙；2—侧切牙；3—尖牙；4—第一前磨牙；

5—第二前磨牙；6—第一磨牙；7—第二磨牙；8 第三磨牙

4. 牙龈

注意牙龈颜色，有无肿胀、溢脓及出血等。正常牙龈呈粉红色，无出血及溢脓。牙龈游离缘出现蓝灰色点线，称铅线，为铅中毒的特征。牙龈肿胀、溢脓，见于慢性牙周炎。牙龈出血，见于牙石、维生素 C 缺乏、血液系统疾病等。

5. 舌

舌的颜色、形状、感觉或运动的变化，往往由许多局部或全身的疾病引起。检查时应注意观察舌质颜色、舌苔厚薄、舌体大小及舌的运动状态等。正常人舌质红润，舌苔薄白，舌体活动自如，伸舌居中。舌的异常表现有：

（1）胖大舌：舌体增大，可见于舌炎、血管神经性水肿、黏液性水肿等。

（2）镜面舌：舌乳头萎缩，舌体较小，舌面光滑，呈粉红色或红色，见于缺铁性贫血、恶性贫血或慢性萎缩性胃炎。

（3）草莓舌：舌色鲜红伴舌乳头肿胀似草莓状凸起，见于猩红热或长期发热患者。

（4）干燥舌：舌面干燥，舌体缩小，称干燥舌，见于严重脱水、阿托品作用或放射治疗后。

（5）牛肉舌：见于叶酸缺乏。

（6）伸舌有细微震颤，见于甲状腺功能亢进症。

（7）伸舌偏斜：可见于舌下神经麻痹。

6. 咽部及扁桃体

咽部分为鼻咽、口咽及喉咽三部分。鼻咽和喉咽部检查需借助鼻镜、额镜和喉镜。检查方法：嘱被检查者坐于椅上，头稍后仰，张口发"啊"音，在照明的配合下，检查者用压舌板迅速下压舌前 2/3 与舌后 1/3 交界处。此时，软腭上抬，可见软腭、腭垂、扁桃体、咽后壁等。注意观察黏膜颜色，有无充血、肿胀及分泌物，扁桃体有无肿大等。扁桃体肿大分为三度（图3-22）：

（1）Ⅰ度：扁桃体肿大不超过咽腭弓者。

（2）Ⅱ度：扁桃体肿大超过咽腭弓，但未达咽后壁中线者。

（3）Ⅲ度：扁桃体肿大达到或超过咽后壁中线者。

咽部黏膜充血、红肿、黏液腺分泌增多，见于急性咽炎。咽部黏膜充血，表面粗糙，并可见淋巴滤泡呈簇状增殖，见于慢性咽炎。

扁桃体发炎时，可见腺体肿大，扁桃体隐窝内有黄白色分泌物，或渗出物形成苔状假膜，但易于拭去，以此可与咽白喉相鉴别。

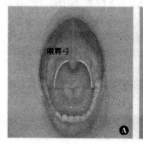
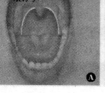
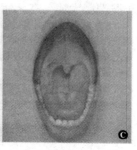

A.Ⅰ度肿大　　　　　B.Ⅱ度肿大　　　　　C.Ⅲ度肿大

图3-22　扁桃体位置及其大小分度示意图

7.口腔气味

健康人口腔无特殊气味。有异常气味的意义见于"嗅诊"。

8.腮腺

腮腺位于耳屏、下颌角、颧弓所构成的三角区内。腮腺导管开口位于上颌第二磨牙所对的颊黏膜上。检查时，注意腮腺有无肿大，导管开口有无红肿及分泌物。

正常腮腺体薄而软，不能触及其轮廓。腮腺肿大时可见以耳垂为中心的隆起，并可触及边缘不清的包块。

（1）急性流行性腮腺炎时，单侧腮腺肿胀迅速，继而累及对侧，有压痛。

（2）急性化脓性腮腺炎时，腮腺肿大多为单侧，导管口可红肿，加压后可有脓性分泌物溢出。

（3）腮腺混合瘤，质韧呈结节状，边界清楚，可移动。

高频考点▶
1.扁桃体肿大的分度。
2.口腔特殊气味的临床意义。

◆ 三、颈部检查

颈部检查内容包括颈部外形和活动、颈部血管、甲状腺及气管等，检查时，患者最好取舒适坐位，也可以取卧位，应在自然、平静、充分暴露颈部和肩部的状态下进行。检查时手法应轻柔，疑有颈椎疾病时应更加注意。

(一)颈部外形与活动

正常人颈部直立,两侧对称,活动自如。检查时,应注意颈部静态与动态时的改变。如颈向前倾,甚至不能抬起头部,见于重度消耗性疾病晚期、重症肌无力等;颈偏向一侧称斜颈,见于先天性颈肌挛缩或颈外伤。颈部活动受限伴疼痛,见于颈椎病变、软组织炎症、颈肌扭伤等。颈强直为脑膜刺激征之一,见于脑膜炎、蛛网膜下隙出血等。

(二)颈部血管

1. 颈静脉怒张

正常人立位或坐位时,颈外静脉不显露,平卧时稍见充盈,仅限于锁骨上缘至下颌角距离的下 2/3 内。若取 45°角半卧位,颈静脉充盈超过正常水平,或坐位、立位时见颈静脉充盈明显,称为颈静脉怒张,提示静脉压增高,见于右心衰竭、心包积液、缩窄性心包炎、上腔静脉阻塞综合征等。

2. 颈静脉搏动

正常情况下不会出现颈静脉搏动,三尖瓣关闭不全伴颈静脉怒张时,可见颈静脉搏动。

3. 颈动脉搏动

检查颈动脉搏动的部位是甲状软骨水平胸锁乳突肌内侧。正常人静息状态下看不见颈动脉搏动,但可触及明显搏动。触诊颈动脉搏动消失,是判断心脏骤停诊断的重要指标之一。如在静息状态下看见明显的颈动脉搏动,提示脉压增大。见于高血压、主动脉瓣关闭不全、甲状腺功能亢进症、严重贫血等。

4. 肝-颈静脉回流征

如按压患者肿大的肝脏,其颈静脉充盈更加明显,称为肝-颈静脉回流征阳性,是右心衰竭的重要征象之一,也可见于渗出性或缩窄性心包炎。临床上常用于鉴别淤血性肝肿大与肝脏疾病所致的肝肿大。

(三)甲状腺

甲状腺位于甲状软骨下方和两侧(图 3-23),正常人甲状腺表面光滑、柔软不易触及,女性在青春期可略大,属正常现象,在作吞咽动作时可随吞咽上下移动。凡能看到或能触及甲状腺均提示甲状腺肿大。

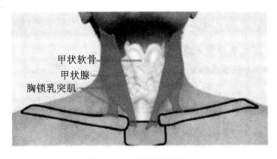

图 3-23　甲状腺位置

1. 视诊

患者取坐位,头稍后仰,作吞咽动作,观察甲状腺有无肿大及是否对称。正常情况下甲状腺外观不明显,如能看到其轮廓则可认为甲状腺肿大。

2. 触诊

（1）前面触诊法：检查者位于被检查者前面，一手拇指施压于一侧甲状软骨，将气管推向对侧，另一手示、中指在对侧胸锁乳突肌后缘向前推挤甲状腺侧叶，拇指在胸锁乳突肌前缘触诊，配合吞咽动作，可触及被挤压的甲状腺，用同样方法检查另一侧甲状腺。最后自胸骨上切迹向上触摸甲状腺峡部。

（2）后面触诊法：检查者位于患者背后，一手示、中指施压于一侧甲状软骨，将气管推向对侧，另一手拇指在对侧胸锁乳突肌后缘向前推挤甲状腺，示、中指在其前缘触诊甲状腺（图3-24）。用同样方法检查另一侧甲状腺。与前面触诊法同法触甲状腺峡部。

甲状腺肿大分为三度：①Ⅰ度：看不到但能触及者。②Ⅱ度：能看到又能触及，但在胸锁乳突肌以内者。③Ⅲ度：为超过胸锁乳突肌外缘者。

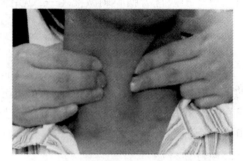

图3-24　从后面触诊甲状腺示意图

3. 听诊

当触及肿大的甲状腺时，用钟型听诊器直接放于肿大的甲状腺上进行听诊。甲状腺功能亢进症时，可闻及连续性血管杂音，是甲状腺功能亢进特征性改变之一。甲状腺肿大常见于单纯性甲状腺肿、甲状腺功能亢进症或甲状腺肿瘤等。

（四）气管

患者取坐位或仰卧位，使颈部处于自然直立的状态。检查者将右手示指与环指分别置于两侧胸锁关节上，中指置于胸骨上窝触及气管正中，观察中指与示指和环指间的距离。正常人两侧间距相等，示气管居中（图3-25）。两侧间距不等示气管移位。

根据气管偏移的方向可以判断病变的性质。一侧胸腔积液、积气、纵隔肿瘤时，气管移向健侧；肺不张、肺纤维化、胸膜增厚粘连时，气管移向患侧。

二维码3-6

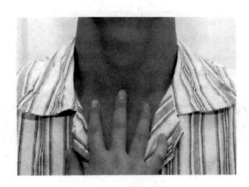

图3-25　气管触诊示意

课后思考与练习

1. 方颅可见于(　　　)

A. 佝偻病　　　　　　　　B. 囟门早闭　　　　　　　　C. 先天性疾患

D. 肢端肥大症　　　　　　E. 变形性骨炎

2. 称之为"落日现象"的是指(　　　)

A. 尖颅　　　　　　　　　B. 小颅　　　　　　　　　　C. 巨颅

D. 方颅　　　　　　　　　E. 长颅

3. 双侧眼睑闭合障碍见于(　　　)

A. 动眼神经麻痹　　　　　B. 面神经麻痹　　　　　　　C. 重症肌无力

D. 先天性上睑下垂　　　　E. 甲状腺功能亢进症

4. 正常人瞳孔的直径为(　　　)

A. 1~2 mm　　　　　　　B. 2~3 mm　　　　　　　　C. 3~4 mm

D. 4~5 mm　　　　　　　E. 5~6 mm

5. 两侧瞳孔大小不等, 提示(　　　)

A. 阿托品中毒　　　　　　B. 视神经萎缩　　　　　　　C. 有机磷农药中毒

D. 颅内高压病变　　　　　E. 深昏迷

6. 单侧上睑下垂见于(　　　)

A. 面神经麻痹　　　　　　B. 动眼神经麻痹　　　　　　C. 重症肌无力

D. 先天性上睑下垂　　　　E. 甲状腺功能亢进

7. 有机磷杀虫药中毒患者的瞳孔变化为(　　　)

A. 正常　　　　　　　　　B. 缩小　　　　　　　　　　C. 扩大

D. 无改变　　　　　　　　E. 大小不等

8. 关于肝-颈回流征阳性不正确的描述是(　　　)

A. 压迫肝脏使颈静脉怒张更明显

B. 压迫肝脏使颈静脉怒张消失

C. 是右心功能不全的表现之一

D. 肝脏淤血肿大

E. 左心功能不全一般无此体征

9. 下列哪种情况气管可向患侧移位(　　　)

A. 肺不张　　　　　　　　B. 肺气肿　　　　　　　　　C. 纵隔肿瘤

D. 一侧胸腔大量积液　　　E. 一侧胸腔大量积气

10. 甲状腺肿大时与颈前其他包块的鉴别, 下列哪项最重要(　　　)

A. 甲状腺位于甲状软骨下方

B. 甲状腺表面光滑

C. 甲状腺可成弥漫性、对称性肿大

D. 甲状腺可随吞咽动作上下移动

E. 甲状腺肿大的程度多在胸锁乳突肌以内

11. 患者男, 16岁, 低热、鼻塞、流涕1周。按压鼻根与内眦之间其后方, 出现压痛, 其

可能的诊断是(　　　)

　　A.上颌窦炎　　　　　　　B.额窦炎　　　　　　　　C.筛窦炎

　　D.蝶窦炎　　　　　　　　E.鼻炎

12.患者女,45岁,体检时发现气管向右侧移位,左侧胸廓饱满,触诊语颤减弱,叩诊为鼓音,最可能的诊断是(　　　)

　　A.肺气肿　　　　　　　　B.左侧气胸　　　　　　　C.右侧气胸

　　D.左侧胸腔积液　　　　　E.右侧胸腔积液

第五节　胸部检查

学习目标

1.掌握肺部和心脏触诊、叩诊的内容及方法。

2.掌握胸廓扩张度、触觉语颤、正常心尖搏动位置和范围、抬举样搏动、震颤的临床意义。

3.掌握肺部叩诊音、肺下界移动度、正常心浊音界及心脏浊音界改变的临床意义。

4.熟悉胸部常用体表标志,包括骨骼标志、自然陷窝、人工划线和分区。

5.熟悉肺部和心脏听诊的内容及方法。

6.熟悉肺部正常呼吸音的种类、特点及分布;熟悉心脏瓣膜听诊区的位置及听诊内容。

7.了解胸膜摩擦音、心包摩擦音的听诊特点;啰音的发生机制、分类和听诊特点;心音性质改变的原因和特点;心脏杂音产生的机制、杂音的强度、传导和影响因素。

8.了解呼吸运动的类型、呼吸频率深度改变的意义。

9.能够运用正确的方法和顺序对胸部进行视诊、触诊、叩诊和听诊。

案例导入

　　患者女,18岁,今日上午到公园游玩时突然出现呼气性呼吸困难,轻度咳嗽,咳少量白色黏痰,活动时喘息加重。入院时见患者呈半坐位,心情烦躁,自诉饮食减少,余无不适。近五年来有过多次类似发作。

　　思考:作为责任护士下一步该采取何种方法对患者进行检查?检查重点是什么?

　　胸部是指颈部以下和腹部以上的区域。胸部检查的目的是判断胸腔脏器的生理和病理状态,检查应在安静、温暖和光线充足的环境中进行,视病情和检查需要,患者可采取坐位或卧位,尽可能暴露全胸。按照视诊、触诊、叩诊和听诊的顺序依次检查前胸部、侧胸部及背部;同时,应注意左右对称部位的对比。检查的重点是肺和心脏。检查的内容包括胸壁、胸廓、乳房、肺、胸膜、心脏和血管等。

一、胸部的体表标志

胸部体表标志包括骨骼标志(图 3-26)、自然陷窝、人工划线和分区(图 3-27)。利用这些标志可以确定胸部脏器的轮廓和位置,也可用于描述体征的部位和范围。

(一)骨骼标志

(1)胸骨上切迹:位于胸骨柄的上方。正常时气管位于切迹正中。

(2)胸骨柄:位于胸骨上端略呈六角形的骨块,上部两侧与左右锁骨的胸骨端相连接,下方则与胸骨体相连接。

(3)胸骨角:又称 Louis 角,由胸骨柄与胸骨体的连接处向前突起而成。两侧分别与第 2 肋软骨相连接,是前胸壁计数肋骨和肋间隙的主要标志。

(4)剑突:为胸骨体下端突出的部位,呈三角形,其底部与胸骨体相连接。

(5)腹上角:又称胸骨下角。为左右肋弓在胸骨下端会合所形成的夹角,相当于横膈的穿窿部。正常为 70°~110°,体型瘦长者角度较小,矮胖者角度较大。

(6)肋骨:共 12 对,第 1~7 肋骨在前胸壁借前端肋软骨与胸骨相连;第 8~10 肋骨借肋软骨与上一肋的软骨相连后,再与胸骨相连,构成肋弓;第 11、12 肋骨不与胸骨相连,称为浮肋。

(7)肋间隙:为上下两肋骨间的空隙。第 1 肋骨与第 2 肋骨之间的空隙为第 1 肋间隙,第 2 肋骨与第 3 肋骨之间的空隙为第 2 肋间隙,依此类推。肋间隙用以标记病变的水平位置。

(8)肩胛骨:位于后胸壁第 2~8 肋骨之间,呈三角形,肩胛冈及肩峰端均易触及。肩胛骨的最下端称肩胛下角,被检查者取直立位两臂自然下垂时,肩胛下角相当于第 7 或第 8 肋骨水平,或相当于第 8 胸椎的水平。此可作为后胸壁计数肋骨的标志。

(9)脊柱棘突:为后正中线的标志。第 7 颈椎棘突最为突出,低头时更易触及,其下即为胸椎的起点,以此作为计数胸椎的标志。

(10)肋脊角:为第 12 肋骨与脊柱构成的夹角,其前方为肾和输尿管上端所在的区域。

(二)自然陷窝

(1)腋窝:为左、右上肢内侧与胸壁相连的凹陷处。

(2)胸骨上窝:为胸骨柄上方的凹陷,正常气管位于其后正中。

(3)锁骨上窝:为左右锁骨上方的凹陷部,相当于两肺上叶肺尖的上部。

(4)锁骨下窝:为左右锁骨下方的凹陷部,下界为第三肋骨下缘,相当于两肺尖的下部。

(三)人工划线与分区

(1)前正中线:即胸骨中线,为通过胸骨正中的垂直线。

(2)锁骨中线(左、右):通过锁骨的肩峰端与胸骨端两者中点向下的垂直线。正常男子此线常通过乳头。

(3)腋前线(左、右):通过腋窝前皱襞沿前侧胸壁向下的垂直线。

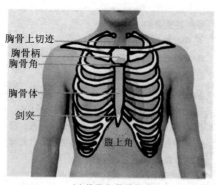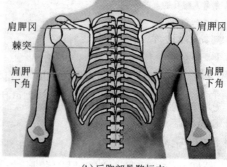

(a) 前胸部骨骼标志　　　　　　　　　(b) 后胸部骨骼标志

图 3-26　骨骼标志

(4) 腋后线(左、右)：通过腋窝后皱襞沿后侧胸壁向下的垂直线。

(5) 腋中线(左、右)：自腋窝顶点于腋前线和腋后线之间向下的垂直线。

(6) 后正中线：通过脊椎棘突或沿脊柱正中下行的垂直线。

(7) 肩胛线(左、右)：双臂自然下垂时通过肩胛下角与后正中线平行的垂直线。

(8) 肩胛间区：两肩胛骨内侧缘之间的区域，后正中线将此区分为左右两部分。

(9) 肩胛上区：肩胛冈以上的区域，相当于上叶肺尖的位置。

(10) 肩胛下区：两肩胛下角的连线与第 12 胸椎水平线之间的区域。

◆ 二、胸壁、胸廓检查

(一) 胸壁

胸部检查主要通过视诊和触诊进行。在患者病情允许时最好采取坐位接受检查。除观察营养状况、骨骼肌发育及皮肤外，还应重点检查静脉、皮下气肿和胸壁压痛。

1. 胸壁静脉

正常胸壁静脉多无明显显露。当上、下腔静脉血流受阻建立侧支循环时，胸壁静脉可充盈或曲张。上腔静脉阻塞时，静脉血流方向自上而下；下腔静脉阻塞时，静脉血流方向自下而上。可通过指压法检查血流方向来明确受阻血流部位。

2. 皮下气肿

皮下组织有气体积存时，称为皮下气肿。气管、肺或胸膜破裂后，气体逸至胸部皮下组织，即可出现胸部皮下气肿。视诊可见胸壁外观肿胀，触诊时能感觉到气体在皮下组织内移动，出现捻发感或握雪感；听诊可闻及捻发音。胸部皮下气肿多因气管、肺或胸膜损伤后，气体逸向患部，并积存于皮下所致。

3. 压痛

正常胸壁无压痛。当肋间神经炎、肋软骨炎或肋骨骨折时，胸壁局部可有压痛；胸骨有明显压痛和叩击痛，见于白血病、骨髓瘤等。

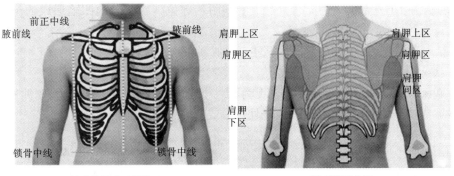

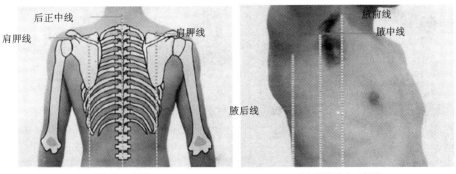

图 3-27　人工划线及分区

4. 肋间隙

正常肋间隙无凹陷或膨隆。肋间隙回缩常见于大气管阻塞引起的吸气性呼吸困难。肋间隙膨隆见于大量胸腔积液、张力性气胸及严重慢性阻塞性肺疾病患者用力呼气时。此外，胸壁肿瘤、主动脉瘤或婴儿心脏明显增大者，其相应的局部肋间隙也常向外膨出。

(二) 胸廓

正常人胸廓两侧大致对称，呈椭圆形。成人胸廓前后径较左右径短，两者比例约为 1：1.5，小儿和老年人胸廓的前后径略小于左右径或几乎相等，呈圆柱形。常见的胸廓外形的改变如下(图 3-28)。

1. 扁平胸

胸廓扁平，前后径小于左右径的一半。见于瘦长体型者，也可见于慢性消耗性疾病，如肺结核、恶性肿瘤晚期等。

2. 桶状胸

胸廓呈圆桶状，前后径与左右径几乎相等，肋间隙增宽且饱满，腹上角增大呈钝角。见于严重肺气肿患者，也可见于老年人或矮胖体型者。

3. 佝偻病胸

为佝偻病所致的胸廓改变，多见于儿童。常表现为：

(1) 鸡胸：胸廓前后径略长于左右径，其上下距离较短，胸骨下端前突，胸廓前侧壁肋骨凹陷，形似鸡的胸脯。

(2) 佝偻病串珠：沿胸骨两侧各肋软骨与肋骨交界处隆起，形似串珠状，称为佝偻病串珠。

（3）肋膈沟：下胸部前面的肋骨外翻，沿膈附着部位其胸壁向内凹陷形成的沟状带，称为肋膈沟。

（4）漏斗胸：胸骨剑突处显著向内凹陷，形似漏斗状，称为漏斗胸。

4.脊柱畸形

引起胸廓改变的严重脊柱畸形可表现为脊柱前凸，后凸或侧凸，导致胸廓两侧不对称，肋间隙增宽或变窄，多见于先天畸形，脊柱结核或脊柱外伤等（图3-28）。

5.局部隆起及凹陷

胸廓一侧膨隆，见于大量胸腔积液、气胸等；胸廓局部局限性隆起，见于胸壁炎症、肿瘤、心脏及大血管异常隆起。胸廓两侧凹陷见于肺不张、肺纤维化、广泛性胸膜粘连等。

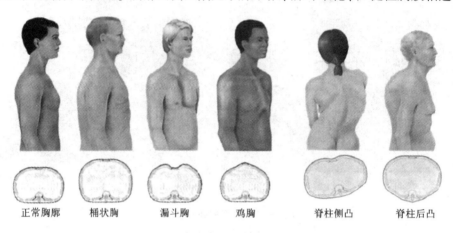

| 正常胸廓 | 桶状胸 | 漏斗胸 | 鸡胸 | 脊柱侧凸 | 脊柱后凸 |

图3-28　正常胸廓及常见胸廓外形的改变

高频考点 ▶ 常见胸廓外形改变的临床意义。

⇨ 三、乳房检查

案例导入

> 患者女，48岁，已婚，某公司部门经理，因左乳房无痛性肿块5个月余由门诊入院。
>
> 思考：该患者进行乳房检查时，可能会有哪些异常体征？为什么？

乳房位于前胸部胸大肌和胸筋膜的表面。检查乳房应设有专门检查室，光线明亮，被检查者采取坐位或仰卧位，充分暴露颈部、前胸和两上臂。检查时先视诊后触诊，注意进行两侧对比。除检查乳房外，还应检查引流乳房部位的淋巴结。

为方便记录病变部位，常以乳头为中心分别做一条水平线和垂直线，可将乳头分为四个象限，即外上象限、外下象限、内下象限和内上象限（图3-29）。

（一）视诊

正常儿童及男子的乳房一般不明显，乳头位置大约位于锁骨中线第4肋间隙，正常女性乳房在青春期逐渐增大，呈半球形，乳头也逐渐长大呈圆柱形。成年女性乳房位于第 2 肋至第 6 肋之间，内侧至胸骨线旁，外侧可达腋中线，乳头在乳房前中央突起，平第 4 肋间隙或第 5 肋水平。乳房视诊的主要内容有：

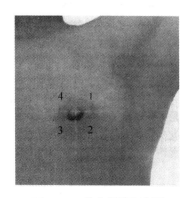

图 3-29　乳房划线和分区
1—外上象限；2—外下象限；
3—内下象限；4—内上象限

1. 对称性

正常女性两侧乳房基本对称，轻度不对称常因两侧乳房发育程度不完全相同所致可认为正常。一侧乳房明显增大，见于先天性畸形、囊肿、炎症和肿瘤等。一侧乳房明显缩小则多因发育不全所致。

2. 乳房皮肤

注意乳房皮肤的颜色，有无水肿、溃疡、瘢痕及局部回缩等。

（1）发红：应考虑乳房炎症或乳腺癌。单纯炎症常常伴局部肿、热、痛；肿瘤所致者局部皮肤呈深红色，不伴疼痛，发展快。

（2）溃疡：乳房溃疡常提示皮肤及皮下组织破坏，为乳癌晚期的典型表现，也可继发于外伤、感染或放射性损伤。如有瘘管形成则提示乳腺结核或脓肿。

（3）水肿：见于炎症和乳腺癌。炎症水肿常伴有皮肤发红；癌细胞浸润阻塞乳房皮肤淋巴管引起淋巴水肿，毛囊和毛囊孔明显下陷，故局部皮肤外观呈"橘皮样"改变。

（4）回缩：由于炎症或外伤使局部脂肪坏死，成纤维细胞增生，受累区表层与深层间悬韧带纤维缩短，导致乳头回缩。如无确切的乳房急性炎症的病史，乳房皮肤回缩多常提示恶性肿瘤的存在。

3. 乳头

注意乳头的位置和大小，两侧是否对称，有无回缩及分泌物等。除哺乳期外，乳头溢液提示乳腺导管有病变，血性溢液常见于导管内良性乳突状瘤或乳腺癌，乳头分泌物由清亮变为绿色或黄色，常见于慢性囊性乳腺炎。

4. 腋窝和锁骨上窝

腋窝和锁骨上窝为乳房淋巴引流最重要的区域，检查时，应仔细观察这些部位有无红肿、溃疡、瘢痕和肿块。

（二）触诊

1. 检查方法

被检查者取坐位或仰卧位，仰卧位时可置一小枕与被检查者的肩胛骨下，嘱被检查者手臂置于枕后；坐位时嘱被检查者先两臂自然下垂，再双臂高举过头或双手叉腰。检查者的手指或手掌平放在被检查者乳房上，用指腹轻施压力，用来回旋转滑动的方式进行触诊。检查时按外上→外下→内下→内上的顺序触诊，之后触诊乳头、乳晕处。先检查健侧，再检查患侧。

2. 检查内容

注意乳房组织的硬度、弹性、有无压痛及包块等。检查乳头、乳晕及腋窝、锁骨上窝及颈部的淋巴结是否肿大。正常乳房柔软有弹力，可有颗粒及坚韧感，无压痛。哺乳期乳房胀大而柔软，有结节样感。乳房硬度增加和弹性消失提示皮下组织被炎症或新生物浸润；某一区域的压痛提示其下有炎症存在。

3.常见病变

(1)急性乳腺炎：患侧乳房红、肿、热、痛，常局限于某一侧乳房的某一象限。触诊有硬结、包块及触痛。

(2)乳腺癌：好发于乳腺的外上象限。常为单个无痛性包块，可与皮肤粘连，乳头可回缩或有血性分泌物，晚期可有淋巴结转移。

(3)乳腺增生：乳房可触及肿块，单发或多发，一侧或两侧，大小不一，质韧而不硬，与周围组织不粘连。常伴乳房胀痛，且具有周期性，常发生或加重于月经前期。

高频考点▶　　1.乳房评估的方法。
　　　　　　　　　2.乳腺癌的乳房征象。

知识链接

乳房的自我检查

乳癌的发病率呈逐渐上升趋势，女性应在每次经期后9~11天做乳房的自我检查。首先在光线充足的环境中对着镜子分别两臂下垂、上举及叉腰进行视诊；然后取仰卧位，一手上举至脑后，另一手平放于对侧乳房按顺序触诊；同样方法触诊对侧；最后挤压乳头观察有无异常分泌物，并注意腋窝及颈部有无肿大的淋巴结。

◇ 四、肺和胸膜检查

案例导入

患者男，72岁。反复咳嗽、咳痰20年，气促10年入院。患者20年来反复出现咳嗽、咳痰，多在冬春季和气候骤然变冷时发作，以晨起为甚，咳白色泡沫痰，工作和日常生活不受影响。10年前开始于活动后如爬楼梯、快步走等感气促，休息后可缓解。入院查体：体温36.8℃，脉搏112次/min，呼吸30次/min，血压100/65 mmHg，慢性病容，半坐卧位，口唇发绀。胸部X线检查示：双肺透亮度增加，心影狭长，膈肌下移，肋间隙增宽。临床诊断：慢性支气管炎，慢性阻塞性肺气肿。

思考：1.该患者的体格检查主要有哪些内容？
2.如何对该患者进行肺和胸膜的检查，有那些异常发现？

肺和胸膜的检查是胸部检查的重点之一，检查时，被检查者一般取坐位或仰卧位，充分暴露胸部，放松肌肉，双上肢自然下垂。室内环境要温暖、安静、光线明亮。肺和胸膜的检查一般按视诊、触诊、叩诊和听诊顺序进行检查。

(一)视诊

肺和胸膜的视诊内容主要为呼吸运动、呼吸频率以及呼吸深度和节律。

1. 呼吸运动

呼吸运动是通过膈肌和肋间肌的收缩和松弛来完成的。正常情况下静息状态的呼吸运动稳定而有节律，是由中枢神经、神经反射、体液调节来实现的。此外，呼吸运动也受意识的支配。

（1）呼吸形式

正常成年男性和儿童以膈肌运动为主，胸廓下部及上腹部运动幅度较大，形成腹式呼吸；成年女性呼吸则以肋间肌运动为主，形成胸式呼吸。通常两种呼吸运动不同程度同时存在，某些疾病可致呼吸运动改变：

腹式呼吸减弱而胸式呼吸增强见于腹膜炎、大量腹水、肝脾极度肿大、腹部巨大肿瘤等腹部疾病，也见于妊娠晚期；胸式呼吸减弱而腹式呼吸增强见于肋间神经痛、肋骨骨折、肺炎、重症肺结核、胸膜炎等胸壁与肺部疾病；呼吸运动减弱或消失见于肺实变、肺部肿瘤、肺部空洞、肺气肿、胸腔积液、气胸、胸膜增厚粘连；呼吸运动增强见于酸中毒深大呼吸等。

（2）呼吸困难

气流不能顺利出入肺脏称为呼吸困难。典型的呼吸困难分为以下三种：

1）吸气性呼吸困难：当喉、气管、大支气管狭窄或阻塞时，气流不能顺利进入肺脏，吸气时呼吸肌收缩，造成肺内负压极度增高，从而引起胸骨上窝、锁骨上窝及肋间隙向内凹陷，称为三凹征（图3-30）；因吸气时间延长，称为吸气性呼吸困难。

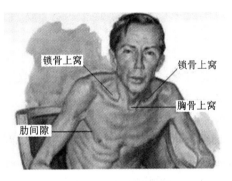

锁骨上窝　　　　　锁骨上窝

胸骨上窝

肋间隙

图3-30　三凹征表现

2）呼气性呼吸困难：当肺组织弹性减弱，小支气管狭窄，气流呼出不畅，呼气费力，从而引起肋间隙膨隆，呼气时间延长。常见于支气管哮喘或阻塞性肺气肿。

3）混合性呼吸困难：广泛肺部疾病，呼吸面积减少，吸气和呼气均感费力，呼吸频率也增加。

知识链接

吸气性呼吸困难的分度

一度：安静时无呼吸困难，活动时出现。

二度：安静时有轻度呼吸困难，活动时加重，但不影响睡眠和进食，无明显缺氧。

三度：明显吸入性呼吸困难，喉鸣音重，三凹征明显，缺氧和烦躁不安，不能入睡。

四度：呼吸极度困难，严重缺氧和二氧化碳增多，口唇苍白或发绀，血压下降，大小便失禁，脉细弱，进而昏迷、心力衰竭，直至死亡。

2.呼吸频率与深度

正常人静息状态下呼吸为16~20次/min，呼吸与脉搏之比为1:4。新生儿呼吸约44次/min，随年龄增长逐渐减慢，某些疾病可导致呼吸频率和深度的改变。

(1)呼吸过速：呼吸频率超过24次/min(图3-31B)，见于剧烈运动、发热、疼痛、贫血、甲状腺功能亢进及心力衰竭。一般体温升高1℃，呼吸约增加4次/min。

(2)呼吸过缓：呼吸频率低于12次/min(图3-31C)，常见于颅内压增高的患者，也见于麻醉剂或镇静剂过量的情况。

(3)呼吸浅快：见于肺炎、胸膜炎、胸腔积液、气胸、呼吸肌麻痹、腹水等。

(4)呼吸深快：可见于剧烈运动、情绪激动或过度紧张时，伴过度通气(图3-31D)，常可引起呼吸性碱中毒。

(5)呼吸深大：也称库斯莫尔(Kussmaul)呼吸，表现为呼吸深大而节律规整(图3-31E)。主要见于糖尿病酮症酸中毒、尿毒症酸中毒等。

(6)呼吸浅慢：见于脑膜炎、昏迷、休克等。

3.呼吸节律

正常成人静息状态下，呼吸节律均匀而整齐。病理状态下，会出现不同类型呼吸节律的变化。某些呼吸节律的变化判断病情危重程度具有重要的临床意义。

(1)叹气样呼吸：表现为在一段正常呼吸节律中出现一次深大呼吸(图3-31F)，常伴有叹气声。此类呼吸多为功能性改变，见于神经衰弱、精神紧张或抑郁症等。

(2)间停呼吸：又称毕奥(Biot)呼吸，表现为有规律地呼吸几次后，突然出现时间长短不一的呼吸暂停，然后又开始规律呼吸，如此周而复始(图3-31G)。间停呼吸的出现提示呼吸中枢抑制严重，病情极为危重，常发生在临终前。

(3)抑制性呼吸：由于胸部剧烈疼痛导致吸气相突然中断，而使呼吸运动受到抑制，患者表情痛苦，呼吸较正常浅而快。常见于急性胸膜炎、胸膜恶性肿瘤、肋骨骨折等。

(4)潮式呼吸：又称陈-施式(Cheyne-Stokes)呼吸，表现为呼吸由浅慢逐渐变得深快，再由深快逐渐变为浅慢，随之出现一段呼吸暂停，持续5~30秒，然后又开始由浅慢到深快的呼吸，周而复始(图3-31H)。多见于脑炎、脑膜炎、颅内压增高、脑外伤等中枢神经系统疾病，也可见于尿毒症、巴比妥中毒及糖尿病酮症酸中毒。潮式呼吸的出现提示病情严重，预后不良。但部分老年人深睡时，亦可出现潮式呼吸，为脑动脉硬化、中枢神经系统供血不足的表现。

高频考点▶　　1.各型呼吸困难的特点及临床意义。
　　2.呼吸运动改变的临床意义。
　　3.呼吸频率、深度及节律改变的临床意义。

(二)触诊

1.胸廓扩张度

即呼吸时的胸廓活动度。主要测量患者在平静呼吸及深呼吸时两侧胸廓运动度是否对称。因胸廓前下部呼吸时动度较大，因此常在此处进行胸廓扩张度的检查。

(1)检查方法：检查者将两手掌平放在患者下胸廓的两侧对称部位上，让患者做深呼吸运动，仔细感触两手掌动度是否相等。或者两手掌平放在胸部两侧对称部位上，左右拇指分别沿

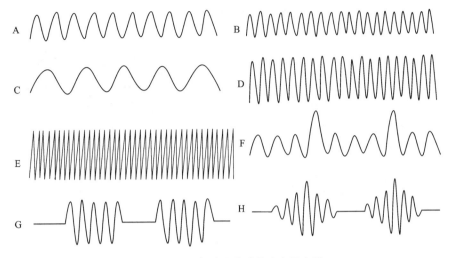

图 3-31　正常呼吸及呼吸改变示意图

A—正常呼吸；B—呼吸过速；C—呼吸过缓；D—过度通气；E—深大呼吸；

F—叹气样呼吸；G—间停呼吸；H—潮式呼吸

两侧肋缘指向剑突，让被检查者做深呼吸运动，两手随之移动，观察拇指与前正中线的间隔距离，可判断胸廓两侧呼吸动度是否对称。正常两侧呼吸动度一致，两手拇指移动距离相等（图 3-32）。检查后胸廓扩张度时，检查者手平置于患者背部，约第 10 肋骨水平，拇指与中线水平，并将两侧皮肤向中线轻推。嘱患者做深呼吸运动，观察和比较两手的动度是否一致。

（2）临床意义：

1）一侧胸廓动度减弱，见于该侧大量胸腔积液、气胸、胸膜增厚或粘连、肺不张等。

2）双侧的胸廓扩张度均减弱，见于老年人和肺气肿患者。

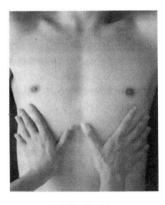
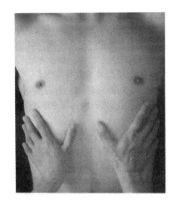

(a)前胸呼气相　　　　　　　　　　(b)前胸吸气相

图 3-32　胸廓扩张度检查

2. 语音震颤

患者发出语音时，声带振动产生的声波，沿气管、支气管及肺泡，传到胸壁所引起的共鸣振动，用手掌可触及，形成语音震颤。故又称为触觉语颤。

（1）检查方法：检查者将两手掌的尺侧缘或掌面轻放于患者两侧胸壁的对称部位，嘱被检查者用同等强度重复发长的"yi"音，然后双手交叉重复一次，自上而下，由内到外比较两侧相应部位语音震颤的异同,注意有无增强或减弱(图3-33)。

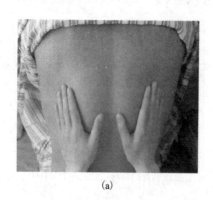
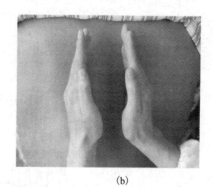

图 3-33   语音震颤检查方法

语颤的强弱与发音的强弱(发音强则较强)、音调的高低(调低则较强)、胸壁的厚薄(薄则较强)、支气管是否通畅、邻近脏器及组织等有密切关系。故正常人语颤的强弱与性别、年龄、体型、部位等有关。男性较女性强,成人较儿童强,瘦者较胖者强,右上胸较左上胸强,前胸上部较下部强,后胸下部较上部强。

（2）临床意义：

1）语音震颤增强：主要见于①肺实变,如大叶性肺炎实变期、肺梗死等。②接近胸膜的肺内巨大空腔,如空洞型肺结核、肺脓肿等。

2）语音震颤减弱或消失：主要见于①支气管阻塞,如阻塞性肺不张。②肺泡内含气过多,如肺气肿。③胸膜腔疾病：胸腔积液或气胸,严重胸膜增厚。④胸壁传导不良：胸壁皮下气肿和水肿。

3.胸膜摩擦感

正常胸膜脏层和壁层之间有少量液体润滑,呼吸运动时不产生摩擦感。当胸膜有炎症时,渗出的纤维蛋白沉积胸膜表面而变得粗糙,呼吸运动时脏层和壁层胸膜相互摩擦,呼吸时检查者可用手掌触诊,若有皮革相互摩擦感觉,称为胸膜摩擦感。是干性胸膜炎的一种重要体征。一般在胸廓前下侧部容易触及,因为该处胸廓活动度最大,深呼气末尤其明显;屏住呼吸时摩擦感会消失。

高频考点 ▶   1.触觉语颤增强或减弱的临床意义。
              2.胸膜摩擦感的临床意义。

（三）叩诊

1.叩诊方法

叩诊时,患者取坐位或仰卧位,均匀呼吸,放松肌肉,按前胸、侧胸和背部的顺序进行检查,自上而下,由外向内,并注意对称部位的比较。叩诊前胸时,胸部稍向前挺直,叩诊侧胸时双手上举抱头,叩诊背部时头稍低,双手交叉抱肘,上身前倾。

用于胸廓的叩诊方法有间接叩诊法和直接叩诊法两种。

间接叩诊时,叩前胸、两侧胸,板指置于肋间隙并与肋骨平行;叩肩胛间区时,板指与脊柱平行，其余背部区域扳指均平放于肋间与肋骨平行。叩诊的轻重应视病变范围大小、位置深浅及肌肉厚薄而定，力量要均匀一致。此法在胸廓叩诊中最常用。

直接叩诊时，检查者右手指并拢，以手指掌面对胸壁进行直接拍击，这种检查方法主要用于判断大量胸腔积液或气体大致的含量，以及病变所在的部位。

2. 叩诊音

（1）正常胸部叩诊音

包括以下四种（图3-34）。①清音：为正常肺的叩诊音，其响度受肺泡内含气量、胸壁厚薄及临近器官的影响，叩诊音略有不同。一般前胸上部较下部叩诊音稍浊；右上肺较左上肺稍浊；背部叩诊音较前胸部稍浊。②浊音：为肺组织遮盖心脏、肝脏的部位。③实音：未被肺组织遮盖的心或肝，叩诊呈实音。④鼓音：左侧腋前线下方有胃泡的存在，叩诊呈鼓音。

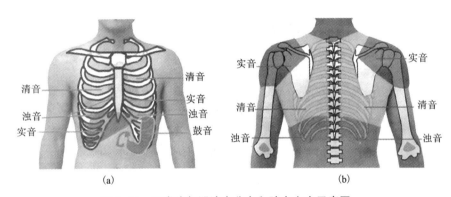

图3-34 正常胸部叩诊音分布和肺尖宽度示意图

（2）肺界的叩诊

①肺上界：即肺尖的宽度，患者取坐位，检查者立于其身后，自斜方肌前缘中央开始分别向外侧和内侧叩诊，叩诊音由清音变浊音时做一标记，即为肺上界的外侧终点和内侧终点，两点之间的距离为肺上界的宽度，正常右肺为4～6 cm，左肺为3～5 cm，又称Kronig峡。肺上界变窄或叩诊浊音，常见于肺结核。肺上界变宽，叩诊呈过清音，常见于肺气肿。

②肺前界：正常右肺前界相当于胸骨右缘，左肺前界约在胸骨旁线第4～6肋间，相当于心脏的绝对浊音界。两肺前界浊音区扩大主要见于心脏扩大、心肌肥厚、主动脉瘤等。两肺前界浊音区缩小见于慢性阻塞性肺疾病。

二维码3-7

③肺下界：正常平静呼吸时分别从两侧锁骨中线第2肋间、腋中线、肩胛线上第8肋间隙的清音区向下叩诊，当叩诊音由清音转为浊音时即为肺下界。正常人两侧肺下界基本相等，平静呼吸时肺下界分别位于锁骨中线第6肋间隙，腋中线第8肋间隙，肩胛线第10肋间隙。肺下界受体型和发育情况等因素影响，矮胖者肺下界可上升1肋间隙，瘦长者肺下界可降低1肋间隙。病理情况下，肺下界上移见于肺不张、肺纤维化、腹内压升高使膈上升，如腹水、肝脾肿大、腹腔内巨大肿瘤等。肺下界下移见于慢性阻塞性肺疾病，腹腔内脏下垂。

（3）肺下界移动度：相当于呼吸时膈肌的移动范围。检查时，首先在肩胛线上叩出平静呼吸时的肺下界，并用笔标记；然后嘱被检查者深吸气后屏住呼吸，由标记点继续往下叩诊，当由清音变为浊音时为肩胛线上肺下界最低点，并标记之；待被检查者恢复平静呼吸时再嘱其深呼气后屏住呼吸，由平静呼吸时的肺下界往上叩诊，当由浊音变为清音时为肩胛线上肺下界的最高点，并标记之。最高点与最低点的距离即为肺下界移动度。正常人肺下界移动度6~8 cm(图3-35)。同样可在双侧锁骨中线、腋中线上叩出肺下界移动度。

肺下界移动度减小见于肺气肿、肺不张、肺炎、肺纤维化和肺水肿等。当大量胸腔积液、气胸、广泛胸膜粘连时，肺下界及其移动度不能叩出。

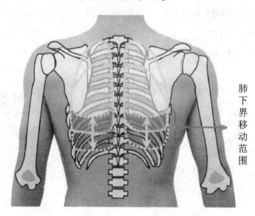

肺下界移动范围

图3-35 正常肺下界移动度

3.异常肺部叩诊音

正常肺部的清音区范围内，如果出现浊音、实音、过清音或鼓音则为异常叩诊音，常提示肺、胸膜、膈或胸壁有病变。异常叩诊音的类型取决于病变的性质、范围及深度。

(1)浊音：见于：①肺部大面积含气量减少的病变，如肺炎、肺结核、肺不张、肺水肿及肺梗死等；②肺内不含气的占位病变，如肺肿瘤、未液化的肺脓肿等；③胸膜腔病变如胸腔积液、胸膜增厚等。

(2)鼓音：见于肺内空腔性病变，直径3~4 cm，且靠近胸壁，如空洞性肺结核；液化的肺脓肿等。

(3)过清音：常见于肺张力减弱而含气量增多时，如慢性阻塞性肺疾病。

(4)实音：见于大量胸腔积液和肺肿瘤。

> **高频考点** ▶
> 1. 异常叩诊音。
> 2. 正常肺下界。
> 3. 肺下界移动度改变的临床意义。

(四)听诊

听诊是肺部检查最重要的检查方法之一。听诊时被检查者取坐位或卧位，微张开口作均匀呼吸。从肺尖开始，自上而下，左右交替逐一肋间进行，按前胸、侧胸、背部的顺序进行，注意两侧对称部位的对比。必要时可嘱患者进行深呼吸或咳嗽动作。

1.正常呼吸音

正常肺部可听到以下三种呼吸音(图3-36)。

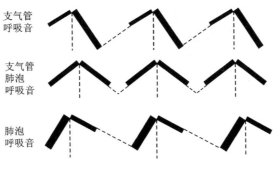

图 3-36 正常呼吸音示意图

（1）支气管呼吸音：为呼吸时气流在声门、气管或主支气管内形成湍流所产生的声音。颇似抬舌经口腔呼气时所发出的"ha"音，特点为呼气时相较吸气时相长，音响强且音调高。正常人在喉部、胸骨上窝、背部第6、7颈椎及第1、2胸椎附近均可听到支气管呼吸音。

（2）肺泡呼吸音：呼吸时进出肺泡的气体使肺泡壁产生周期性的紧张、松弛，肺泡壁的这种弹性变化和气流的振动形成肺泡呼吸音，颇似上齿咬下唇吸气时发出的"fu"音，特点为吸气时相较呼气时相长，音响强且音调高。正常人除支气管呼吸音和支气管肺泡呼吸音听诊区外，其余部位均可听及肺泡呼吸音。

（3）支气管肺泡呼吸音：又称混合性呼吸音，兼有支气管呼吸音与肺泡呼吸音的特点。吸气音的性质与肺泡呼吸音的吸气音相似，但音响较强，音调较高；呼气音的性质与支气管呼吸音的呼气音相似，但音响较弱、音调较低；吸气时相与呼气时相大致相等。正常人胸骨角附近、肩胛间区第3、4胸椎水平可听到支气管呼吸音。其他部位听及支气管肺泡呼吸音，则提示有病变存在。

三种正常呼吸音分布见图3-37。

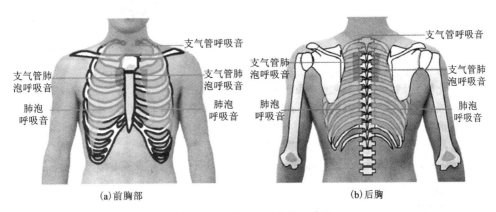

(a)前胸部　　　　　　　　　　(b)后胸

图 3-37 正常呼吸音分布示意图

2.异常呼吸音

（1）异常肺泡呼吸音

1）肺泡呼吸音减弱或消失：由于进入肺泡的气流量减少，气体流速减慢或呼吸音传导障碍所致。常见于：①支气管阻塞，如气管异物、支气管肺癌等；②肺组织病变，如肺炎、肺气肿和肺栓塞等；③胸膜腔病变，如胸腔积液、胸膜增厚和气胸等；④胸廓活动受限，如胸痛、肋骨骨折和胸廓畸形等；⑤腹部疾病，如大量腹腔积液和腹部巨大肿瘤等。

2）肺泡呼吸音增强：双侧肺泡呼吸音增强是肺泡通气量增强或气体流速加快所致。见于剧烈运动、贫血、发热、酸中毒等，当一侧肺组织病变时，健侧肺代偿性呼吸音增强。

3）呼气音延长：由于肺泡弹性回缩力减弱，如慢性阻塞性肺气肿；或由于下呼吸道部分阻塞、痉挛或狭窄，呼吸阻力增加。如慢性支气管炎、支气管哮喘。

4）呼吸音粗糙：由于支气管黏膜水肿或炎症，使内壁狭窄或不光滑，气流通过不畅所致。见于支气管和肺部炎症的早期。

5）呼吸音断续：由于肺内局部炎症或支气管狭窄，使空气不能均匀地进入肺泡，出现不规则断续的呼吸音，常见于肺炎和肺结核。

（2）异常支气管呼吸音：在正常肺泡呼吸音或支气管肺泡呼吸音的部位听到了支气管呼吸音，即为异常支气管呼吸音，又称管状呼吸音。常见于肺组织实变（如大叶性肺炎）、肺内大空腔（如肺脓肿或肺结核空洞）、压迫性肺不张（如胸腔积液）。

（3）异常支气管肺泡呼吸音：在正常肺泡呼吸音的部位听到支气管肺泡呼吸音即为异常支气管肺泡呼吸音。是由于肺实变区与正常肺组织掺杂或者肺实变区被正常肺组织遮盖所致。常见于支气管肺炎、大叶性肺炎的早期、肺结核等。

3.啰音

啰音是呼吸音以外的一种附加音，正常情况下并不存在。按其性质和发生机制分为干啰音和湿啰音两种。

（1）干啰音：是由于气流通过狭窄或部分阻塞的气道所产生的声音，病理基础为气道黏膜充血水肿、分泌物增多、平滑肌痉挛、管腔内肿瘤或异物、肿瘤、肉芽肿以及管壁外淋巴结或肿瘤压迫等（图3-38）。

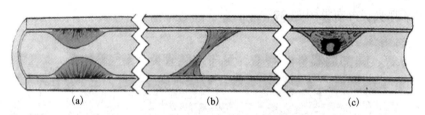

图3-38　干啰音发生机制示意图
a—管腔狭窄；b—管腔内有分泌物；c—管腔内有新生物或受压

1）分类：干啰音根据音响的性质可分为高调和低调两种。①高调干啰音：又称哨笛音。是一种音调较高的干性啰音。多发生于中等口径以下的支气管，类似吹笛或射箭时发出的声音，故可以描述为哨笛音、飞箭音、鸟鸣音、哮鸣音等。②低调干啰音：又称鼾音。是一种粗糙、低调而响亮的干啰音，与睡眠时的"打鼾"声音类似。多发生于气管或主支气管，主要因气道内存在较黏稠的分泌物所致。

2）听诊特点：①音调较高，持续时间较长；②吸气和呼气时均可听到，但呼气时更明显；③强度、性质、部位不稳定易改变，瞬间数量可明显增减。

3）临床意义：双肺布满干啰音，常见于支气管哮喘、慢性支气管炎和心源性哮喘等；局限性干啰音由于局部支气管狭窄所致，常见于支气管异物、支气管内膜结核或肿瘤等。

(2)湿啰音：又称水泡音。是因为气流通过含有稀薄分泌物如渗出液、痰液、血液、黏液和脓液等，形成的水泡破裂所产生的声音，或认为是小支气管被分泌物黏着陷闭后，在吸气时重新张开充气时所产生的声音(图3-39)。

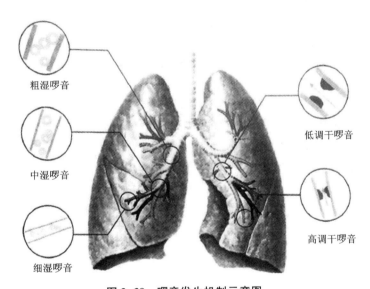

图3-39 啰音发生机制示意图

1)分类

按呼吸道腔径大小和腔内渗出物的多少可将湿啰音分为粗、中、细湿啰音和捻发音。①粗湿啰音：又称大水泡音。发生于气管、主支气管或空洞部位，多出现在吸气早期，常见于支气管扩张、肺水肿、肺结核或肺脓肿空洞患者。②中湿啰音：又称中水泡音。发生于中等大小的支气管，多出现在吸气中期，常见于支气管炎、支气管肺炎等。③小湿啰音：又称小水泡音。发生于小支气管，多出现于吸气末期。常见于细支气管炎、支气管肺炎、肺淤血等。④捻发音：是一种极细而均匀一致的湿啰音。多出现在吸气终末，颇似在耳边用手捻搓一束头发时所发出的声音。是由于细支气管和肺泡壁因分泌物存在而相互黏着陷闭，当吸气时被气流冲开而重新充气所产生的高频率、高音调的细小爆裂音。常见于肺淤血、肺炎早期等。

2)听诊特点：①断续而短暂，一次常连续多个出现；②吸气和呼气时均可听到，但以吸气或吸气终末时较为明显；③部位较恒定，性质不易变；④大、中、小水泡音可同时存在，咳嗽后可减轻或消失。

3）临床意义：湿啰音出现在局部主要见于局部病变如支气管炎、支气管肺炎、支气管扩张等；两侧肺底湿啰音，见于肺淤血、支气管肺炎等；双肺布满湿啰音，见于急性肺水肿或严重的支气管肺炎。

4. 语音共振

语音共振与语音震颤产生机制与检查方法相似，但前者凭听觉感受，后者凭触诊感受振动，故前者更为灵敏。嘱被检查者用一般声音强度重复发"yi"长音，发音时喉部产生的振动经气管、支气管、肺泡传至胸壁，可用听诊器听到。听诊时应上下、左右比较语音共振的强弱及性质有无改变。语音共振改变的临床意义同语音震颤。

二维码3-8

5. 胸膜摩擦音

正常胸膜表面光滑，胸膜腔内有少量液体起润滑作用，因此呼吸时胸膜活动并不发生音响。当发生胸膜炎症时，由于纤维素渗出，造成胸膜表面粗糙，呼吸时可听到脏层和壁层胸膜相互摩擦的声音，称为胸膜摩擦音。

（1）听诊特点：①胸膜摩擦音颇似用一手掩耳，另一手指在其手背上摩擦时所听到的声音；②在吸气和呼气时都可听到，但于吸气末或呼气初较为明显；③屏气时消失；④在胸膜移动度大的区域较易听到，如在前下侧胸壁听诊较清楚；⑤持续时间可长可短，随胸腔积液的出现而消失，在胸腔积液基本吸收时又可再次出现。

（2）临床意义：多见于纤维素性胸膜炎、肺梗死、胸膜肿瘤、严重脱水及尿毒症等。

> **高频考点▶**
> 1. 正常呼吸音的听诊特点。
> 2. 异常呼吸音的临床意义。
> 3. 干啰音的产生机制、听诊特点及临床意义。
> 4. 湿啰音的产生机制、听诊特点及临床意义。

◆ 五、心脏检查

> **案例导入**
>
> 　　患者女，60岁。因活动后心慌气短15年，加重10天入院。患者15年以来反复出现心慌气促，曾在当地医院诊断为"风湿性心瓣膜病，二尖瓣狭窄"，给予"抗炎、强心、利尿、扩血管"等药物治疗。近10天来上述症状再次加重，轻度活动即出现心慌气短，伴咳嗽、咳白色泡沫样痰。为进一步诊治入院。入院查体：T 37.8℃，R 28次/min，P 96次/min，BP 100/60 mmHg。面色苍白，口唇发绀，端坐呼吸，双肺散在湿啰音。HR 128次/min，心律不齐，心尖部可闻及舒张期局限的隆隆样杂音。腹部平软，肝脾未触及。
>
> 　　思考：1. 作为责任护士应如何对患者进行评估？
> 　　2. 重点对身体哪一部分进行检查，可能有哪些发现？

　　心脏检查对于初步判断有无心脏病以及疾病的病因、性质、部位及程度有重要意义，是全身体格检查中的重要部分。在进行心脏检查时，患者可取仰卧位或坐位，充分暴露胸部。环境要求安静、温暖、光线充足。检查按视诊、触诊、叩诊、听诊的顺序进行。

(一)视诊

　　视诊检查时患者宜取仰卧位，检查者位于患者右侧，视线与患者胸廓同高。视诊的内容主要包括心前区外形、心尖搏动及有无心前区其他部位的搏动。

> **高频考点 ▶**　　1. 正常心尖搏动的位置。
> 　　2. 心尖搏动病理性变化的临床意义。

1. 心前区外形

　　正常人心前区外形与右侧相应部位基本对称。无异常隆起或凹陷。

　　心前区异常隆起，常见于先天性心脏病，如法洛四联症，或儿童时期患风湿性心脏病伴右心室肥大时，使正在发育中的左侧前胸壁向外隆起。成人大量心包积液时，心前区显得饱满。

2. 心尖搏动

　　心脏收缩时，心尖向前冲击胸壁软组织使之向外搏动称为心尖搏动。正常成人心尖搏动位于左侧第 5 肋间锁骨中线内侧 0.5~1.0 cm 处，搏动范围直径约 2.0~2.5 cm，距前正中线 7.0~9.0 cm。肥胖或女性乳房悬垂时不易看见。检查时，应注意搏动位置、强度、范围、节律及频率的改变。

　　心尖搏动的位置受体型、体位、年龄、妊娠等生理因素影响有所差异。瘦长体型者心尖搏动向内移位可达第 6 肋间；矮胖体型者心尖搏动向外上移位可达第 4 肋间；仰卧时，心尖搏动略上移；左侧卧位时，心尖搏动可左移 2~3 cm；右侧卧位时，心尖搏动可向右移 1.0~2.5 cm；小儿及妊娠者，由于心脏横位则心尖搏动向外上移位。

　　心尖搏动的强弱和范围与胸壁厚度、肋间隙宽窄及心脏活动强度等因素有关。体胖或肋间隙较窄者，心尖搏动较弱，范围较小；体瘦或肋间隙较宽者，心尖搏动较强，范围也较大；剧烈运动或情绪激动时，心脏活动增加，心尖搏动也随之增加。

　　除上述生理因素对心尖搏动的位置强度等有影响外，一些病理情况也会导致心尖搏动发生变化。

　　(1)心尖搏动移位

　　1)心脏疾病：左心室增大时，心尖搏动向左下移位；右心室增大时，心尖搏动向左移位；全心增大时，心尖搏动向左下移位；先天性右位心者，心尖搏动位于胸部右侧相应部位。

　　2)胸部疾病：一侧胸腔大量积液或气胸时，心尖搏动移向健侧；一侧肺不张或胸膜粘连时，心尖搏动移向患侧。

　　3)腹部疾病：大量腹水或腹腔内巨大肿瘤时，心尖搏动向上移位。

知识链接 ·····

疾病与心尖搏动移位的关系

　　心尖搏动的位置与心脏大小、横膈及纵隔的位置有关。心脏疾病者心尖搏动移位主要与疾病所致心脏大小的改变有关；呼吸或循环系统疾病者心尖搏动移位取决于疾病所致纵隔移位的防线，心脏随纵隔移动的方向移向健侧或移向患侧；腹部疾病者心尖搏动移位与疾病所致横膈抬高有关。

　　(2)心尖搏动强度和范围的改变

　　1)心尖搏动增强、范围增大：见于左心室肥大、甲状腺功能亢进、发热和严重贫血者，左心室肥大时尤为明显，可呈抬举样心尖搏动。

　　2)心尖搏动减弱或消失：见于心肌炎、急性心肌梗死、心包积液、肺气肿、左侧胸腔大量积液、气胸等。

　　(3)负性心尖搏动：心脏收缩时，心尖搏动内陷，称为负性心尖搏动，常见于粘连性心包炎或心包与周围组织广泛粘连。此外，因重度右心室肥大所致心脏顺钟向转位而使左心室向后移位也可引起负性心尖搏动。

　　(4)心前区异常搏动

　　1)胸骨左缘第2肋间收缩期搏动，多见于肺动脉扩张或肺动脉高压；

　　2)胸骨左缘第3~4肋间搏动，见于先天性心脏病所致的右心室肥大；

　　3)剑突下搏动见于肺源性心脏病右心室肥大者，亦可见于腹主动脉瘤；

　　4)胸骨右缘第2肋间搏动；多见于升主动脉扩张或主动脉弓动脉瘤。

(二)触诊

高频考点▶　1.抬举样心尖搏动的意义。
　　　　　　　2.震颤的临床意义。

　　心脏触诊可进一步证实视诊的结果，并可发现视诊未能察觉的体征。通常用右手全手掌、手掌尺侧缘(小鱼际)或示、中指并拢，以指腹触诊(图3-40)。

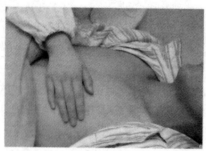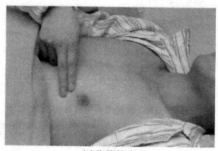

(a)手掌触诊　　　　　　　　　　　　　(b)指腹触诊

图3-40　心脏触诊

1.心尖搏动

用触诊确定心尖搏动的位置、强弱和范围比视诊更为准确。左心室肥大时心尖搏动增强，用手指触诊，可使指端抬起片刻，称抬举性搏动，是左心室肥厚的可靠体征。心尖搏动的凸起标志着心室收缩期的开始，可用来帮助确定心音、杂音和震颤出现的时期。

2.震颤

是触诊心前区时手掌或手指指腹感觉到的一种细微震动感，犹如猫呼吸时在其气管附近触摸到的感觉，又称"猫喘"。震颤的发生是由于血液流经狭窄的口径或循异常方向流动形成湍流(旋涡)，使瓣膜、血管壁或心腔壁震动传导至胸壁所致。震颤的强弱与瓣膜狭窄程度、血流速度及心脏两腔室之间的压力阶差有关。一般情况下，瓣膜狭窄的程度越重，血流速度越快，压力阶差越大，则震颤越强；但过度狭窄，以致通过的血流极少，震颤反而减弱或消失。发现震颤时，应注意辨别其出现的部位、处于心动周期中的时相(收缩期、舒张期或连续期)。震颤是器质性心血管疾病的特征性体征，常见于心脏瓣膜狭窄或某些先天性心脏病(表5-1)。

表 5-1 心前区震颤的临床意义

时期	部位	常见病变
收缩期	胸部右缘第 2 肋间	主动脉瓣狭窄
	胸骨左缘第 2 肋间	肺动脉瓣狭窄
	胸骨左缘第 3~4 肋间	室间隔缺损
连续期	胸骨左缘第 2 肋间	动脉导管未闭
舒张期	心尖区	二尖瓣狭窄

知识链接

如何判断震颤的时相

心尖搏动开始冲击手掌的时间标志着心室收缩期的开始，因而利用触诊心尖搏动可确定震颤出现的时相，与心尖搏动几乎同时出现的震颤为收缩期震颤。

3.心包摩擦感

正常时心包腔有少量液体，起润滑作用。当有心包炎症时，渗出的纤维蛋白使心包表面变得粗糙，心脏收缩时两层粗糙的心包膜相互摩擦产生的振动传至胸壁，可在心前区触到连续性震动感，即心包摩擦感。

触诊特点：①触诊部位在心前区，以胸骨左缘第 4 肋间明显；②收缩期和舒张期均可触及，但收缩期更加明显；③坐位前倾或呼气末明显。

(三)叩诊

心脏叩诊可确定心界大小、形状及其在胸腔内的位置。心脏为不含气器官，其不被肺遮盖的部分，叩诊呈绝对浊音(实音)；而心左、右缘被肺遮盖的部分叩诊呈相对浊音。相对浊音界反映心脏的实际大小和形态(图3-41)。

> **高频考点** ▶ 1. 心脏的相对浊音界。
> 2. "靴形心"和"梨形心"的临床意义。

1. 叩诊方法

采用间接叩诊法进行检查，检查时患者取仰卧位或坐位。仰卧位时，检查者扳指与肋间隙平行放置；坐位时，扳指可与肋间垂直(图3-42)。叩诊应按一定顺序进行，先叩左界，后叩右界，自下而上，由外向内。

叩左界时，在心尖搏动最强点外2~3 cm处(一般为第5肋间左锁骨中线稍外)开始，沿肋间由外向内叩诊，叩诊音由清音变浊音时作一标记，如此逐一肋间向上叩诊，直至第2肋间。叩右界时，先沿右锁骨中线自上而下叩出肝上界，然后于其上一肋间(一般为第4肋间)开始，由外向内叩诊，叩诊音由清音变浊音时作一标记，再逐一肋间向上叩至第2肋间。将各标记点用弧线连接起来即为心脏的相对浊音界。用硬尺测量各标记点至前正中线的垂直距离，再测量左锁骨中线距前正中线的垂直距离。

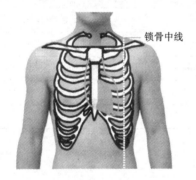

图3-41 心脏相对浊音界和绝对浊音界

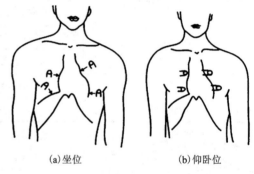

(a)坐位　　(b)仰卧位

图3-42 心脏叩诊时扳指的位置

2. 正常心浊音界

正常心脏左界在第2肋间几乎与胸骨左缘一致，第3肋间以下向左逐渐形成一外凸弧形，直至第5肋间。心脏右界几乎与胸骨右缘平齐，仅在第4肋间处稍向外偏离1~2 cm。正常成人心脏相对浊音界与前正中线的距离见表5-2。

表5-2 正常成人心脏相对浊音界

右心界(cm)	肋间	左心界(cm)
2~3	II	2~3
2~3	III	3.5~4.5
3~4	IV	5~6
	V	7~9

注：成人锁骨中线至前正中线的距离为8~10 cm

3.心浊音界各部分的组成

心脏左界第 2 肋间相当于肺动脉段,第 3 肋间为左心耳,第 4、5 肋间为左心室。心脏右界第 2 肋间相当于升主动脉和上腔静脉,第 3 肋间为右心房(图 3-43)。

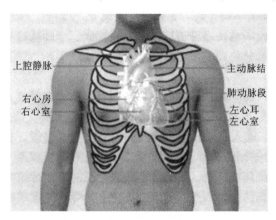

图 3-43　心浊音界各部分的组成

4.心浊音界改变的临床意义

(1)心脏本身病变

1)左心室增大:心浊音界向左下扩大,心腰加深近似直角,心浊音界呈靴形,称为靴形心(图 3-44),常见于主动脉瓣关闭不全,又称主动脉型心,亦可见于高血压性心脏病。

2)右心室增大:轻度增大时,心相对浊音界无明显改变;显著增大时,心界向左、右两侧增大。常见于肺源性心脏病等。

3)左、右心室增大:心浊音界向两侧扩大,称普大形心。见于扩张型心肌病、重症心肌炎和全心衰竭等。

4)左心房及肺动脉扩大:胸骨左缘第 2~3 肋间心浊音界向左扩大,心腰饱满或膨出,心浊音界如梨形,称为梨形心(图 3-45)。见于二尖瓣狭窄,故又称二尖瓣型心或梨形心。

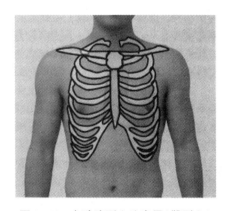

图 3-44　主动脉型心浊音界(靴型心)

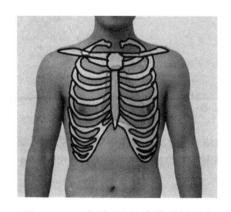

图 3-45　二尖瓣型心浊音界(梨形心)

5）心包积液：心界向两侧增大，且随体位改变而改变。坐位时呈三角形烧瓶样，仰卧位时心底部浊音区明显增宽呈球形，此为心包积液的特征性体征。

（2）心脏以外因素

大量胸腔积液或气胸时，患侧心界叩不出，健侧心界向外移位；肺气肿时，心浊音界缩小或消失。腹腔大量积液、腹腔巨大肿瘤可使膈肌抬高，心脏横位，心界向左增大。

（四）听诊

心脏听诊是心脏物理诊断中最重要的方法。听诊时环境宜温暖、安静，被检查者采取坐位或仰卧位，充分暴露心前区，必要时需改变体位或作深呼吸配合检查。听诊的内容包括心率、心律、心音、额外心音、杂音及心包摩擦音等。

`高频考点` ▶
　1.心脏瓣膜听诊区的位置。
　2.心脏听诊的内容。

1.心脏瓣膜听诊区

是指心脏各瓣膜开放与关闭时所产生的声音沿血流方向传至体表听诊最清楚的部位。通常有5个瓣膜听诊区（图3-46）。

（1）二尖瓣区：位于心尖搏动最强点，即心尖区。

（2）肺动脉瓣区：位于胸骨左缘第2肋间。

（3）主动脉瓣区：位于胸骨右缘第2肋间。

（4）主动脉瓣第二听诊区：位于胸骨左缘第3、4肋间。

（5）三尖瓣区：位于胸骨下端左缘，即胸骨左缘第4、5肋间。

听诊顺序通常是从心尖区开始，按逆时针方向依次听诊二尖瓣区、肺动脉瓣区、主动脉瓣区、主动脉瓣第二听诊区和三尖瓣区。也可按瓣膜病变的好发部位即二尖瓣区、主动脉瓣区、主动脉瓣第二听诊区、肺动脉瓣区、三尖瓣区依次进行。

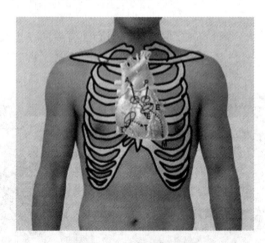

图3-46　心脏瓣膜听诊区
M—二尖瓣区；P—肺动脉瓣区；A—主动脉瓣区；E—主动脉瓣第二听诊区；T—三尖瓣区

2.心率

指每分钟心搏次数。一般在心尖部听取，计数1分钟。正常成人在安静状态下心率为

$60\sim100$ 次/min，3 岁以下儿童多在 100 次/min 以上。成人心率超过 100 次/min、婴幼儿超过 150 次/min 称为心动过速，见于剧烈运动、情绪激动、贫血、发热、甲状腺功能亢进症、心肌炎等。成人心率低于 60 次/min 称为心动过缓，见于运动员或强体力劳动者、颅内压增高、胆汁淤积性黄疸、冠状动脉粥样硬化性心脏病等。

3. 心律

指心脏跳动的节律。正常人心律基本规则，部分青年人和儿童的心律可随呼吸而改变，吸气时加快，呼气时减慢，称为窦性心律不齐，多无临床意义。听诊能发现的心律失常以期前收缩和心房颤动为最常见。

（1）期前收缩：又称过早搏动。指在原有规则心律基础上突然提前出现的心脏搏动，其后有一较长间歇。根据其发生频率可分为频发与偶发。期前收缩规律出现可形成联律，如每一次窦性搏动后出现一次期前收缩，称二联律；每二次窦性搏动后出现一次期前收缩称为三联律，依次类推。生理情况下如情绪激动、酗酒、疲劳等可出现一过性期前收缩；病理情况下见于各种器质性心脏病、洋地黄药物中毒、低血钾、心脏手术等。

（2）心房颤动：是由于心房内异位节律点发出极高频率的冲动所致。房颤听诊特点：①心律绝对不规则；②第一心音强弱不等；③脉率少于心率（这种脉搏脱漏现象称为脉搏短绌）。常见于风湿性心脏病二尖瓣狭窄、冠状动脉粥样硬化性心脏病、甲状腺功能亢进症等。

案例分析1

> 风心病、二尖瓣狭窄，使左心房射血量减少，致左心房残血量增多，左心房代偿性肥大以致左心房衰竭，左心房内压增高，导致心房纤颤。故心律不齐，脉率小于心率，心音强弱不等。

高频考点▶ 期前收缩及心房颤动的听诊特点。

4. 心音

心音有 4 个，按在心动周期中出现的先后顺序依次命名为第一心音（S_1）、第二心音（S_2）、第三心音（S_3）和第四心音（S_4）。通常听到的是 S_1 和 S_2，儿童和青少年亦可听到 S_3，S_4 一般听不到，如能听到多为病理性。

第一心音（S_1）出现在心室收缩早期，主要由二尖瓣和三尖瓣关闭，瓣叶突然紧张引起振动而产生，标志着心室收缩期开始。第二心音（S_2）出现于第一心音之后，主要由主动脉瓣和肺动脉瓣突然关闭引起的瓣膜振动而产生，标志着心室舒张期的开始。

S_1 和 S_2 是听诊心音的首要环节，只有准确区分 S_1 和 S_2，才能正确判断收缩期和舒张期，确定异常心音和杂音出现的时期。S_1 和 S_2 的听诊特点见表 3-3。

表 3-3　正常第一心音与第二心音的听诊特点

心音	第一心音（S_1）	第二心音（S_2）
音调	较低	较高
音响	较强	较弱

续表 3-3

心音	第一心音(S_1)	第二心音(S_2)
性质	较钝	较清脆
持续时间	较长，约0.1秒	较短，约0.08秒
听诊最响部位	心尖部	心底部
与心尖搏动关系	同时出现	之后出现

常见的心音改变及临床意义如下：

(1)心音强度改变：

1)第一心音(S_1)改变：S_1强度改变与心室肌收缩力的强弱、心室的充盈度、瓣膜的弹性和位置有关。S_1增强常见于二尖瓣狭窄，也可见于高热、贫血、甲状腺功能亢进症等；S_1减弱常见于二尖瓣关闭不全、主动脉瓣关闭不全，也可见于心肌梗死、心力衰竭等；S_1强弱不等，常见于心房颤动和三度房室传导阻滞。

2)第二心音(S_2)改变：S_2有两个主要成分，即主动脉瓣第二心音(A_2)和肺动脉瓣第二心音(P_2)。S_2强度变化与主动脉、肺动脉内的压力及瓣膜的完整性和弹性有关。A_2增强见于高血压、主动脉粥样硬化等，因体循环阻力增高或血流增多时主动脉压力增高所致；A_2减弱见于主动脉瓣狭窄或关闭不全等，因主动脉内压力降低所致。P_2增强见于肺源性心脏病、二尖瓣狭窄或关闭不全等，因肺循环阻力增高或血流量增多，肺动脉内压力增高所致。P_2减弱见于肺动脉瓣狭窄或关闭不全等，因肺动脉内压力降低所致。

3)第一、第二心音同时改变：S_1、S_2同时增强见于运动、情绪激动、贫血及甲状腺功能亢进症等；S_1、S_2同时减弱见于肥胖、肺气肿、心肌炎、心肌病、休克等。

(2)心音性质改变：心肌严重病变时，第一心音失去原有低钝的特征而与第二心音相似，当心率加快，舒张期与收缩期几乎相等，心音极似钟摆的"滴答"声，称为钟摆律或"胎心律"。常提示心肌严重受损，如心力衰竭、急性心肌梗死、重症心肌炎等。

(3)心音分裂：听诊时一个心音分裂为两个心音的现象，称为心音分裂。第一心音分裂是由二尖瓣、三尖瓣关闭的时间差距加大引起，生理情况下偶见于儿童和青少年，病理情况下常见于左向右分流的先天性心脏病、完全性右束支传导阻滞等。第二心音分裂是由主动脉瓣和肺动脉瓣关闭的时间差距加大引起，生理情况下多见于儿童和青少年，可于深吸气末闻及，病理情况下见于二尖瓣关闭不全、室间隔缺损等。

高频考点▶
1. S_1和S_2的听诊特点与区别。
2. 心音强度和性质改变的临床意义。
3. 奔马律和钟摆律的听诊特点及临床意义。
4. 杂音产生的机制。
5. 功能性杂音及器质性杂音的鉴别。
6. 心包摩擦音的听诊特点及临床意义。

5. 额外心音

指在正常第一、二心音之外听到的病理性附加音。大部分出现于舒张期，即第二心音之后。额外心音发生在S_2之后，与原有的S_1和S_2组成三音律，在心率大于100次/min时，犹如马蹄奔跑的声音，故称为舒张期奔马律。按出现时间分为舒张早期奔马律、舒张中期奔马律及舒张晚期奔马律。其中较为常见的是舒张早期奔马律，发生机制为心室舒张期负荷过重，心肌张力减低，顺应性减退，当舒张早期心房血液快速注入心室时，引起已过度充盈的心室壁产生振动所致。舒张早期奔马律是心肌严重损害的重要体征之一，常见于心力衰竭、急性心肌梗死、重症心肌炎等。

6.心脏杂音

指出现于正常心音与额外心音之外，具有不同频率、不同强度、持续时间较长的夹杂声音。可与心音分开或连续，甚至完全掩盖心音。

（1）杂音产生的机制：正常情况下，血液在血管内呈层流状态，不产生声音。当血流加速或血流方向改变时，血流由层流变为湍流，产生漩涡，使心壁、瓣膜、腱索或大血管壁发生振动而产生杂音。常见的原因包括血流加速、瓣膜口狭窄或关闭不全、异常通道、心腔内漂浮物、血管腔扩大或狭窄（图3-47）。

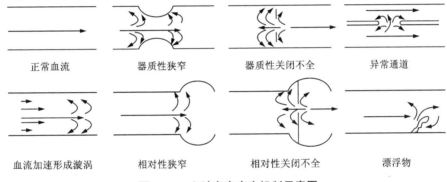

图3-47 心脏杂音产生机制示意图

（2）杂音的听诊要点

1）最响部位：杂音的最响部位与病变部位有关，一般来说，杂音在某瓣膜区听诊最响，提示该瓣膜有病变。如杂音在心尖部听诊最响，提示病变在二尖瓣。

2）时期：出现在 S_1 与 S_2 之间的杂音称收缩期杂音；出现在 S_2 与下一心动周期 S_1 之间的杂音称舒张期杂音；连续出现在收缩期和舒张期的杂音称连续性杂音。一般认为，舒张期杂音、连续性杂音和双期杂音均为器质性杂音，而收缩期杂音则有功能性和器质性两种可能。如：心尖部出现舒张期的杂音，为二尖瓣狭窄；心尖部收缩期杂音为二尖瓣关闭不全。

3）性质：是指杂音的音色和音调。按音色的不同分为吹风样、喷射样、隆隆样、叹息样、机器声样及乐音样等；按音调高低分为柔和、粗糙两种。根据杂音性质可协助推断不同病变：心尖部收缩期粗糙的吹风样杂音提示二尖瓣关闭不全；心尖部舒张期隆隆样杂音提示二尖瓣狭窄；主动脉瓣区收缩期喷射样杂音，提示主动脉瓣狭窄；主动脉瓣第二听诊区舒张期叹气样杂音，提示主动脉瓣关闭不全；机器样杂音提示动脉导管未闭；乐音样杂音提示感染性心内膜炎。

4）传导：杂音常沿着产生杂音部位的血流方向传导，并可经周围组织扩散。主动脉狭窄的收缩期杂音可向上传导至颈部；主动脉瓣关闭不全的舒张期杂音可向胸骨下端或心尖部传导；二尖瓣关闭不全的收缩期杂音可向左腋下及左肩胛下区传导；二尖瓣狭窄所致的舒张期杂音局限在心尖区，不传导。

5）强度：即杂音的响度。杂音的强度取决于狭窄程度、血流速度、压力差及心肌收缩力。收缩期杂音通常采用 Levine6 级分法（表 3-4），记录时 6 为分母，杂音级别为分子。如杂音 4 级记录为 4/6 级杂音。一般认为，2/6 级及其以下的收缩期杂音多为功能性，3/6 级及其以上的收缩期杂音多为器质性。舒张期杂音可参照收缩期杂音分级标准或分为轻度、中度、重度三级。

6）与呼吸、体位、运动的关系：采取一定的体位、深吸气、深呼气、适当运动可使杂音增强或减弱。如：二尖瓣狭窄杂音，取左侧卧位及呼气时更清楚；主动脉瓣关闭不全的杂音取前倾坐位及呼气时更清楚。

表 3-4　心脏杂音强度分级

级别	杂音响度	听诊特点	震颤
1	很轻	安静环境下仔细听诊才能听到	无
2	轻度	较易听到	无
3	中度	明显的杂音	无
4	响亮	响亮的杂音	有
5	很响亮	杂音很响，但听诊器离开胸壁即听不到	明显
6	最响亮	即使听诊器离开胸壁一定距离也能听到	明显

（3）杂音的临床意义：有无杂音对心血管疾病的诊断与鉴别诊断具有重要价值。杂音有器质性和功能性之分，产生杂音的部位有器质性病变者为器质性杂音；产生杂音的部位无器质性病变者为功能性杂音。根据杂音的临床意义可分为病理性杂音和生理性杂音。一般生理性杂音只限于收缩期，心脏无增大，杂音性质柔和，呈吹风样、无震颤；而舒张期出现的多为病理性杂音，呈粗糙、吹风样，高调且持续时间长，一般认为 3/6 以上杂音多为器质性的。

1）收缩期杂音

①二尖瓣区：包括功能性、相对性和器质性杂音。功能性较常见，可见于发热、贫血、甲亢等，听诊特点呈柔和的吹风样，一般在 2/6 级及其以下；相对性杂音因左心室扩张引起二尖瓣相对性关闭不全，见于高血压心脏病、贫血性心脏病、扩张型心肌病等，听诊特点呈柔和的吹风样，传导不明显；器质性杂音主要见于风湿性心脏病二尖瓣关闭不全，听诊特点呈粗糙的吹风样，高调，强度常在 3/6 级以上，多占据整个收缩期，可遮盖第一心音，常向左腋下传导。吸气时减弱，呼气时增强，左侧卧位时更明显。

②主动脉瓣区：为粗糙的喷射性杂音，向颈部传导，常伴有震颤，见于主动脉瓣狭窄。

③肺动脉瓣区：功能性多见，常见于健康儿童和青少年。杂音呈柔和吹风样，强度在 2/6 级以下，时限较短，不传导。

④三尖瓣区：相对性多见。多是由于右心室扩大导致三尖瓣相对关闭不全产生的杂音。吸气时增强，呼气时减弱。见于肺源性心脏病，二尖瓣狭窄伴右心衰竭等。

⑤其他部位：胸骨左缘 3~4 肋间听到响亮而粗糙的收缩期杂音，强度为 3/6 级以上，伴有震颤，见于室间隔缺损。

2）舒张期杂音

①二尖瓣区：可因器质性或相对性二尖瓣狭窄引起。器质性杂音主要见于风湿性心脏病

二尖瓣狭窄,听诊特点为心尖部可听到局限的舒张中晚期低调隆隆样杂音,常伴第一心音增强和震颤。相对性杂音最常见于主动脉瓣关闭不全引起的相对性二尖瓣狭窄,听诊特点为性质柔和,不伴有震颤。

②主动脉瓣区:主要见于主动脉瓣关闭不全,听诊特点为舒张早期叹气样杂音,于胸骨左缘第3、4肋间(主动脉瓣第二听诊区)最清晰,杂音向心尖部传导。

③肺动脉瓣区:由于肺动脉扩张引起瓣膜相对关闭不全而产生的杂音。杂音呈柔和、吹风样、递减型,伴第二心音亢进。见于二尖瓣狭窄伴明显肺动脉高压、肺源性心脏病、原发性肺动脉高压等。

④三尖瓣区:由于右心室扩大导致相对性三尖瓣狭窄,在胸骨左缘4~5肋间可听到低调隆隆样杂音。器质性三尖瓣狭窄很少见。

3)连续性杂音

最常见于动脉导管未闭时,在胸骨左缘第2肋间,可听到粗糙而响亮的杂音,类似机器转动的噪声,故又称机器样杂音。持续整个收缩期和舒张期,常伴有震颤。

案例分析2

> 风心病、二尖瓣狭窄,其典型体征心尖部可听到局限的舒张中、晚期低调隆隆样杂音。最常见于动脉导管未闭时,在胸骨左缘第2肋间,可听到粗糙而响亮的杂音,类似机器转动的噪声,故又称机器样杂音。持续整个收缩期和舒张期,常伴有震颤。

7. 心包摩擦音

指壁层或脏层心包由于生物性或理化因素致纤维蛋白沉积而粗糙,以致在心脏搏动时产生摩擦而出现的声音。正常人无心包摩擦音,当发生心包炎症时在心前区或胸骨左缘第3、4肋间听诊最清楚,听诊特点为音质粗糙,音调较高,呈搔抓样。与心跳一致,收缩期、舒张期均可闻及,与呼吸无关,屏气时仍存在。可借此与胸膜摩擦音鉴别。在胸骨左缘第3~4肋间最响,坐位前倾时更明显。常见于各种感染性心包炎,也可见于急性心肌梗死、尿毒症和系统性红斑狼疮等。

二维码3-9

知识链接

心脏功能分级

目前普遍采用美国纽约心脏病协会的分级方案,根据患者体力活动后的自觉症状将心脏功能分为4级:

Ⅰ级(代偿期):体力活动不受限制,日常活动不引起过度的乏力、呼吸困难、心悸。

Ⅱ级:体力活动轻度受限。休息时无症状,日常活动即可引起乏力、呼吸困难、心悸或心绞痛。

Ⅲ级:体力活动明显受限,休息时无症状,轻微日常活动即可引起乏力、呼吸困难、心悸或心绞痛。

Ⅳ级:体力活动完全受限,休息时仍有心力衰竭的症状。

课后思考与练习

一、Ⅰ型题(A1/A2型题)

1.计数前胸壁肋骨和肋间隙最常用、最重要的体表标志是(　　)

A.锁骨　　　　　　　　B.乳头　　　　　　　　C.胸骨角

D.胸骨柄　　　　　　　E.肩胛下角

2.关于乳房检查的叙述,错误的是(　　)

A.乳房皮肤呈橘皮样多见于乳腺癌

B.皮肤红、肿、热、痛见于炎症

C.疑有肿块时用手提起乳房仔细挤压触摸

D.病变部位按四个象限记录

E.乳房触诊后应常规检查腋窝、锁骨上窝和颈部淋巴结

3.胸廓前后径小于左右经的一半称为(　　)

A.桶状胸　　　　　　　B.佝偻病胸　　　　　　C.串珠胸

D.漏斗胸　　　　　　　E.扁平胸

4.慢性阻塞性肺气肿时可出现下列哪种异常(　　)

A.气管偏向患侧　　　　B.一侧胸廓饱满　　　　C.桶状胸

D.气管偏向健侧　　　　E.吸气期明显延长

5.某患儿胸廓的前后径略长于左右径,其上下距离较短,胸骨下端常前突,胸廓前侧壁肋骨凹陷,称为(　　)

A.桶状胸　　　　　　　B.漏斗胸　　　　　　　C.肋膈沟

D.鸡胸　　　　　　　　E.佝偻病串珠

6.提示病情最严重、预后不良的是(　　)

A.呼吸浅快　　　　　　B.呼吸深慢　　　　　　C.抑制性呼吸

D.潮式呼吸　　　　　　E.间停呼吸

7.下列哪种疾病触诊时语颤增强(　　)

A.肺气肿　　　　　　　B.肺实变　　　　　　　C.胸腔积液

D.阻塞性肺不张　　　　E.胸壁皮下气肿

8.正常肺下界移动度为(　　)

A.2~4 cm　　　　　　B.4~6 cm　　　　　　C.6~8 cm

D.8~10 cm　　　　　E.10~12 cm

9.异常支气管呼吸音最常见于(　　)

A.大叶性肺炎消散期　　B.大叶性肺炎充血期　　C.大叶性肺炎实变期

D.支气管肺炎　　　　　E.慢性阻塞性支气管炎

10.肺部听诊闻及两肺布满湿性啰音,首先应考虑(　　)

A.两肺广泛性炎症　　　B.急性肺水肿　　　　　C.支气管扩张

D.支气管哮喘　　　　　E.阻塞性气肿

11.湿啰音的特点为(　　)

A.部位较恒定　　　　　B.音调高而连续　　　　C.呼气时明显

D. 呼气延长　　　　　　　　E. 短时间内可增多或减少

12. 胸膜摩擦感和心包摩擦感的鉴别要点为(　　)

A. 有无心脏病史　　　　　B. 患者体质状态　　　　　　C. 屏气时摩擦感是否消失

D. 咳嗽后摩擦感是否消失

E. 变动体位时摩擦感是否消失

13. 关于心包摩擦感, 下列哪项是错误的(　　)

A. 收缩期与舒张期均可触及

B. 胸骨左缘第 4 肋间易触及

C. 屏气时不消失

D. 可闻及心包摩擦音

E. 消失提示病情好转或痊愈

14. 抬举性心尖搏动见于(　　)

A. 左心房肥大　　　　　　B. 右心房肥大　　　　　　C. 左心室肥大

D. 右心室肥大　　　　　　E. 左右心室均增大

15. 患者胸骨右缘第 2 肋间触及收缩期震颤, 提示(　　)

A. 室间隔缺损　　　　　　B. 动脉导管未闭　　　　　　C. 肺动脉瓣狭窄

D. 主动脉瓣狭窄　　　　　E. 主动脉瓣关闭不全

16. 下列哪一个为器质性心脏病特征性体征(　　)

A. 心脏杂音　　　　　　　B. 心律失常　　　　　　　C. 心动过速

D. 心脏震颤　　　　　　　E. 心音增强

17. 心包积液的心浊音界特征为(　　)

A. 心浊音界向左下增大

B. 心浊音界向右增大

C. 梨形心

D. 心界向两侧增大, 并随体位变化而改变

E. 心界向右扩大

18. 能早期提示左心衰竭的心脏体征为(　　)

A. 第二心音分裂　　　　　B. 奔马律　　　　　　　　C. 心脏杂音

D. 心包叩击音　　　　　　E 开瓣音

19. 心脏杂音产生最常见的原因是(　　)

A. 血流加速　　　　　　　B. 瓣膜口狭窄或瓣膜关闭不全

C. 异常血流通道　　　　　D. 心腔结构异常

E. 大血管瘤样扩张

20. 二尖瓣狭窄患者的特征性杂音为(　　)

A. 心尖部收缩期吹风样杂音

B. 心尖部收缩期乐音样杂音

C. 心尖部连续性杂音

D. 心尖部舒张期隆隆样杂音

E. 剑突下收缩期吹风样杂音

21.患者男，8岁。在玩耍时突发严重呼吸困难、发绀，10分钟后来院急诊。检查见吸气性呼吸困难，并有"三凹征"。应考虑（　　）

    A.气管异物　　　　　　B.支气管哮喘　　　　　　C.气胸

    D.慢性支气管炎　　　　E.急性胸膜炎

22.患者男，31岁，淋雨后出现发热、畏寒、咳嗽、咳铁锈色痰、胸痛5天。查体：急性病容，右肺呼吸动度减弱，语音震颤增强，右下肺可闻及支气管呼吸音和胸膜摩擦音。最可能的诊断为（　　）

    A.大叶性肺炎　　　　　B.支气管炎并胸腔积液　　　C.大叶性肺炎并胸膜炎

    D.胸膜炎　　　　　　　E.肺结核

23.患者女，28岁，发作性咳嗽、气喘10余年，再发2小时入院。查体：端坐位，胸廓饱满呈吸气状，呼吸动度变小，语音震颤减弱，双肺叩诊呈过清音，双肺满布哮鸣音，诊断首先考虑为（　　）

    A.支气管哮喘　　　　　B.慢性支气管炎并阻塞性肺气肿

    C.支气管扩张　　　　　D.支气管肺炎

    E.肺不张

24.患者女，50岁，今年4月15日到公园散步时出现流鼻涕、打喷嚏，继而明显气喘。查体：呼气音延长，满肺哮鸣音，最可能的诊断是（　　）

    A.喉头水肿

    B.急性支气管炎

    C.急性肺水肿

    D.慢性阻塞性肺气肿急性发作

    E.支气管哮喘

25.患者男，50岁，长期吸烟，近3个月出现咳嗽、痰中带血丝。查体见右上肺局限性哮鸣音，余无异常。该患者最可能的诊断是（　　）

    A.支气管哮喘　　　　　B.慢性支气管炎　　　　　C.右上肺癌

    D.急性左心衰　　　　　E.支气管扩张

26.患者男，45岁，夜间阵发性呼吸困难6个月。查体：口唇轻度发绀，心尖区触及舒张期震颤，叩诊心界呈梨形，心尖区闻及低调、隆隆样舒张中晚期杂音。其诊断是（　　）

    A.二尖瓣狭窄　　　　　B.二尖瓣关闭不全　　　　C.主动脉瓣狭窄

    D.主动脉瓣关闭不全　　E.心包积液

27.患者女，38岁。触诊发现心尖搏动位于左侧第6肋间锁骨中线外1 cm处，呈抬举性。常提示（　　）

    A.左心室扩大　　　　　B.右心室肥大　　　　　　C.心包积液

    D.左心房扩大　　　　　E.左心室肥大

28.患者女，12岁，脉率86次/min，脉律不整，吸气脉率增快，呼气时减慢。下列哪种可能性最大（　　）

    A.心房颤动　　　　　　B.期前收缩　　　　　　　C.窦性心律不齐

    D.奇脉　　　　　　　　E.交替脉

29.患者女，32岁，有心脏病病史，听诊心音低钝，心尖部可闻及奔马律，肺部听诊双肺

底部闻及细湿啰音,可考虑为(　　)

 A.肺炎   B.肺水肿   C.左心衰竭

 D.肺间质纤维化   E.右心衰竭

30.患者女,26岁,心尖部第一心音减弱,可闻及粗糙的收缩期吹风样杂音,应考虑(　　)

 A.二尖瓣狭窄   B.二尖瓣关闭不全   C.主动脉瓣关闭不全

 D.室间隔缺损   E.主动脉瓣狭窄

31.患者男,68岁。有慢性支气管炎、肺气肿病史30年。中午在家拾重物时,突感右侧胸部刺痛,逐渐加重,伴气急、发绀,最可能发生的是(　　)

 A.心肌梗死   B.胸腔积液   C.自发性气胸

 D.肺栓塞   E.支气管阻塞

二、Ⅱ型题(A3/A4型题)

(32~34题共用题干)

患者男,35岁。突发寒战、高热、咳嗽、右下胸痛1天,随后退热,出现恶心、呕吐、意识模糊。查体:T 38℃,P 110次/min,R 28次/min,BP 80/50 mmHg,患者面色苍白,口唇发绀,右下肺叩诊音稍浊,听到少量湿啰音。

32.应首先考虑的诊断是(　　)

 A.肺炎球菌肺炎   B.休克型肺炎   C.右侧胸膜炎

 D.右侧气胸   E.肺脓肿

33.目前患者最主要的护理诊断或合作性问题是(　　)

 A.体温过高   B.气体交换受损   C.潜在并发症:感染性休克

 D.急性疼痛:胸痛   E.肺脓肿

34.除给予抗生素治疗外,首要的护理措施为(　　)

 A.预防并发症的发生

 B.遵医嘱给予止咳祛痰药

 C.鼻饲高热量富含维生素的流质饮食

 D.按休克原则处理好体位、保暖、吸氧、静脉输液等问题

 E.注意观察生命征、神志、瞳孔、尿量等变化

(35~36题共用题干)

患者男,30岁,与罪犯搏斗被匕首刺伤左前胸部后出现显著呼吸困难而急诊入院。查体:发现BP 100/70 mmHg,R 28次/min,P 98次/min。左侧胸廓饱满,气管偏向右侧。

35.患者最可能发生了(　　)

 A.左侧肋骨骨折   B.左侧气胸   C.左侧肺炎

 D.心脏破裂   E.心包积液

36.触诊患者胸部可出现(　　)

 A.右侧呼吸运动增强、语颤消失

 B.左侧呼吸运动增强、语颤消失

 C.右侧呼吸运动及语颤均消失

 D.左侧呼吸运动及语颤均消失

E. 双侧呼吸运动及语颤均可增强

（37～38 题共用题干）

患者男，35 岁，反复咳嗽，盗汗，低热 3 个月，胸闷、气促 1 周。胸片及 B 超提示右侧胸腔积液、心包积液。

37. 下列胸部体征不正确的是（　　　）

A. 胸部饱满　　　　　B. 气管移向左侧　　　　　C. 右侧语颤减弱

D. 右侧叩诊呈过清音　　E. 右侧呼吸音减弱

38. 该患者典型心浊音界为（　　　）

A. 三角烧瓶心　　　　B. 靴形心　　　　　　C. 梨形心

D. 普大心　　　　　　E. 立位呈圆形心

第六节　周围血管检查

学习目标

1. 熟悉血管检查的主要内容与正常表现。
2. 掌握脉搏检查的方法，正常脉搏以及异常的临床意义。
3. 掌握血压检查的方法，正常血压范围。
4. 了解周围血管征的组成、表现和临床意义。

案例导入

王某，女性，65 岁，因阵发性头痛、头晕 3 年余，近两个月来出现心慌气短、夜间不能平卧，为进一步治疗入院，入院诊断为高血压伴左心衰竭。

思考：该患者可能会出现哪些阳性体征？

全身血管包括动脉、静脉和毛细血管，血管检查的重要价值在于评估其在各种疾病中的改变。通过视诊、触诊和听诊等手段来了解周围血管循环的状况，是全身体格检查不可忽略的一部分。

一、视诊

（一）甲床和皮肤颜色

主要检查肢端甲床和手的皮肤颜色改变，以了解肢端血液循环状况。检查时应保持室温适度，注意肢体对称部位颜色的比较。

（二）毛细血管搏动征

正常人毛细血管搏动很难观察到。在某些病理情况下，如主动脉瓣关闭不全，动脉导管未闭、甲状腺功能亢进或重度贫血，脉压增大，此时用手指轻压患者指甲末端，或以玻片轻压口唇黏膜，可见受压部分的边缘有红、白交替节律性搏动现象，称为毛细血管搏动征。

(三)静脉曲张

主要观察下肢静脉有无曲张，必要时评估静脉瓣功能。

(四)肝-颈静脉回流征

右心衰竭引起肝淤血、肿大时，用手压迫肝区可使颈静脉充盈更为明显，称为肝颈静脉回流征阳性，是右心功能不全的重要体征之一。

◆ 二、触诊

(一)脉搏

脉搏是指动脉血管随心脏的收缩和舒张活动而相应出现扩张和回缩的动脉管壁搏动。检查脉搏主要采用触诊，触诊时可选择桡动脉、肱动脉、股动脉、颈动脉及足背动脉等，一般多选择桡动脉，触诊的主要内容包括脉搏的速率、节律、强弱及动脉壁状态、强弱和波形。

1. 脉率

正常人脉率与心率一致，成人在安静、清醒的情况下为 60~100 次/min。脉率的生理与病理改变及其临床意义与心率改变基本一致。但在某些心律失常，如心房颤动、频发室性期前收缩等情况下，由于部分心博的心排血量显著减少，不能使周围血管产生搏动，以致脉率低于心率，即脉搏短绌。

2. 脉律

脉搏的节律反映心脏冲动的节律。正常人脉律规则，儿童、青少年和部分成年人可有窦性心律不齐，无临床意义，各种心律失常可出现脉律不整，如期前收缩呈二联律、三联律时形成的二联脉、三联脉；心房颤动时脉律不整，且脉搏短绌；二度房室传导阻滞者可有脉搏脱漏，称为脱落脉。

3. 紧张度与动脉壁状态

脉搏的紧张度与动脉收缩压的高低有关，可依据手指按压桡动脉所施加的压力大小以及感觉的血管壁弹性来估计。检查时以并拢的示指、中指和无名指指腹置于桡动脉上，用近心端手指用力阻断血流，如需较大力量按压方可使远端手指触不到脉搏，提示脉搏的紧张度较大。正常人动脉壁光滑、柔软，并有一定弹性；动脉硬化时，可触知动脉壁硬、弹性消失呈条索状，严重硬化时，动脉壁迂曲或呈结节状。

4. 强弱

脉搏强弱与心搏出量、脉压和周围血管阻力有关。心搏出量增加，脉压增大，周围动脉阻力减低时，脉搏强而振幅大，称为洪脉，见于高热、甲状腺功能亢进症、主动脉瓣关闭不全等。心搏出量减少，脉压减小，周围动脉阻力增大时，脉搏弱而振幅小，称为细脉，见于心力衰竭、主动脉瓣狭窄、休克等。

5. 波形

脉搏波形是用脉搏示波仪描记血流通过动脉时，动脉内压力上升和下降的曲线，平时检查也可根据脉搏触诊感知粗略的波形。

常见的的异常脉搏波形和临床意义如下：

（1）水冲脉：脉搏骤起骤落，急促而有力。将被检查者手臂抬高过头，并紧握其掌面，可感到急促而有力的冲力，称为水冲脉。常见于主动脉瓣关闭不全、甲状腺功能亢进症、严重贫血等。

（2）交替脉：指节律规则而强弱交替出现的脉搏。为心肌收缩力强弱交替所致，是左心室功能衰竭的重要体征之一。常见于高血压性心脏病、急性心肌梗死等。

（3）奇脉：吸气时脉搏明显减弱或消失，又称"吸停脉"。其产生与吸气时左心室排血量减少有关，是心包填塞的主要体征之一。见于心包积液、缩窄性心包炎等。

（4）脉搏消失：主要见于严重休克和多发性大动脉炎，前者血压测不到，脉搏随之消失；后者因动脉闭塞，相应部位脉搏消失。

（二）皮肤温度和湿度

皮肤温度的个体差异较大，且不同部位的皮肤温度也不同，评估时要注意对称两侧部位的对比。正常情况下，对称部位的皮肤温度基本相同，温度差小于2℃。如果温度差大于2℃或有显著升高或降低则具有临床意义。一般皮温降低提示有肢体缺血，皮温增高常见于急性深静脉血栓形成或动静脉瘘等。检查时皮肤呈现冷而湿的表现多为血管痉挛；闭塞性动脉血管疾病时，局部皮肤呈冷而干的表现。

（三）周围动脉搏动

周围动脉搏动是评估周围血管疾病的重要步骤。生理情况下，如高温环境，体温升高时动脉搏动增强；病理情况下，如动脉狭窄或阻塞时，病变局部或远端动脉搏动消失或减弱，而先天性动静脉瘘时动脉搏动增强。当考虑动脉性疾病时，全身主要动脉的搏动都要常规检查，常用的周围动脉包括股动脉、颈动脉、足背动脉等。

三、听诊

（一）血压

1. 血压的测量方法

嘱被检查者取仰卧位或坐位，上肢（一般为右上肢）裸露上臂伸直，肘部和心脏处于同一水平。将袖带紧贴皮肤缚于上臂，下缘距肘上2~3 cm。用手触摸肱动脉搏动，将听诊器胸件置于肘窝处动脉上，听诊器胸件与皮肤紧密接触，然后向袖带内充气，边充边听，待肱动脉搏动消失，再将汞柱升高20~30 mmHg。随后以恒定速度缓慢放气，使汞柱缓慢下降。听到第一声音时的汞柱值为收缩压，声音消失时的汞柱值为舒张压。以同样方法重测2次，取最低值为血压值。

2. 血压标准

目前我国正常成人采用的是根据中国高血压防治指南（2010年修订版）的标准（表3-5）。

表 3-5 成人血压水平的定义和分类

类型	收缩压(mmHg)		舒张压(mmHg)
正常血压	<120	和	<80
正常高值	120~139	和(或)	80~89
高血压	≥140	和(或)	≥90
1级高血压(轻度)	140~159	和(或)	90~99
2级高血压(中度)	160~179	和(或)	100~109
3级高血压(重度)	≥180	和(或)	≥110
单纯收缩期高血压	≥140	和	<90

若患者的收缩压和舒张压不属于同一级别时,则以较高的级别为准。单纯收缩期高血压也可按照收缩压水平分为1、2、3级。

3. 血压变动的临床意义

(1)高血压:在安静、清醒、非药物状态下采用标准测量方法,至少3次非同日血压值为收缩压≥140 mmHg 和(或)舒张压≥90 mmHg,即可诊断为高血压。主要为原发性高血压,部分可继发于其他疾病,称为继发性或症状性高血压,如慢性肾炎、肾上腺皮质或髓质肿瘤等。

(2)低血压:凡血压低于 90/60 mmHg 时称为低血压。生理性低血压见于运动员、重体力劳动者和部分瘦长体型女性。持续低血压多见于休克、心力衰竭、急性心肌梗死、心包填塞等。

(3)脉压改变:脉压大于 40 mmHg 为脉压增大,见于主动脉瓣关闭不全、甲状腺功能亢进症、严重贫血等。脉压小于 30 mmHg 为脉压减小,主要见于主动脉瓣狭窄、心力衰竭、心包积液、缩窄性心包炎等。

(4)双侧上肢血压显著差异:正常人两上肢血压相似或有轻度差异,正常差异范围在 5~10 mmHg,如双上肢血压相差大于 10 mmHg 则属异常,主要见于多发性大动脉炎,先天性动脉畸形、血管闭塞性脉管炎等。

(5)上下肢血压显著差异:采用袖带测量法时,正常人下肢血压较上肢血压高 20~40 mmHg,如出现下肢血压等于或低于上肢血压,则提示相应部位动脉狭窄或闭塞。多见于主动脉缩窄、胸腹主动脉型大动脉炎、闭塞性动脉硬化等。

知识链接

血压测量如何尽可能减少误差

在日常临床护理工作中,有关护理专著要求测定血压时,袖带平整无折地缠于上臂,袖带下缘距肘窝 2~3 cm,听诊器胸件贴于肱动脉搏动最强点,而血压计水银"0"点应与心脏、肱动脉在同一水平线。按照原有要求单人测量血压操作可满足以上条件,若抢救患者时半卧位测量血压,需要一手固定听诊器,一手控制气阀,再固定血压计于心脏水平就很难满足。特别不利于大规模的人员抢救。有研究结果显示,测定血压时,尽量保持水银柱的垂直,而血压计的位置高低可以不予考虑,只要测量方便,位置不限。这无疑简化了临床血压测定流程,工作中如遇到不方便(如院前急救不易调整血压计位置时),为抢救患者争取宝贵时间,可因地制宜放置血压计,其所测数据不会影响诊断和治疗。另外,血压计偏斜时其刻度会升高,即测量值增大。偏斜的角度越大,误差越大;向左偏的误差最大。因此,测量血压时需保持血压计体部垂直地面,尽量减少误差。

(二) 血管杂音

1. 动脉杂音

动脉狭窄、动静脉瘘等所导致的血液分流均可在动脉体表投影区听到杂音，听诊动脉杂音时应注意听诊器不可压迫血管太重，否则可造成血管的人为狭窄。

临床常见的动脉杂音及临床意义如下：

(1) 颈总动脉分叉部杂音提示颈内动脉狭窄。

(2) 锁骨上窝的收缩期杂音，常提示无名动脉或锁骨下动脉开口部的狭窄。

(3) 肋缘下或肋脊角的杂音常提示有肾动脉狭窄。

(4) 腹主动脉分叉处的杂音常传导到髂窝和股三角区。

(5) 主动脉和降主动脉狭窄引起的杂音，常在胸椎旁肩胛区。

2. 静脉杂音

多见于颈静脉和腹壁静脉的嗡鸣音。颈静脉嗡鸣音是由血液快速流入口径较宽的上腔静脉所致，于右锁骨上窝听诊明显，呈连续性的低调杂音，性质柔和，随体位变化而变化，坐位和站立位明显；腹壁静脉嗡鸣音见于肝硬化、门静脉高压、侧支循环静脉扩张、血流增快，常于脐周或上腹部闻及。

3. 周围血管征

周围血管征多由脉压增大而引起，包括水冲脉、枪击音、杜柔双重杂音和毛细血管搏动征。主要见于主动脉瓣关闭不全、甲状腺功能亢进症和严重贫血等。听诊可闻及的周围血管征如下：

二维码3-10

(1) 枪击音：在周围较大动脉表面，常选择股动脉，轻放听诊器钟形体件时可闻及与心跳一致短促如射枪的声音。

(2) 杜柔双重杂音：以听诊器钟形体件稍加压力于股动脉可闻及收缩期与舒张期双期吹风样杂音即杜柔双重杂音，主要见于主动脉瓣关闭不全等脉压增大的疾病。

课后思考与练习

1. 吸气时脉搏减弱或消失见于(　　　)
A. 缩窄性心包炎　　B. 心肌炎　　C. 主动脉瓣关闭不全
D. 高血压性心脏病　　E. 冠心病

2. 脉压增大常见于(　　　)
A. 甲状腺功能亢进症　　B. 主动脉瓣狭窄　　C. 低血压
D. 心力衰竭　　E. 二尖瓣狭窄

3. 左心衰竭的重要体征是(　　　)
A. 奇脉　　B. 缓脉　　C. 交替脉
D. 水冲脉　　E. 脉搏短绌

4. 下列哪一疾病可出现周围血管征(　　　)
A. 主动脉瓣关闭不全　　B. 主动脉瓣狭窄　　C. 二尖瓣脱垂
D. 二尖瓣关闭不全　　E. 二尖瓣狭窄

5. 正常成人高血压的诊断标准是血压(　　　)
A. ≥160/95 mmHg　　B. ≥140/90 mmHg　　C. ≥130/85 mmHg

D. ≥120/80 mmHg E. ≥90/60 mmHg

6. 患者女,40岁,蹲在地上几分钟后突然站起时,感到眼前发黑,护士在为其量血压时,血压计袖带下缘距肘窝的距离是( )

A. 1~1.5 cm B. 1.5~2 cm C. 2~2.5 cm

D. 2.5~3 cm E. 2~3 cm

7. 患者男,32岁,发热1周伴胸闷、心悸、气急3天入院。吸气时脉搏显著减弱或消失,常提示( )

A. 右心衰竭 B. 气胸 C. 主动脉瓣关闭不全

D. 心包积液 E. 心房颤动

第七节 腹部检查

学习目标

1. 熟悉腹部的体表标志、分区及各区与腹腔脏器的对应关系。
2. 掌握腹部检查各项目的检查方法、正常表现、常见体征及其临床意义。
3. 能正确实施腹部视诊、听诊、叩诊与触诊,区别正常与异常。

案例导入

患者,男,35岁,公关部经理,今日晚餐时进食偏多,饮半斤白酒,饭后1小时出现中上腹疼痛,持续伴阵发性加剧,感恶心,呕吐胃内容物4次,量约300 mL,伴腹胀,经检查考虑为"急性胰腺炎"。

思考:对该患者进行腹部检查时,可能会有哪些异常体征?为什么?

腹部主要由腹壁、腹腔和腹内脏器组成。其范围上起横膈,下至骨盆,前侧面为腹壁,后面为脊柱和腰肌,其内为腹膜腔和腹腔脏器。腹腔内脏器很多,与消化、泌尿、内分泌、血液、心血管等系统均有关联,故腹部检查是体格检查的重要组成部分。

一、腹部体表标志及分区

为了准确描述和记录腹内脏器病变的范围和部位,常借助于腹部某些体表标志和人为的画线对腹部进行分区。

(一)体表标志

常用腹部体表标志见图3-48。

(1)肋弓下缘:肋弓由第8~10肋软骨连接而成,其下缘为体表腹部上界,常用于腹部分区、肝脾测量及胆囊的定位。

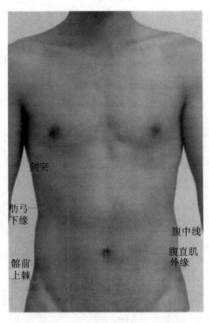

剑突

肋弓
下缘

腹中线

腹直肌
外缘

髂前
上棘

图 3-48 腹部体表标志示意图

（2）剑突：是胸骨下端的软骨，是体表腹部的上界，常作为肝脏测量的标志。

（3）腹上角：两侧肋弓至剑突根部的交角，常用于判断体型及肝脏的测量。

（4）脐：位于腹部中心，向后投影平第 3～4 腰椎间，是腹部四区分法、腰椎穿刺及阑尾压痛点的标志。

（5）髂前上棘：是髂嵴前上方突出点，为腹部九区分法标志及骨髓穿刺部位。

（6）腹直肌外缘：相当于锁骨中线的延续，用于手术切口位置确定及胆囊点定位。

（7）腹中线：为前正中线的延续，是腹部四区分法的垂直线。

（8）耻骨联合：为两耻骨间的纤维软骨连接，共同组成腹部体表下界。

（9）肋脊角：是背部两侧第 12 肋骨与脊柱的交角，为检查肾叩击痛的位置。

（二）腹部分区

借助于腹部自然标志及人工画线将腹部划分为若干区域。目前常用的有以下两种：

1. 四区分法

通过脐画一水平线与一垂直线，两线相交，将腹部分为四区，即右上腹、右下腹、左上腹和左下腹（图 3-49）。四区分法简单易行，但较粗略，难以准确地定位。各区所包含的主要脏器如下：

（1）右上腹部：有肝、胆囊、幽门、十二指肠、小肠、胰头、右肾上腺、右肾、结肠肝曲、部分横结肠、腹主动脉。

（2）右下腹部：有盲肠、阑尾、部分升结肠、小肠、膨胀的膀胱、右输尿管、增大的子宫、女性的右侧输卵管及卵巢、男性的右侧精索。

（3）左上腹部：有肝左叶、脾、胃、小肠、胰体、胰尾、左肾上腺、左肾、结肠脾曲、部分横结肠、腹主动脉。

(4)左下腹部：有乙状结肠、部分降结肠、小肠、膨胀的膀胱、左输尿管、增大的子宫、女性的左侧输卵管及卵巢、男性的左侧精索。

2.九区分法

用两条水平线和两条垂直线将腹部分为"井"字形的九区，上面的水平线为两侧肋弓下缘连线，下面的水平线为两侧髂前上棘连线，通过左、右髂前上棘至腹中线连线的中点各画一条垂直线，四线相交将腹部分为9个区域（图3-50）。各区的名称及脏器分布情况如下：

(1)右上腹部（右季肋部）：有肝右叶、胆囊、结肠肝曲、右肾、右肾上腺。

(2)上腹部：有胃、肝左叶、十二指肠、胰头和胰体、横结肠、腹主动脉、大网膜。

(3)左上腹部（左季肋部）：有脾、胃、结肠脾曲、胰尾、左肾、左肾上腺。

(4)右侧腹部（右腰部）：有升结肠、空肠、右肾。

(5)中腹部（脐部）：有十二指肠下部、空肠及回肠、下垂的胃或横结肠、输尿管、腹主动脉、肠系膜及其淋巴结、大网膜。

(6)左侧腹部（左腰部）：有降结肠、空肠、回肠、左肾。

(7)右下腹部（右髂部）：有盲肠、阑尾、回肠下端、淋巴结、女性右侧卵巢及输卵管、男性右侧精索。

(8)下腹部：有回肠、乙状结肠、输尿管、胀大的膀胱或增大的子宫。

(9)左下腹部（左髂部）：有乙状结肠、女性左侧卵巢及输卵管、男性左侧精索、淋巴结。

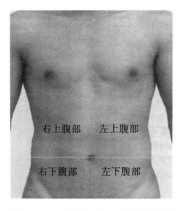

图3-49　腹部体表四分法示意图

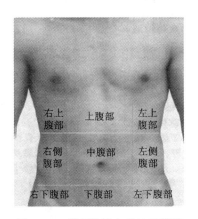

图3-50　腹部体表九分法示意图

◆ 二、腹部检查方法及内容

腹部检查应用视诊、触诊、叩诊和听诊四种方法，尤以触诊最为重要。在检查腹部时，因叩诊与触诊均须向腹部施加一定压力，因刺激肠蠕动而影响检查听诊结果，所以，腹部检查应按照视诊、听诊、叩诊和触诊的顺序进行检查。

（一）视诊

高频考点▶
1. 腹部明显膨隆或凹陷的临床意义。
2. 各种原因所致静脉曲张的特点。
3. 胃肠型及蠕动波的临床意义。

腹部视诊前，嘱患者排空膀胱，取低枕仰卧位，两手自然置于身体两侧，充分暴露腹部，检查者站立于患者右侧。光线充足、柔和，光源位于患者的头侧，按照一定顺序自上而下进行全面视诊。应注意视诊时间不宜过长以免腹部受凉引起不适。

腹部视诊的主要内容有腹部外形、呼吸运动、腹壁静脉、腹部皮肤、胃肠型与蠕动波等。

1. 腹部外形

正常腹部外形平坦、饱满或低平。健康匀称型成年人平卧时，腹部外观对称，前腹壁与肋缘至耻骨联合的平面大致在同一水平上，称为腹部平坦；小儿和肥胖者平卧时，前腹壁略高于肋缘至耻骨联合的平面，称为腹部饱满；老年人和消瘦者平卧时，前腹壁略低于肋缘至耻骨联合的平面，称为腹部低平。异常腹部外形如下：

（1）腹部膨隆：平卧时前腹壁明显高于肋缘与耻骨的水平，外观呈凸起状，称腹部膨隆。生理状况如肥胖、妊娠；病理状况包括以下两种情况：

1）全腹膨隆：呈球形或椭圆形，多因腹腔内容物增多所致，常见于：①腹腔积液：大量腹水者仰卧位时液体下沉于腹腔两侧，使腹部扁而宽，称为蛙腹。变换体位时腹形随之明显改变。常见于肝硬化门脉高压症、右心衰竭、缩窄性心包炎、腹膜癌转移、肾病综合征或结核性腹膜炎等（图 3-51）。

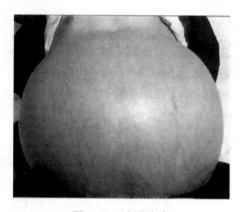

图 3-51　全腹膨隆

②腹腔积气：腹腔内积气多在胃肠道内，大量积气可致全腹膨隆，呈球形，且外形不随体位改变而变化。见于各种原因的肠梗阻、中毒性肠麻痹；积气发生在腹腔内称为气腹，见于胃肠穿孔或治疗性人工气腹。

③腹内巨大肿块：如巨大卵巢囊肿、畸胎瘤等。

全腹膨隆时，为观察其程度和变化，常需定期在同等条件下测量腹围以资比较。测量时患者排尿后平卧，用软尺经脐绕腹一周，即为脐周腹围；也可经腹部最膨隆处绕腹一周，测得的周长为最大腹围。腹围通常以厘米为单位。

2)局部膨隆：常见于脏器肿大、腹内肿瘤或炎症性包块，胃或肠胀气，腹壁上的肿物和疝等。视诊时应注意膨隆的部位、外形，是否随呼吸而移动或随体位而变化，有无搏动等。脏器肿大一般在该脏器所在的部位，并保持该脏器的外形特征。

上腹中部膨隆常见于肝左叶大、胃癌、胃扩张、胰腺肿瘤或囊肿等；右上腹膨隆常见于肝肿大及胆囊肿大；左上腹膨隆常见于脾大、结肠脾区肿瘤或巨结肠；侧腹部膨隆常见于多囊肾、巨大肾上腺瘤、肾盂大量积水或积脓；脐部膨隆常因脐疝、腹部炎症性包块(如肠粘连)引起；下腹膨隆多见于子宫增大(妊娠、肌瘤等)、卵巢癌或囊肿以及充盈的膀胱(排尿后可消失)；右下腹膨隆常见于回盲部结核或肿瘤、克罗恩(Crohn)病及阑尾周围脓肿等；左下腹膨隆常见于降结肠及乙状结肠肿瘤或干结的粪块所致。

有时局部膨隆是由于腹壁上的肿块(如皮下脂肪瘤、结核性脓肿等)而非腹腔内疾病。鉴别方法是嘱患者取仰卧位，双手托于头部，做坐起动作，使腹壁肌肉紧张。若肿块位于腹壁上，腹壁肌肉收缩时，肿块会被紧张的腹肌托起变得更加明显；若肿块位于腹腔内，腹壁肌肉收缩时，肿块被收缩变硬的腹肌掩盖，反而不明显或消失。

(2)腹部凹陷：仰卧时前腹壁明显低于肋缘至耻骨的水平面，称腹部凹陷。

1)全腹凹陷：见于消瘦和严重脱水者。严重时前腹壁凹陷几乎贴近脊柱，肋弓、髂嵴和耻骨联合明显显露，腹外形如舟状，称为舟状腹。见于慢性消耗性疾病，如结核病、恶性肿瘤等。

2)局部凹陷：较少见，多由手术后腹壁瘢痕收缩所致。

知识链接

肥胖与腹腔积液的判断

肥胖与大量腹腔积液的判断：可观察脐部，脐膨出者为腹腔积液，脐凹陷者为肥胖。

---

2. 呼吸运动

呼吸运动分为胸式呼吸和腹式呼吸。正常人呼吸时，腹壁上下起伏称为腹式呼吸运动。男性及小儿以腹式呼吸为主，成年女性则以胸式呼吸为主。腹式呼吸减弱见于腹膜炎症、腹腔积液、急性腹痛、腹腔内巨大肿物或妊娠。腹式呼吸消失常见于胃肠穿孔所致急性腹膜炎或膈肌麻痹。腹式呼吸增强较少见，常为癔症性呼吸或大量胸腔积液等。

3. 腹壁静脉

正常人腹壁皮下静脉一般不显露。正常情况下，脐水平以上的腹壁静脉，血流方向自下向上经胸壁静脉和腋静脉进入上腔静脉；脐水平线以下的腹壁静脉，血流方向自上向下经大隐静脉进入下腔静脉。

二维码3-11

腹壁静脉明显可见或迂曲变粗者，称腹壁静脉曲张。常见于门静脉高压或上、下腔静脉回流受阻伴有侧支循环形成时。发现静脉曲张后，为判断其可能的原因，应确定曲张静脉的血流方向。检查方法是：选择一段没有分支的腹壁静脉，检查者用右手示指和中指并拢压在静脉上，一指紧压不动，另一指紧压静脉向外滑动，排空两指之间的静脉血液，至一定距离后松开该手指，观察静脉是否充盈。若静脉快速充盈，血流方向是从松开手指的一端流向手指不动一端, 若不充盈, 则血流方向相反(图3-52)。

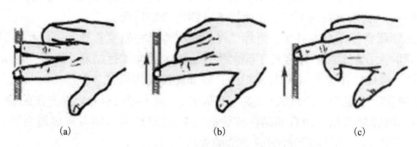

(a)　　　　　　　　　(b)　　　　　　　　　(c)

图3-52　指压法检查腹壁浅静脉血流方向示意图

门静脉高压时, 腹壁曲张的静脉常以脐为中心向四周放射, 血流方向与正常血流方向相同(图3-53), 上腔静脉阻塞时, 上腹壁或胸壁曲张的浅静脉血流均为自上向下(图3-54), 下腔静脉阻塞时, 曲张的静脉多分布在腹壁两侧, 腹壁浅静脉血流方向均自下而上(图3-55)。

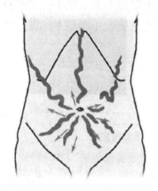　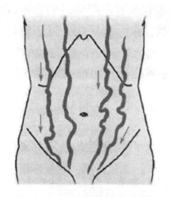　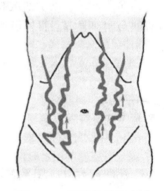

图3-53　门静脉高压时　　　　图3-54　上腔静脉阻塞时　　　　图3-55　下腔静脉阻塞时
　　　血流方向示意图　　　　　　　血流方向示意图　　　　　　　血流方向示意图

4. 胃肠型和蠕动波

正常人腹部一般看不到胃肠型及蠕动波, 部分腹壁菲薄或松弛的老年人、经产妇或极度消瘦者可能见到。胃肠道梗阻时, 梗阻上端的胃或肠段, 由于内容物积聚、胀气而饱满隆起, 在腹壁可显现胃或肠管的轮廓, 称为胃型或肠型。梗阻上端的胃肠蠕动增强, 可在腹壁上见到蠕动波。胃蠕动波自左肋缘下开始, 缓慢地向右推进, 达右腹直肌消失, 称为正蠕动波; 有时还可以见到自右向左运行的逆蠕动波。小肠梗阻时胀大的肠襻呈管状隆起, 横行排列于腹中部, 组成多层梯形肠型, 并可看到明显的肠蠕动波, 此起彼伏, 且运行方向不一致, 伴高调肠鸣音。结肠梗阻时, 其宽大的肠型多位于腹部周边, 同时盲肠多胀大成球形, 随每次蠕动波的到来而更加凸起。发生肠麻痹时, 蠕动波消失。为便于观察蠕动波, 检查者双眼视线应与患者腹壁在同一水平面上, 也可轻拍腹壁诱发后察看。

5. 腹壁皮肤

除观察有无苍白、发红、水肿等一般变化外, 还应注意:

(1)皮疹: 腹部皮疹常见于某些传染病和药物过敏。一侧腹部或腰部沿脊神经走行分布的疱疹提示为带状疱疹。

（2）色素：正常腹部皮肤颜色较其他暴露部位皮肤稍淡。腰腹部不规则斑片状色素沉着，见于多发性神经纤维瘤；腹股沟及系腰带部位皮肤皱褶处有褐色素沉着见于肾上腺皮质功能减退（Addison 病）；左腰部皮肤呈蓝色，为血液自腹膜后间隙渗到侧腹壁的皮下所致 Grey-Turner 征，见于急性出血性胰腺炎；脐周或下腹壁皮肤呈蓝色，是腹腔内大出血的体征称 Cullen 征，见于宫外孕破裂或急性出血性胰腺炎。

（3）腹纹：多分布于下腹部。条纹处皮肤较薄，是由于真皮层的结缔组织因张力增高而断裂所致。在妊娠期呈淡蓝色或粉红色，产后则转为白色而长期存在（又称妊娠纹），也可见于肥胖者；紫纹是皮质醇增多症的常见征象，出现于下腹部和臀部，也可见于股外侧和肩背部。

（4）瘢痕：腹部瘢痕多为外伤、手术或皮肤感染所致，对提示和证实被评估者的病史有重要价值。

6. 疝

腹部疝为腹腔内容物经腹壁或骨盆壁的间隙或薄弱部分向体表突出而形成。如脐疝多见于婴幼儿，成人可见于经产妇或有大量腹水的患者；股疝位于腹股沟韧带中部，多见于女性；腹股沟疝偏于腹股沟内侧，男性腹股沟斜疝可下降至阴囊。疝在直立位或咳嗽用力时明显，卧位时可缩小或消失，亦可用手还纳，有嵌顿时可引起急性腹痛。

7. 上腹部搏动

上腹部搏动大多由腹主动脉搏动传导而来，可见于正常人较瘦者。腹主动脉瘤及右心室增大者，均可见上腹部明显搏动。鉴别的方法是用拇指指腹贴于剑突下部，吸气时指尖部感到搏动为右心室增大引起，如呼气时指腹感到搏动明显，则为腹主动脉搏动。

（二）听诊

腹部听诊主要听取来自腹腔脏器、血管及肌肉运动产生的各种声音。评估应全面听诊腹部各区，尤其注意上腹部、脐部和右下腹。听诊内容主要有肠鸣音、振水音及血管杂音。妊娠 5 个月以上的孕妇可在脐下方听诊胎儿心音。

1. 肠鸣音

肠蠕动时，肠管内气体和液体随之流动，相互碰撞，产生一种柔和多变、断断续续的咕噜声，称肠鸣音。肠鸣音听诊可在全腹任何部位进行，但以脐部最清楚（图3-56）。听诊时应注意其频率、强度和音调，为准确评估肠鸣音的次数和性质，应在固定部位听诊至少 1 分钟，如未闻及肠鸣音，则应延长至闻及肠鸣音或听诊至少 5 分钟。正常情况下，肠鸣音 4~5 次/min，其频率、强度和音调变异较大，餐后频繁而明显。

（1）肠鸣音活跃：肠蠕动增强时，肠鸣音达 10 次/min 以上，音调不高亢者，见于饥饿状态、急性肠炎、服用泻药后或胃肠道大出血等。

（2）肠鸣音亢进：肠鸣音次数增多，且声音响亮、高亢甚至呈金属音，见于机械性肠梗阻。

（3）肠鸣音减弱：肠鸣音次数明显少于正常，或数分钟才听到一次肠鸣音，见于老年性便秘、腹膜炎、低钾血症及胃肠动力减弱等。

（4）肠鸣音消失：持续听诊 3~5 分钟以上仍未听到肠鸣音，或用手叩拍腹部仍不能闻及肠鸣音者。见于急性腹膜炎、麻痹性肠梗阻、低血钾等。

2. 振水音

嘱被检查者仰卧，检查者用耳凑近上腹部或将听诊器体件放于此处，同时以冲击触诊法连续迅速冲击患者上腹部，若听到气、液体撞击的声音，称为振水音(图3-57)。提示胃内有较多液体及气体存留，可见于正常人餐后或饮入大量液体，如在清晨空腹或餐后6~8小时以上仍出现振水音，常见于幽门梗阻、胃扩张等。

3. 血管杂音

正常人腹部无血管杂音，若闻及腹部血管杂音则有病理意义。腹部血管杂音分为动脉性血管杂音和静脉性血管杂音。

(1)动脉性杂音：呈喷射性杂音。中腹部的收缩期血管杂音常提示腹主动脉瘤或腹主动脉狭窄。前者可于该部触到搏动的包块；后者则搏动减弱，下肢血压低于上肢，严重者触不到足背动脉搏动。若收缩期血管杂音在左、右上腹，常提示肾动脉的狭窄，可见于年轻的高血压患者。当左叶肝癌压迫肝动脉或腹主动脉时，也可在包块部位听到吹风样杂音或在肿瘤部位听到轻微的连续性杂音。

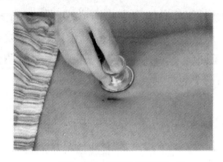

图3-56 肠鸣音听诊

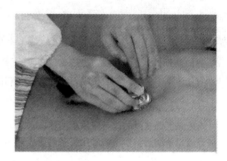

图3-57 振水音听诊

(2)静脉性杂音：静脉杂音为一种柔和、连续的嗡鸣声，常出现于脐周或上腹部。腹壁静脉曲张严重时，此音提示门静脉高压时的侧支循环形成。

高频考点 ▶ 1. 正常肠鸣音。
2. 肠鸣音改变及振水音出现的临床意义。

(三)叩诊

腹部叩诊可叩出某些脏器的大小、有无叩击痛、胃肠管充气情况、膀胱充盈程度、腹腔内有无积气积液和包块等。直接叩诊法和间接叩诊法均可用于腹部叩诊，一般多采用间接叩诊法。

1. 腹部叩诊音

正常人的腹部叩诊除肝、脾、增大的膀胱和子宫占据的部位以及两侧腹部近腰肌处叩诊为浊音或实音外，其余部位均为鼓音。肝、脾或其他实质性脏器极度增大、腹腔内肿瘤或大量腹腔积液时，鼓音范围缩小，病变部位可出现浊音或实音。胃肠高度胀气、人工气腹和胃肠穿孔时，鼓音范围可明显增大。

2. 肝脏叩诊

主要用来确定肝的位置、浊音界大小及有无叩击痛。

(1)肝上下界叩诊：采用间接叩诊法进行。叩肝上界时，嘱患者仰卧，平静呼吸，分别沿右锁骨中线、右腋中线和右肩胛角线，由肺区向下叩向腹部。当由清音转为浊音时，即为肝上界。此处相当于被肺遮盖的肝上缘，故又称肝相对浊音界，匀称体型者的正常肝上界位于右锁骨中线、右腋中线和右肩胛线分别为第5、7、10肋间。再向下叩1~2肋间，则浊音变为实音，此处的肝不再被肺覆盖而直接贴近胸壁，称肝绝对浊音界（亦为肺下界）。叩肝下界时，由腹部鼓音区沿右锁骨中线向上叩，由鼓音转为浊音处即为肝下界。匀称体型者的正常肝下界在右锁骨中线上位于右季肋缘下，相当于第10肋水平。肝上、下界之间的距离称为肝浊音区上下径，约为9~11 cm。肝上、下界与体型有一定关系，瘦长体型者肝上、下界均可低一个肋间，矮胖体型者的肝上、下界均可高一个肋间。

肝浊音界向上移位见于右肺纤维化、右下肺不张、腹腔巨大肿瘤、大量腹腔积液等；肝浊音界向下移位见于肺气肿、右侧张力性气胸等。肝浊音界扩大见于肝癌、肝脓肿、肝炎、肝瘀血和多囊肝等；肝浊音界缩小见于急性肝坏死、肝硬化晚期和胃肠胀气等；肝浊音界消失代之以鼓音者，多由于肝表面覆有气体所致，是急性胃肠穿孔的重要征象。

（2）肝区叩击痛：检查者左手掌平放于被检查者右季肋部肝区，右手半握拳，以轻至中等力量叩击左手手背。如被检查者感到疼痛即为叩击痛。正常人肝区无叩击痛。肝区叩击痛见于肝炎、肝脓肿、肝癌等。

3. 脾脏叩诊

脾脏叩诊价值不如触诊。脾浊音区的叩诊常采用间接叩诊法在左腋中线上进行。正常情况下在左腋中线第9~11肋之间可叩到脾浊音区，长度为4~7 cm，前方不超过腋前线。脾浊音区缩小或消失见于左侧气胸、胃扩张、肺气肿、鼓肠等。脾浊音区扩大见于各种原因所致的脾大。

4. 移动性浊音

移动性浊音是指因体位不同而出现浊音区变动的现象，当腹腔内有较多的液体潴留时，因重力关系，液体多潴积于腹腔的低处，故此处叩诊呈浊音；含气的肠管漂浮其上，叩诊呈鼓音。移动性浊音检查是发现腹腔内有无积液的重要方法。检查时，嘱被检查者仰卧，检查者从脐水平开始向左侧叩诊，当叩诊音由鼓音变为浊音时，检查者扳指固定不动，嘱被检查者右侧卧位，继续叩诊，该处浊音变为鼓音，再嘱被检查者右侧卧位，左侧腹部变为鼓音。这种因体位改变而出现腹部浊音区的变化的现象，称为移动性浊音阳性（图

二维码3-12

3-58）。正常人无移动性浊音。移动性浊音阳性提示腹腔内游离腹水超过1000 mL。见于右心衰竭、肝硬化、肾病综合征、宫外孕破裂大出血等。

腹腔积液应与巨大的卵巢囊肿鉴别：①卵巢囊肿患者由于肠管被卵巢囊肿压挤至两侧腹部，所以仰卧位时，叩诊浊音区在腹中部，鼓音区则在腹部两侧。②卵巢囊肿的浊音无移动性。

5. 肋脊角叩击痛

主要用于检查肾脏病变。被检查者取坐位或侧卧位，检查者用左手掌平放在肋脊角处（肾区），右手半握拳用由轻到中等的力量叩击左手手背。正常人无叩击痛，肾炎、肾盂肾炎、肾周围炎及脓肿、肾结石及肾结核时，肾区有不同程度的叩击痛（图3-59）。

6. 膀胱叩诊

叩诊在耻骨联合上方从上往下叩诊膀胱区，可以判断膀胱的充盈程度。膀胱空虚时，因小肠位于耻骨上方遮盖膀胱，故叩诊呈鼓音，叩不清膀胱轮廓。当膀胱内有尿液充盈时，在

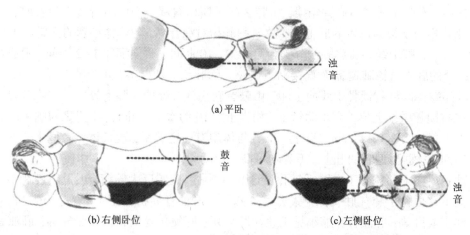

(a) 平卧

(b) 右侧卧位　　　　　　　　　　　　(c) 左侧卧位

图 3-58　腹部移动性浊音的叩诊

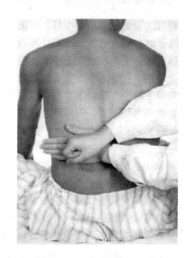

图 3-59　肋脊角叩击痛

耻骨联合上方叩诊呈圆形浊音区。当尿液排出后，则耻骨联合上方的浊音区转为鼓音，提示为尿液潴留所致的膀胱增大。借此可以与妊娠子宫、卵巢囊肿或子宫肌瘤时在膀胱区出现浊音相鉴别。

高频考点▶
1. 肝浊音界变化的临床意义。
2. 移动性浊音。

案例导入

患者男，30岁。反复上腹痛10余年，加重10天伴全腹痛2小时就诊，近10天来每天夜间出现上腹痛，2小时前患者突然出现上腹剧痛，迅速蔓延全腹。查体：急性面容，面色苍白，出冷汗，仰卧位，两下肢屈曲，腹壁紧张呈板状，全腹压痛、反跳痛阳性，肝浊音界缩小，肠鸣音增强。初步诊断为十二指肠溃疡并穿孔，急性弥漫性腹膜炎。

思考：根据患者腹部检查结果可考虑何种疾病？

(四)触诊

触诊是腹部检查的主要方法，可进一步确定视诊、听诊、叩诊所见。触诊时，患者充分暴露腹部，一般采取仰卧位，头垫低枕，两臂自然置于躯干两侧，两腿屈起并稍分开，使腹肌放松。嘱患者张口作缓慢的腹式呼吸。检查者站在患者右侧，面对患者，前臂应与其腹部表面在同一水平。触诊时，手应温暖，动作要轻柔。先全腹触诊，后脏器触诊。

知识链接

腹部触诊技巧

部分患者因紧张、敏感或怕痒致触诊时腹肌紧张，影响触诊效果。此时，护士可边触诊边与患者交谈，以分散其注意力，并且，触诊时应先将全手掌放于患者腹壁上，使其适应片刻，然后再进行触诊。

高频考点 ▶ 　1.麦氏点、胆囊点的部位及压痛的临床意义。
　　　　　　　　2.腹膜刺激征的概念及临床意义。

全腹触诊时，按由下而上、先左右后、由浅入深的原则进行。一般自左下腹开始沿逆时针方向至右下腹，再至脐部，依次检查腹部各区。触诊有明确病变者，应先触诊健康部位，再逐渐移向病变区域，以免造成患者错误的感受。边触诊边观察患者的反应和表情。浅触诊时，用手指掌面轻触腹壁，使腹壁压陷 1 cm，用于发现腹壁的紧张度、浅表的压痛、包块、搏动和腹壁上的肿物如皮下脂肪瘤、结节等。深触诊时，主要使用深压触诊、滑动使腹壁和双手触诊，腹壁压陷至少在 2 cm 以上，甚至达 4~5 cm 以上，以探知腹部深部病变的压痛和反跳痛、脏器或肿块的形态和大小。

1.腹壁紧张度

用浅部触诊法进行评估，正常人腹壁有一定张力，但触之柔软，较易压陷，称为腹壁柔软。某些病理情况可使全腹壁或局部腹壁紧张度增加或减弱。

(1)腹壁紧张度增加：依范围将腹壁紧张分为全腹壁紧张度增加和局部腹壁紧张度增加。

1)全腹壁紧张度增加：主要由于腹膜炎症刺激引起腹肌痉挛所致，也可因腹腔内容物增加(如腹内积气、腹腔积液或巨大腹腔肿块等)导致张力增高所引起，但后者无肌痉挛和压痛。腹肌痉挛引起的全腹壁紧张程度增加常见于以下两种情况。

①急性胃肠穿孔或实质性脏器破裂致急性弥漫性腹膜炎，其特点是腹壁明显紧张，触之硬如木板，称板状腹。

②结核性腹膜炎、癌性腹膜炎及其他慢性病变对腹膜刺激缓和，且有腹膜增厚和肠管、肠系膜粘连，故触诊腹壁柔韧而有抵抗，不易压陷，称为揉面感或柔韧感。

2)局部腹壁紧张度增加：常因该处腹内脏器炎症波及腹膜而引起，如右下腹肌紧张见于急性阑尾炎，右上腹肌紧张见于急性胆囊炎。

(2)腹壁紧张度减低：多因腹肌张力减低或消失所致，表现为按压时腹壁松软无力、失去弹性。全腹壁紧张度减低，常见于经产妇、年老体弱、腹肌发育不良、盆腔脏器炎症、慢性消耗性疾病等。局部腹壁紧张度减低临床较为少见，见于局部的腹肌瘫痪或缺陷。

2. 压痛及反跳痛

（1）压痛：正常腹部触摸时不引起疼痛，重按时仅有一种压迫感。若由浅入深触压腹部引起疼痛者，称腹部压痛。腹部脏器的炎症、瘀血、肿瘤、破裂、扭转以及腹膜的刺激等均可引起腹部压痛。出现压痛的部位，常为病变所在部位。如右上腹压痛多见于肝胆疾病，左上腹压痛多见于胃部疾病，右下腹压痛多见于盲肠、阑尾、女性右侧卵巢及男性右侧精索病变等。

压痛局限于一点，称压痛点。一些位置固定的压痛点常反映特定的疾病，常见的压痛点有：①胆囊压痛点：位于右腹直肌外缘与肋缘交界处，为胆囊病变的标志。②阑尾压痛点：位于脐与右髂前上棘连线中、外 1/3 交界处（McBurney 点）压痛为阑尾病变的标志。

（2）反跳痛：当触诊腹部出现压痛时，按压的手指仍压于原处并停留片刻，使压痛感觉趋于稳定，然后迅速将手抬起，此时患者如感觉疼痛骤然加重，常伴有痛苦表情或呻吟，称为反跳痛。反跳痛是腹膜壁层受炎症累及的征象，见于急、慢性腹膜炎。

压痛、反跳痛、腹肌紧张合称为腹膜刺激征，是急性腹膜炎的可靠体征。

案例分析

> 患者取仰卧位，两下肢屈曲，腹壁紧张呈板状，全腹压痛、反跳痛阳性为急性弥漫性腹膜炎的典型体征，有助于诊断。

3. 腹部肿块

用浅部触诊法和深部滑行触诊法进行检查。腹部肿块可来源于腹腔或腹壁，见于脏器发生肿大或异位、肿瘤、囊肿、炎性肿块、肿大的淋巴结及肠内粪块等。如触到肿块时应注意其部位、大小、形态、质地、压痛、搏动、移动度及与邻近组织的关系等。如：有显著压痛的包块多为炎性；恶性肿瘤大多形态不规则、表面凹凸不平且质地坚硬。

二维码3-13

4. 肝脏触诊

肝脏触诊时，除保持腹壁放松外，应嘱被检查者做深而均匀的腹式呼吸，以使肝脏随膈肌运动而上下移动。

高频考点 ▶
1. 肝脏触诊的方法及内容。
2. 肝脏肿大的临床意义。
3. Murphy 征。

（1）触诊方法：包括单手触诊法、双手触诊法和钩指触诊法。

1）单手触诊法：较为常用，检查者将右手平放于右锁骨中线上肝下缘的下方，四指并拢，掌指关节和腕关节自然伸直，示指前端的桡侧与肋缘平行地放在被检查者脐水平的右侧，以掌指关节及腕关节运动，自下而上，紧密配合被检查者的呼吸运动进行触诊（图3-60）。被检查者深呼气时，腹壁松弛下陷，检查者将手指压向腹壁深处；深吸气时，腹壁隆起，手指向前上迎触下移的肝缘；如此反复，逐渐向肋缘移动，直到触及肝下缘或右肋缘为止。以同样的方法于前正中线上触诊肝左叶。如检查腹腔积液患者，可用冲击触诊法。

2）双手触诊法：检查者右手放置位置及检查方法同单手触诊法，用左手托起被检查者的右下胸部，拇指张开置于右肋缘上。触诊时左手向上方托起，使肝下缘紧贴前腹壁，同时吸气时限制右下胸扩张，以增加膈下移的幅度，下移的肝脏易碰到右手指（图 3-61）。

3）钩指触诊法：适用于儿童和腹壁薄软者，检查者站于患者右肩旁，面向其足部，将右手掌放在其右前胸下部，右手第 2~5 指弯成钩状，嘱患者做深呼吸动作，检查者随其吸气而更进一步屈曲指关节，以迎触肝下缘。

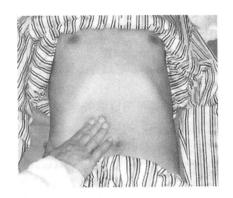

图 3-60 肝脏单手触诊法

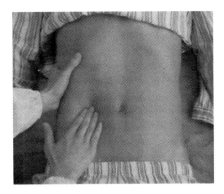

图 3-61 肝脏双手触诊法

（2）触及肝脏时，应注意其大小、质地、表面状态及边缘、有无压痛和搏动。

1）大小：正常的肝脏一般在肋缘下触不到，少数腹壁松弛或体瘦者在深吸气时可触及肝下缘，如能触及肝下缘，则在平静呼吸时测量肝的大小，即测量右锁骨中线上肝右叶下缘至右肋缘的距离及前正中线上肝左叶下缘至剑突下的距离。正常在右肋缘下 1 cm 和剑突下 3 cm 以内。如超过上述标准，可能是肝肿大或肝下移。两者可通过叩诊肝界的方法鉴别，如肝上界降低，肝上下径正常，为肝下移；如肝上界正常或升高则提示肝大。

肝肿大分为弥漫性肿大和局限性肿大。弥漫性肿大多见于肝炎、肝瘀血、脂肪肝、早期肝硬化、白血病、血吸虫病等；局限性肿大见于肝肿瘤、肝囊肿及肝脓肿等。肝下移见于肺气肿、右侧胸腔大量积液等。

2）质地：肝脏质地分为质软、质韧、质硬三个等级，见表 3-6。

表 3-6 肝脏质地特点及临床意义

质地特点	临床意义
质软，如触口唇	正常肝脏
质韧，如触鼻尖	急性肝炎、肝瘀血、脂肪肝等
质硬，如触前额	肝硬化、肝癌等

3）表面状态及边缘：正常肝脏表面光滑，边缘整齐，厚薄一致。肝边缘圆钝，见于脂肪肝、肝瘀血；肝表面不光滑，呈均匀的小结节状，边缘不整且较薄者，见于肝硬化；肝表面呈粗大不均匀的结节状，边缘薄厚不一者，见于肝癌；肝表面呈大块状隆起者，见于肝脓肿、肝包囊虫病、巨块型肝癌等。

4）压痛：正常肝无压痛。若肝包膜有炎症反应或因肝肿大肝包膜受牵拉时，则有压痛。弥漫性轻度压痛见于急性肝炎、肝瘀血；局限性剧烈压痛见于较浅表的肝脓肿。

5）搏动：正常肝触不到搏动。如触及肝搏动，应区分是扩张性搏动还是传导性搏动。扩张性搏动为肝脏本身的搏动，见于三尖瓣关闭不全，由于右心室的收缩搏动通过右心房、下腔静脉而传导至肝脏，使其呈扩张性，如置两手掌于肝脏左右叶上面，即可感到两手被推向两侧的感觉，称为扩张性搏动。传导性搏动系因肝脏传导了其下面的腹主动脉的搏动所致，故两手掌置于肝脏表面有被推向上的感觉。

二维码3-14

4.胆囊触诊

正常情况下，胆囊隐藏在肝脏的胆囊窝内，不能触及。

（1）胆囊肿大：肿大的胆囊超过肝缘或肋缘时，可在右肋缘下腹直肌外缘处口触及，肿大的胆囊呈梨形或卵圆形，张力较高，随呼吸而上下移动。若肿大的胆囊呈囊性感且有明显压痛，见于急性胆囊炎；呈囊性感但无压痛者，见于胆囊积水、壶腹周围癌；若胆囊呈实性肿大，见于胆囊结石或胆囊癌。

（2）胆囊触痛与 Murphy 征阳性：若急性胆囊炎肿大的胆囊未超过肋缘，此时虽不能触及胆囊，但可探测胆囊触痛。检查者将左手平放在患者的右肋缘部位，以拇指指腹勾压于右肋缘与腹直肌外缘交界处（胆囊点），然后嘱患者深吸气。若吸气过程中因剧烈的疼痛而致吸气终止，称为 Murphy 征阳性（图 3-62）。

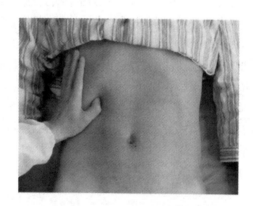

图 3-62　Murphy 征检查方法

5.脾脏触诊

正常情况下脾脏位于左季肋区，相当于 9~11 肋的深面，肋缘下不能被触及。触及脾时，应注意大小、质地、表面情况、有无压痛及摩擦感等。

（1）触诊方法：可用单手触诊或双手触诊。单手触诊法，患者取平卧位，手法同肝脏触诊。此法适用于触诊明显肿大且位置表浅的脾脏。双手触诊法在脾脏触诊中较为常用，触诊时患者仰卧，屈膝屈髋，检查者左手绕过被检查者的腹前方，手掌置于左侧后胸壁第 9~11 肋处，将脾脏由后向前托起，右手平置于脐部，与左肋弓大致呈垂直方向，配合呼吸，迎触脾脏，直至触及脾缘或左肋缘为止。此法适用于触诊脾脏肿大不明显、位置较深的脾脏。当脾脏轻度肿大而仰卧位不易触到时，可嘱患者取右侧卧位，双下肢屈曲，此时双手触诊则容易触到（图3-63）。

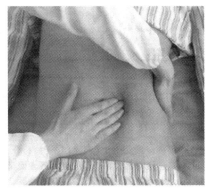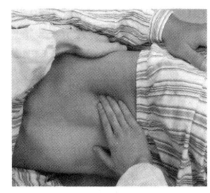

(a)仰卧位　　　　　　　　　　　　　　　(b)右侧卧位

图3-63　脾脏双手触诊法

（2）脾大的分度及临床意义：正常脾脏在肋缘下不能触及，临床上根据脾下缘至肋缘下的距离，将脾大分为轻度、中度和高度。

1）轻度：脾下缘不超过肋下3 cm，常见于急慢性肝炎、伤寒、急性疟疾、感染性心内膜炎等；

2）中度：脾下缘超过肋下3 cm但在脐水平线以上者，见于肝硬化、淋巴瘤、系统性红斑狼疮等；

3）高度：脾下缘超过脐水平线或向右超过前正中线，也称巨脾。脾脏触诊表面光滑者常见于慢性粒细胞性白血病、慢性疟疾等，表面不光滑而有结节者见于淋巴肉瘤和恶性组织细胞病。

（3）脾大的测量法：除内脏下垂、左侧胸腔积液或积气等致膈肌下降使脾脏随之向下移位在深吸气时可于肋缘下触及脾脏边缘外，凡触及脾脏则提示脾大。临床上多采用三线测量法描述脾脏的大小，以厘米为单位（图3-64）。

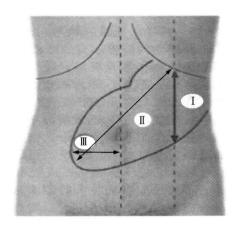

图3-64　脾大测量示意图

1) Ⅰ线(甲乙线)：指左锁骨中线与左肋缘交点至脾下缘的距离。脾脏轻度肿大时只做此线测量。

2) Ⅱ线(甲丙线)：指左锁骨中线与左肋缘交点至脾尖最远点的距离。

3) Ⅲ线(丁戊线)：脾右缘与前正中线的距离。如脾增大向右越过正中线，则测量脾右缘至正中线的最大距离，以"+"表示；未超过前正中线则测量脾右缘与前正中线的最短距离，以"-"表示。

6. 肾触诊

一般采用双手触诊法。触诊右肾时，检查者以左手托起被检查者右腰部，右手掌平放在右上腹部，手指方向大致平行于右肋缘而稍横向，于被检查者吸气时双手夹触肾。如触到光滑钝圆的脏器，可能为肾下极。如能在双手间握住更大部分，则略能感知其蚕豆状外形，握住时被检查者常有酸痛或类似恶心的不适感。触诊左肾时，左手绕过被检查者前方而托住左腰部，右手放置位置及检查方法同右肾触诊。

正常人肾一般不易触及，有时可触到右肾下极。深吸气时若能触到1/2以上的肾即为肾下垂。肾下垂明显并能在腹腔各个方向移动称为游走肾。肾增大见于肾盂积水或积脓、肾肿瘤、多囊肾等。肾盂积水或积脓时，肾的质地柔软富有弹性，有时有波动感。肾不规则形增大，呈囊性感，见于多囊肾。表面不平，质地坚硬，见于肾肿瘤。

当肾和尿路有炎症或其他疾病时，可在一些部位出现压痛点(图3-65)：①季肋点：在第10肋骨前端(右侧位置稍低)，相当于肾盂位置。②上输尿管点：在脐水平线上腹直肌外缘处。③中输尿管点：在髂前上棘水平腹直肌外缘处，相当于输尿管第二狭窄部位。④肋脊点：背部第十二肋骨与脊柱夹角(肋脊角)的顶点。⑤肋腰点：第十二肋骨与腰肌外缘的夹角(肋腰角)顶点。季肋点压痛提示肾脏病变。上、中输尿管压痛提示输尿管结石、结核或炎症。肋脊点和肋腰点压痛是肾盂肾炎、肾脓肿和肾结核等肾脏炎性疾病的常见体征。

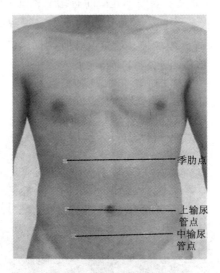

图3-65　肾区、输尿管压痛

7. 膀胱触诊

正常膀胱空虚时，位于盆腔内，不易触及；当膀胱充盈时，超出耻骨联合上缘，可在下腹部触及。一般采用单手滑行触诊法，被检查者仰卧屈膝，检查者以右手自脐开始向耻骨方向触摸。若触及扁圆或圆形囊性感的包块，不能用手推移，按压时有尿意，排尿或导尿后缩小或消失，为尿潴留导致的膀胱肿大。常见于尿路梗阻、脊髓病、昏迷、腰椎或骶椎麻醉后、手术后局部伤口疼痛等。

8.液波震颤

腹腔内有大量游离液体时，嘱被检查者取仰卧位，检查者以一手掌面置于被检查者一侧腹壁，另一手四指并拢屈曲，用指端叩击对侧腹壁，如有大量液体存在，则贴于腹壁的手掌有被液体波动冲击的感觉，即波动感，又称液波震颤。检查较肥胖者时，为防止腹壁本身的震动传至对侧，可让另一人将手掌尺侧缘压于脐部腹中线上，可阻止腹壁本身的震动传导（图3-66）。此法不如移动性浊音敏感，当腹腔积液达3000~4000 mL以上时方可查出。

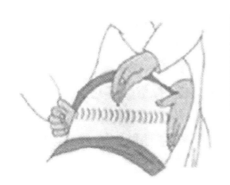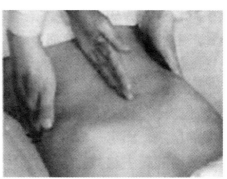

图3-66　液波震颤检查方法

课后思考与练习

1.腹部检查方法以哪种最为重要(　　)

A.视诊　　　　　　　B.触诊　　　　　　　C.听诊

D.叩诊　　　　　　　E.嗅诊

2.腹部检查下列哪项错误(　　)

A.振水音见于幽门梗阻

B.肋下扪及肝脏提示肝肿大

C.正常人不能扪及脾脏

D.肠鸣音消失可见于急性腹膜炎

E.正常人可触到腹主动脉搏动

3.上腹部出现明显胃蠕动波，常见于下列哪项(　　)

A.急性胃炎　　　　　B.慢性胃炎　　　　　C.胃癌

D.溃疡病　　　　　　E.幽门梗阻

4.腹部触诊内容不包括(　　)

A.压痛及反跳痛　　　B.腹肌紧张度　　　　C.振水音

D.移动性浊音　　　　E.液波震颤

5. 检查一腹壁静脉曲张患者,脐以上血流方向由下至上,脐以下血流由上至下。该患者符合下列哪项( )

A. 上腔静脉阻塞   B. 下腔静脉阻塞   C. 门静脉阻塞

D. 髂内静脉阻塞   E. 髂外静脉阻塞

6. 腹部揉面感最多见于( )

A. 胃穿孔   B. 腹腔内出血   C. 急性弥漫性腹膜炎

D. 结核性腹膜炎   E. 急性阑尾炎

7. 下列哪项不会出现振水音( )

A. 正常人餐后1小时   B. 幽门梗阻   C. 正常人清晨空腹

D. 胃扩张   E. 正常人大量饮水后

8. 关于腹部叩诊,下列叙述哪项正确( )

A. 正常腹部叩诊均为鼓音

B. 正常腹部叩诊除肝脾所在部位外,均为鼓音

C. 胃肠穿孔时,肝绝对浊音区扩大

D. 腹部叩诊音包括鼓音、浊音、过清音

E. 肺气肿肝浊音界上移

9. 下列哪种病变可使肝浊音界下移( )

A. 肺不张   B. 肺气肿   C. 肺炎链球菌肺炎

D. 肝硬化   E. 肝脓肿

10. 腹部移动性浊音阳性,游离腹水量至少达( )

A. 300 mL   B. 500 mL   C. 800 mL

D. 1000 mL   E. 1500 mL

11. 下列哪种情况出现肝浊音界消失( )

A. 气胸   B. 急性肝坏死   C. 急性胃肠穿孔

D. 肝癌   E. 肺气肿

12. 肠鸣音消失常见于( )

A. 大量腹水   B. 机械性肠梗阻   C. 巨大卵巢囊肿

D. 肠麻痹   E. 急性胆囊炎

13. 患者男,35岁,上腹部反复发作性疼痛10年,近来上腹疼痛的规律性消失,且出现持续的剧烈上腹痛及腰背痛,背部明显压痛。该患者最可能的诊断是( )

A. 胃溃疡活动期   B. 胃黏膜脱垂   C. 十二指肠溃疡活动期

D. 胃癌   E. 穿透性溃疡

14. 患者男,46岁,全腹剧痛10小时,腹部检查发现腹式呼吸运动减弱,腹部稍隆起,触诊全腹腹肌紧张,压痛和反跳痛。该患者最有可能的诊断是( )

A. 急性腹膜炎   B. 急性阑尾炎   C. 急性胰腺炎

D. 门静脉性肝硬化   E. 结核性腹膜炎

15. 患者男,26岁,腹部剧烈阵发性绞痛3小时,伴呕吐,腹部检查发现肠鸣音8次/min,伴金属音。该患者最有可能的诊断为( )

A. 血管性肠梗阻   B. 机械性肠梗阻   C. 急性胃肠炎

D.急性胃肠出血　　　　　　E.麻痹性肠梗阻

16.患者女，27岁。因上腹部胀痛不适，清晨未进食来院就诊，检查发现上腹部有振水音。该患者最可能是（　　）

A.正常情况　　　　　　B.胃内大量液体潴留　　　　　C.腹腔内有大量液体

D.胃内有大量气体　　　E.腹腔内有气体

17.患者男，55岁，腹部体查：肝剑突下5 cm，边缘不整，坚硬，有压痛，表面有结节感，可闻及血管杂音。该患者最可能拟诊为（　　）

A.肝左叶癌　　　　　　B.肝血管瘤　　　　　　　　C.肝血吸虫病

D.腹主动脉瘤　　　　　E.胰腺囊肿

18.患者男，12岁，持续高热4天。体查：心前区隆起，可见心脏搏动，胸骨左缘第3、4肋间可触及收缩期震颤，肝未扪及，脾左肋下2 cm，质软，无压痛。该患者脾肿大最可能的病因是（　　）

A.伤寒　　　　　　　　B.急性疟疾　　　　　　　　C.亚急性感染性心内膜炎

D.粟粒性结核　　　　　E.败血症

第八节 肛门、直肠与生殖器检查

学习目标

1.熟悉肛门、直肠与生殖器检查时常采取的体位与适用范围。

2.了解肛门、直肠检查的方法及内容。

案例导入

患者，女，40岁，公务员，便秘多年，与1天前发现排便时肛门疼痛，有柔软包块突出肛门外，大便后有鲜血滴出，呈点滴状。入院诊断为内痔嵌顿，Ⅰ度肛裂。

思考：该患者肛门口包块为何原因所致？如何进行肛门部位评估？

一、肛门、直肠检查

直肠全长12~15 cm，下连肛管，肛管在体表的开口为肛门，位于会阴中心与尾骨尖之间。肛门与直肠的检查以视诊和触诊为主，必要时辅以内镜检查。

（一）检查体位

肛门与直肠的检查方法简便，常能发现很多有价值的体征，检查时应根据需要，协助患者采取适当的体位，常见的检查体位有如下几种。

1.左侧卧位

被检查者取左侧卧位，左腿伸直，右腿向腹部屈曲，臀部靠近检查台右边（图3-67），检查者位于其背面检查。此体位适用于重症体弱者或女性患者的检查。

2. 肘膝位

被检查者两肘关节屈曲,置于检查床上,胸部尽量靠近床面,两膝关节屈曲成直角跪于检查床上,臀部抬高(图3-68)。此体位最常用,适用于前列腺、精囊疾病的检查及乙状结肠镜检、直肠镜检等。

3. 仰卧位或截石位

被检查者仰卧于检查床上,臀部垫高,两腿屈曲、抬高并外展。此体位适用于膀胱直肠窝的检查,也可进行直肠双合诊以检查盆腔脏器病变情况。

4. 蹲位

被检查者下蹲呈排便姿势,屏气用力。此体位适用于检查直肠脱垂、内痔及直肠息肉等。

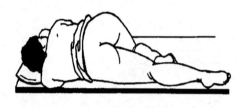

图 3-67　左侧卧位

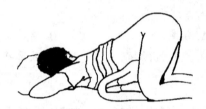

图 3-68　肘膝位

肛门与直肠检查的结果及其病变部位按时钟方向记录,并要注明检查时所采取的体位,如肘膝位病变在肛门后正中点为12点钟,前正中点为6点钟,而仰卧位时时钟位则与此恰好相反。

(二) 视诊

检查者用手将患者臀部分开,观察肛门及其周围皮肤颜色及皱褶。正常肛门四周皮肤颜色较深,皱褶呈放射状。常见的肛门、直肠视诊异常结果如下。

1. 肛门瘢痕及红肿

肛门有创口或瘢痕,见于外伤与手术;肛门周围红肿及压痛,见于肛门周围脓肿。

2. 肛裂

是肛管齿状线以下深达皮肤全层的纵行及梭形裂口或感染性溃疡,视诊可见肛门有裂口,称为肛裂,可有明显触痛。患者自觉疼痛,以排便时明显,粪便周围可附有少量鲜血。

3. 痔

是直肠下端黏膜下或肛管边缘皮下的静脉丛扩大和曲张所致的静脉团。患者常有大便带血、痔块脱出、疼痛或瘙痒感。痔分为内痔、外痔和混合痔三种。内痔位于齿状线以上,表面被直肠下端黏膜所覆盖,在肛门内口可查到柔软的紫红色包块,排便时可突出肛门口外;外痔位于齿状线以下,表面被肛管皮肤所覆盖,在肛门外口可见紫红色柔软包块,外痔患者常感觉疼痛;混合痔位于齿状线上、下,兼有内、外痔的表现。

4. 肛门直肠瘘

简称肛瘘,是直肠、肛管与肛门周围皮肤相同的瘘管。检查时在直肠或肛管内可见瘘管的内口,瘘管经过肛门软组织开口于肛门周围皮肤,有时有脓性分泌物流出。肛瘘多因肛管或直肠周围脓肿与结核所致,不易愈合。

5. 直肠脱垂

又称脱肛。是指肛管、直肠甚至乙状结肠下段,部分或全层肠壁向外翻而脱出于肛门外。检查时让患者取蹲位屏气做排便动作时,在肛门外可看到紫红色球状突出物,停止排便动作时突出物可回复至肛门内,为直肠部分脱垂;若突出物呈椭圆形块状物,表面有环形皱襞,停止排便动作时突出物不易回复,则为直肠完全脱垂。

二维码3-15

(三)触诊

肛门、直肠的触诊通常称肛诊或直肠指诊。触诊时,被检查者根据检查目的可取左侧卧位、平卧位或膝胸卧位,检查者右手示指戴指套或手套,涂以适量润滑剂,将示指置于肛门外口轻轻按摩,待患者适应且肛门括约肌放松后,再徐徐插入肛门、直肠内(图3-69)。先检查肛门及括约肌的紧张度、再检查肛管及直肠的内壁有无触痛及黏膜是否光滑、有无肿块及搏动感。男性可触诊前列腺,女性可检查子宫颈、子宫、输卵管等,必要时配用双合诊。指套取出时注意观察有无血液、黏液或脓液,必要时取其涂片进行显微镜检查或细菌检查,以明确诊断。

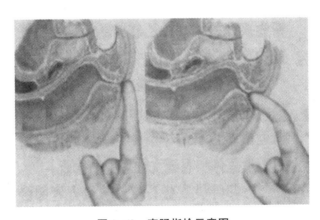

图3-69 直肠指检示意图

直肠指检时直肠剧烈触痛者见于肛裂和感染;触痛伴有波动感见于肛门、直肠周围脓肿;直肠内触及柔软、光滑而有弹性的肿物多为直肠息肉;触及坚硬、凹凸不平的包块多为直肠癌。若直肠病变病因不明,应结合直肠镜或乙状结肠镜检查。

二、男性生殖器检查

男性生殖器包括阴茎、阴囊、前列腺及精囊等。检查时应充分暴露外阴部,双下肢取外展位,采用视诊和触诊相结合的方法,先检查外生殖器(阴茎及阴囊),后检查内生殖器(前列腺及精囊)。

三、女性生殖器检查

女性生殖器包括内生殖器和外生殖器,检查方法有视诊、触诊和阴道窥器检查。一般女性患者不常规进行生殖器检查,如有适应证或疑有妇产科疾病时应进行此项检查。具体方法和内容详见《妇产科护理学》。

课后思考与练习

1.肛门、直肠视诊可见到的病变,例外的是(　　　)

A.外痔　　　　　　　　B.肛裂　　　　　　　　C.肛门狭窄

D.直肠息肉　　　　　　E.肛门闭锁

2.适用于评估盆腔脏器和病变的体位是(　　　)

A.蹲位　　　　　　　　B.端坐位　　　　　　　C.肘膝位

D.左侧卧位　　　　　　E.仰卧位或截石位

3.直肠肛周脓肿者,检查可见(　　　)

A.直肠剧烈触痛

B.直肠触痛伴有波动感

C.直肠内触及柔软、光滑而有弹性的包块

D.直肠内触及坚硬凹凸不平的包块

E.指诊后指套带有黏液、脓血或血块

4.患者男,69岁。因尿频、排尿无力、夜尿增多5年就诊,诊断为良性前列腺增生。检查前列腺时,患者应采取何种体位(　　　)

A.仰卧位　　　　　　　B.俯卧位　　　　　　　C.肘膝位

D.右侧卧位　　　　　　E.左侧卧位

5.患者女,26岁。患痔疮1年,近半个月来病情加重,每次大便后滴3~5 mL鲜血,伴行坐困难、食欲下降。检查肛门、直肠时,患者应采取何种体位(　　　)

A.肘膝位　　　　　　　B.蹲位　　　　　　　　C.左侧卧位

D.截石位　　　　　　　E.俯卧位

第九节　脊柱与四肢检查

学习目标

> 1.了解脊柱和四肢病变的主要临床表现。
> 2.熟悉脊柱与四肢检查的内容。
> 3.掌握脊柱与四肢的检查方法、异常改变及其临床意义。

案例导入

> 患者，男，50岁，出租车司机，近1个月来出现腰部疼痛，伴左下肢疼痛，行走困难，经检查后考虑"腰椎间盘突出症"。
>
> 思考：该患者在脊柱四肢检查方面是否会存在相应的异常体征？

一、脊柱检查

脊柱是维持人体正常姿势、支撑体重的重要支柱，也是躯体活动的枢纽，同时起着保护脊髓的重要作用。脊柱由7个颈椎、12个胸椎、5个腰椎、4个尾椎组成。脊柱病变主要表现为疼痛、姿势或形态异常及活动受限。脊柱检查时，被检查者可取坐位或立位，按视诊、触诊、叩诊的顺序进行。检查内容包括脊柱的弯曲度、活动度及有无畸形、压痛、叩击痛等。

知识链接

脊柱的体表定位

1. 第7颈椎棘突在颈前屈时特别明显。

2. 将双上肢垂于体侧，两肩胛冈内侧连线通过第3胸椎棘突，棘突下缘约平于第3、4胸椎间隙；两肩胛下角的连线通过第7胸椎棘突，相当于第8胸椎椎体。

3. 双侧髂嵴最高点的连线一般通过第4腰椎椎体下部或第4、5椎体间隙。双侧髂后上棘的连线，通过第5腰椎与第1骶椎棘突之间。

(一)视诊

1. 脊柱的弯曲度

(1)生理性弯曲：正常人直立时，脊柱从侧面观察有四个弯曲(呈S形弯曲)，即颈椎段稍向前凸、胸椎段稍向后凸、腰椎段明显向前凸、骶椎明显向后凸，称为生理性弯曲。患者取立位或坐位，身体稍向前倾，检查者从后面观察脊柱有无侧弯，或用示指、中指或拇指沿脊椎棘突以适当的压力自上而下划压，观察划压后皮肤出现的一条红色充血痕是否有侧弯。此外，应侧面观察脊柱形态，了解有无脊柱前后凸出畸形。

高频考点▶ 脊柱变形、压痛、叩击痛的临床意义。

(2)病理性变形

1)颈椎变形：需观察自然姿势下颈部有无异常，如立位时有无侧偏、前屈、过度后伸和僵硬感。颈侧偏常见于先天性斜颈，患者头向一侧倾斜，患侧胸锁乳突肌隆起。

2)脊柱前凸：是指脊柱过度向前凸出性弯曲。多发生在腰椎部位，脊柱前凸时腹部明显向前凸出，臀部明显向后凸出。多见于晚期妊娠、大量腹水、腹腔巨大肿瘤、第5腰椎向前滑脱、先天性髋关节后脱位及髋关节结核等。

3) 脊柱后凸：是指脊柱过度后弯，也称驼背。多发生于胸段，脊柱后凸时前胸凹陷，头颈部前倾。小儿脊柱后凸，多因佝偻病所致；青少年脊柱后凸，多为结核病所致，病变常发生在胸椎下段及腰段；成年人脊柱胸段呈弧形后凸，多见于强直性脊柱炎；老年人脊柱后凸，多发生于胸段上半部，是由于骨质退行性变，导致胸椎椎体压缩而成。

4) 脊柱侧凸：是指脊柱离开后正中线向左或右偏曲。脊柱侧凸严重者可出现肩部及骨盆畸形。根据侧凸发生部位分为胸段侧凸、腰段侧凸及胸腰段联合侧凸；根据侧凸性质分为姿势性和器质性两种。姿势性侧凸无脊柱结构异常，侧凸早期脊柱曲度尚未固定，改变体位可使侧凸得以纠正，见于儿童发育期坐、立姿势不端正、一侧下肢明显短于另一侧、坐骨神经痛及脊髓灰质炎后遗症等。器质性侧凸的特点是改变体位不能使侧凸得到纠正，见于先天性脊柱发育不全、肌肉麻痹、营养不良、慢性胸膜肥厚、胸膜粘连及肩部或胸廓畸形等。

二维码3-16

2. 脊柱活动度

正常人脊柱有一定的活动度，但各部位活动范围明显不同，其中颈椎与腰椎活动范围最大，胸椎活动度较小，骶椎、尾椎几乎无活动性。颈段、胸段、腰段的活动范围参考值见表3-7。

检查脊柱活动度时，让被检查者作前屈、后伸、侧弯、旋转等动作，以观察脊柱的活动情况及有无异常改变。检查颈椎活动度时应固定被检查者双肩，使躯干不参与运动；检查腰椎活动度时，应固定被检查者臀部，使髋关节不参与运动。已有脊柱外伤可疑骨折或关节脱位时，应避免脊柱活动度检查，以防止损伤脊髓。

脊柱活动受限表现为各段活动度不能达到正常范围，出现疼痛或僵直。脊柱颈椎段活动受限见于颈部肌纤维组织炎及韧带劳损、颈椎病、结核或肿瘤所致颈椎骨质破坏，颈椎骨折或关节脱位等。脊柱腰椎段活动受限见于腰部肌纤维组织炎及韧带劳损、腰椎椎管狭窄、椎间盘脱出、腰椎结核或肿瘤、腰椎骨折或脱位等。

表 3-7　颈、胸、腰椎及全脊柱活动范围

	前屈	后伸	左右侧弯	旋转度（一侧）
颈椎	35°~45°	35°~45°	45°	60°~80°
胸椎	30°	20°	20°	35°
腰椎	75°~90°	30°	20°~35°	30°
全脊柱	128°	125°	73.5°	115°

（二）触诊

被检查者取端坐位，身体稍向前倾，检查者以右手拇指从枕骨粗隆开始自上而下逐个按压脊椎棘突及椎旁肌肉，观察有无压痛。正常人每个棘突及椎旁肌肉均无压痛。若有压痛提示相应部位可能有病变，如脊柱结核、椎间盘脱出、脊柱外伤或骨折等；若椎旁肌肉有压痛常为腰背肌炎或劳损。

(三) 叩诊

脊柱叩击痛的方法包括直接叩击法和间接叩击法。直接叩击法是检查者用手指或叩诊锤直接叩击各椎体的棘突，观察有无疼痛，主要用于胸椎与腰椎的检查，但是颈椎疾病，尤其是颈椎骨关节损伤时，一般不用此方法检查。间接叩诊法是嘱被检查者取坐位，检查者将左手掌置于被检查者头部，右手半握拳用小鱼际肌部位叩击左手背，了解被检查者脊柱各部位有无疼痛。

正常人脊椎无叩击痛，如脊柱有病变，在受损部位可产生叩击痛，见于脊柱结核、骨折及椎间盘突出。出现叩击痛说明病变位置比较深。

(四) 脊柱特殊检查

1. 拾物试验

检查时，将一物品放在地上，嘱被检查者拾起。腰椎正常者可两膝，腰部自然弯曲，俯身将物品拾起。若患者先以一手扶膝蹲下，腰部挺直地用手接近物品，即为拾物试验阳性。多见于腰椎病变如腰椎结核、腰椎间盘脱出、腰肌外伤及炎症等。

2. 直腿抬高试验

被检查者仰卧，双下肢伸直，检查者一手置于被检查者的大腿伸侧，另一手托起踝部将下肢抬起，正常人可抬高 70°以上(80°~90°)。如抬高不足 70°，且伴有下肢后侧放射性疼痛即为阳性，见于各种原因所致的坐骨神经痛。

高频考点 ▶ ┆ 直腿抬高试验的临床意义。┆

◇ 二、四肢与关节检查

案例导入

> 患者男，50 岁。因全身关节疼痛、晨僵 15 年，双手关节畸形 1 年入院。患者 15 年前开始出现腕关节及手关节疼痛肿胀，肌肉麻木，继而出现肘关节、肩关节、膝关节、踝关节疼痛，每日晨僵 30~60 分钟。近 1 年来发现双手关节畸形，活动受限，生活自理能力下降。查体：双手手指变形严重，双侧腕关节、肘关节肿胀，肩关节不能上举，压痛明显，双侧踝关节、双膝关节肿胀，下肢肌肉萎缩，不能站立。
>
> 思考：根据患者体查结果考虑为何种疾病？

四肢与关节的检查通常采用视诊与触诊，特殊情况下运用叩诊和听诊。主要观察四肢和关节形态、活动度或运动情况等。正常人四肢与关节左右对称，形态正常，无肿胀及压痛；活动不受限。

(一) 四肢和关节形态

正常人双上肢等长，双肩对称呈弧形，肘关节伸直时轻度外翻，双手自然休息时呈半握拳状(图 3-70)，置于功能位时拇指外展掌曲，其余四指屈曲呈握茶杯姿势(图 3-71)；双下肢等长，双腿可伸直，两脚并拢时双膝和双踝可靠拢，站立时足掌、足跟可着地。

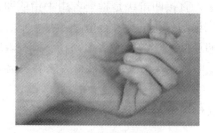

图3-70　手的自然休息姿势

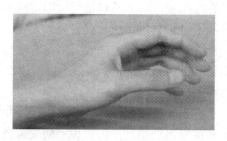

图3-71　手的功能位

　　检查时，被检查者充分暴露受检部位，检查者通过观察四肢的长度与周径、关节的形态与姿势，注意对称两侧对比，同时观察皮肤与指（趾）甲的颜色、形态，有无皮肤损害、局部肿胀等；触诊有无肿块、压痛。上肢、踝关节与足部检查时，被检查者一般取坐位或立位；髋关节检查时，被检查者取仰卧位，双下肢伸直，腰部放松；膝关节检查时，取立位或仰卧位。

　　四肢与关节常见的形态异常包括：

　　1. 杵状指（趾）

　　手指或足趾末端增生、肥厚、增宽，呈杵状膨大，指（趾）甲从根部到末端呈弧形隆起，称杵状指（图3-72）。其发生与肢端缺氧、代谢障碍及中毒性损害有关。常见于慢性肺脓肿、支气管扩张、支气管肺癌、感染性心内膜炎、发绀型先天性心脏病、溃疡性结肠炎等。

　　2. 匙状甲

　　又称反甲，其特点为指甲中央凹陷，边缘翘起呈匙状，病变指甲变薄，表面粗糙带条纹（图3-73）。常为组织缺铁或氨基酸代谢障碍所致。见于缺铁性贫血、高原疾病、风湿热等。

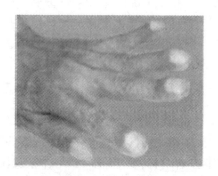

图3-72　杵状指

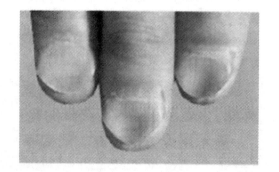

图3-73　匙状甲

　　3. 肢端肥大

　　软组织、骨骼、韧带均增生与肥大，以致肢端较正常明显粗大，表现为手指、足趾粗而短，手背、足背厚而宽。其发生是由于成人发生腺垂体功能亢进，生长激素分泌过多所致，常见于肢端肥大症与巨人症。

4. 指关节变形

（1）梭形关节：指关节增生、肿胀呈梭状畸形，活动受限，重者手指及腕部向尺侧偏斜（图3-74）。见于类风湿关节炎。

二维码3-17

（2）爪形手：掌指关节过伸，指关节屈曲，骨间肌和大小鱼际萎缩，手呈鸟爪样变形（图3-75）。见于尺神经损伤、进行性肌萎缩、脊髓空洞症和麻风等。

（3）猿掌：拇指不能外展、对掌，大鱼际萎缩，手显平坦（图3-76）。见于正中神经损伤。

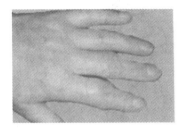

图 3-74　梭形关节

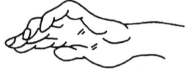

图 3-75　爪形手

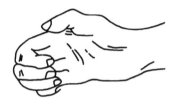

图 3-76　猿掌

案例分析

类风湿关节炎主要侵犯小关节，以腕关节、近端指间关节、掌指关节及拓趾关节最常见疾病早期，受累关节出现晨僵、疼痛、压痛，其典型改变是近端指关节呈梭状肿胀，即梭状关节。

5. 腕关节畸形

（1）腕垂症：桡神经损伤所致（图3-77）。

（2）餐叉样畸形：见于 Colles 骨折（图3-78）。

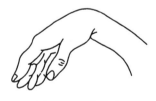

图 3-77　腕垂症

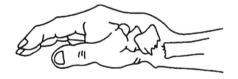

图 3-78　餐叉样畸形

6. 肘关节异常

正常人肘关节伸直时，肱骨内上髁、外上髁与尺骨鹰嘴位于一直线，屈肘90°时，此三点成一等腰三角形，称为肘后三角。肘关节脱位时，鹰嘴向肘后方突出，肘后三角关系改变，患者屈肘时较易扪及。

7. 肩关节异常

(1) 方肩：肩关节弧形轮廓消失，肩峰突出。见于肩关节脱位或三角肌萎缩。

(2) 耸肩：两肩关节一高一低，短颈耸肩。见于先天性肩胛高耸症及脊柱侧弯者。

(3) 肩章状肩：锁骨骨折导致其远端下垂，肩部突出畸形。见于外伤性肩锁关节脱位（图3-79）。

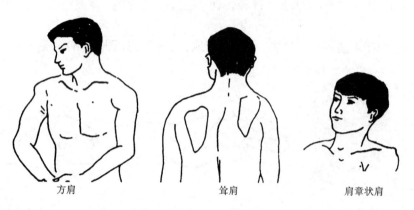

　　　　　方肩　　　　　　　　　　　耸肩　　　　　　　　　肩章状肩

图3-79　肩关节外形异常

8. 髋关节畸形

(1) 内收畸形：一侧下肢超越躯干中线向对侧偏移，且不能外展。

(2) 外展畸形：下肢离开中线向外侧偏移，不能内收。

(3) 旋转畸形：仰卧位时，正常髌骨及拇趾指向上方，若向内、外侧偏斜，为髋关节内、外旋畸形。见于脑瘫、先天性髋关节脱位等。

9. 膝关节变形

膝关节红、肿、热、痛及运动障碍，多为炎症所致。多见于风湿性关节炎活动期、结核性或外伤性关节炎、痛风等。

关节腔内积液时，膝关节均匀性肿胀，双侧膝眼消失并突出，可出现浮髌现象。浮髌现象的检查方法为患者平卧，患肢放松，检查者左手拇指与其余手指分别固定在肿胀关节上方两侧并加压，右手的拇指和其他手指分别固定于关节下方两侧并加压，使关节腔内的积液不能上、下流动，再用右手示指将髌骨连续向后方按压数次，当按压时有髌骨与关节面的碰触感，松开

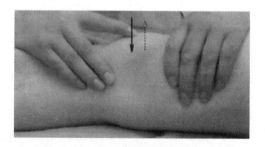

图3-80　浮髌试验检查

时有髌骨随手浮起感，称为浮髌试验阳性（图3-80），提示膝关节内有中等量以上的积液。

10. 膝内、外翻

正常人双脚并拢直立时，两膝关节及双踝均能靠拢。当双脚的内踝部靠拢时，小腿向内偏斜使两膝分开而呈O形，称膝内翻。直立时，两膝关节靠近，两小腿斜向外方呈X形弯曲，使两脚的内踝分离，称为膝外翻。膝内、外翻见于佝偻病及大骨节病等（图3-81A、B）。

11. 膝反张

膝反张表现为膝关节过度后伸形成向前的反屈状（见图 3-81C）。见于小儿麻痹后遗症、膝关节结核等。

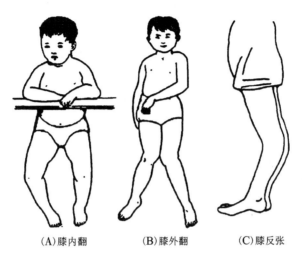

(A)膝内翻   (B)膝外翻   (C)膝反张

图 3-81　膝内、外翻及膝反张

12. 足弓与足负重异常

（1）扁平足：足纵弓塌陷，足跟外翻，前半足外展，形成足旋前畸形，横弓塌陷，前足增宽，足底前部形成胼胝（图 3-82A）。②高弓足：足纵弓高起，横弓下陷，足背隆起，足趾分开（图 3-82B）。③马蹄足：踝关节跖屈，前半足着地（图 3-82C）。常因跟腱挛缩或腓总神经麻痹所致。④跟足畸形：也称仰趾足，表现为小腿三头肌麻痹，足不能跖屈，伸肌牵拉使踝关节背伸，形成跟足畸形，行走和站立时足跟着地（图 3-82D）。

13. 足内、外翻畸形

跟骨内旋，前足内收，足纵弓高度增加，站立时足不能踏平，外侧着地，为足内翻（图 3-82E），见于脊髓灰质炎后遗症。跟骨外旋，前足外展，足纵弓塌陷，舟骨突出，扁平状，跟腱延长线落在跟骨内侧，为足外翻（图 3-82F）。见于胫前胫后肌麻痹。

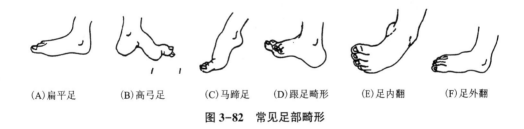

(A)扁平足   (B)高弓足   (C)马蹄足   (D)跟足畸形   (E)足内翻   (F)足外翻

图 3-82　常见足部畸形

14. 关节脱位与骨折

关节脱位后可有肢体位置改变，关节活动受限。骨折常使肢体变形或缩短，局部因出血等有红肿及压痛。

15.肌肉萎缩

为中枢或周围神经病变、肌炎或肢体失用所致的部分或全部肌肉组织体积缩小，松弛无力。常见于脊髓灰质炎后遗症、偏瘫、周围神经损伤、外伤性截瘫、多发性神经炎等。

高频考点▶
1. 匙状指、杵状指和梭形关节的特点及临床意义。
2. 浮髌试验的检查目的。
3. 膝内、外翻畸形。

(二) 四肢与关节运动

嘱被检查者做主动或被动运动，包括屈、伸、内收、外展及旋转等，观察关节的活动度、有无活动受限、疼痛、异常响声及摩擦感。正常关节活动不受限，各关节活动范围如下。

1.肩关节

屈曲约为90°，伸约为45°，内收肘部可至正中线，肩胛固定不动并外展达90°，内旋达80°，外旋达30°。

2.肘关节

屈肘、腕时，拇指可触及肩部，伸直为180°。

3.腕关节

伸直约为40°，屈曲位50°~60°，内收约为30°，外展约为15°。

4.指关节

屈曲时可握拳，各指关节均可伸直。

5.髋关节

屈曲股前部可贴近腹壁，后伸约为30°，内收约为25°，外展为60°，内旋及外旋均为45°。

6.膝关节

小腿向后屈曲时其可贴近股部后侧，伸直可达180°；当膝关节呈半屈曲位时，小腿可以作小幅度的旋转运动。

7.踝关节

背屈约为35°，跖屈约为45°，内、外翻均可达35°。

上述关节活动不能达到各自的活动幅度时，为关节活动障碍。神经、肌肉损害时多表现为不同程度的自主运动障碍；关节及其周围邻近组织病变，如关节炎、外伤、肿瘤及退行性变等，可引起疼痛、肌肉痉挛、关节囊及其周围组织炎症或粘连，从而导致关节的主动和被动运动障碍，并对患者的日常生活能力产生影响。

知识链接

关节的异常响声与摩擦感

评估关节活动度时，除了发现活动受限和疼痛外，有时还可能听到异常声响或触及摩擦感。例如：嘱患者做屈髋和伸髋动作时，可能闻及大粗隆上方有明显的"咯噔"声，这是由于紧张肥厚的阔筋膜张肌与股骨大粗隆摩擦产生。握住患者小腿做膝关节的伸屈动作时，若膝部有摩擦感，则提示炎症后遗症及创伤性关节炎等所致的膝关节面不光滑。

课后思考与练习

1. 正常人直立时脊柱从侧面观察有4个生理弯曲，下列哪项叙述是不正确的(　　)

A. 颈椎段稍向前凸　　　B. 胸椎段稍向后凸　　　C. 腰椎段稍向前凸

D. 腰椎段明显向前凸　　E. 骶椎明显后凸

2. 关于脊柱压痛的检查方法，哪项不正确(　　)

A. 取端坐位，身体稍向前倾

B. 用示指沿脊柱的棘突尖以适当的压力从上往下划压

C. 如某一部位有压痛，应以第7颈椎棘突为骨性标志计数病变椎体位置

D. 压痛部位的脊柱或肌肉多有病变或损伤

E. 检查者以右手拇指自上而下逐个按压脊柱棘突及椎旁肌肉

3. 关于脊柱器质性侧凸的特点，正确的是(　　)

A. 可见于正常人

B. 改变体位不能使侧弯得到纠正

C. 平卧时可消失

D. 向前弯腰时可消失

E. 俗称"驼背"

4. 老年人骨质退行性变时，常出现的是(　　)

A. 腰椎上半部椎体被压缩——脊柱前凸

B. 胸椎上半部椎体被压缩——脊柱后凸

C. 脊柱姿势性侧凸

D. 脊柱器质性侧凸

E. 指关节梭形畸形

5. 匙状甲多见于(　　)

A. 痛风　　　　　　　　B. 佝偻病　　　　　　　C. 缺铁性贫血

D. 肢端肥大症　　　　　E. 类风湿关节炎

6. 梭形关节常见于(　　)

A. 关节结核　　　　　　B. 关节脱位　　　　　　C. 关节外伤

D. 风湿性关节炎　　　　E. 类风湿关节炎

7. 腕关节的功能位，是背伸(　　)

A. 0°　　　　　　　　　B. 5°~15°　　　　　　　C. 20°~25°

D. 30°~60°　　　　　　E. 50°~60°

8. 下列哪项与杵状指无关(　　)

A. 支气管扩张　　　　　B. 肺气肿　　　　　　　C. 发绀型先天性心脏病

D. 感染性心内膜炎　　　E. 肢端肥大症

9. "浮髌试验"阳性见于膝关节(　　)

A. 少量积液　　　　　　B. 中等量积液　　　　　C. 大量积液

D. 滑膜增生　　　　　　E. 髌骨骨折

10.脊髓灰质炎后遗症可表现为( )

A.扁平足 B.马蹄足 C.O形腿

D.足内翻 E.高弓足

第十节 神经系统检查

学习目标

1. 了解神经系统检查的主要内容与正常表现。
2. 熟悉神经系统检查的异常改变及其临床意义。
3. 掌握各类神经反射的表现和特点。

案例导入

患者女，73岁。突发头痛、呕吐、左侧、体活动障碍6小时入院。患者6小时前情绪激动后突发头痛、恶心、呕吐，为胃内容物，呈喷射状，伴左侧肢体活动障碍。既往有"高血压"病史30余年，未正规服药，血压控制不理想。查体：血压200/110 mmHg，嗜睡状态，双眼向右侧凝视，颈强直。心肺腹部无异常体征。头部CT示右侧基底节区呈高密度阴影。

思考：脑血管意外的患者有哪些体征？神经系统检查的重点是什么？

神经系统检查包括脑神经、运动神经、感觉神经、神经反射和自主神经检查。进行神经系统检查前需确定患者对外界刺激的反应状态，即意识状态。本节主要介绍感觉神经、运动神经和神经反射的检查，均要求在患者意识清晰的状态下完成。

一、感觉功能检查

(一)注意事项

(1)被检查者必须意识清楚；如果意识状态欠佳又必须检查时，可粗略观察被检查者对刺激引起的反应，估计感觉功能的状态。

(2)检查前要向被检查者说明感觉功能检查的目的和方法，取得被检查者的充分配合。

(3)检查时，为避免主观或暗示作用，嘱被检查者闭目。

(4)检查应从感觉障碍处开始，再检查健康处，注意左右及远近端部位的对比。

(二)检查内容及方法

1.浅感觉检查

(1)痛觉：用大头针的针尖均匀地轻刺被检查者的皮肤，询问其感受或观察其表情。检查后用正常、过敏、减退和消失来记录感觉功能的类型。痛觉障碍常见于脊髓丘脑侧束损害。

(2)触觉：用棉签轻触被检查者的皮肤，询问其有无感觉。对触觉刺激反应不灵敏或无反应分别称为触觉减退或消失。触觉障碍见于脊髓丘脑前束和后索损害。

(3)温度觉：用装有热水(4℃~50℃)或冷水(5℃~10℃)的试管分别放在被检查者的皮肤上，让其分辨冷热感。温度觉障碍见于脊髓丘脑侧束损害。

2.深感觉检查

(1)运动觉：检查者轻轻地用手夹住被检查者的手指或足趾两侧，向上或向下移动，让其说出手移动的方向。运动觉障碍见于脊髓后索损害。

(2)位置觉：检查者将被检查者的肢体摆成一种姿势，让被检查者描述或用对侧肢体模仿。位置觉障碍见于脊髓后索损害。

(3)震动觉：检查者用振动着的音叉置于被检查者的内外踝、手指、膝盖等骨突出处，让被检查者感觉是否有震动，注意两侧对比。震动觉障碍见于脊髓后索损害。

3.复合感觉检查

复合感觉又称为皮质感觉，是大脑综合分析和判断的结果。正常人在闭目情况下可正确辨别。

(1)实体觉：让被检查者用一手触摸常用物品，如笔、水杯等，并说出物品名称。实体觉障碍见于皮质损害，

(2)皮肤定位觉：检查者用棉签轻轻地触及被检查者的皮肤，让被检查者说出被触及的部位。定位觉障碍见于皮质损害。

(3)两点辨别觉：用分开的双脚规刺激皮肤的两点，询问被检查者是否能辨别，再逐渐缩小两点的距离，直至被检查者感觉为一点时，测量此时两点间的距离，左右两侧比较。触觉正常而两点辨别觉障碍见于额叶损害。

(4)体表图形觉：在被检查者的皮肤上画常见图形或写简单的字(比如画三角形、圆形等简单图形或写"一""二""十"等简单的字)，询问其是否能识别。体表图形觉障碍见于丘脑水平以上的损害。

二、运动功能检查

运动功能分为随意和不随意运动，锥体束管理随意运动，锥体外束和小脑管理不随意运动。运动功能的检查内容包括肌力、肌张力、不自主运动和共济失调。

(一)肌力检查

肌力是肌肉运动时的最大收缩力。嘱被检查者作肢体的屈伸动作，护士从相反方向给予阻力，判断被检查者对阻力的克服能力，注意左右两侧的对比。肌力常用六级分级法(表3-10)。

表 3-10　肌力分级

分级	临床特点
0 级	肌肉完全瘫痪，无收缩
1 级	肌肉可收缩，但不能产生动作
2 级	肢体能在床面上水平运动，但不能抬离床面
3 级	肢体能抬离床面，但不能抵抗阻力
4 级	能作抗阻力动作，但较不完全
5 级	正常肌力

随意运动的丧失称瘫痪，表现为自主运动时肌力减退或消失。临床上按肌力减退的程度不同分为不完全性瘫痪（肌力减退，即肌力为 1~4 级）和完全性瘫痪（肌力消失，即肌力为 0 级）。

临床上根据瘫痪的部位可分为：①单瘫：单一肢体瘫痪，常见于脊髓灰质炎；②偏瘫：一侧肢体(上、下肢)瘫痪，多伴有同侧脑神经损害，常见于脑血管意外、颅内病变；③交叉性瘫痪：一侧肢体瘫痪和对侧脑神经损害，常见于脑干病变；④截瘫：多为双下肢瘫痪，常见于脊髓胸腰段横断性损伤。

根据病变部位不同，又可将瘫痪分为中枢性瘫痪和周围性瘫痪（表 3-11）。

表 3-11　中枢性瘫痪和周围性瘫痪的鉴别

中枢性瘫痪(上运动神经元受损)	周围性瘫痪(下运动神经元受损)
一个以上肢体瘫痪	个别或几个肌群受累
瘫痪肢体无肌萎缩(可因废用引起轻度萎缩)	瘫痪肢体明显萎缩
肌张力痉挛性增高(痉挛性瘫痪或硬瘫)	肌张力减弱(迟缓性瘫痪或软瘫)
深反射亢进	深反射减弱或消失
病理反射(+)	病理反射(-)

(二)肌张力检查

肌张力是肌肉静息状态下肌肉的紧张程度，或松弛状态下做被动运动时遇到的阻力。检查时嘱被检查者肌肉放松，检查者双手握住被检查者的肢体做被动运动，根据感知的阻力来判断，或者检查者直接用手触摸被检查者的肌肉，通过肌肉的硬度判断。

1.肌张力降低

触摸时肌肉松软，被动运动时阻力减退或消失，关节活动范围大，常见于小脑病变、周围神经病变、脊髓灰质炎等。

2.肌张力增高

触摸时肌肉坚硬，被动运动阻力增加，关节活动范围缩小。表现为①痉挛状态(折刀现象)：开始做被动运动时阻力较大，然后感觉阻力迅速减弱，见于锥体束损害；②铅管样强直：做被动运动时阻力始终一样增强，见于锥体外系损害。

(三) 不随意运动

不随意运动是指被检查者在意识清楚的情况下，随意肌不自主收缩产生的无目的异常动作，多见于锥体外系损害。

1. 震颤

为躯体某部分出现不自主，但有节律性的抖动，常见有：

(1)静止性震颤：临床上最常见，表现为静止时震颤明显，在做意向性动作时震颤减轻，睡眠时消失，常伴肌张力增高，多见于帕金森病等。

(2)动作性震颤：又称意向性震颤。震颤在动作时发生，休息时消失，在动作终末越接近目标时越明显，见于小脑病变。

(3)姿势性震颤：身体在维持某一特定姿势时出现，运动及休息时消失，震颤较静止性震颤细而快。

2. 舞蹈样运动

为面部肌肉和肢体大关节做快速、不规则、无目的、不对称的不自主运动，表现为做鬼脸、转颈、耸肩、手指间断性伸屈、伸臂、摆手等舞蹈样动作，睡眠时可减轻或消失，见于儿童期脑风湿性病变。

3. 手足徐动

为手指或足趾持续性缓慢的伸展扭曲，见于脑瘫、肝豆状核变性等。

4. 手足搐搦

发作时手足肌肉呈紧张性痉挛，手腕屈曲，手指伸展、掌指关节屈曲、拇指内收靠近掌心并与小指相对，形成"助产士手"。见于低钙血症。

(四) 共济运动

人体的任何动作的完成都需依赖某一组肌群协调一致的运动，称为共济运动。共济运动需要小脑、前庭神经、视神经、深感觉和锥体外系的共同参与，但这些结构出现损害时，协调动作出现障碍，称为共济失调。

1. 检查项目及方法

(1)指鼻试验：嘱被检查者用一手的示指接触前方检查者的示指，再用示指接触自己的鼻尖，先睁眼再闭眼，由慢到快，反复进行。若指鼻不准，为阳性。

(2)对指试验：嘱被检查者张开双上肢，使双手示指由远而近互碰指尖，观察动作是否准确。

(3)闭目难立征：嘱被检查者闭目、直立、双手平举，若站立不稳，为阳性。

(4)快速轮替动作：嘱被检查者伸直手掌，两手前臂交替地旋前、旋后，或嘱被检查者用一手的手背及手掌交替地快速轻拍另一手的手背，两侧对比进行。动作不协调、缓慢者，为阳性。

(5)跟膝胫试验：嘱被检查者平卧位，将一侧的足跟置于对侧膝上，并沿胫骨前缘下移，先睁眼后闭眼反复进行。动作均不准，为阳性。

2. 临床意义

若睁眼和闭眼时，上述检查均为阳性，为小脑病变；若睁眼可做但闭眼时为阳性，提示感觉性共济失调。

1. 肌张力改变的临床意义。
2. 肌力的判断。
3. 中枢性瘫痪和周围性瘫痪的鉴别。
4. 共济运动的检查方法。

◆ 三、神经反射检查

神经反射是以反射弧来完成的，反射弧包括感受器、传入神经、神经中枢、传出神经和效应器。若反射弧中任一环节有损害都会导致反射减弱或消失；反射又受高级神经中枢控制，当锥体束以上病变时，反射失去抑制而使反射亢进。根据反射改变分为亢进、增强、正常、减弱、消失和异常反射等。反射包括生理反射和病理反射，根据刺激的部位不同，生理反射又分为浅反射和深反射。

1. 神经反射检查的内容。
2. 深、浅反射增强或减弱的临床意义。
3. 病理反射的检查方法。
4. 脑膜刺激征的概念、检查方法及临床意义。

(一)浅反射

浅反射是刺激皮肤、黏膜或角膜等引起肌肉快速收缩的反应。

1. 角膜反射

嘱被检查者向内上注视，用捻成细束的棉签轻触外侧角膜。正常反应为被刺激侧迅速闭眼，称为直接角膜反射；未被刺激侧也出现闭眼，称为间接角膜反射。直接和间接反射均消失见于三叉神经损害（传入障碍）；直接反射消失、间接反射存在，见于患侧面神经瘫痪（传出障碍）；角膜反射完全消失见于深度昏迷患者。

2. 腹壁反射

嘱被检查者仰卧位，下肢稍屈曲，用去掉棉花的棉签一端分别沿肋缘下（胸髓7~8节）、脐水平（胸髓9~10节）和腹股沟上（胸髓11~12节），从外向内轻划腹壁皮肤，分别称为上、中、下腹壁反射。正常反应为受刺激部位的腹壁肌收缩（图3-83）。上、中、下腹壁反射均消失见于昏迷和急性腹膜炎者。两侧上、中、下腹壁反射消失分别见于7~8、9~10、11~12节胸髓损害。一侧上、中、下腹壁反射消失见于同侧锥体束损害。经产妇、老年人和肥胖者由于腹壁松弛可引起腹壁反射减弱或消失。

3. 提睾反射

嘱被检查者平卧，双下肢稍屈使腹肌松弛，检查者用去掉棉花的棉签一端沿大腿内侧自下向上轻划皮肤，正常反应为同侧提睾肌收缩，睾丸上提（图3-83）。两侧提睾反射均消失见于1~2节腰髓损害。一侧提睾反射减弱或消失见于锥体束损害。但局部病变如腹股沟疝、阴囊水肿等局部病变也会影响提睾反射。

4. 跖反射

嘱被检查者仰卧位，下肢伸直，检查者握住被检查者的踝部，用去掉棉花的棉签一端沿足底外侧，由足跟向前划至小趾根部足掌时再转向拇趾侧（图 3-84）。正常反应为足趾向跖面屈曲。反射消失见于骶髓 1~2 节损害。

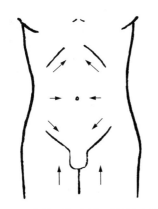

图 3-83　腹膜反射、提睾反射检查示意图

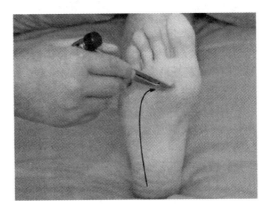

图 3-84　跖反射检查

（二）深反射

深反射是刺激骨膜、肌腱经深部感受器完成的反射，又称腱反射。检查时，要求被检查者完全放松受检的肢体，叩击的力量要均匀，注意两侧对比。

1. 肱二头肌反射

嘱被检查者前臂屈曲，检查者以左手托扶其肘部并将左拇指置于被检查者的肱二头肌肌腱上，右手持叩诊锤叩击左手拇指，正常反应为肱二头肌收缩，前臂快速屈曲（图 3-85）。反射中枢在 5~6 节颈髓。

2. 肱三头肌反射

嘱被检查者上臂外展，肘部屈曲，检查者用左手托起其肘部，右手持叩诊锤叩击尺骨鹰嘴上方的肱三头肌肌腱，正常反应为肱三头肌收缩，前臂伸展（图 3-86）。反射中枢在 6~7 节颈髓。

3. 桡骨膜反射

嘱被检查者的前臂半屈半旋前位，并使腕关节自然下垂，检查者用左手托起其腕部，右手持叩诊锤叩击其桡骨茎突，正常反应为肱桡肌收缩，屈肘、前臂旋前（图 3-87）。反射中枢在 5~6 节颈髓。

4. 膝腱反射

被检查者取坐位时，小腿完全放松下垂，与大腿呈 90°角；取卧位时，检查者用左手托起其膝关节使之稍屈曲，小腿与大腿约成 120°角。右手持叩诊锤叩击其股四头肌肌腱，正常反应为小腿伸展（图 3-88）。反射中枢在 2~4 节腰髓。

二维码3-18

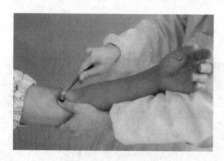

图 3-85 肱二头肌反射

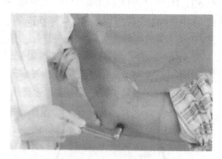

图 3-86 肱三头肌反射

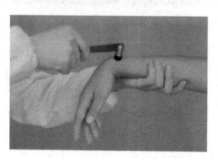

图 3-87 桡骨膜反射

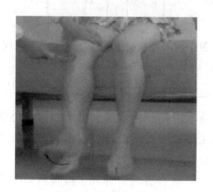

图 3-88 膝腱反射

5.跟腱反射

嘱被检查者仰卧,髋、膝关节稍屈曲,下肢取外旋外展位,检查者用左手托其足掌,使足部背屈约90°,右手持叩诊锤叩击跟腱,正常反应为腓肠肌收缩,足向跖面屈曲(图3-89)。卧位不能测出者,可嘱被检查者跪于椅面上,双足自然下垂,然后轻叩跟腱,反应同前。反射中枢在1~2节骶髓。

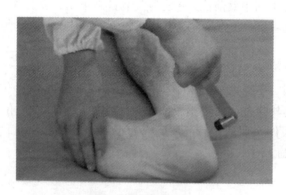

图 3-89 跟腱反射

深反射减弱或消失多为器质性病变,见于末梢神经炎、神经根炎、脊髓前角灰质炎等;

骨关节病和肌营养不良也可使深反射减弱或消失。深反射亢进常为上运动神经元瘫痪的表现。

知识链接

深反射检查的注意事项

正常人深反射也可以亢进，老年人深反射也可能消失。故深反射的不对称比增强或消失更有意义，这也是深反射检查时要注意双侧对比的原因。

6.阵挛

异常亢进的深反射常合并持久性的痉挛，即用一持续力量使被检查的肌肉处于紧张状态，这些肌肉会发生节律性收缩，称为阵挛。

(1)髌阵挛：嘱被检查者仰卧位，下肢伸直，检查者用拇指和示指按住其髌骨上缘，并用力向下快速推动数次，并保持向下的推力。阳性反应为髌骨发生连续性的上下颤动。

(2)踝阵挛：嘱被检查者仰卧位，一侧髋膝关节稍屈曲，检查者左手将被检查者膝部托起，右手握足前端，突然用力使足背屈并持续施压于足底，阳性反应为腓肠肌与比目鱼肌发生节律性收缩使足部呈交替性屈伸动作。

(三)病理反射

锥体束受损时，大脑对脑干和脊髓的抑制作用丧失而出现的异常反射，称为病理反射，也称为锥体束征。此类反射多属于原始的脑干和脊髓反射。一岁半以内的婴幼儿由于神经系统发育不完善，可出现此类反射，为正常现象。

1. Babinski(巴宾斯基)征

为最典型的病理反射。用钝头竹签沿被检查者足底，由足跟向前至小趾关节处划向拇趾侧(图3-90)。阳性反应为拇趾背伸，其余四趾呈扇形展开。

2. Oppenheim(奥本海姆)征

被检查者用拇指和示指沿被检查者的胫骨前缘自上向下用力滑压(图3-91)。阳性反应同 Babinski 征。

3. Gordon(戈登)征

检查者用手挤压腓肠肌(图3-92)。阳性反应同 Babinski 征。

4. Chaddock(查多克)征

检查者用钝头竹签从被检查者外踝下方向前划至趾跖关节处(图3-93)。阳性反应同 Babinski 征。

5. Hoffmann(霍夫曼)征

检查者用左手托住被检查者腕部上方，以右手中指和示指夹持其中指，稍向上提，使腕部处于轻度过伸位，然后用拇指迅速弹刮被检查者中指的指甲(图3-94)。阳性反应为拇指和其他手指掌屈。

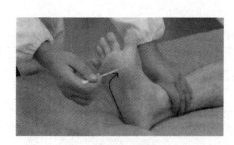

图 3-90　巴宾斯基征

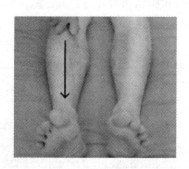

图 3-91　奥本海姆征

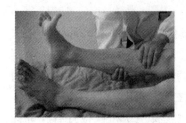

图 3-92　戈登征

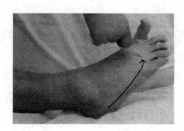

图 3-93　查多克征

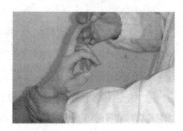

图 3-94　霍夫曼征

(四)脑膜刺激征

脑膜刺激征是脑膜受激惹而表现的异常体征,见于颅内压增高、脑膜炎和蛛网膜下隙出血等。

1. 颈强直

嘱被检查者取仰卧位,检查者用左手托起被检查者的枕部,右手放于其胸前,做屈颈动作,若被动屈颈时抵抗力增强,称为颈强直。颈强直也可由颈椎或颈部肌肉局部病变引起。

2. Kernig 征(克尼格征)

嘱被检查者取仰卧位,一侧髋关节、膝关节成 90° 屈曲,检查者将其小腿抬高伸膝(图 3-95),正常情况下膝关节可伸达 135°。若伸膝受阻且伴有疼痛、屈肌痉挛,称为阳性。

3. Brudzinski 征(布鲁金斯基征)

检查方法同颈强直,若被动屈颈时,被检查者的双侧髋、膝关节同时屈曲,称为阳性(图 3-96)。

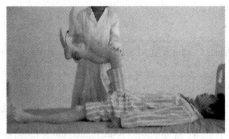

图 3-95　克尼格征

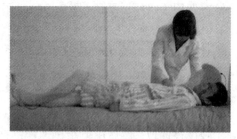

图 3-96　布鲁金斯基征

案例分析

患者病变在右侧，神经系统检查可发现其左侧感觉障碍、肌力减弱、肌张力增高，凯尔尼格征(+)、布鲁津斯基征(+)等。

课后思考与练习

二维码3-19

1.患者浅感觉障碍，可能出现异常的是(　　)

A.关节觉　　　　　　　　B.痛温觉　　　　　　　C.位置觉

D.震动觉　　　　　　　　E.实体觉

2.以下关于肌力的说法哪项不正确(　　)

A.0级：完全瘫痪

B.1级：肢体可在床面上水平移动

C.3级：肢体抬离床面但不能抗阻力

D.5级：正常肌力

E.2级：肢体可在床面上水平移动，但不能抬离床面

3.静止性震颤常见于(　　)

A.帕金森病　　　　　　　B.小脑病变　　　　　　C.儿童期脑风湿性病变

D.脑性瘫痪　　　　　　　E.脑基底节变性

4.共济失调的检查试验不包括(　　)

A.指鼻试验　　　　　　　B.跟—膝—胫试验　　　C.轮替动作

D.闭目难立征　　　　　　E.Valsalva动作

5.提示锥体束受损的重要体征是(　　)

A.颈强直　　　　　　　　B.腹壁反射消失　　　　C.膝腱反射亢进

D.巴宾斯基征阳性　　　　E.克尼格征阳性

6.下列哪种情况可出现克尼格征阳性(　　)

A.锥体束受损　　　　　　B.急性胆囊炎　　　　　C.急性阑尾炎

D.蛛网膜下隙出血　　　　E.多发性神经根炎

7.患者女，10岁，因发热、头痛5天入院。做神经系统检查时，让患儿仰卧，一侧下肢髋、膝关节屈成直角，检查者将患儿小腿被动抬高到135°即出现疼痛，该患儿的阳性体征为(　　)

A.Kenig征阳性　　　　　B.颈项强直　　　　　　C.Brudzinski征阳性

D.Babinski征阳性　　　　E.Gordon征阳性

8.患者男，42岁，高血压病史15年，因头部剧烈疼痛、呕吐5小时入院。查体：患者意识模糊，颈强直，克尼格征及布鲁金斯基征均阳性。患者可能发生了(　　)

A.脑出血　　　　　　　　B.中毒性菌痢　　　　　C.病毒性脑膜炎

D.结核性脑膜炎　　　　　E.流行性脑脊髓膜炎

第十一节　全身体格检查

一、全身体格检查的基本要求

全身体格检查是在前述各系统体格检查的基础上,护士综合运用已有的知识与技能,对患者实施从头到脚、系统而有序的体格检查。基本要求如下:

1. 解释和说明

检查前护士要先向患者做简单的自我介绍,其内容包括姓名、职责和体格检查的目的,通过简短的交谈以消除患者的紧张情绪。然后说明检查的目的、主要内容、所需要的时间等,以取得患者的理解和配合。

2. 预防医源性感染

护士在体格检查前必须洗净双手或手消毒,检查后再次洗手。

3. 检查内容全面系统,重点突出

一般来说,全身体格检查的内容应该包括身体各系统体格检查的所有项目。由于体格检查通常在问诊以后进行,所以在临床实践中还要结合患者的具体情况再全面系统检查的基础上有所侧重。

4. 检查过程规范有序

为减少患者的不适和不必要的体位变动,同时也为了方便护士的操作,提高体格检查的效率和速度,不同体位者检查顺序有所不同。

卧位者,按一般情况→头颈部→前胸与侧胸部(胸廓、乳房、肺、心)→(患者取坐位)背部(肺、脊柱、肾区、骶部)→(患者取卧位)腹部、上肢与下肢→直肠肛门→生殖器→神经系统(最后取站位)的顺序进行。

坐位者,按一般情况→上肢→头颈部→背部(肺、脊柱、肾区、骶部)→(患者取卧位)前胸与侧胸部(胸廓、乳房、心、肺)→腹部→下肢→直肠肛门→外生殖器→神经系统(最后取站位)的顺序进行。

5. 手脑并用

检查过程中应边检查边思考,将检查结果结合病理解剖、病理生理以及其他基础医学的知识进行综合、分析和推理,以确认检查结果是否异常及其产生的可能原因。

6. 把握检查的进度和时间

一般全身体格检查应尽量在30~40分钟内完成。

二、全身体格检查的基本项目

(一)一般情况与生命征

(1)观察发育、营养、面容、表情、体位和意识状况。

（2）测量体温（一般为腋温）。

（3）触诊桡动脉，至少 30 秒。

（4）视诊呼吸频率与类型，至少 30 秒。

（5）测量右上肢血压。

（二）头颈部

（6）观察头颅外形、毛发分布、有无异常运动等。

（7）触诊头颅。

（8）视诊颜面和双眼。

（9）检查下睑结膜、球结膜和巩膜。

（10）检查上睑结膜、球结膜和巩膜。

（11）检查双侧角膜反射。

（12）观察双侧瞳孔大小和形状。

（13）检查瞳孔直接与间接对光反射。

（14）检测双眼视力。

（15）视诊双侧外耳、耳廓及耳后区。

（16）触诊双侧乳突。

（17）检查双耳粗听力。

（18）视诊鼻外形。

（19）检查左右鼻道通畅情况。

（20）观察鼻前庭、鼻中隔。

（21）检查双侧额窦、筛窦、上颌窦有无压痛。

（22）视诊口唇。

（23）借助压舌板检查颊黏膜、牙齿、牙龈、舌、硬腭、口底和口咽部。

（24）暴露颈部。

（25）视诊颈部外形、颈静脉和颈动脉。

（26）触诊双侧耳前、耳后、枕后、颌下、颏下、颈前、颈后及锁骨上淋巴。

（27）配合吞咽动作，视诊甲状腺。

（28）配合吞咽动作，触诊甲状腺。

（29）触诊气管位置。

（三）前、侧胸部

（30）暴露胸部。

（31）视诊胸部外形、对称性、皮肤和呼吸运动。

（32）视诊乳房。

（33）触诊双侧乳房（4 个象限及乳头）。

（34）触诊双侧腋窝淋巴结（5 群）。

（35）触诊双侧胸廓扩张度。

（36）触诊双侧肺部语音震颤（上、中、下，双侧对比）。

（37）直接叩诊双侧前胸和侧胸（上、中、下，双侧对比）。

(38)间接叩诊双侧前胸和侧胸(自上而下,双侧对比)。

(39)听诊双侧前胸和侧胸(自上而下,双侧对比;呼吸音、啰音、胸膜摩擦音)。

(40)听诊双侧语音共振(上、中、下,双侧对比)。

(41)视诊心尖搏动、心前区搏动。

(42)触诊心尖搏动。

(43)触诊心前区。

(44)叩诊左侧心脏相对浊音界。

(45)叩诊右侧心脏相对浊音界。

(46)听诊二尖瓣区(频率、节律、心音、杂音、摩擦音)。

(47)听诊肺动脉瓣区(心音、杂音)。

(48)听诊主动脉瓣区(心音、杂音)。

(49)听诊主动脉瓣第二听诊区(心音、杂音)。

(50)听诊三尖瓣区(心音、杂音)。

(四)背部

(51)患者坐起,充分暴露背部。

(52)视诊脊柱、胸廓外形及呼吸运动。

(53)触诊胸廓扩张度。

(54)触诊双侧肺部语音震颤(肩胛间区、肩胛下区)。

(55)患者双上肢交叉抱肩。

(56)直接叩诊双侧后胸部。

(57)间接叩诊双侧后胸部。

(58)肩胛线上叩诊双侧肺下界及肺下界移动范围。

(59)听诊双侧后胸部。

(60)听诊双侧语音共振。

(61)触诊脊柱有无畸形、压痛。

(62)检查脊柱叩击痛。

(63)检查双侧肋脊角叩击痛。

(五)腹部

(64)患者仰卧屈膝,双上肢置于躯干两侧,平静呼吸,充分暴露腹部。

(65)视诊腹部外形、皮肤、腹壁静脉和呼吸运动等。

(66)听诊肠鸣音(至少 1 分钟)、振水音及血管杂音。

(67)听诊全腹。

(68)沿脐水平叩诊移动性浊音。

(69)肝脏叩击痛检查。

(70)从左下腹开始,逆时针至脐部浅触诊全腹。

(71)从左下腹开始,逆时针至脐部深触诊全腹。

(72)训练患者做加深的腹式呼吸 2~3 次。

(73)右锁骨中线上单手法触诊肝脏。

（74）前正中线上单手法触诊肝脏。

（75）检查肝—颈静脉回流征。

（76）胆囊点触痛检查。

（77）双手法触诊脾脏。

（78）检查腹壁反射。

（六）上肢

（79）正确暴露上肢。

（80）视诊上肢皮肤、关节、指甲等。

（81）检查指关节、腕关节、肘关节、肩关节运动。

（82）检查上肢肌张力。

（83）检查上肢肌群的肌力。

（84）检查肱二头肌肌反射。

（85）检查肱三头肌肌反射

（86）检查霍夫曼征。

（七）下肢

（87）正确暴露下肢。

（88）观察双下肢皮肤、关节、趾甲等。

（89）触诊腹股沟淋巴结，有无肿块，疝等。

（90）检查跖趾关节、踝关节、膝关节、髋关节运动。

（91）检查下肢肌张力。

（92）检查下肢肌群的肌力。

（93）检查下肢有无水肿。

（94）触诊双侧足背动脉。

（95）检查膝腱反射。

（96）检查跟腱反射。

（97）检查巴宾斯基征。

（98）检查奥本海姆征。

（99）检查戈登征。

（100）检查克尼格征。

（101）检查布鲁金斯基征。

（八）步态与脊椎运动

（102）请患者站立行走。

（103）观察步态。

（104）检查颈椎屈、伸、左右侧弯活动情况。

（105）检查腰椎屈、伸、左右侧弯及旋转动作。

三、重点体格检查

重点体格检查适用于急、重症患者，其检查顺序与全身体格检查基本一致，但首先应进行生命体征检查，包括体温、脉搏、呼吸和血压的测量，同时根据患者的体位和病情适当调整，对于重点系统的视、触、叩、听必须全面深入。

例如，对冠心病急性心肌梗死发作的患者应采用重点检查的方法，首先检查患者的生命征，之后以胸部为重点进行检查，尽量避免患者的翻动，同时辅以心电图和实验室检查，以便快速了解病情，为早期再灌注等治疗争取时间。至于患者其他方面的检查，可等到病情平稳以后再补充进行。

第四章
常见症状评估

症状是患者主观感到不适、痛苦的异常感觉或某些客观病态改变。症状可以是只有主观才能感觉到的，如疼痛、眩晕等；也可以是不仅能主观感受到，而且客观检查也能发现，如发热、黄疸等；还可以是主观无异常感觉，通过客观检查才发现的，如黏膜出血等。凡此种种，广义上均可视为症状，即广义的症状，也包括一些体征。症状是作出护理诊断的重要线索和依据。

第一节 发热

学习目标

> 1. 掌握发热的定义、分度、热型、护理诊断。
> 2. 熟悉发热的病因、发热过程。
> 3. 了解发热的发病机制。

案例导入

> 　　患者男，22岁。患者2日前淋雨后出现发热，体温维持在39.2℃~40.0℃之间，伴左下胸疼痛、咳嗽、咳铁锈色痰。发病以来胃纳差、全身肌肉酸痛，大小便正常。患者既往体健，无手术史，无药物过敏史。
> 　　问题：1. 该患者发热原因是什么？
> 　　　　　2. 该患者发热的程度和热型是什么？

一、概述

发热是指机体在致热原作用下或体温调节中枢功能紊乱，使产热增多，散热减少，体温升高超过正常范围。

正常人的体温在体温调节中枢调控下，并通过神经、体液因素使体温保持在相对恒定的范围内。正常人腋温一般在36℃~37℃，但在不同个体间稍有差异，受昼夜、年龄、性别、活动、药物、情绪和环境等内外因素的影响稍有波动。一般下午的体温较早晨略高，剧烈运动、劳动或进餐后体温可稍升高，但 24 小时波动范围一般不超过 1℃。

◆ 二、病因及发病机制

(一)病因

1. 感染性发热

感染是引起发热的主要原因，各种病原微生物，如病毒、细菌、支原体、衣原体、立克次体、螺旋体、真菌、寄生虫等引起的急性、慢性，局部或是全身性感染均可出现发热。

2. 非感染性发热

常见下列原因：

(1)无菌坏死物质的吸收：如大面积烧伤、手术、组织损伤、心肌梗死、肺、脾等组织梗死或肢体坏死、恶性肿瘤、溶血反应等。

(2)抗原-抗体反应：如风湿热、药物热、血清病、自身免疫性疾病及某些恶性肿瘤等。

(3)内分泌代谢性疾病：如甲状腺功能亢进症等。

(4)皮肤散热减少：如广泛性皮炎、鱼鳞病等。

(5)体温调节中枢功能障碍：如中暑、安眠药中毒、脑出血、颅内出血、颅内肿瘤、颅脑损伤等。

(6)自主神经功能紊乱：如夏季低热、精神紧张、部分女性月经前或妊娠初期等。

案例分析1

> 该患者淋雨受凉后出现咳嗽、咳铁锈色痰，以及寒战、高热等症状，因此引起发热的可能原因是病原微生物感染，属感染性发热。

(二)发病机制

1. 致热原性发热

致热原是引起发热的最主要因素，根据致热源的来源不同，又可分外源性致热原和内源性致热原两大类。

(1)外源性致热原：包括各种病原微生物及其代谢产物、炎性渗出物、无菌坏死性物质、抗原-抗体复合物等。其分子质量较大，一般不能直接透过血-脑屏障作用于体温调节中枢，但能激活血液中的中性粒细胞、嗜酸性粒细胞和单核细胞-吞噬细胞系统，使其形成并释放白细胞介素、肿瘤坏死因子、干扰素等内源性致热原。

(2)内源性致热原：其分子质量较小，可通过血-脑屏障直接作用于体温调节中枢，使体温调定点上移。体温调节中枢重新发出冲动，一方面通过垂体内分泌因素使代谢增加或通过运动神经使骨骼肌阵挛，从而体内产热增多；另一方面通过交感神经使皮肤血管及竖毛肌收缩血流量减少，排汗停止，散热减少。最终使产热大于散热，体温升高引起发热。

2. 非致热原性发热

是体温调节机制失控或调节障碍所引起的体温升高。体温调节中枢直接受损，如颅脑外伤、脑出血等；或产热过多，如癫痫持续状态、甲状腺功能亢进症等；或散热减少，如广泛性皮肤病、阿托品中毒等。

体温调节中枢

目前认为,发热体温调节中枢可能由两部分组成:一个是正调节中枢,主要包括视前区-下丘脑前部(POAH)等;另一个是负调节中枢,主要包括腹中隔(VSA)、中杏仁核(MAN)等。当外周致热信号传入中枢后,启动体温正负调节机制。一方面通过正调节介质使体温上升;另一方面通过负调节介质限制体温升高。正负调节相互作用的结果决定调定点上移的水平及发热的幅度和时程。

三、临床表现

高频考点▶
1.发热的临床过程及特点。
2.发热的临床分度。
3.常见的热型。
4.发热的护理评估要点。

(一)发热分度

以口腔温度为准,按发热高低可分为:①低热:37.3℃~38℃;②中等度热:38.1℃~39℃;③高热:39.1℃~4l℃;④超高热:41℃以上。

(二)发热过程

1.体温上升期

表现为乏力、肌肉酸痛、皮肤苍白、畏寒或寒战、无汗。此期产热大于散热使体温升高。

体温上升的方式有两种:①骤升型:体温在数小时内达39℃~40℃或以上,常伴寒战,见于疟疾、大叶性肺炎、输液反应等;②缓升型:体温逐渐上升,在数日内达到高峰,多不伴有寒战,见于伤寒,结核病等。

2.高热期

表现为皮肤发红并有灼热感,呼吸加深加快,开始出汗。此期产热与散热过程在较高的水平上保持相对平衡。此期持续时间因病因不同而不同,如疟疾可持续数小时,大叶性肺炎可持续数天。

3.体温下降期

表现为出汗多,皮肤潮湿。此期散热大于产热。体温下降的方式有两种:①骤降型:体温于数小时内迅速降至正常,见于疟疾、大叶性肺炎等;②缓降型:体温在数天内逐渐降至正常,见于伤寒、风湿热等。

二维码4-1

(三)热型及临床意义

发热患者在不同时间测得的体温数值分别记录在体温单上,将各体温数值点连接而形成体温曲线,该曲线的不同形态称为热型。常见的热型及其特点和临床意义见表4-1。

表4-1 热型的特点及临床意义

名称	热型	特点	临床意义
稽留热		体温维持在39℃~40℃或以上水平达数日或数周,24小时内波动范围不超过1℃	见于大叶性肺炎、伤寒等
弛张热		体温高达39℃以上,24小时内波动范围大于1℃,最低体温仍高于正常	见于败血症、风湿热、重症结核病及其他化脓性感染等
间歇热		体温骤升达高峰后持续数小时,又骤降至正常,无热期持续1天或数天,高热期与无热期反复交替出现	见于疟疾、肾盂肾炎等
波状热		体温逐渐上升达39℃或以上,持续数日后又逐渐下降至正常水平,再过数日后体温又逐渐升高,如此反复交替出现	常见于布鲁菌病

续表 4-1

名称	热型	特点	临床意义
回归热		体温急剧上升至 39℃ 或以上,持续数天后又骤然下降至正常,数日后又出现高热,这样高热期与无热期各持续数日规律地交替出现	见于回归热、霍奇金病等
不规则热		体温曲线无一定规律	可见于结核病、风湿热、支气管肺炎、胸膜炎等

(四)对患者影响

急性发热时易引起舌炎、齿龈炎、腹胀、食欲减退、恶心、呕吐等;体温上升期和高热期可致神经系统兴奋性增高,出现烦躁不安、头晕、头痛、失眠、谵语、幻觉等,出现心跳加快、呼吸加快、尿量减少、尿比重增高、分解代谢增强、血糖升高等;小儿高热者易发生惊厥;体温下降期大量出汗、电解质丢失,易致脱水、电解质紊乱;患者可出现焦虑甚至恐惧等心理改变。长期发热可致体重减轻。

案例分析2

该患者体温维持在 39.2℃~40.0℃ 之间,发热程度为高热,热型为稽留热。

◈ 四、相关护理诊断

1.体温过高 与病原体感染有关,或与体温调节中枢功能障碍有关,或与自主神经功能紊乱有关等。

2.体液不足 与发热后出汗过多和(或)液体摄入不足有关。

3.营养失调:低于机体需要量 与长期发热代谢率增高及营养物质摄入不足有关。

4.口腔黏膜改变 与发热所致口腔黏膜干燥有关。

5.潜在并发症:惊厥、意识障碍。

课后思考与练习

1. 引起发热最常见的原因为(　　　)

A. 感染性发热

B. 免疫反应所致发热

C. 吸收热

D. 自主神经功能紊乱所致发热

E. 皮肤散热障碍

2. 弛张热常见于(　　　)

A. 斑疹伤寒　　　　　　　B. 风湿热　　　　　　　　C. 疟疾

D. 重症肺结核　　　　　　E. 淋巴瘤

3. 中等度发热是：(　　　)

A. 37.3℃~38.0℃　　　　B. 37.5℃~38.5℃　　　　C. 38.1℃~39.0℃

D. 38.5℃~39.5℃　　　　E. 39.1℃~41.0℃

4. 患者女，46岁，发热1周入院。体温在39℃以上，未采取任何降温措施，24小时内体温波动达2℃以上，最低时体温仍高于正常。这种热型是(　　　)

A. 稽留热　　　　　　　　B. 波状热　　　　　　　　C. 间歇热

D. 回归热　　　　　　　　E. 弛张热

5. 患者男，35岁，发热7天，每天体温高低不等，最高为40.3℃，最低为39.5℃，面部潮红，皮肤灼热，其热型应为(　　　)

A. 不规则热　　　　　　　B. 波状热　　　　　　　　C. 间歇热

D. 弛张热　　　　　　　　E. 稽留热

第二节　疼痛

学习目标

1. 掌握头痛、胸痛、腹痛的临床表现；疼痛相关护理诊断。
2. 熟悉疼痛的定义，头痛、胸痛、腹痛的病因。
3. 了解疼痛的发病机制。

案例导入

　　患者女，60岁。打扫卫生后突发胸骨后疼痛1小时，疼痛向左肩背部放射，自诉类似情况时有发生，为进一步诊治入院。患者既往高血压病史10余年，未规律服药。

　　思考：该患者胸骨后疼痛可能的病因。

一、概述

　　疼痛是一种机体受到伤害性刺激所引起的不愉快的主观感觉和情感体验。疼痛是一种警戒信号，可促使机体采取相应的防护措施以避免进一步的损害，因而对机体的正常活动具有保护作用。但强烈或持久的疼痛会引起生理功能紊乱，如呼吸急促、血压升高，甚至休克。

二、病因及发病机制

(一)病因

1. 头痛

　　头痛指额、顶、颞及枕部的疼痛。很多疾病都可有头痛症状，但大多无特异性。如全身感染发热性疾病可伴有头痛，精神紧张也可伴有头痛。但反复发作、持续的或进行性加重的头痛，可能是某些器质性疾病的信号，应认真检查，及时治疗。常见病因如下：

　　(1)颅内病变：① 感染：各种病原体感染引起的脑炎、脑膜炎等。② 颅内血管性疾病：如脑出血、蛛网膜下隙出血、脑血栓、脑梗死、高血压脑病以及脑血管供血不足等。③ 颅脑外伤：如脑震荡、脑挫裂伤、硬膜下血肿、颅内血肿等。④ 颅内占位性病变：如脑肿瘤、颅内转移瘤、颅内囊虫症等。⑤ 其他：如偏头痛、丛集性头痛等。

　　(2)颅外病变：颅骨疾病如颅骨肿瘤；颈部疾病如颈椎病及颈部其他疾病；神经痛如三叉神经痛、舌咽神经痛、枕神经痛等；眼、耳、鼻、齿等疾病引起的牵涉性头痛，如青光眼、鼻窦炎、牙髓炎等。

　　(3)全身性疾病：急性感染如流行性感冒、伤寒、肺炎等发热性疾病；心血管疾病如高血压、心力衰竭等；中毒如一氧化碳、有机磷农药、铅、酒精、药物(如颠茄、水杨酸类)等；其他如低血糖、肺性脑病、肝性脑病、月经期及绝经期头痛等。

　　(4)神经症：神经衰弱及癔症性头痛。

2. 胸痛

　　胸痛一般由胸部疾病引起，少数其他部位的疾病亦可引起胸痛。引起胸痛的病因常见于：

　　(1)胸壁胸廓疾病：如肋间神经炎、肋软骨炎、肋骨骨折、带状疱疹等。

　　(2)呼吸系统疾病：如胸膜炎、自发性气胸、肺癌、肺炎、肺梗死等。

　　(3)循环系统疾病：如心绞痛、心肌梗死、心肌病、急性心包炎、心脏神经官能症等。

　　(4)纵隔疾病：如纵隔炎、纵隔肿瘤等。

　　(5)其他：如食管炎、食管癌、肝脓肿、脾梗死、膈下脓肿等。

3. 腹痛

　　腹痛多数由腹部脏器疾病引起，但全身其他脏器病变亦可引起腹痛。引起腹痛的脏器病变可为器质性，亦可为功能性。腹痛的性质和程度，受到病变情况和刺激程度的影响，同时也受到神经和心理因素的影响。临床上按起病缓急、病程长短分为急性腹痛与慢性腹痛，其中属于外科范围的急性腹痛临床上常称为"急腹症"。

（1）急性腹痛

起病急，病情重，转变快。引起急性腹痛的病因常见于：①腹腔内脏器急性炎症：如急性胃炎、急性肠炎、急性胆囊炎、急性胰腺炎、急性阑尾炎、急性出血坏死性肠炎等。②腹膜急性炎症：如急性弥漫性腹膜炎、自发性腹膜炎等。③腹腔内脏器阻塞或扩张：如肠梗阻、胆道结石、胆道蛔虫症、泌尿系结石等。④腹腔内脏器扭转或破裂：如肠扭转、肠绞窄、大网膜或肠系膜扭转、卵巢扭转、肝破裂、脾破裂、异位妊娠破裂等。⑤腹腔内血管病变：如肠系膜动脉栓塞、缺血性肠炎、门静脉栓塞、脾栓塞等。⑥腹壁病变：如腹壁挫伤、腹壁脓肿、腹壁带状疱疹等。⑦胸部疾病所致的腹部牵涉痛：如肺炎、肺梗塞、心绞痛、急性心肌梗死、急性心包炎等。⑧其他：如尿毒症、腹型过敏性紫癜、腹型风湿热、铅中毒、糖尿病酮症酸中毒等均可致腹痛。

（2）慢性腹痛

起病缓慢，病程长，或为急性起病后腹痛迁延不愈或间歇性发作。引起慢性腹痛的病因常见于：①消化性溃疡：胃、十二指肠溃疡。②腹腔内慢性炎症：如慢性胃炎、慢性胆囊炎及胆道感染、慢性胰腺炎、炎症性肠病、结核性腹膜炎等。③腹内实质性脏器病变：如肝瘀血、肝炎、肝脓肿等。④腹腔内脏器慢性扭转或梗阻：如慢性胃扭转、慢性肠扭转、慢性肠梗阻等。⑤腹腔内肿瘤：如胃癌、大肠癌、肝癌、胰腺癌等。⑥中毒与代谢障碍：如铅中毒、尿毒症等。⑦神经精神因素：如胃神经官能症、肠易激综合征、胆道运动功能障碍等。

知识链接

疼痛的神经网络理论

疼痛的神经网络理论认为，疼痛是由一个特殊的、广泛分散式的脑神经网络发出的神经信号所决定的多维的经验。这个神经网络包括丘脑、初级躯体感觉皮质、次级躯体感觉皮质、岛叶、前扣带回和前额叶皮质等脑区。这些脑区与认知和情绪有关，自上而下地对疼痛进行调控，包括先前的疼痛经验、个体对疼痛的态度及灾难化认知等，均会影响对疼痛的认知和感觉。

（二）发病机制

任何刺激达到一定强度都能刺激机体的受损部位释放多种致痛物，最具代表性的如 P 物质、前列腺素和钾离子等。位于皮肤和其他组织内的感受痛觉的游离神经末梢受到致痛物质的刺激后发出神经冲动，经脊髓后根沿脊髓丘脑侧束进入内囊，上传至大脑皮质痛觉感觉区，引起痛觉。

牵涉痛是指某些内脏器官发生病变时，在体表一定区域产生疼痛或痛觉过敏（该处并无实际损伤，而是由内脏疾病引起）的现象。这是由于病变内脏的传入神经纤维与被牵涉体表部位的传入神经纤维经由同一后

二维码4-2

跟进入脊髓，又由同一上行纤维传至大脑皮质，故来源于病变内脏的痛觉冲动，经传入神经使同一脊髓节段感觉神经兴奋，导致其所支配的皮肤区出现疼痛或痛觉过敏。如心绞痛时出现

左肩背部疼痛；急性胆囊炎时出现右肩背部疼痛。

三、临床表现

(一)头痛

1. 发病情况

不同疾病头痛发生的急缓、病程长短各异。急性起病并有发热者常为感染性疾病所致。剧烈头痛，持续不减，伴有不同程度的意识障碍而无发热者，提示颅内血管性疾病(如蛛网膜下隙出血)。慢性进行性头痛并有颅内压增高的症状(如呕吐、视神经乳头水肿)应注意颅内占位性病变。长期的反复发作性头痛或搏动性头痛，多为血管性头痛(如偏头痛)或神经官能症。青壮年长期反复发作头痛，无颅内压增高表现者，常因焦急、紧张而发生，多为肌收缩性头痛。

2. 头痛部位

病因不同，头痛的部位有差别，可表现为单侧、双侧、前额、枕部、局部或弥散性疼痛。偏头痛及丛集性头痛多在一侧；高血压引起的头痛多在额部或整个头部；蛛网膜下隙出血或脑脊髓膜炎除头痛外尚有颈痛；颅内病变的头痛较深且较弥散，颅内深部病变的头痛部位不一定与病变部位相一致，但疼痛多向病灶同侧放射；颅外病变所致的头痛多较局限及表浅，常在刺激点近处或神经分布区内，如枕神经痛局限在枕部；全身性或颅内感染性疾病的头痛，多为全头部痛。

3. 头痛的程度与性质

头痛的程度与病情的轻重并无平行关系。三叉神经痛、偏头痛及脑膜刺激的疼痛最为剧烈；脑肿瘤的痛多较轻；高血压性、血管性及发热性疾病的头痛多为胀痛，呈搏动性；神经痛多呈电击样痛、烧灼样痛或刺痛；肌肉收缩性头痛多为重压感、紧箍感或钳夹样痛。

4. 头痛出现的时间与持续时间

神经性头痛多短暂；颅内占位性病变头痛呈持续性，常在清晨加剧；鼻窦炎的头痛常于清晨或上午发生，逐渐加重至午后减轻；丛集性头痛常在晚间发生；女性偏头痛常与月经期有关。

5. 头痛加重或缓解的因素

用力、咳嗽、打喷嚏、摇头、俯身可加剧血管性头痛、颅内高压性头痛、颅内感染性头痛及脑肿瘤性头痛；颈部运动可加剧颈肌急性炎症所致的头痛；偏头痛应用麦角胺后可获缓解；丛集性头痛在直立时可缓解；颈肌收缩性头痛可按摩颈肌而逐渐缓解。

(二)胸痛

1. 发病年龄

青壮年胸痛多考虑结核性胸膜炎、自发性气胸、心肌炎、心肌病、风湿性心脏瓣膜病等；40岁以上则须注意心绞痛、心肌梗死和支气管肺癌。

2. 胸痛部位

胸壁疾病所致的胸痛，病变部位固定，局部有压痛；胸壁皮肤的炎症性病变，局部可有红、肿、热、痛表现；带状疱疹所致胸痛表现为成簇的水疱沿一侧肋间神经分布伴剧痛，且疱疹不超过体表中线；肋软骨炎常在第一、二肋软骨处见单个或多个隆起，局部有压痛、但无红肿表现；

心绞痛及心肌梗死的疼痛多在胸骨后方和心前区或剑突下，可向左肩和左臂内侧放射，甚至达环指与小指，也可放射至左颈或面颊部，误认为牙痛；主动脉夹层引起疼痛多位于胸背部，向下放射至下腹、腰部与两侧腹股沟和下肢；食管及纵隔病变引起的胸痛多在胸骨后；肺尖部肺癌引起疼痛多以肩部、腋下为主，向上肢内侧放射；胸膜炎引起的疼痛多在胸侧部；肝胆疾病及膈下脓肿引起的胸痛多在右下胸，侵犯膈肌中心部时疼痛放射至右肩部。

3. 胸痛性质

胸痛的性质可有多种多样，程度可呈剧痛、轻微疼痛和隐痛。如肋间神经痛为阵发性灼痛或刺痛；带状疱疹呈刀割样或灼热样剧痛；心绞痛呈绞榨样疼痛并有窒息感；急性心肌梗死疼痛更为剧烈并有恐惧、濒死感；主动脉夹层常突然发生胸背部撕裂样剧痛或锥痛；气胸在发病初期有撕裂样疼痛；胸膜炎常呈隐痛、钝痛和刺痛；肺梗死突然发生胸部剧痛或绞痛，常伴呼吸困难与发绀；食管炎多呈烧灼痛。

4. 胸痛持续时间

平滑肌痉挛或血管狭窄缺血所致的疼痛为阵发性；炎症、肿瘤、栓塞或梗死所致疼痛呈持续性。如心绞痛发作时间短暂，持续3~5分钟缓解，而急性心肌梗死疼痛持续时间长，常为数小时或更长，且不易缓解。

5. 影响胸痛因素

主要为胸痛发生的诱因、加重与缓解的因素。如心绞痛易在劳累或精神紧张时诱发，休息后或含服硝酸甘油后1~2分钟内缓解，而急性心肌梗死含服硝酸甘油无效；胸膜炎及心包炎的胸痛会因咳嗽或用力呼吸而加剧；食管疾病多在进食时发作或加剧，服用抗酸剂和促动力药物胸痛可减轻或消失。

案例分析

　　该病例为老年女性，有高血压病史，既往有类似发作，此次因劳累后诱发心前区痛，并向左肩、左臂放射，持续数分钟缓解，考虑心绞痛的可能性大。为排除心肌梗死，应选择心电图、心肌酶学等检查。

(三) 腹痛

1. 腹痛部位

一般腹痛部位多为病变所在部位。胃、十二指肠和胰腺疾病，疼痛多在中上腹部；肝胆疾病如胆囊炎、胆石症、肝脓肿等疼痛多在右上腹部；小肠疾病疼痛多在脐区；急性阑尾炎疼痛在右下腹；结肠疾病疼痛多在腹部周围；膀胱炎、盆腔炎及异位妊娠破裂，疼痛在下腹部。弥漫性或部位不定的疼痛见于急性弥漫性腹膜炎、机械性肠梗阻、急性出血坏死性肠炎、铅中毒、过敏性紫癜腹型等。

2. 腹痛性质和程度

引起腹痛的原发病不同，腹痛的性质及程度各异。胃、十二指肠溃疡穿孔表现为突发的中上腹剧烈刀割样痛、烧灼样痛；慢性胃炎及胃、十二指肠溃疡表现为中上腹持续性隐痛；急性胰腺炎表现为上腹部持续性钝痛或刀割样疼痛呈阵发性加剧；胆石症或泌尿系统结石常为阵发性绞痛，致使患者辗转不安；胆道蛔虫症的典型表现为阵发性剑突下钻顶样疼痛；急性弥漫性腹膜炎表现为持续性、广泛性剧烈腹痛伴腹壁肌紧张呈板状。胃肠张力变化或轻度炎症引起的内脏性疼痛多表现为隐痛或钝痛，实质脏器包膜牵张多表现为胀痛。

3. 影响腹痛的因素

有些疾病的腹痛与饮食有关。胆囊炎或胆石症发作前有进食油腻食物史；急性胰腺炎发作前常有酗酒、暴饮暴食史；部分机械性肠梗阻与腹部手术有关。腹部受暴力作用引起剧痛并有休克者，可能是肝、脾破裂所致。进食可诱发或加重胃溃疡的疼痛；十二指肠溃疡的疼痛则在进食后减轻或缓解。

体位改变亦可影响腹痛：反流性食管炎在躯体前屈时剑突下烧灼痛明显，直立位时可减轻；左侧卧位可使胃黏膜脱垂引起的腹痛减轻；胃下垂可因长时间站立位出现上腹痛；胰体癌在仰卧位时疼痛明显，前倾位或俯卧位时疼痛减轻。

4. 发作时间

餐后痛可能由于胆胰疾病、胃部肿瘤或消化不良所致；周期性、节律性上腹痛见于胃、十二指肠溃疡；子宫内膜异位者腹痛与月经来潮相关。

(四)对患者的影响

患者对疼痛的反应受其年龄、意志力、疼痛经历以及社会文化背景的影响。儿童易产生恐惧心理，较小的儿童常表现为哭闹不安。随着年龄增长，疼痛经验增加，个体对疼痛的认识与理解力增强，可准确描述疼痛的部位、性质及程度，并能采取措施减轻或缓解疼痛。老年人对疼痛刺激不敏感，反应迟缓，易掩盖病情的严重性。

剧烈疼痛者可表现出：①痛苦面容、大汗、血压升高、呼吸和心率增快，面色苍白，重者可休克；②呻吟、哭泣，为缓解疼痛而采取强迫体位；③休息与睡眠障碍；④胃肠功能紊乱，如食欲下降、恶心、呕吐；⑤产生恐惧、焦虑、抑郁、愤怒等情绪反应；⑥慢性疼痛患者易出现药物滥用或药物依赖等情况；⑦日常生活、工作及社会交往受影响。

四、相关护理诊断

1. 急性/慢性疼痛　与各种有害刺激作用于机体引起的不适有关。
2. 睡眠型态紊乱　与夜间疼痛有关。
3. 焦虑　与疼痛迁延不愈有关。
4. 恐惧　与剧烈疼痛有关。

课后思考与练习

1. 下列哪项不属于疼痛的性质(　　　)

A. 刺痛　　　　　　　　B. 刀割样痛　　　　　　　　C. 烧灼痛

D. 牵涉痛　　　　　　　E. 胀痛

2. 急性胰腺炎引起的腹痛属于(　　　)

A. 急性腹痛　　　　　　B. 慢性腹痛　　　　　　　　C. 亚急性腹痛

D. 牵涉痛　　　　　　　E. 放射痛

3. 引起头痛的全身性疾病是(　　　)

A. 高血压　　　　　　　B. 脑膜脑炎　　　　　　　　C. 硬膜下血肿

D. 舌咽神经痛　　　　　E. 脑血管畸形

4.患者男,40岁,慢性进行性头痛,近几天又出现呕吐,眼底检查发现视神经乳头水肿,提示(　　)

　　A.颅骨骨折　　　　　　B.脑血栓形成　　　　　　C.偏头痛

　　D.颅内占位性病变　　　E.视神经炎

5.患者男,20岁,反复上腹部烧灼样疼痛5年,饥饿时明显,进食后可减轻,查体:上腹部偏右有压痛,首先考虑(　　)

　　A.慢性胃炎　　　　　　B.慢性胆囊炎　　　　　　C.消化隆溃疡

　　D.胆石症　　　　　　　E.食管炎

6.患者女,45岁,发作性上腹痛6年。1周以来上腹部绞痛,向右肩部放射,伴畏寒、发热,查体:右肋下可触及1个3 cm×4 cm的包块,表面光滑,呈囊性,触痛明显,该患者可能是(　　)

　　A.急性胰腺炎　　　　　B.肠梗阻　　　　　　　　C.急性胃炎

　　D.幽门梗阻　　　　　　E.急性胆囊炎

7.患者男,20岁,打篮球时突然出现右侧胸痛、呼吸困难,气管向左侧移位,最有可能是(　　)

　　A.肺炎链球菌肺炎　　　B.结核性胸膜炎　　　　　C.自发性气胸

　　D.肺梗死　　　　　　　E.左心衰竭

8.患者男,52岁,反复出现胸骨后疼痛1年,多于剧烈活动时或饱餐后发作,向左肩、左臂放射,持续数分钟可自行缓解。近1周来胸痛发作频繁且有夜间睡眠中发作。此次因剧烈胸痛2小时来就诊,向后背部放射,伴憋闷,大汗,反复含服硝酸甘油无法缓解,胸痛的可能原因为(　　)

　　A.急性心肌梗死　　　　B.肺炎链球菌肺炎　　　　C.胸腔大量积液

　　D.自发性气胸　　　　　E.急性胆囊炎

第三节　咳嗽与咳痰

学习目标

1.掌握咳嗽的性状,痰的性质与量;咳嗽、咳痰相关护理诊断。
2.熟悉引起咳嗽、咳痰的常见病因。
3.了解咳嗽常见的伴随症状。

案例导入

患者女,42岁。因反复咳嗽、咳痰20年,加重1个月入院。患者20年前因患支气管炎后反复出现咳嗽、咳脓痰,以夜间及晨起为著,偶尔痰中带血丝。近1个月来上述症状加重,痰量增多,每日50~100 mL,伴发热,无盗汗及胸痛。查体:体温38.5℃,一般情况尚可,左下肺可闻及湿性啰音,部位较固定。

思考:1.该患者最可能的疾病是什么?
　　　2.该患者现存的护理诊断是什么?

一、概述

咳嗽与咳痰是临床最常见的症状之一。咳嗽是呼吸道受到炎症、异物或刺激性气体等的刺激后引发的一种保护性反射动作。但咳嗽也有不利的一面，如长期、频繁咳嗽，影响工作与休息，消耗体力，属病理现象；咳嗽也可使呼吸道内感染扩散，甚至剧烈咳嗽还可导致呼吸道内出血，诱发自发性气胸等。

咳痰是指呼吸道内的病理性分泌物借助咳嗽排出口腔的动作，是一种病理现象。

二、病因及发病机制

(一) 病因

1. 呼吸道疾病

从鼻咽部到小支气管整个呼吸道黏膜受刺激时，均可引起咳嗽，如刺激性气体或异物吸入、上呼吸道感染、支气管炎、肺炎、慢性支气管炎、肺结核、支气管肺癌、支气管哮喘等。

呼吸道感染是引起咳嗽、咳痰最常见的原因。

2. 胸膜疾病

各种胸膜炎、胸膜肿瘤或胸膜受到刺激(气胸、胸腔穿刺)时可出现咳嗽。

3. 心血管疾病

各种原因所致左心衰竭引起肺淤血、肺水肿，或来自右心及体循环静脉栓子引起肺栓塞时，肺泡及支气管内漏出物或渗出物刺激支气管黏膜，引起咳嗽。

4. 中枢神经系统疾病

如脑炎、脑膜炎等中枢神经病变可刺激延髓的咳嗽中枢引起咳嗽。

5. 药物不良反应

如服用血管紧张素转换酶抑制药，β 受体阻滞药等。

(二) 发病机制

咳嗽是由于延髓咳嗽中枢受刺激引起的。刺激主要来自耳、鼻、咽、喉、呼吸道黏膜、胸膜等，经迷走神经、舌咽神经和三叉神经的感觉纤维传入延髓咳嗽中枢，然后经喉下神经、膈神经与脊神经分别传至咽肌、声门、膈肌与其他呼吸肌，通过呼吸肌的运动，来完成咳嗽动作。表现为快速短促吸气，膈下降，声门关闭，随即呼气肌、膈与腹肌快速收缩，使肺内压迅速升高，然后声门突然开放，肺内高压气流喷射而出，冲击狭窄的声门裂隙而发生咳嗽动作与声音，呼吸道分泌物或异物亦随之被排出。

高频考点 ▶
1. 咳嗽与咳痰的病因。
2. 咳嗽与咳痰的临床特点。

三、临床表现

(一)咳嗽的性质

1. 干性咳嗽

指咳嗽无痰或痰量很少。常见于急性、慢性咽喉炎、急性支气管炎初期、气管受压、支气管肿瘤、胸膜炎、肺结核初期、二尖瓣狭窄等。

2. 湿性咳嗽

指咳嗽伴有痰液。常见于慢性支气管炎、支气管扩张症、肺炎、肺脓肿及慢性纤维空洞型肺结核等。

(二)咳嗽发作的时间与规律

突然发作的咳嗽,多见于突然吸入刺激性气体、气管及支气管异物;发作性咳嗽多见于百日咳、支气管结核以及以咳嗽为主要症状的支气管哮喘(变异性哮喘)等;长期反复发作的咳嗽多见于慢性呼吸道疾病,如慢性支气管炎、慢性肺脓肿、支气管扩张症、慢性纤维空洞型肺结核等。体位变动,痰液流动可使患者的咳嗽于清晨起床或夜间睡眠时加剧,如慢性支气管炎、慢性肺脓肿、支气管扩张症。左心功能不全患者夜间咳嗽明显,与夜间迷走神经兴奋性增高及肺瘀血加重有关。

(三)咳嗽的音色

指咳嗽声音特点。金属音调咳嗽见于原发性支气管肺癌、纵隔肿瘤、主动脉瘤等;声音嘶哑见于声带炎、喉炎、喉癌及喉返神经麻痹等;犬吠样咳嗽见于气管受压、会厌及喉部疾患;鸡鸣样咳嗽,表现为连续阵发性剧咳伴有高调吸气回声,多见于百日咳;咳嗽声音无力见于极度衰竭、声带麻痹。

(四)痰的性质与量

1. 痰的性质

分为黏液性、浆液性、脓性、黏液脓性、血性等。黏液性痰多见于急性支气管炎、支气管哮喘及大叶性肺炎的初期;浆液性痰见于肺水肿;脓性痰见于化脓性细菌性感染;血性痰是由于呼吸道黏膜受侵害、损害毛细血管或血液渗入肺泡所致。

2. 痰量

健康人很少有痰;急性呼吸道炎症痰量较少;支气管扩张症、肺脓肿等痰量多,静置后可出现分层现象:上层为泡沫,中层为黏液,下层为坏死组织。

黄脓痰提示呼吸道化脓性感染;铁锈色痰见于肺炎球菌肺炎;草绿色痰见于铜绿假单胞菌感染;烂桃样痰见于肺吸虫病;血性痰多见于支气管扩张症、肺结核、支气管肺癌等;棕褐色痰见于阿米巴肺脓肿;粉红色泡沫痰见于急性肺水肿;白色泡沫痰见于慢性左心衰竭。合并厌氧菌感染时痰有恶臭,多见于肺脓肿、支气管扩张症等。

(五)对患者的影响

严重咳嗽、咳痰可致呼吸肌疲劳及酸痛,并可致失眠、头痛、精神不宁等;剧咳可致胸膜破裂而发生自发性气胸,或因呼吸道黏膜上皮受损而咯血等。

案例分析1

> 患者于年轻时患支气管炎后反复发生咳嗽、咳脓痰，痰中带血，左下肺闻及固定湿啰音，考虑支气管扩张症的可能性较大。

◈ 四、相关护理诊断

1. 清理呼吸道无效　与痰液黏稠有关；与咳嗽无力有关。
2. 活动无耐力　与长期频繁咳嗽或机体组织缺氧有关。
3. 睡眠型态紊乱　与夜间频繁咳嗽有关。
4. 营养失调：低于机体需要量与长期频繁咳嗽所致能量消耗增加、营养摄入不足有关。
5. 知识缺乏：缺乏对疾病发作的预防及吸烟对健康危害方面的知识。
6. 潜在并发症：自发性气胸、窒息。

案例分析2

> 根据该患者临床表现，该患者现存的护理诊断为：
> (1)体温过高：与感染有关
> (2)清理呼吸道无效：与咳嗽、咳痰多有关

课后思考与练习

1. 患者痰液有恶臭，判断为何种细菌感染(　　　)
A. 肺炎链球菌　　　　　　B. 铜绿假单胞菌　　　　　　C. 厌氧菌
D. 金黄色葡萄球菌　　　　E. 真菌

2. 患者咳嗽带金属音，应警惕(　　　)
A. 喉炎　　　　　　　　　B. 肺癌　　　　　　　　　　C. 哮喘
D. 肺炎　　　　　　　　　E. 肺脓肿

3. 干性咳嗽常见于(　　　)
A. 胸膜炎　　　　　　　　B. 肺炎　　　　　　　　　　C. 肺脓肿
D. 慢性支气管炎　　　　　E. 肺结核

4. 咳铁锈色痰可能是(　　　)
A. 肺炎链球菌肺炎　　　　B. 支气管哮喘　　　　　　　C. 肺结核
D. 气胸　　　　　　　　　E. 肺脓肿

5. 急性左心衰竭患者，出现肺水肿，其特征性痰液是(　　　)
A. 铁锈色痰　　　　　　　B. 粉红色泡沫痰　　　　　　C. 黏液性痰
D. 草绿色痰　　　　　　　E. 黄脓痰

6. 患者女，29岁。自幼以来一直慢性咳嗽、咳痰。痰量多，痰静置后出现分层现象，咳嗽常在晨间或变换体位时加重。对该患者的诊断最先考虑是(　　　)

A.慢性支气管炎   B.支气管扩张   C.支气管肺癌

D.支气管肺炎   E.肺结核

7.患者女,30岁。因受凉后寒战、高热、咳嗽,咳铁锈色痰3天入院查体:体温39.5℃,右上肺语颤增强,有湿啰音。实验室检查:血WBC $18×10^9$/L、N 0.90、L 0.10,患者最可能的诊断(　　)

A.肺结核   B.急性肺水肿   C.慢性肺心病

D.肺炎链球菌肺炎   E.克雷伯杆菌肺炎

8.患者女,63岁。咳嗽、咳痰30余年,咳嗽以晨起或夜间入睡时为重,每年逢冬春季节或气候骤然变冷时加剧,咳白色黏液痰。该患者咳嗽、咳痰的原因最可能是(　　)

A.支气管扩张   B.慢性咽喉炎   C.慢性肺脓肿

D.肺炎   E.慢性支气管炎

9.护士夜间巡视病房发现一患者端坐呼吸,烦躁不安,咳大量粉红色泡沫痰双肺布满哮鸣音和湿啰音。该患者最可能发生了(　　)

A.自发性气胸   B.大量胸腔积液   C.支气管哮喘

D.急性肺水肿   E.喘息型慢性支气管炎

第四节　呼吸困难

学习目标

> 1.掌握呼吸困难的定义、肺源性呼吸困难和心源性呼吸困难的临床特点;呼吸困难相关护理诊断。
> 2.熟悉中毒性呼吸困难、神经精神性呼吸困难的特点;呼吸困难的主要病因。
> 3.了解肺源性呼吸困难和心源性呼吸困难的发病机制。

案例导入

> 患者,女,40岁。于2小时前在家中整理换季衣物时突感喉痒,继而呼吸困难,伴咳嗽及咳白黏痰。查体:R 30次/min,听诊呼气时相延长,两肺布满哮鸣音。既往有类似疾病发作史。
> 问题:该患者呼吸困难的原因是什么?

一、概述

呼吸困难是指患者主观上感觉空气不足、呼吸费力,客观上表现为呼吸频率、节律和深度的改变,严重者出现张口呼吸、鼻翼扇动、端坐呼吸、发绀、辅助呼吸肌参与呼吸运动。

二、病因及发病机制

引起呼吸困难的原因很多，主要为呼吸系统和循环系统疾病。

(一)呼吸系统疾病

(1)气道阻塞：如喉、气管、支气管的炎症、水肿、肿瘤或异物及慢性阻塞性肺气肿、支气管哮喘等。

(2)肺部疾病：如肺炎、肺脓肿、肺结核、肺不张、肺淤血、急性呼吸窘迫综合征等。

(3)胸廓、胸壁、胸膜腔疾病：如严重胸廓畸形、肋骨骨折、胸腔大量积液、气胸、胸膜广泛粘连等。

(4)神经肌肉疾病：如格林-巴利综合征、重症肌无力及药物导致的呼吸肌麻痹等。

(5)膈运动障碍：如大量腹水、腹腔巨大肿瘤、妊娠末期等。

呼吸系统疾病主要由于肺通气、换气障碍导致呼吸困难：①肺通气障碍：气道痉挛、狭窄甚至阻塞，胸廓与膈肌的运动障碍，呼吸肌力量减弱，从而导致肺通气障碍；②肺换气障碍：肺组织弥漫性病变、肺血管病变或胸腔病变压迫肺组织，使呼吸面积减少、呼吸膜增厚、通气/血流比失调等都会导致换气功能障碍。肺通气和(或)换气功能障碍，造成机体缺氧和(或)二氧化碳潴留，从而引起呼吸困难。

(二)循环系统疾病

各种心脏疾患导致的心力衰竭、大量心包积液、肺栓塞等。左心衰竭和右心衰竭均可导致呼吸困难，其中以左心衰竭时的呼吸困难更为严重和明显。

左心衰竭时，由于肺淤血，使气体弥散能力下降，肺换气功能障碍，导致呼吸困难。严重的右心衰竭也可导致呼吸困难，但较左心衰竭轻，其发生的机制主要为体循环淤血、肝淤血肿大以及胸、腹腔积液使呼吸运动受限，影响肺的通气功能。

(三)中毒

各种中毒所致。代谢性酸中毒可导致血中代谢产物增多，刺激颈动脉体、主动脉体化学受体或直接兴奋刺激呼吸中枢引起呼吸困难；吗啡类、巴比妥类等中枢抑制药物和有机磷杀虫药中毒时，可抑制呼吸中枢引起呼吸困难；化学毒物中毒可导致机体缺氧引起呼吸困难，常见于一氧化碳中毒、亚硝酸盐和苯胺类中毒、氢化物中毒。

(四)血液系统疾病

血源性呼吸困难多由红细胞携氧量减少，血氧含量降低所致，常见于重度贫血、高铁血红蛋白血症、硫化血红蛋白血症等。

(五)神经精神性疾病

器质性颅脑疾病，如颅脑外伤、脑血管病变、脑肿瘤、脑炎及脑膜炎等，由于呼吸中枢受增高的颅内压和供血减少的刺激，使呼吸变为慢而深，并常伴有呼吸节律的改变；精神因素如癔症性呼吸困难、情绪激动等，多为过度通气而发生呼吸性碱中毒所致，严重时也可出现意识障碍。

三、临床表现

(一)肺源性呼吸困难

1. 吸气性呼吸困难

由于喉、气管、大支气管等大气道狭窄与阻塞所致。主要表现为吸气时间明显延长,吸气显著困难。严重者,由于呼吸肌极度用力,胸腔负压增大,吸气时出现胸骨上窝、锁骨上窝和肋间隙明显凹陷(三凹征)。常见于喉炎、喉水肿、气管内异物或气管受压等。

2. 呼气性呼吸困难

由于肺泡弹性减弱,支气管、细支气管痉挛所致。主要表现为呼气费力、呼气缓慢、呼气时间明显延长,常伴有哮鸣音。常见于慢性阻塞性肺部疾病、支气管哮喘等。

二维码4-3

3. 混合性呼吸困难

由于肺或胸膜腔病变使肺呼吸面积减少导致换气功能障碍所致。主要表现为吸气与呼气均感费力,呼吸频率增加,呼吸变浅,常伴呼吸音减弱或消失,可有病理性呼吸音。常见于重症肺炎、肺结核、大面积肺栓塞、大量胸腔积液、气胸、广泛胸膜增厚等。

案例分析

> 患者整理换季衣物时突发呼吸困难,体征为呼气时相延长,两肺布满哮鸣音,符合呼气性呼吸困难的发作特点。考虑可能病因为支气管哮喘。

(二)心源性呼吸困难

主要由于左心衰竭和(或)右心衰竭引起,其中左心衰竭所致呼吸困难更为严重和多见。

1. 左心衰竭

左心衰竭发生呼吸困难的主要原因是肺循环淤血,呈混合性呼吸困难,表现的形式主要有:

(1)劳力性呼吸困难:是左心衰竭最早出现的症状。表现为活动时呼吸困难出现或加重,休息时减轻或消失。早期在剧烈运动后出现呼吸困难,随着肺淤血程度加重,逐渐发展到轻微活动即出现。

(2)夜间阵发性呼吸困难:患者入睡1~2小时后,突感胸闷气急,被迫坐起,惊恐不安,伴有咳嗽,咳泡沫样痰,轻者数分钟至数十分钟后症状逐渐减轻、缓解。重者可见端坐呼吸、面色青紫、大汗,有哮鸣声,咳浆液粉红色泡沫样痰,两肺底部有较多湿啰音,心率增快,有奔马律。此种呼吸困难,又称"心源性哮喘"。

(3)端坐呼吸:是严重的心功能不全表现,患者在静息状态下仍自觉呼吸困难,不能平卧,被迫采取高枕卧位、半坐位或端坐位呼吸。

知识链接

端坐呼吸发生机制

1. 睡眠时迷走神经兴奋性增高，冠状动脉收缩，心肌供血减少。
2. 卧位时回心血量增多，致肺瘀血加重。
3. 横膈上升，小支气管收缩，肺泡通气量减少。
4. 呼吸中枢敏感性降低，对轻度缺氧反应迟钝。

2. 右心衰竭

右心衰竭发生呼吸困难的主要原因是体循环淤血，多见于肺心病，通过半坐位可缓解。

(三) 中毒性呼吸困难

尿毒症、糖尿病酮症酸中毒时常出现深而规则的呼吸，可伴有鼾声，称为酸中毒深大呼吸 (Kussmaul 呼吸)；吗啡、镇静剂及有机磷中毒时，呼吸中枢受抑制，表现为呼吸浅慢。

(四) 血源性呼吸困难

重度贫血患者表现为呼吸急促，心率增快。此外，急性失血或休克，因缺氧和血压下降，刺激呼吸中枢也可出现呼吸增快。

(五) 神经、精神性呼吸困难

神经性呼吸困难是表现为慢而深的呼吸，并常伴有呼吸节律改变，如双吸气、呼吸遏制等。

精神性呼吸困难表现为呼吸频率快而浅，伴有叹息样呼吸或出现手足搐搦。

(六) 对患者影响

呼吸困难因能量消耗增加和缺氧，致患者活动耐力下降，日常生活活动受到不同程度的影响，严重呼吸困难者甚至不能与人交谈。呼吸困难患者可有紧张、焦虑、恐惧等情绪反应，以及睡眠障碍。

高频考点 ▶

1. 三凹征。
2. 呼吸困难的分类、临床特点。
3. 肺源性、心源性呼吸困难的临床表现。

◇ 四、相关护理诊断

1. 低效性呼吸型态　与呼吸道狭窄及心肺功能不良有关。
2. 活动无耐力　与呼吸困难所致消耗增加和缺氧有关。
3. 气体交换障碍　与心肺功能不全、肺部感染等引起有效肺组织减少、肺弹性减退有关。
4. 语言沟通障碍　与严重喘息及辅助呼吸有关。

课后思考与练习

1. 吸气性呼吸困难主要见于(　　　)

A. 喉头水肿　　　　　　　　B. 胸腔积液　　　　　　　C. 肺气肿

D. 肺炎　　　　　　　　　　E. 支气管哮喘

2. 呼气性呼吸困难的发生机制是(　　　)

A. 大气道狭窄梗阻　　　　　B. 广泛性肺部病变使呼吸面积减少

C. 肺组织弹性减弱　　　　　D. 上呼吸道异物刺激

E. 肺组织弹性减弱及小支气管痉挛性狭窄

3. 引起呼吸困难最常见的疾病是(　　　)

A. 呼吸系统疾病　　　　　　B. 心血管疾病　　　　　　C. 中毒

D. 血液病　　　　　　　　　E. 神经精神因素

4. "三凹症"凹陷部位不包括(　　　)

A. 胸骨上窝　　　　　　　　B. 锁骨上窝　　　　　　　C. 肋间隙

D. 颊部　　　　　　　　　　E. 腹上角

5. 自发性气胸引起的呼吸困难是(　　　)

A. 呼气性呼吸困难　　　　　B. 吸气性呼吸困难　　　　C. 混合性呼吸困难

D. 肺淤血和肺泡弹性降低　　E. 呼吸中枢受抑制

6. 患者女,32岁。劳力性呼吸困难伴心悸8年,1周前受凉后上述症状加重,不能做家务劳动,洗脸、穿衣、甚至休息也感呼吸困难,并出现咳嗽、痰中带血。查体:口唇发绀、两肺底闻及湿啰音、心尖区有舒张期隆隆样杂音、下肢水肿。该患者呼吸困难的类型属于(　　　)

A. 肺源性　　　　　　　　　B. 心源性　　　　　　　　C. 中毒性

D. 血源性　　　　　　　　　E. 神经精神性

7. 患儿男,4岁。吃花生米时突然出现惊慌、气促,急诊入院患儿吸气极度困难,出现明显"三凹征"。呼吸困难原因最可能是(　　　)

A. 急性肺炎　　　　　　　　B. 胸膜炎　　　　　　　　C. 气管异物

D. 支气管哮喘发作　　　　　E. 环境惊吓

第五节　咯血

学习目标

1. 掌握咯血的定义;咯血的程度和表现、大咯血的并发症;咯血与呕血的区别。

2. 熟悉导致咯血的主要病因。

3. 了解咯血的发病机制。

案例导入

> 患者男，30岁，因发热盗汗3个月，咯血1天入院。患者于1个月前开始感午后低热，自测体温37.5℃，伴有盗汗。1天前无明显诱因出现咯血，首次量约40 mL，后间断咯血，24小时内总量约90 mL，均为鲜红色，伴有右侧胸部疼痛，咯血后轻度干咳，无胸闷、呼吸困难。追问病史，诉半年前曾与有类似病史的亲戚共室居住1个月。
>
> 问题：该患者咯血的原因是什么？咯血量如何判断？

一、概述

咯血是指喉及喉以下呼吸道和肺组织出血，经口腔咯出，可表现为痰中带血、血痰及大咯血，大咯血易引起窒息和休克，危及生命。

判断咯血前，须与口腔、咽、鼻出血相鉴别。口腔与咽部出血易观察到局部出血灶，鼻腔出血多从前鼻孔流出，诊断较易；鼻腔后部出血且量较多时，易被误诊为咯血，如用鼻咽镜检查，可见血液从后鼻孔沿咽壁下流，即可确诊。大量咯血还须与呕血相鉴别，其鉴别要点见表4-2。

表4-2 咯血与呕血的鉴别

	咯血	呕血
病因	肺结核、肺癌、支气管扩张、肺炎、肺脓肿、心脏病等	消化性溃疡、肝硬化食管-胃底静脉曲张破裂、急性胃黏膜病变、胃癌等
出血前的症状	喉部发痒、胸闷、咳嗽等	上腹部不适、恶心、呕吐等
出血方式	咯出	呕出，可呈喷射状
血液颜色	鲜红色	暗红或棕褐色，偶鲜红色
血中混有物	痰、泡沫	食物残渣、胃液
酸碱反应	碱性	酸性
黑便	无，如咽下可有	有，呕血停止后仍持续数日
出血后痰的性状	常有痰中带血	无痰

二、病因及发病机制

(一)呼吸系统疾病

为咯血常见原因。

1. 支气管疾病

常见有支气管扩张症、支气管肺癌、支气管结核和慢性支气管炎等，其发生机制主要是炎症、肿瘤等损伤支气管黏膜或病灶处毛细血管，使其通透性增加或黏膜下血管破裂所致。

2.肺部疾病

常见有肺结核、肺脓肿、肺炎等。在我国，肺结核为咯血最常见原因。其发生机制为病变使毛细血管通透性增高，血液渗出，可为痰中带血丝或小血块；小血管因病变侵蚀破裂，表现为中等量咯血；空洞壁小动脉瘤破裂，或继发的支气管扩张形成的动静脉瘘破裂，则可引起危及生命的大量咯血。

高频考点▶
1.咯血的常见病因。
2.咯血量的统计。
3.大咯血的并发症。
4.咯血与呕血的区别。

(二)心血管疾病

较常见的是二尖瓣狭窄，其次为原发性肺动脉高压。其发生机制多为肺淤血致肺泡壁或支气管内膜毛细血管破裂和支气管黏膜下层支气管静脉曲张破裂。可表现为小量咯血或痰中带血、大量咯血、粉红色泡沫样痰和黏稠暗红色血痰。

(三)全身性疾病

(1)血液病：如血小板减少性紫癜、白血病、再生障碍性贫血等。

(2)急性传染病：如流行性出血热、肺出血型钩端螺旋体病等。

(3)风湿性疾病：如系统性红斑狼疮、结节性多动脉炎等。

(4)其他：如气管或支气管子宫内膜异位症等，均可引起咯血。

知识链接

心血管疾病所致的咯血可以表现为小量咯血或痰中带血、大量咯血、粉红色泡沫痰或黏稠暗红色血痰。

青壮年咯血多见于肺结核、支气管扩张症、风湿性心脏病二尖瓣狭窄；40岁以上有长期吸烟史者，除见于慢性支气管炎外，应高度警惕支气管肺癌。

三、临床表现

(一)咯血量

咯血量的多少与受损血管的性质及数量有直接关系，与病情严重程度不完全一致。根据咯血量多少分为：

(1)少量咯血：每日咯血量少于100 mL，可仅表现为痰中带血，多无全身症状。

(2)中等量咯血：每日咯血量100~500 mL，咯出的血多为鲜红色，咯血前可有喉痒、胸闷、咳嗽等先兆症状。

（3）大咯血：每日咯血量超过 500 mL 或一次咯血 100 mL 以上，表现为咯出满口血液或短时内咯血不止，常伴呛咳、脉速、出冷汗、呼吸急促、面色苍白、紧张不安和恐惧感。

二维码4-4

（二）颜色及性状

咯血的颜色及性状因不同病因而异，具体见表 4-3。

表 4-3 咯血的颜色与性状及可能病因

颜色与性状	可能病因
鲜红色痰	肺结核、支气管扩张、肺脓肿、支气管结核、出血性疾病等
铁锈色痰	肺炎球菌肺炎
砖红色胶冻样痰	克雷伯杆菌肺炎
暗红色痰	二尖瓣狭窄肺淤血
浆液粉红色泡沫痰	急性肺水肿
黏稠暗红色血痰	肺栓塞

（三）年龄和性别

青壮年咯血多见于肺结核、支气管扩张、风湿性心脏病二尖瓣狭窄等。40 岁以上，尤其是男性，有长期、大量吸烟史，咯血要高度警惕支气管肺癌。年轻女性反复咯血与月经周期有关者应考虑子宫内膜移位症。

案例分析

> 该患者为青年人，咯血伴有咳嗽、低热、盗汗，胸痛，并曾与有类似病史的人密切接触，考虑最有可能的病因是肺结核。患者 24 小时内咯血总量约 90 mL，少于 100 mL，属少量咯血。

（四）对患者的影响

无论咯血量多少，患者均可能产生不同程度的紧张、担忧、焦虑或恐惧等。

常见并发症有：①窒息：常是咯血直接致死的原因。易发生于急性大咯血、极度衰竭无力咳嗽、应用镇静、镇咳及精神极度紧张的患者。表现为大咯血过程中咯血突然减少或中止，气促、胸闷、烦躁不安或紧张、惊恐、大汗淋漓、颜面青紫，重者意识障碍。②肺不张：多因血块堵塞支气管所致。表现为咯血后出现呼吸困难、胸闷、气急、发绀，呼吸音减弱或消失。③继发感染：因咯血后血液滞留于支气管所致。表现为咯血后发热、体温持续不退、咳嗽加剧，伴肺部干、湿啰音。④失血性休克：大咯血后出现脉搏细速、血压下降、四肢湿冷，烦躁不安，少尿等休克表现。

知识链接

咯血对患者的影响及评估要点

　　无论咯血量多少，患者均可能产生不同程度的紧张不安、焦虑或恐惧。在咯血的同时，患者可能出现多种不同的伴随症状，评估时应注意询问患者起病情况、持续时间、每日咯血次数、咯血量、颜色与性状及伴随症状。

➡ 四、相关护理诊断

1. 有窒息的危险　与大咯血、意识障碍、无力咳嗽所致呼吸道血液潴留有关。
2. 有感染的危险　与支气管内血液潴积有关。
3. 焦虑　与咯血不止有关。
4. 恐惧　与大量咯血有关。
5. 体液不足　与大量咯血所致循环血量不足有关。
6. 潜在并发症：休克，肺不张。

课后思考与练习

1. 下列哪项对鉴别咯血和呕血最有意义（　　）
　A. 前驱症状　　　　　　　B. 血内混有物　　　　　　C. 咯血量
　D. 粪便的颜色　　　　　　E. 血的颜色

2. 大量咯血是指每日咯血量达（　　）
　A. 500 mL 以上　　　　　B. 600 mL 以上　　　　　C. 700 mL 以上
　D. 800 mL 以上　　　　　E. 1000 mL 以上

3. 咯血时出血部位不包括（　　）
　A. 气管　　　　　　　　　B. 肺　　　　　　　　　　C. 口腔
　D. 喉　　　　　　　　　　E. 支气管

4. 咯血前一般不伴有（　　）
　A. 咳嗽　　　　　　　　　B. 恶心　　　　　　　　　C. 胸闷
　D. 喉痒　　　　　　　　　E. 发热

5. 患者男，56岁，因咳嗽、痰中带血半年入院。吸烟25年，每天吸烟1包左右。应考虑（　　）
　A. 肺结核　　　　　　　　B. 支气管扩张　　　　　　C. 风湿性心脏病二尖瓣狭窄
　D. 支气管肺癌　　　　　　E. 肺炎

6. 患者女，20岁，患"心脏病"5年。昨日咯暗红色血液30 mL，听诊心尖部有舒张期杂音，最可能的心脏疾病是（　　）
　A. 风湿性心脏病二尖瓣狭窄　　B. 心包炎　　　　　　C. 心肌梗死
　D. 肺心病　　　　　　　　　　E. 心肌病

第六节　发绀

学习目标

1. 掌握发绀的定义；中心性发绀和周围性发绀的临床特点；发绀相关护理诊断。
2. 熟悉中心性发绀的主要病因。
3. 了解发绀的发病机制。

案例导入

　　患者，男，65岁。因咳嗽、咳痰、气急20余年，近10天咳嗽加剧、咳痰不畅伴意识障碍。查体：T 37.8℃，P 118次/min，R 32次/min，BP 100/70 mmHg。意识模糊，口唇、颜面和四肢发绀，颈静脉怒张，桶状胸，两肺散在干湿啰音。腹软，肝肋下3 cm，质软，肝颈静脉回流征(+)，脾未触及，两下肢轻度凹陷性水肿。

　　思考：该患者发绀的原因。

一、概述

　　发绀亦称紫绀，是指血液中还原血红蛋白增多或血中异常血红蛋白增多使皮肤、黏膜呈青紫色的表现。发绀在皮肤较薄、色素较少和毛细血管丰富的末梢部位，如舌、口唇、鼻尖、颊部和甲床等处较为明显(图4-1)。

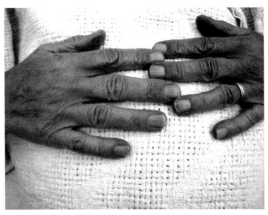

图4-1　颊、唇及手指甲床发绀

◇ 二、病因及发病机制

一般认为当毛细血管内还原血红蛋白的绝对含量增多，超过 50 g/L 时，即可出现发绀。发绀是缺氧的表现，但缺氧并不一定都有发绀表现。也就是说，发绀不一定能确切反映动脉血氧下降情况，如重度贫血患者，即使有严重缺氧，甚至氧合血红蛋白都处于还原状态，也不足以引起发绀。少部分发绀是由异常血红蛋白衍生物形成，使部分血红蛋白携氧能力丧失所致，血液中高铁血红蛋白达到 30 g/L，或硫化血红蛋白达 5 g/L 时，也可引起发绀。

> **高频考点** ▶
> 1. 发绀的病因。
> 2. 中心性发绀和周围性发绀的区别。

(一)血液中还原血红蛋白增多(真性发绀)

主要因心、肺疾病所致。根据其病因不同可分为中心性发绀、周围性发绀和混合性发绀(表4-4)。

表4-4　真性发绀的分类、病因及发病机制

分类		病因	发病机制
中心性发绀	肺性发绀	常见于各种严重呼吸系统疾病，如呼吸道阻塞、肺部疾病(肺炎、肺气肿、肺淤血、肺水肿等)	因肺通气、换气功能障碍而致血液在肺内氧合不全，血中还原血红蛋白增多
	心性发绀	见于发绀型先天性心脏病：如法洛氏四联症等	由于心与大血管之间有异常通道，部分静脉血未经肺内氧合即经异常通道分流入体循环
周围性发绀	淤血性发绀	见于右心衰竭、大量心包积液、缩窄性心包炎、真性红细胞增多症等	由于体循环淤血、周围血流缓慢，氧在组织中被过多摄取所致
	缺血性发绀	常见于重症休克	由于心排出量锐减，周围血管收缩，有效循环血容量不足，周围组织缺血、缺氧所致
混合性发绀		常见于心力衰竭	中心性发绀与周围性发绀并存因肺淤血致肺内氧合不足以及周围循环血流缓慢，血液在周围毛细血管中耗氧过多所致

(二)血液中存在异常血红蛋白衍化物

(1)高铁血红蛋白血症：由于药物或化学物质中毒所致，如伯氨喹、亚硝酸盐、非那西丁、硝

基苯、苯胺等。

肠源性青紫

由于大量进食含亚硝酸盐的变质蔬菜引起中毒性高铁血红蛋白血症而出现的发绀，临床上称为"肠源性青紫症"。

(2)硫化血红蛋白血症：有致高铁血红蛋白血症的药物或化学物质存在，同时有便秘或服用硫化物者，可生成硫化血红蛋白血症。

三、临床表现

二维码4-5

(一) 不同类型发绀的特点

1. 血液中还原血红蛋白增多

(1)中心性发绀：表现呈全身性，除四肢与面颊外，亦见于舌、口腔黏膜与躯干皮肤，发绀部位皮肤温暖。

(2)周围性发绀：常见于肢体末梢与下垂部位，如肢端、耳垂与鼻尖。发绀部位皮肤温度低，若加温或按摩使之温暖，发绀可消退。

(3)混合性发绀：中心性发绀与周围性发绀表现并存。

2. 血液中存在异常血红蛋白衍化物

(1)高铁血红蛋白血症：急骤出现，经过氧疗青紫不减，抽出的静脉血呈深棕色。静脉注射亚甲蓝溶液或大剂量维生素 C，可使青紫消退。

(2)硫化血红蛋白血症：持续时间长，可达数月或更长，患者血液呈蓝褐色，即使将患者血液与空气充分接触，仍然不能变为鲜红色，分光镜检查可证明硫化血红蛋白的存在。

案例分析

患者为老年男性，咳嗽、咳痰、气急20余年。有意识障碍、口唇发绀、肺气肿征及心衰表现；发绀部位在口唇、颜面和四肢。其发绀的原因很可能是慢性肺源性心脏病导致的缺氧。

(二)发绀的程度

发绀的程度与体表毛细血管的状态、皮肤厚薄、色素沉着、红细胞含量等有关。血管扩张、皮肤较薄、色素较少，发绀容易显露，有色素沉着时可致误诊。严重贫血时，发绀可不明显。休克时，血管收缩，发绀较轻，易被忽视。

(三) 对患者的影响

发绀患者由于缺氧可出现呼吸困难、活动耐力下降、疲乏、焦虑或恐惧等。神经系统对缺氧的反应最敏感，急性缺氧患者多先有兴奋、欣快感、定向力下降，继而出现运动不协调、头痛、乏力等；慢性缺氧患者易疲劳、嗜睡、注意力不集中等。严重缺氧可出现惊厥、昏迷，甚至死亡。

知识链接

发绀患者的观察

发绀是缺氧的表现，但缺氧不一定都有发绀的表现，发绀通常在血氧饱和度下降至 80%~85% 才能被观察到。严重的发绀容易观察，而轻度的发绀不宜被发现，如休克患者的发绀。还有患者肤色较黑的也不易被发现。观察患者是否发绀，可在自然光线下，通过观察黏膜、甲床的颜色来判断。

四、相关护理诊断

1. 活动无耐力   与心肺功能不全所致机体缺氧有关。
2. 气体交换受损   与心肺功能不全所致肺淤血有关。
3. 低效性呼吸型态   与肺泡通气、换气、弥散功能障碍有关。
4. 焦虑/恐惧   与缺氧所致呼吸费力有关。

课后思考与练习

1. 下列哪种疾病出现中心性发绀（   ）

A. 右心衰竭   B. 法洛四联征   C. 缩窄性心包炎

D. 严重休克   E. 血栓性静脉炎

2. 发绀的程度与下列哪项因素无关（   ）

A. 体表毛细血管的状态   B. 皮肤厚薄   C. 血液中还原血红蛋白量

D. 红细胞含量   E. 胆红素浓度

3. 毛细血管血中还原血红蛋白超过多少可出现发绀（   ）

A. 150 g/L   B. 100 g/L   C. 75 g/L

D. 50 g/L   E. 25 g/L

4. 中心性发绀的特点是（   ）

A. 多出现在四肢末梢   B. 皮肤温暖   C. 加温可消退

D. 按摩可消退   E. 皮肤发凉

5. 关于周围性发绀，下述哪项正确（   ）

A. 由某些心肺疾病引起

B. 全身发绀

C. 发绀部位皮肤温暖

D. 发绀处加温或按摩后发绀可消退

E. 发绀在躯干易观察到

6. 某患者出现严重缺氧, 呼吸频率 28 次/min, 但发绀不明显, 其可能为(　　)

A. 真性红细胞增多症　　　　B. 重度贫血　　　　　　　　C. 肺水肿

D. 右心功能不全　　　　　　E. 支气管哮喘

7. 某发绀心脏病患者, 出现颈静脉怒张、肝大、下肢水肿, 其引起周围性发绀的疾病是(C)

A. 肺炎　　　　　　　　　　B. 法洛氏四联症　　　　　　C. 右心衰竭

D. 肺气肿　　　　　　　　　E. 肺水肿

第七节　水肿

学习目标

1. 掌握心源性水肿与肾源性水肿的临床表现; 水肿相关护理诊断。
2. 熟悉水肿的病因; 肝源性水肿、营养不良性水肿等临床表现。
3. 了解水肿的发病机制。

案例导入

　　患者女, 40 岁。劳累后心悸气急 4 年, 加重伴下肢水肿 1 个月。查体: 二尖瓣面容, 颈静脉怒张, 双肺底湿性啰音, HR 105 次/min, 律齐, 心界扩大, 心尖部可闻及舒张期隆隆样杂音, 腹部膨隆, 肝脏肋下触及 3 cm, 移动性浊音(+), 双下肢凹陷性水肿。

　　思考: 该患者水肿的原因。

➡ 一、概述

　　水肿是指人体组织间隙内有过多的液体聚集使组织肿胀, 可分为全身性水肿和局部性水肿。当液体在体内组织间隙呈弥漫性分布时为全身性水肿, 液体聚集在局部组织间隙时为局部性水肿。水肿发生于浆膜腔时称积液, 如胸腔积液、心包积液。

　　若皮肤水肿, 指压后出现凹陷者, 称为凹陷性水肿; 若皮肤水肿, 指压后无凹陷者, 称为非凹陷性水肿。组织间隙内液体积聚量较少, 体格检查时无明显发现, 称隐性水肿; 当组织间隙内液体积聚量达 4~5 kg 以上时, 外观和指压凹陷明显, 称为显性水肿。

　　一般情况下, 水肿不包括内脏器官局部的水肿如脑水肿、肺水肿等。

二、病因及发病机制

(一) 病因

1. 全身性水肿

(1) 心源性水肿：常见于右心衰竭、缩窄性心包炎等。

(2) 肾源性水肿：常见于各型肾炎和肾病。

(3) 肝源性水肿：常见于失代偿期肝硬化。

(4) 营养不良性水肿：常见于长期慢性消耗性疾病、营养缺乏等。

(5) 其他：①黏液性水肿：见于甲状腺功能减退症。②特发性水肿：女性多见，可能是内分泌功能失调与直立体位的反应异常所致。③经前期紧张综合征：见于部分女性。

2. 局部性水肿

常见有静脉阻塞性水肿、炎症性水肿、淋巴性水肿、血管神经性水肿。

(二) 发病机制

在正常人体中，血管内液体不断从毛细血管小动脉端滤出至组织间隙成为组织液，同时组织液又不断从毛细血管小静脉端回吸收入血管内，二者保持动态平衡，当这种平衡破坏后，即可产生水肿。

产生水肿的主要因素包括：①钠与水的潴留：如继发性醛固酮增多症等；②毛细血管滤过压升高：如右心功能不全等；③毛细血管通透性增高：如局部炎症或过敏等；④血浆胶体渗透压降低，通常继发于低蛋白血症，如肾病综合征等；⑤淋巴回流受阻：如丝虫病或静脉栓塞等。

> **高频考点** ▶
> 1. 水肿的发生机制。
> 2. 心源性水肿与肾源性水肿的临床特点。

三、临床表现

(一) 全身性水肿

1. 心源性水肿

水肿特点是首先发生在身体下垂部位，能起床活动者，最早出现在踝内侧，经常卧床者最早出现在腰骶部。水肿为对称性、凹陷性，活动后明显，休息后可减轻或消失。严重时发生全身水肿、胸水、腹水及心包积液。通常伴有颈静脉怒张、肝肿大、静脉压增高等右心衰竭的表现(图 4-2)。

2. 肾源性水肿

水肿特点是首先出现于结缔组织疏松处，如眼睑与颜面水肿，继之发展为全身性水肿。常伴有高血压、尿常规改变、肾功能损害的表现。

临床上心源性水肿与肾源性水肿常需鉴别，鉴别要点见表 4-5。

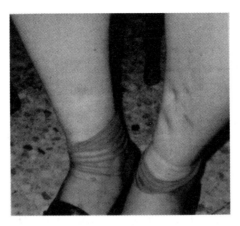

图 4-2　心源性水肿

表 4-5　心源性水肿与肾源性水肿的鉴别

鉴别要点	心源性水肿	肾源性水肿
开始部位	从身体下垂部位，蔓延至全身	从晨起眼睑与颜面水肿，继之发展为全身性水肿
发展速度	发展较慢	发展较迅速
水肿性质	移动性小	移动性大
伴随症状	伴有颈静脉怒张、肝肿大、静脉压增高的右心衰竭等	伴有高血压、尿常规改变、肾功能损害的表现等

3. 肝源性水肿

以腹腔积液为主要表现，也可先出现踝部水肿，逐渐向上蔓延，而头、面及上肢常无水肿。通常伴有肝功能减退及门脉高压症表现。

4. 营养不良性水肿

水肿从组织疏松处开始，然后发展至全身，低垂部位较明显。水肿发生前常有消瘦、贫血、体重减轻等症状。

5. 其他原因引起的全身性水肿

（1）黏液性水肿：特征为非凹陷性水肿，主要是由于甲状腺功能减退致使组织间液蛋白含量增高所致；以口唇、眼睑、颜面及下肢较明显。

（2）特发性水肿：多发于女性，可能与内分泌失调及直立体位的反应异常有关。主要表现在身体下垂部位，长时间直立与劳累后出现，休息后减轻。

（3）经前期紧张综合征：特点为月经前7~14天出现眼睑、踝部、手部轻度水肿，伴有乳房胀痛及盆腔沉重感，月经后消退。

(二)局部性水肿

1.局部静脉回流受阻引起的水肿

常见于局部炎症、肢体静脉血栓形成或栓塞性静脉炎、上腔或下腔静脉阻塞综合征。

2.淋巴回流受阻引起的水肿

常见于丝虫病，表现为双下肢橡皮腿，局部皮肤粗糙、增厚，皮下组织也增厚。

3.血管神经性水肿

常见于变态反应性疾病，多发生于面部、口唇及舌部，表现为水肿部位皮肤苍白呈蜡样光泽，硬、有弹性，无疼痛。如导致喉头水肿，可危及生命。

(三)对患者的影响

全身性水肿常见的影响有：①体重增加：轻度水肿体重可增加5%，中度水肿体重可增加10%，重度水肿体重可增加10%以上；②尿量减少：患者可出现少尿甚至无尿；③皮肤改变：皮肤因水肿变薄、透亮，甚至液体渗出，易破溃、继发感染；④其他：血压升高、呼吸加快、呼吸困难、端坐体位等。

二维码4-6

案例分析

> 患者青年女性，主要表现劳累后心悸气急和下肢水肿，查体可见二尖瓣面容、颈静脉怒张、心尖部舒张期杂音，肝脏肿大、移动性浊音(+)、双下肢水肿等，考虑其水肿为心源性水肿，可能病因为风湿性心脏病二尖瓣狭窄合并心功能不全。

四、相关护理诊断

1.体液过多　与右心功能不全、肾脏疾病所致钠、水潴留有关。

2.皮肤完整性受损/有皮肤完整性受损的危险　与水肿组织细胞代谢营养不良有关。

3.活动受限　与胸腔、腹腔大量积液及肢体水肿有关。

4.潜在并发症：急性肺水肿。

课后思考与练习

1.下列哪项不是产生水肿的主要原因(　　)

A.水钠潴留　　　　　　B.组织间隙增宽　　　　　　C.毛细血管静水压增高

D.毛细血管通透性增高　　E.淋巴回流受阻

2.肝源性水肿的特点为(　　)

A.水肿与体位有明显的关系

B.于直立或劳累后出现，休息后减轻或消失

C.以腹腔积液为主要表现

D.指压凹陷不明显

E.早期面部水肿

3.水肿伴大量蛋白尿常见于(　　)

药物性水肿　　　　　　　　B.肾源性水肿　　　　　　　C.局部静脉血栓形成

D.局部淋巴回流受阻　　　　E.右心功能不全

4.某慢性右心衰竭患者,重度心衰,近1个月以来一直卧床,其水肿常出现在(　　)

A.颜面部　　　　　　　　　B.踝部　　　　　　　　　　C.腹部

D.胸部　　　　　　　　　　E.腰骶部

5.心源性水肿最常见的病因是(　　)

A.右心衰竭　　　　　　　　B.左心衰竭　　　　　　　　C.缩窄性心包炎

D.渗出性心包炎　　　　　　E.心绞痛

6.营养不良性水肿主要的发病机制是(　　)

A.钠和水潴留　　　　　　　B.毛细血管内滤过压升高　　C.毛细血管通透性增加

D.血浆胶体渗透压减低　　　E.淋巴回流受阻

7.下列哪项不是局部水肿产生的原因(　　)

A.局部炎症　　　　　　　　B.局部静脉回流受阻　　　　C.局部淋巴回流受阻

D.血管神经性水肿　　　　　E.妊娠高血压综合征

第八节　呕血与黑便

学习目标

1.掌握呕血与黑便的定义及相关护理诊断。
2.熟悉呕血与黑便的病因、临床表现。
3.了解呕血与黑便的发病机制。

案例导入

　　患者男,40岁。因晚餐(进食坚硬食物)后1小时突然呕吐大量暗红色血液1次,伴头晕、乏力,急诊入院。既往有乙型肝炎肝硬化病史10年。查体:血压90/50 mmHg,左右颈部各见1个蜘蛛痣,肝脏未触及,脾脏左肋下4 cm,移动性浊音阳性。

　　思考:该患者呕血的原因。

一、概述

　　呕血是上消化道疾病(是指屈氏韧带以上的消化器官,包括食管、胃、十二指肠、肝、胰和胆道)或全身性疾病所致的急性上消化道出血,血液经胃从口腔呕出称为呕血。黑便是指上消化道出血时部分血液经肠道排出,因血红蛋白在肠道内与硫化物结合形成硫化亚铁,形成黑色的粪便。由于黑便附有黏液而发亮,类似柏油,又称柏油样便。

二、病因

(一)食管疾病

食管静脉曲张破裂、食管炎、食管癌、食管异物、食管外伤等。

(二)胃及十二指肠疾病

消化性溃疡、急性糜烂性胃炎、慢性胃炎、胃癌、应激性溃疡等。

(三)肝、胆和胰腺疾病

肝硬化所致的食管或胃底静脉曲张破裂、肝癌破裂出血、急性出血性胆管炎、胆结石、急性胰腺炎合并脓肿、胰腺癌破裂出血等。

(四)血液及造血系统疾病

白血病、再生障碍性贫血、血小板减少性紫癜、血友病、弥散性血管内凝血、遗传性毛细血管扩张症等。

(五)其他全身性疾病

流行性出血热、钩端螺旋体病、尿毒症、暴发性肝炎、系统性红斑狼疮、败血症、肝功能衰竭等。

上述病因中,以消化性溃疡引起的出血最为常见,其次是食管-胃底静脉曲张破裂,再其次为急性胃黏膜病变。

高频考点 ▶ 1. 呕血和便血的概念。
2. 呕血的四大主因。
3. 呕血和便血的临床特点。

三、临床表现

呕血与黑便的表现与出血的部位、量、速度有关。出血量大、速度快,多表现为呕血与黑便;出血量少、速度慢,可仅有黑便而无呕血。

(一)呕血的表现

呕血前多有上腹部不适及恶心,随后呕出血性胃内容物。呕出血液的颜色取决于出血量及血液在胃内停留的时间。出血量大,在胃内停留的时间短,则呕出的血液颜色呈鲜红色或暗红色;若在胃内停留的时间长,则为咖啡色或棕褐色。呕血者说明胃内潴留血量至少达250~300 mL。呕血患者还要注意与咯血的鉴别(详见本章第5节)。

(二)黑便

呕血可伴有黑便,而黑便不一定伴有呕血。黑便主要取决于出血部位及出血量的多少,黑便者出血量达50~70 mL以上。上消化道大出血,既有呕血,也可有黑便,而小量出血只有黑便。下消化道出血可仅有黑便而无呕血。出血量较小时粪便外观可无异常,每日出血量达5 mL以上大便隐血试验呈阳性。

案例分析

> 该患者的主要症状为进食坚硬食物后诱发的呕血。查体有蜘蛛痣、脾脏肿大，移动性浊音阳性。既往有慢性肝炎肝硬化病史10年，考虑呕血的原因可能为肝硬化所致食管-胃底静脉曲张破裂出血。

(三) 全身症状

1. 急性失血表现

上消化道出血在 1000 mL 以下，主要表现为头晕、乏力、出汗、四肢厥冷、心慌、脉搏增快。

2. 急性周围循环衰竭表现

出血量大于 1000 mL，可有脉搏细速、血压下降、呼吸急促及休克等急性周围循环衰竭表现。上消化道出血量的估计详见表 4-6。

表 4-6　上消化道出血量的估计

程度	失血量	血压	脉搏	血红蛋白（g/L）	临床表现
轻度	占全身总血量 10%~15%，成人出血量 < 500 mL	基本正常	正常或稍快	无变化	一般不引起全身症状或仅有头晕、乏力
中度	占全身总血量 20% 左右，成人出量 500~1000 mL	收缩压下降	100 次/min 左右	70~100	一时性眩晕、口渴、心悸、烦躁、尿少、皮肤苍白
重度	占全身总血量 30% 以上，成人出血量 > 1500 mL	收缩压在 80 mmHg 以下	> 120 次/min，细弱或摸不清	<70	烦躁不安、神志恍惚、四肢厥冷、少尿或无尿、呼吸深快

(四) 血液学改变

出血早期可无明显血液学改变，出血 3~4 小时以后，随着组织液的渗出及输液治疗，血液被稀释，血红蛋白、红细胞、血细胞比容逐渐降低，可出现贫血表现。

(五) 其他

发热：出血后 24 小时内可出现吸收热，体温一般在 38.5℃ 左右，持续 3~5 天。

氮质血症：血红蛋白的分解产物在肠内被吸收，故在出血数小时后，血中尿素氮开始上升，24~48 小时可达高峰，如无继续出血 1~2 天即可降至正常。

(六) 对患者影响

呕血患者常有紧张、焦虑甚至恐惧等心理反应，长期反复黑便者可引起贫血，亦常伴有焦虑情绪等。

四、相关护理诊断

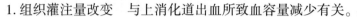

二维码4-7

1.组织灌注量改变　与上消化道出血所致血容量减少有关。

2.活动无耐力　与上消化道出血所致贫血有关。

3.恐惧　与急性上消化道大量出血有关。

4.知识缺乏：缺乏有关出血病因及防治的知识。

5.潜在并发症：休克、急性肾衰竭。

课后思考与练习

1.呕血是指(　　)

A.屈氏韧带以上消化器官的急性上消化道出血

B.食管以上的消化器官出血

C.屈氏韧带以下的消化道出血

D.幽门以上的消化道出血

E.十二指肠以上的消化器官出血

2.引起呕血最常见的病因是(　　)

A.消化性溃疡　　　　　　　B.急性胃炎　　　　　　　C.肝硬化

D.流行性出血热　　　　　　E.胃癌

3.有关呕血与黑便的描述,不正确的一项是(　　)

A.呕血呈咖啡色是血液在胃内经胃酸作用形成亚铁血红素所致

B.黑便呈柏油样是由于血红蛋白中铁与肠内硫化物作用形成硫化铁所致

C.有黑便不一定有呕血

D.有呕血常伴黑便

E.幽门以上出血表现为呕血,幽门以下出血表现为黑便

4.下列哪项不会出现黑便(　　)

A.消化性溃疡合并出血　　　B.肝硬化合并出血　　　　C.食用动物血

D.痔疮出血　　　　　　　　E.服用铁剂

5.上消化道出血患者出现柏油样便,提示失血量为(　　)

A.5~10 mL　　　　　　　　B.10~20 mL　　　　　　　C.50~70 mL

D.100~200 mL　　　　　　　E.250 mL 以上

6.患者女,35岁,患消化性溃疡4年。近3天出现呕血和黑便,并有发热,其发热一般不超过(　　)

A.37℃　　　　　　　　　　B.37.5℃　　　　　　　　C.38℃

D.38.5℃　　　　　　　　　E.39℃

7.患者男,52岁,肝硬化病史5年,今晨剧烈咳嗽后突然呕咖啡色液体800 mL,黑便1次,伴头昏、眼花。查体:T 37℃,P 120 次/min,R 20 次/min,BP 85/60 mmHg,神清,面色苍白。该患者目前最主要的护理问题是(　　)

A. 恐惧　　　　　　　　B. 急性疼痛　　　　　　　C. 体液不足
D. 有受伤的危险　　　　E. 营养失调：低于机体需要量

第九节　黄疸

学习目标

> 1. 掌握黄疸的定义、分类、临床表现及相关护理诊断。
> 2. 熟悉黄疸的病因及发病机制。
> 3. 了解胆红素的正常代谢。

案例导入

> 　　患者男，22 岁。患者 10 天前无明显诱因发热，体温达 38℃，伴全身不适、乏力、食欲减退、恶心、右上腹部不适，偶尔呕吐。5 天前皮肤出现黄染，尿色较黄，厌油腻，伴皮肤瘙痒，大便正常。查体：皮肤、巩膜黄染，腹平软，肝肋下触及 2 cm，质软，轻度压痛，脾未触及。实验室检查：ALT 450U/L，AST 370U/L。总胆红素 64 μmol/L，直接胆红素 30 μmo1/L，抗 HAV IgM(+)。
> 　　思考：该患者皮肤黏膜黄染的可能原因是什么？

一、概述

(一) 概念

　　黄疸是由于胆红素代谢障碍，血清中胆红素浓度增高，致皮肤、黏膜和巩膜黄染(图 4-3)。黄疸既是症状又是体征。正常血清胆红素浓度相对恒定，一般为 1.7~17.1 μmol/L，当血清总胆红素在 17.1~34.2 μmol/L，虽高于正常，但临床不易察觉，称隐性黄疸，当血清胆红素超过 34.2 μmol/L 时临床上可见黄疸，称为显性黄疸。

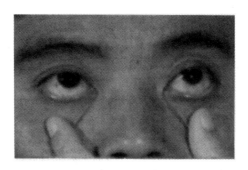

图 4-3　黄疸

(二)胆红素的正常代谢

体内的胆红素主要来源于血红蛋白。正常人血液循环中衰老红细胞经单核-吞噬细胞系统破坏，分解成游离胆红素或称非结合胆红素(UCB)，为脂溶性，不能从肾脏排出。非结合胆红素由肝脏摄取，在葡萄糖醛酸转移酶的催化下和葡萄糖醛酸结合，形成水溶性的结合胆红素(CB)，呈水溶性，可由肾小球滤过排出。结合胆红素随胆汁排入肠道，经肠道细菌的还原作用形成尿胆原，大部分尿胆原随大便排出体外，称为粪胆原，成为粪便中的主要色素。小部分(10%~20%)尿胆原被肠道重吸收，经门静脉回至肝脏，其中大部分再转化为结合胆红素，经胆道排入肠腔，即形成胆红素的肝-肠循环，小部分随血液循环经肾随尿排出体外，称尿胆素(图4-4)。生理状态下胆红素的生成、摄取、结合、排泄维持平衡，故血液中的胆红素浓度保持相对恒定。

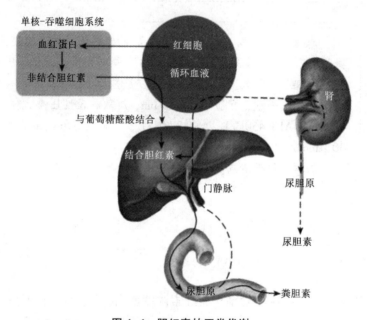

图4-4　胆红素的正常代谢

二、病因及发病机制

凡胆红素生成过多，肝细胞对胆红素的摄取、结合、排泄障碍，或肝内、肝外胆道阻塞等，均可致血清总胆红素浓度增高而出现黄疸。临床上根据黄疸的发生机制分为以下三种类型。

(一)溶血性黄疸

1.病因

(1)先天性溶血性贫血：如遗传性球形红细胞增多症、海洋性贫血等。

(2)后天性溶血性贫血：如自身免疫性溶血性贫血、异型输血后溶血、蚕豆病、新生儿溶血、阵发性睡眠性血红蛋白尿伯氨喹、蛇毒等引起的溶血。

2.发病机制

由于红细胞破坏过多，形成大量的非结合胆红素(UCB)，超过了肝细胞的摄取、结合与排泄能力；另一方面，由于溶血所致的贫血、缺氧和红细胞破坏产物的毒性作用，又可降低肝细胞对胆红素的代谢功能，使血液中非结合胆红素(UCB)潴留，总胆红素增高超过正常水平而出现黄疸(图4-5)。

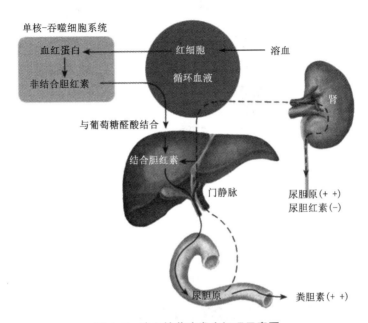

图4-5　溶血性黄疸发生机理示意图

(二)肝细胞性黄疸

1.病因

常见于各种肝脏疾病，如病毒性肝炎、中毒性肝炎、肝硬化、肝癌、钩端螺旋体病等。

2.发病机制

由于肝细胞的受损致肝细胞对胆红素的摄取、结合及排泄功能降低，致使血中非结合胆红素(UCB)增高；另一方面，未受损的肝细胞仍能将非结合胆红素(UCB)转变为结合胆红素(CB)。结合胆红素(CB)一部分经毛细胆管从胆道排泄，一部分经已受损害或坏死的肝细胞反流入血中。因肝细胞肿胀、汇管区渗出性病变与水肿以及小胆管内的胆栓形成，使胆汁排出受阻而返流进入血液循环，导致血中结合胆红素(CB)增高而引起黄疸(图4-6)。

(三)胆汁淤积性黄疸

1.病因

常见于各种原因引起的胆道阻塞，如毛细胆管型肝炎、原发性胆汁性肝硬化、胆总管结石、狭窄、肿瘤、炎性水肿、蛔虫等。

2.发病机制

由于胆道梗阻，阻塞上方的胆管内压力升高，胆管扩张，最终导致毛细胆管、小胆管破裂，胆汁中的胆红素返流入血，使血中结合胆红素(CB)增高，引起黄疸(图4-7)。

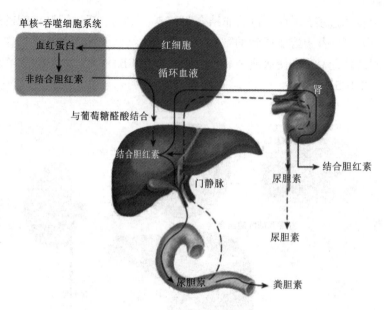

图4-6　肝细胞性黄疸发生机理示意图

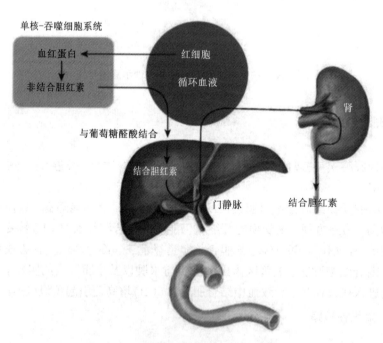

图4-7　胆汁淤积性黄疸发生机理示意图

→ 三、临床表现

(一)溶血性黄疸

一般黄疸较轻，皮肤呈浅柠檬黄色，不伴皮肤瘙痒。急性溶血时有高热、寒战、头痛及腰背痛，并有明显贫血和血红蛋白尿(尿呈酱油色)。重者可有急性肾衰竭。慢性溶血多为轻度黄疸，可有贫血和脾大。溶血性黄疸血清总胆红素增加，以非结合胆红素增高为主，结合胆红素基本正常。

(二)肝细胞性黄疸

皮肤、黏膜呈浅黄至深黄色，可伴皮肤瘙痒；常伴有乏力、食欲减退、厌油及腹胀、恶心、呕吐、肝区不适或疼痛、肝掌、蜘蛛痣、静脉曲张、腹水等原发病表现。肝细胞性黄疸血清总胆红素增加，结合胆红素和非结合胆红素均增高。

(三)胆汁淤积性黄疸

黄疸多较严重，皮肤暗黄色，完全梗阻者可呈黄绿或绿褐色，伴皮肤瘙痒及心动过缓。尿色深如浓茶，粪便颜色变浅，肝外胆道完全阻塞时粪便呈白陶土色。因脂溶性维生素 K 吸收障碍，常有出血倾向。胆汁淤积性黄疸血清总胆红素增高，以结合胆红素增高为主。

案例分析

> 患者青年男性，有发热，全身不适、乏力、食欲减退、恶心、呕吐、皮肤瘙痒、尿色加深等症状，查体发现皮肤、巩膜黄染，肝脏肿大，肝区有压痛等，转氨酶及胆红素升高，抗 HAV IgM (+)，考虑该患者为甲型肝炎(急性黄疸型肝炎)，黄疸的类型为肝细胞性黄疸。

(四)对患者的影响

黄疸者可因皮肤瘙痒引起皮肤抓痕或睡眠异常，可因皮肤黄染产生焦虑、恐惧等心理反应。

> **高频考点** ▶
> 1. 黄疸的概念及临床特点。
> 2. 三种黄疸的鉴别。

→ 四、相关护理诊断

1. 舒适的改变：皮肤瘙痒　与胆红素排泄障碍，血中胆盐增高刺激皮肤有关。
2. 有皮肤完整性受损的危险　与皮肤瘙痒、皮肤黏膜下出血等有关。
3. 自我形象紊乱　与黄疸所致形象改变有关。
4. 焦虑　与病因不明、担心预后或创伤性检查有关。
5. 睡眠型态紊乱　与黄疸所致皮肤瘙痒有关。

二维码4-8

课后思考与练习

1. 黄疸最先出现的部位是(　　)

A. 前额及鼻部　　　　　　　B. 手掌　　　　　　　　　C. 足底

D. 巩膜及软腭　　　　　　　E. 颜面部

2. 黄疸伴皮肤瘙痒见于(　　)

A. 急性黄疸性肝炎　　　　　B. 药物中毒性肝炎　　　　C. 胆总管结石

D. 溶血　　　　　　　　　　E. 肝硬化

3. 黄疸是由于血中哪一项物质升高引起的(　　)

血细胞　　　　　　　　　　B. 胆红素　　　　　　　　　C. 血红蛋白

D. 胆汁　　　　　　　　　　E. 胡萝卜素

4. 血总胆红素、非结合胆红素增高,结合胆红素下降,粪便颜色加深,提示(　　)

A. 溶血性黄疸　　　　　　　B. 肝细胞性黄疸　　　　　　C. 胆汁淤积性黄疸

D. Rotor 综合征　　　　　　E. 药物中毒

5. 患者男,23 岁。进食新鲜蚕豆后出现发热、腰痛,皮肤、巩膜黄染,化验尿胆红素为阴性。其病因可能是(　　)

A. 肝硬化　　　　　　　　　B. 溶血性贫血　　　　　　　C. 急性胆囊炎

D. 胆道蛔虫症　　　　　　　E. 胆汁淤积性黄疸

6. 患者女,45 岁。右上腹绞痛,查体:皮肤、巩膜黄染。腹部超声示胆总管结石,血清总胆红素 36 μmol/L,该患者黄疸发生的机制是(　　)

A. 胆内胆汁淤积　　　　　　B. 肝内阻塞性黄疸　　　　　C. 肝外胆管外阻塞

D. 肝外胆管内阻塞　　　　　E. 肝细胞性黄疸

7. 患者男,44 岁。食欲不振、尿色深半月来院就诊。查体:皮肤、巩膜黄染,肝脏肋下 2 cm,有触痛,脾未触及。实验室检查:总胆红素、结合胆红素、非结合胆红素均增高,尿胆红素、尿胆原均阳性。属于(　　)

溶血性黄疸　　　　　　　　B. 肝细胞性黄疸　　　　　　C. 胆汁淤积性黄疸

D. 药物中毒　　　　　　　　E. 食胡萝卜过多所致

第十节　意识障碍

学习目标

1. 掌握意识障碍的定义;不同类型意识障碍的临床表现特点;意识障碍相关的护理诊断。
2. 熟悉意识障碍的病因。
3. 了解意识障碍的发生机制。

案例导入

　　患者男，54 岁。1 小时前患者下班后与人打牌时突感右侧肢体无力，伴头痛、恶心，随即昏倒在地，推之不醒，呼之不应。查体：血压 190/105 mmHg，神志不清楚，压迫眶上神经有痛苦表情，瞳孔稍扩大，对光反射存在。右侧肢体呈外旋状，针刺无自主运动，肌腱反射亢进。未引出病理征。既往有高血压病史 15 年。

　　思考：该患者的意识状态。

一、概述

　　意识障碍是指人体对周围环境及自身状态的识别和察觉能力降低，对外界环境刺激缺乏反应的一种精神状态。任何原因引起高级中枢功能损害时，均可出现意识障碍，可表现为嗜睡、意识模糊、昏睡、谵妄，甚至昏迷。

二、病因及发病机制

(一) 病因

1. 感染性因素

(1) 颅内感染：各种脑炎、脑膜炎、脑脓肿、脑型疟疾等。

(2) 全身严重感染：伤寒、败血症、中毒性肺炎、中毒型细菌性痢疾等。

2. 非感染性因素

(1) 颅脑疾病：如脑出血、脑血栓形成、脑栓塞、蛛网膜下腔出血、高血压脑病、脑肿瘤、脑脓肿、脑震荡、脑挫裂伤、颅骨骨折、癫痫等。

(2) 内分泌与代谢障碍：甲状腺危象、甲状腺功能减退、糖尿病酮症酸中毒、低血糖昏迷、肝性脑病、肺性脑病、尿毒症等。

(3) 心血管疾病：急性心肌梗死、心律失常所致 Adams-Stokes 综合征、严重休克等。

(4) 中毒：包括安眠药、有机磷农药、酒精、一氧化碳、氰化物、吗啡等中毒。

(5) 水、电解质紊乱：如稀释性低钠血症、低氯性碱中毒、高氯性酸中毒等。

(6) 其他：如电击、中暑、淹溺、高山病等。

(二) 发病机制

　　意识由意识内容及其"开关"系统组成。意识内容在意识觉醒状态的基础上产生，包括记忆、思维、定向力、情感、知觉和理解等精神活动。意识的"开关"系统包括经典的感觉传导径路(特异性上行投射系统)及脑干网状结构(非特异性上行投射系统)。意识的"开关"系统激活大脑皮质并维持大脑皮质的一定水平的兴奋性，使机体处于觉醒状态，从而在此基础上产生意识内容。意识状态的正常有赖于大脑皮质和皮质下的网状结构功能的正常，任何导致大脑皮质弥漫性损害或脑干网状结构上行系统的损害，均可产生意识障碍。

高频考点 ▶ 意识障碍程度的判断。

三、临床表现

(一) 以觉醒状态改变为主的意识障碍

1. 嗜睡

是程度最轻的意识障碍。患者处于持续睡眠状态,可被唤醒,醒后能正确回答问题和做出各种反应,刺激停止后很快又入睡。

2. 昏睡

接近人事不省的意识状态。患者处于熟睡状态,不易唤醒,虽在强烈刺激下(如压迫眶上神经、摇动患者身体等)可被唤醒,但很快又入睡,醒时答话含糊或答非所问。

3. 昏迷

最严重的意识障碍,表现为意识持续的中断或完全丧失。按程度不同又分为以下三种。

(1)浅昏迷:意识大部分丧失,无自主运动,对声、光刺激无反应,对疼痛刺激有痛苦表情或肢体退缩等防御反应。吞咽反射、角膜反射和瞳孔对光反射可存在,生命体征无明显变化。

(2)中度昏迷:对各种刺激无反应,对剧烈刺激可有防御反应,但减弱。角膜反射、瞳孔对光反射迟钝,眼球无转动,可有生命体征轻度异常以及不同程度排便排尿功能障碍。

(3)深昏迷:意识完全丧失,对各种刺激均无反应,眼球固定、瞳孔散大,深、浅反射都消失,生命体征明显异常,全身肌肉松弛,大小便失禁。

(二) 以意识内容改变为主的意识障碍

1. 意识模糊

患者能保持简单的精神活动,但时间、地点、人物等定向能力发生障碍。

2. 谵妄

是一种以兴奋性增高为主的高级神经中枢急性功能失调状态。表现为意识模糊、定向力丧失、注意涣散、幻觉、错觉、躁动不安、言语杂乱等。病情于夜间加重,白日减轻。常见于急性感染高热期、某些药物中毒、代谢障碍或中枢神经系统疾病等。

案例分析

该患者表现为意识大部分丧失,对疼痛刺激有痛苦表情,瞳孔对光反射存在,符合轻度昏迷的特点。

(三) 对患者的影响

意识障碍患者感知能力、对环境的识别能力及日常生活自理能力均发生改变。谵妄者可发生意外。昏迷者易发生肺部感染、尿路感染、口腔炎、结膜炎、角膜炎、角膜溃疡、压疮、营养不良及肢体挛缩畸形等。此外，患者家属还可能出现照顾者角色负荷过重等问题。

四、相关护理诊断

1. 急性意识障碍　与脑组织受损、功能障碍有关。

2. 清理呼吸道无效　与意识障碍所致咳嗽、吞咽减弱或消失有关。

3. 口腔黏膜受损　与意识障碍所致的自理能力丧失及唾液分泌减少有关。

4. 排尿障碍　与意识丧失所致排尿功能障碍有关。

5. 排便失禁　与意识障碍所致排便功能障碍有关。

6. 营养失调：低于机体需要量　与意识障碍不能正常进食有关。

7. 有受伤的危险　与意识障碍所致躁动不安、自我防护能力下降有关。

8. 有皮肤完整性受损的危险　与意识障碍所致自主运动消失有关；与意识障碍所致排便、排尿失禁有关。

二维码4-9

9. 有感染的危险　与意识障碍所致咳嗽、吞咽反射减弱或消失有关；与意识障碍所致排尿、排便失禁有关。

10. 照顾者角色紧张　与照顾者角色负荷过重有关。

课后思考与练习

1. 昏睡与浅昏迷的鉴别最有价值的是(　　　)

A. 瞳孔对光反射是否存在　　　B. 患者是否能被唤醒　　　C. 角膜反射是否存在

D. 膝腱反射是否存在　　　E. 吞咽反射是否存在

2. 谵妄的临床特点是(　　　)

A. 深睡状态，不易唤醒

B. 回答问题缓慢、正确

C. 无自主运动

D. 意识模糊，胡言乱语，躁动

E. 昏迷状态，深、浅反射均消失

3. 下列关于轻度昏迷的描述，错误的是(　　　)

A. 血压、脉搏、呼吸多无变化

B. 吞咽、咳嗽反射存在

C. 压迫眶上神经有痛苦表情

D. 排尿、粪失禁或潴留

E. 大声呼唤可睁眼，但不能回答

4. 轻度昏迷与深度昏迷的区别，主要依据(　　　)

对声、光刺激有无反应

B. 吞咽、瞳孔对光、角膜反射是否存在

C. 呼吸、脉搏是否正常

D. 血压是否正常

E. 大小便是否失禁

5. 患者男, 20 岁。骑电动车翻车, 伤后处于沉睡状态, 不易被唤醒, 仅在护士给其静脉输液时苏醒片刻, 但答非所问, 很快又入睡。该患者目前意识状态为(　　)

　　A. 轻度昏迷　　　　　　　B. 深度昏迷　　　　　　　C. 昏睡

　　D. 嗜睡　　　　　　　　　E. 意识模糊

6. 患者男, 67 岁。肝硬化 10 年, 近 5 天来受凉后发热、咳嗽、咳黄色脓性痰, 今日突然意识不清, 呼之不应。查体: 双侧瞳孔等大等圆, 对光反射存在, 角膜反射存在, 压眶时面部有痛苦表情, 该患者的意识状态为(　　)

　　A. 嗜睡　　　　　　　　　B. 意识模糊　　　　　　　C. 昏睡

　　D. 浅昏迷　　　　　　　　E. 深昏迷

7. 患者女, 49 岁, 因急性脑出血 2 天入院。患者入院后连续睡眠 21 小时, 期间呼之能醒, 可进行简单对话, 过后很快又入睡, 此时患者处于(　　)

　　A. 嗜睡状态　　　　　　　B. 昏睡状态　　　　　　　C. 浅昏迷状态

　　D. 深昏迷状态　　　　　　E. 清醒状态

第五章

心电图检查

第一节　心电图基本知识

学习目标

> 1. 掌握心电图各波段的组成与命名、特点，异常心电图(心肌梗死、心律失常等)的特点，心电图的分析步骤。
> 2. 熟悉心电图常用导联体系、心电图测量方法。
> 3. 了解心电图产生的原理。
> 4. 规范熟练地完成心电图的记录操作。

案例导入

> 　　患者男，65 岁。因头痛、头晕 2 年，加重 1 周来院就诊，既往有高血压病史 12 年。查体：BP 190/125 mmHg，心尖部可触及明显的抬举样搏动，心界左下扩大，HR 90 次/min，律不齐，可闻及期前收缩，6~10 次/min。拟行心电图检查。
> 　　思考：常规心电图导联连接。

　　心脏机械性收缩之前，心肌先发生电激动。电激动可经人体组织传导至体表。心电图机通过导联线与体表相连，把心脏每一心动周期所产生的电活动变化记录下来，所形成的曲线图形称为心电图(ECG)。心电图检查是临床上广泛应用的无创性辅助检查。

知识链接

心肌细胞的电活动

　　心肌细胞具有兴奋性、自律性、传导性的电生理特征和收缩性的机械性特征，心肌的电生理特征是心肌有序而协调收缩的基础。现代心脏电生理学研究表明：心脏的生物电活动产生是由于心肌细胞在除极、复极的动态过程中，细胞膜对细胞膜内外带电离子的选择性定向流动，使细胞膜表面及两侧出现电位变化所致。

一、心电图产生原理

(一)心肌细胞的电位变化

心肌细胞的电位变化主要是细胞膜内外 K^+、Na^+、Cl^-、Ca^{2+} 等带电离子的流动引起,表现为细胞膜内外的电位变化(图5-1)。

1.心肌细胞的静息膜电位(极化阶段)

心肌细胞在静息状态时,细胞膜外侧的阳离子带正电荷,膜内侧阴离子带负电荷,细胞内外存在电位变化,即膜外电位高于膜内,形成静息电位。细胞膜外任意两点间无电位差,细胞膜内维持动态平衡不产生电流,这种状态称为极化状态。若在心肌细胞的两端连接导线至电流计,可描记出一条水平的等电位线。

2.心肌细胞的除极

当心肌细胞受到一定强度刺激(阈刺激)时便开始除极,极化状态消失,产生动作电位。受刺激部位 Na^+ 的通透性突然升高(快 Na^+ 通道开放),K^+ 通透性降低(K^+ 通道关闭),细胞膜外正电荷 Na^+ 进入细胞内,细胞内负电荷移向细胞膜外,发生细胞内外正负电荷的转移。此时,心肌细胞膜内带正电荷,膜外带负电荷,称为除极状态。由于已除极部位膜外带负电荷,邻近未除极部位的细胞膜外仍带正电荷,两者之间形成一对电偶。沿着除极方向总是电源(正电荷)在前,电穴(负电荷)在后,电流从未除极部位流向已除极部位,并沿着一定的方向迅速扩展,直至整个心肌细胞完全除极。此时,若将探查电极面对除极方向(即面对电源),可以描记出一个向上的波形;将探查电极背对除极方向(即面对电穴),可描记出一个向下的波形;将探查电极置于细胞的中部,则可描记出一个先正后负的双向波形。由于除极过程快,所形成的除极波呈高、窄、尖形。整个细胞除极完毕后,细胞膜外均带负电荷,无电位差,电流曲线回至等电位线。

3.心肌细胞的复极

除极完毕,细胞膜依靠 K^+-Na^+ 泵的作用,重新调整对 Na^+、K^+ 的通透性,于是细胞膜内外的正、负离子分布逐渐恢复到极化状态,这一过程称为复极。心肌细胞复极过程,先除极部分先复极,细胞外负电荷移入细胞内,细胞内正电荷移至细胞外。复极完毕后,细胞膜外均带正电荷,电位差消失,电流曲线回至等电位线。

(二)心电向量

1.概念

既有一定大小又有一定方向的物理量称为向量;心肌细胞产生的电位变化有大小和方向,故称为心电向量;心电向量通常用箭头来表示,箭头的方向代表心电向量的方向,而箭杆的长度则表示心电向量大小。

2.心电综合向量

由体表所采集到的心电变化,是瞬间的全部心电向量的综合,一般按下列原理合成"心电综合向量":

(1)同一轴上的两个心电向量,方向相同者,其幅度相加;

(2)同一轴上的两个心电向量,方向相反者,其幅度相减;

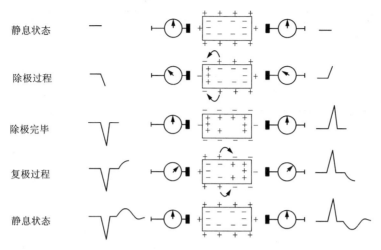

图5-1　心肌细胞除极、复极及细胞膜内外电位变化示意图

（3）两个心电向量的方向构成一定角度者，则应用"合力"的"平行四边形"原理，将两者按其角度及幅度构成一个平行四边形，取其对角线为综合向量（图5-2）。

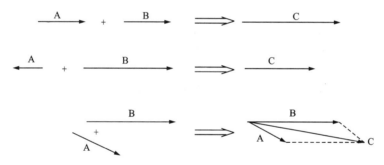

图5-2　心电综合向量形成原则

二、心电图导联体系

（一）导联

在人体不同部位放置电极，并通过导联线与心电图机电流计的正负极相连，这种记录心电图的电路连接方法即为导联。

1. 标准十二导联系统

包括双极肢体导联亦称标准导联，有3个，用Ⅰ、Ⅱ、Ⅲ表示；加压单极肢体导联有3个，用 aVR、aVL、aVF 表示；心前导联常用的有6个，包括 V_1、V_2、V_3、V_4、V_5、V_6。

2. 导联（电路）连接方式

（1）双极（标准）肢体导联连接方式（表5-1，图5-3）。

表 5-1　标准导联连接

标准导联	正电极位置	负电极位置
I	左上肢	右上肢
II	左下肢	右上肢
III	左下肢	左上肢

高频考点▶
1. 标准导联系统。
2. 胸导联的连接方式。

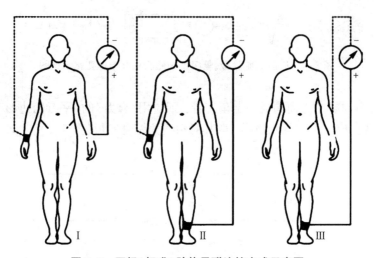

图 5-3　双极(标准)肢体导联连接方式示意图

(2)单级肢体导联和加压单极肢体导联连接方式。

1)单级肢体导联

把右上肢、左上肢和左下肢三个电极各串连一个5000欧姆电阻后,并联起来构成"中心电端",中心电端的电位接近于零。以中心电端为阴极,探查电极分别安放在人体的右上肢、左上肢和左下肢,分别得出右上肢单极导联(VR)、左上肢单极导联(VL)和左下肢单极导联(VF),但录出的心电图图形太小,不易识别。

2)加压单极肢体导联

若在描记某一个单极肢体导联心电图时,将该肢体与中心电端的连线断开,这样可使探查电极所反映的电压升值50%,波幅增大而便于观测。这种连接方式即为加压单极肢体导联,分别以aVR、aVL和aVF表示。

加压单级肢体导联连接方式(如表5-2,图5-4)。

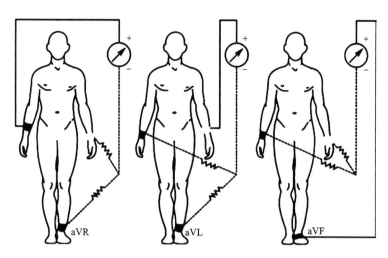

图 5-4 加压单级肢体导联连接方式示意图

表 5-2 加压单级肢体导联连接

加压单极肢体导联	正电极位置	负电极位置
aVR	右上肢	左上肢+左下肢
aVL	左上肢	右上肢+左下肢
aVF	左下肢	左上肢+右上肢

(3)心前导联

心前区导联又称胸导联,属单极导联,即将正极(探查电极)分别放置于心前区不同部位,负极则与中心电端连接(如表5-3,图5-5,图5-6)。

表 5-3 心前导联连接

心前导联	正电极位置	负电极位置
V_1	胸骨右缘第 4 肋间	中心电端
V_2	胸骨左缘第 4 肋间	中心电端
V_3	V_2 与 V_4 连线的中点	中心电端
V_4	左第 5 肋间与锁骨中线相交处	中心电端
V_5	左腋前线与 V_4 水平线相交处	中心电端
V_6	左腋中线与 V_4 水平线相交处	中心电端

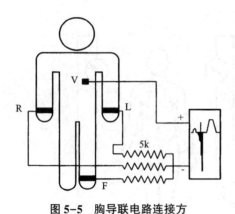

图 5-5　胸导联电路连接方

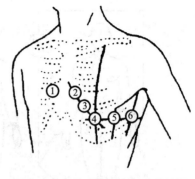

图 5-6　胸导联检测电极安放位置

案例分析

常规导联包括标准导联（Ⅰ、Ⅱ、Ⅲ）、加压单极肢体导联（aVR，aVL，aVF）和胸导联（$V_1 \sim V_5$）。

（二）导联轴

二维码5-1

某一导联正负两极之间的假想连线，称为该导联的导联轴，方向由负极指向正极。

将右上肢、左上肢和左下肢设想为一个以心脏为核心的等边三角形的 3 个顶点，中心电端位于三角形的中心。6 个肢体导联就可以获得 6 个方向各异的导联轴。标准导联与加压单极肢体导联的导联轴都位于同一平面（额面）。如将 6 个肢体导联的导联轴分别平行移动，使各导联轴均通过等边三角形的中心点，即组成额面六轴系统。它对测定额面心电轴以及判断肢体导联心电图波形有很大帮助（图 5-7）。

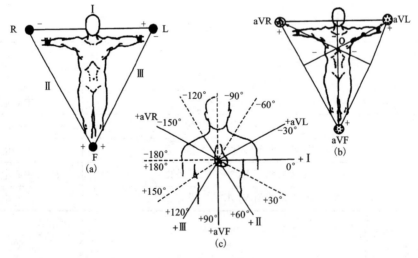

图 5-7　额面六轴系统

心前区各导联均以中心电端为中心，探查电极侧为正，其对侧为负，以此构成心前区导联轴系统。6 个心前区导联的导联轴(图 5-8)分别从人体水平面的不同部位探查心电活动，对于判断心前区导联心电图波形有一定帮助。

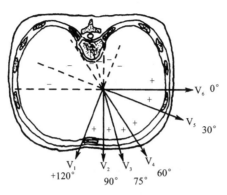

图 5-8　心前区导联心电轴

三、心电图各波段形成和命名

(一)心电图各波的形成及意义

心脏的特殊传导系统由窦房结、结间束(前、中、后结间束)、房室结、希氏束、左束支、右束支(左束支又分为左前束支和左后束支)以及浦肯野纤维构成(图 5-9)。

正常的心脏电活动始于窦房结，兴奋心房的同时，经结间束传导至房室结，然后循希氏束→左、右束支→浦肯野纤维顺序传导，最后兴奋心室。这种先后有序的电激动的传播，引起一系列心脏膜电位改变，形成心电图上相应的波段(图 5-10)，分别称为 P 波、QRS 波群、T 波、U 波和 PR 段、P-R 间期、ST 段、Q-T 间期。各波段的形成及意义见表 5-4。

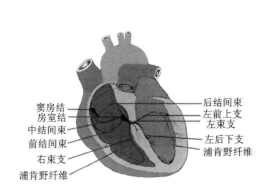

图 5-9　心脏传导系统

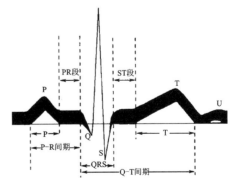

图 5-10　心电图各波段示意图

表 5-4　心电图各波段的形成及意义

波段	意义
P 波	反映心房除极过程的电位与时间变化
PR 段	反映心房复极过程及房室结、希氏束、左右束支的电活动，是从 P 波终点至 QRS 波群起点间的线段
P-R 间期	代表激动从窦房结通过心房、房室交界区到心室开始除极的时间，是从 P 波起点至 QRS 波群起点的时间，包括 P 波和 PR 段在内
QRS 波群	反映心室除极过程的电位与时间变化
ST 段	反映心室早期缓慢复极的电位与时间变化，是从 QRS 波群终点至 T 波起点间的线段
T 波	反映心室晚期复极的电位与时间变化
Q-T 间期	代表心室除极与复极过程的总时间，是从 QRS 波群起点至 T 波终点间的时间
U 波	发生机制不明，多认为是心肌激动的激后电位

高频考点 ▶ 1. 心电图各波段、间期代表的意义。
2. QRS 波群的命名原则。

（二）QRS 波群的命名

QRS 波群有多种形态，统一命名如下：任何 QRS 波群中第一个出现的位于等电位线以上向上的波，称为 R 波；R 波之前向下的波，称为 Q 波；继 R 波之后的第一个向下的波，称为 S 波；S 波之后如又有向上的波，称为 R′波；R′波之后若再有向下的波，称为 S′波。QRS 波群只有一个向上的波，称为 R 波；QRS 波群只有一向下的波时，称为 QS 波（图 5-11）。

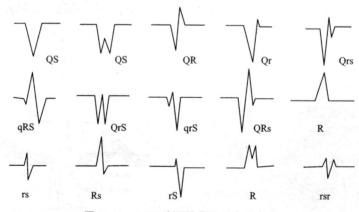

图 5-11　QRS 波群的常见形态及命名

以上各波的大小，以英文字母的大小写形式来表示：波形大（振幅≥0.5 mV），书写时用大写字母 Q、R、S 表示；波形小（振幅<0.5 mV），则用小写字母 q、r、s 表示；同一导联中，若波幅小于最高波幅1/2，用小写英文字母。

二维码5-2

课后思考与练习

1. 左腋前线与 V_4 水平线相交处为下列哪个胸导联的探查电极（　　）

A. V_1 导联　　　　　　　　B. V_2 导联　　　　　　　　C. V_3 导联

D. V_4 导联　　　　　　　　E. V_5 导联

2. 心电图常用导联不包括（　　）

A. I 导联　　　　　　　　　B. aVR 导联　　　　　　　　C. aVL 导联

D. V_5 导联　　　　　　　　E. V_{3R} 导联

3. 正极接左上肢、负极接右上肢的心电图导联为（　　）

A. 标准 I 导联　　　　　　　B. 标准 II 导联　　　　　　　C. 标准 III 导联

D. aVR 导联　　　　　　　　E. aVF 导联

4. 心脏的电冲动起源于（　　）

A. 窦房结　　　　　　　　　B. 房室结　　　　　　　　　C. 房室束

D. 室间隔　　　　　　　　　E. 希氏束

5. 以下心电图波段中，由心室除极产生的是（　　）

P 波　　　　　　　　　　　B. QRS 波　　　　　　　　　C. S-T 段

D. T 波　　　　　　　　　　E. U 波

6. 由心房除极所产生的心电图波型是（　　）

A. P 波　　　　　　　　　　B. T 波　　　　　　　　　　C. S 波

D. Q 波　　　　　　　　　　E. R 波

7. 心电图中，反映房室传导时间的是（　　）

P 波　　　　　　　　　　　B. P-R 间期　　　　　　　　C. QRS 波群

D. ST 段　　　　　　　　　E. T 波

第二节　正常心电图

◇ 一、心电图测量

（一）心电图记录纸的组成

心电图记录纸是由许多纵线和横线交织而成的小方格纸组成，小方格的边长均为 1 mm。横向坐标代表时间，纵向坐标代表电压。心电图描记时走纸速度一般为 25 mm/s，故每一小格（1 mm）时间为 0.04 s；当输入定标电压为 1 mV 时，描笔在纸上纵向走动 10 mm，所以

10 mm 等于 1 mV 的电压, 1 mm(一小格)的电压即为 0.1 mV(图 5-12)。

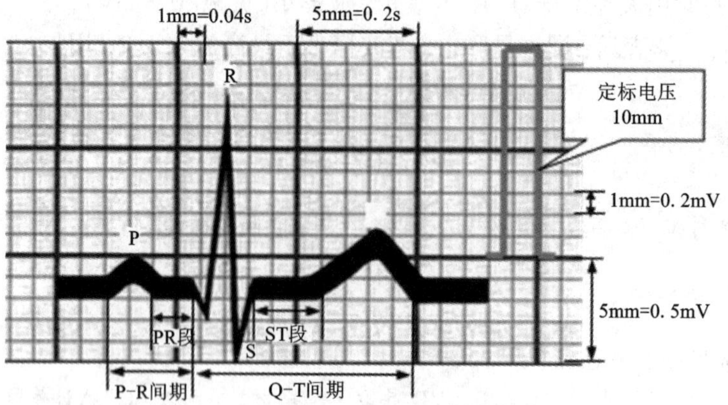

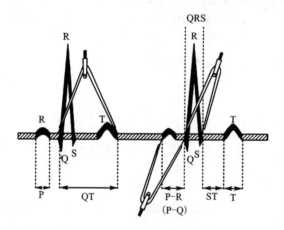

图 5-12　心电图纸

(二)各波段时间的测量

测量各波段的时间,是从波形起点的内缘到波形终点的内缘(图 5-13)。

图 5-13　时间测量示意图

(三)各波段电压(振幅)的测量

测量各波段的电压,正向波电压的测量从等电位线的上缘至顶点之间的垂直距离;负向波的测量从等电位线的下缘到波谷底点之间的垂直距离(图 5-14)。

(四)心率的测量

1. 心律规则

测量 P-P 或 R-R 间期,求出心动周期的时间除 60 s,即为每分钟的心房率或心室率。心率=60/P-P 或 R-R 间期(s)。例:R-R 间期=0.6 s,心率=60/0.6=100 次/分。

2. 心律不齐

测量 30 个大格(6.0 秒)心电图内 P 波或 QRS 波群出现的数目,该数目乘以 10,即为每

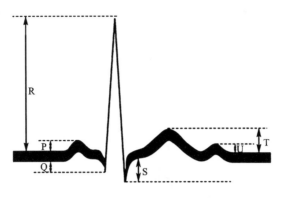

图 5-14 电压测量示意图

分钟的心房率或心室率。

3. 估算心率

当心律规则时,计算在 2 个 QRS 波之间的大格数,用 300 除以这个数,可大约估算其心率。例:2 个 QRS 波之间有 5 个大格,心率=300/5=60 次/分。

(五)平均心电轴的检测

1. 平均心电轴

心室除极过程中全部瞬间心电向量的综合心电向量,即为平均心电轴,简称心电轴。采用与额面心电向量相同的坐标,规定 Ⅰ 导联左(正)侧端为 0°,右(负)侧端为 180°,循 0°的顺钟向角度为正,逆钟向为负。正常心电图的额面平均心电图对向左下(图 5-15)。

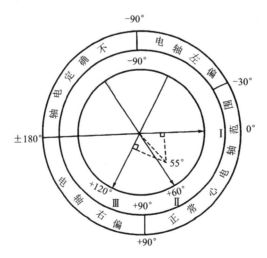

图 5-15 正常心电轴及其偏移示意图

2. 平均心电轴测定方法

(1)目测法:根据 Ⅰ 、Ⅲ 导联 QRS 波群的主波方向估测心电轴大致方位(表 5-5)(图 5-16)。

表 5-5 目测法判断心电轴

心电轴	Ⅰ导联	Ⅲ导联
正常	正向波	正向波
右偏	负向波	正向波
左偏	正向波	负向波
不确定	负向波	负向波

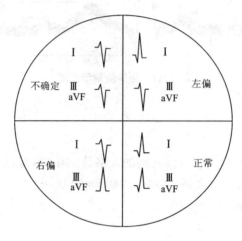

图 5-16 目测法判断心电轴

（2）计算法：分别测算Ⅰ、Ⅲ导联的 QRS 波振幅的代数和，然后将这两个数值分别在Ⅰ、Ⅲ导联轴上画出垂直线，求得两垂直线的交叉点。电偶中心与该交叉点相连即为心电轴，该轴与Ⅰ导联轴正侧的夹角即为心电轴的角度(图 5-17)。

二维码5-3

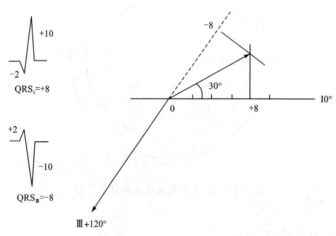

图 5-17 振幅计算法测量心电轴示意图

(六)钟向转位

钟向转位指心脏沿其长轴(从心尖部向心底部观察)发生顺钟向或逆钟向方向的转动,可通过心前区导联中过渡区波形(R/S≈1的波形)出现的位置来判断(图5-18)。正常时,过渡区波形出现于 V_3 或 V_4 导联。当过渡区波形出现在 V_5、V_6 导联,提示为顺钟向转位;当过渡区波形出现在 V_1、V_2 导联,提示为逆钟向转位。顺钟向转位常见于右心室肥大,逆钟向转位常见于左心室肥大。

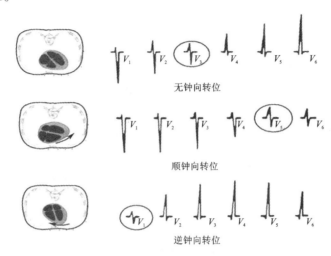

图5-18 心脏钟向转位图

> **高频考点▶** 1.心电图描记的走纸速度、定标电压和电极安置。
> 2.心率的测量。
> 3.心电轴的目测法。

二、正常心电图波形特点

正常12导联心电图的波形特点如下(见图5-19)。

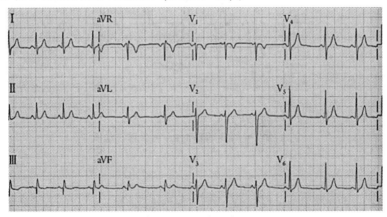

图5-19 正常心电图

高频考点 ▶

> 1.P 波的型态、时间及电压。
> 2.P-R 间期。
> 3.QRS 波群及 Q 波的特点。
> 4.ST 段的偏移。

(一)P 波

1. 位置

任何导联的 P 波一定出现在 QRS 波群之前。

2. 形态和方向

多呈钝圆形,可有轻度切迹,但切迹双峰间距<0.04 秒。P 波方向在 Ⅰ、Ⅱ、aVF,V_4~V_6 导联直立;aVR 导联倒置;其他导联呈直立、倒置或双向均可。

3. 时间与电压

时间<0.12 秒;肢体导联 P 波电压<0.25 mV;心前导联 P 波<0.2 mV。

(二)P-R 间期

代表房室传导时间,心率在正常范围时,成人的 P-R 间期为 0.12~0.20 秒。

(三)QRS 波群

1. 时间

正常成人多为 0.06~0.10 秒,最宽不超过 0.11 秒。

2. 形态

(1)肢体导联:Ⅰ、Ⅱ、aVF 导联主波向上,aVR 导联主波向下,Ⅲ、aVL 变化较多。

(2)心前导联 V_1 至 V_6 R 波逐渐变大,S 波逐渐变小;其中 V_1、V_2 导联多呈 rS 型,R/S<1,V_5、V_6 多呈 qR 型或 Rs 型,R/S(Q)>1,V_3、V_4 导联多呈过渡区波形,R/S≈1(图 5-20)。

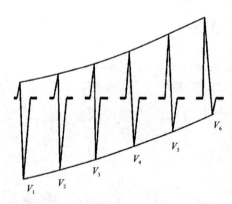

图 5-20 心前区导联 QRS 波群移行规律

3. 电压(振幅)

(1)肢体导联:Ⅰ 导联 R 波<1.5 mV;aVL 导联 R 波<1.2 mV,aVF 导联 R 波<2.0 mV,aVR 导联 R 波<0.5 mV。

（2）心前导联：V_1 导联 R 波<1.0 mV，$R_{V1}+S_{V5}$<1.2 mV；V_5 导联 R 波<2.5 mV，$R_{V5}+S_{V1}$<4.0 mV（男），$R_{V5}+S_{V1}$<3.5 mV（女）。

6 个肢体导联 QRS 波群其正向波与负向波绝对值相加≥0.5 mV；6 个心前区导联 QRS 波群其正向波与负向波绝对值相加≥0.8 mV，否则为低电压。

4. 室壁激动时间（VAT）

为心室激动从心室内膜到达心室外膜的时间，即自 QRS 波群开始至 R 波顶峰时间间隔。正常人 V_1 导联 VAT<0.03 秒，V_5 导联 VAT<0.05 秒。

5. Q 波

除 aVR 导联外，其他导联 Q 波时间不能超过 0.04 秒，振幅小于同导联 R 波的 1/4，而且无切迹；V_1、V_2 导联不应有 Q(q) 波，但可呈 QS。

（四）ST 段

正常的 ST 段为一等电位线，但可有轻度向上或向下偏移。在任何导联上，ST 段下移不应超过 0.05 mV；ST 段抬高在 V_1、V_2 导联不超过 0.3 mV，V_3 不应超过 0.5 mV，在 $V_4 \sim V_6$ 导联及肢体导联不应超过 0.1 mV。

S-T 段测量在 J 点（QRS 波群的终末与 ST 段起始之交接点）后 0.06~0.08 秒处测量。

（五）T 波

1. 形态与方向

T 波钝圆，两支不对称，上升支平缓，下降支陡直。一般情况下 T 波方向与 QRS 主波方向一致，Ⅰ、Ⅱ、$V_4 \sim V_6$ 导联均应直立，aVR 导联倒置，其余导联可直立、平坦、倒置、双相。

2. 电压（振幅）

R 波为主的导联，T 波电压不应低于同一导联 R 波的 1/10，心前区导联可高达 1.2~1.5 mV。

（六）Q-T 间期

Q-T 间期的长短与心率有密切关系，心率增快，Q-T 间期缩短，反之，则延长。当心率为 60~100 次/min 时，Q-T 间期的正常范围约 0.32~0.44 秒。

（七）U 波

U 波是在 T 波后 0.02~0.04 秒出现的小波，其方向一般与 T 波一致，振幅很小，不应高于同导联 T 波。在心前区导联 $V_2 \sim V_3$ 比较清楚，振幅可高达 0.2~0.3 mV，U 波明显增高常见于血钾过低。

课后思考与练习

1. 若走纸速度为 25 mm/s，心电图记录纸上横向一小格代表的时间是（   ）

A. 0.02 秒   B. 0.04 秒   C. 0.1 秒

D. 0.2 秒   E. 0.4 秒

2. 心电图检查国内一般采用的走纸速度为（   ）

15 mm/s   B. 25 mm/s   C. 50mm/s

D. 75 mm/s   E. 100 mm/s

3. 心电图测量方法中，不正确的是（   ）

A. P-R 间期应从 P 波起点至 QRS 波群起点

B. 向下的波幅应从基线下缘垂直测到该波底端

C. 向上的波幅应从基线上缘垂直测至该波顶点

D. 各波时间应从波起始部内缘呈至终末部内缘

E. Q-T 间期是从 QRS 波群起点至 T 波起点

4. 在心电图记录纸上，测量 ST 段移位的参考水平线为（　　）

A. P 波起始部 　　　　　　B. PR 段 　　　　　　C. P-R 间期

D. QRS 波群起始部 　　　　E. J 点

5. 某患者心电图检测结果为 R-R 间期相等，测量为 0.6 秒，该患者心率为（　　）

A. 70 次/min 　　　　　　B. 80 次/min 　　　　　　C. 90 次/min

D. 100 次/min 　　　　　　E. 120 次/min

6. 某患者心电图测量结果为 I 导联 QRS 波为 Rs，III 导联 QRS 波形为 rS，提示该患者的电轴（　　）

A. 不偏 　　　　　　　　B. 右偏 　　　　　　　　C. 极度右偏

D. 左偏 　　　　　　　　E. 电轴不确定

7. 正常胸导联的 P 波振幅应小于（　　）

0.15 mV 　　　　　　　　B. 0.20 mV 　　　　　　C. 0.25 mV

D. 0.30 mV 　　　　　　　E. 0.35 mV

8. 心率在正常范围时，成人的 P-R 间期为（　　）

A. 0.06~0.12 秒 　　　　　B. 0.08~0.12 秒 　　　　C. 0.10~0.14 秒

D. 0.12~0.16 秒 　　　　　E. 0.14~0.18 秒

第三节　异常心电图

案例导入

　　患者男，56 岁。4 小时前，患者与人争吵时突发胸骨后压榨性疼痛，伴胸闷、大汗、恶心、未吐，当时给予硝酸甘油 0.6 mg 舌下含服，疼痛仍未缓解，遂来急诊。急行心电图检查显示"窦性心律，$V_1 \sim V_5$ 导联 ST 段弓背向上抬高 0.5~0.7 mV"。

　　思考：该患者所患疾病、其诊断依据是什么？

◆ 一、心房、心室肥大

（一）心房肥大

　　心房肥大的心电图特征主要表现为 P 波的形态、时间及振幅的改变。心房肥大多表现为心房扩大而较少表现为心房肌肥厚。心房扩大越明显，P 波改变也越明显。

1. *左心房肥大*

(1)心电图表现特征:①P波增宽,时间≥0.12秒;常呈双峰型,两峰间距≥0.04秒,以Ⅰ、Ⅱ、aVL导联及心前区导联明显;②V_1导联P波多呈双向(正负双向),其终末电势(V_1 Ptf)绝对值≥0.04 mm·s(图5-21)。

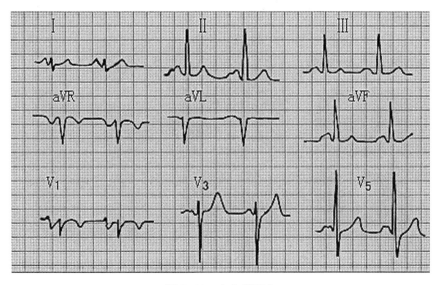

图5-21　左心房肥大

(2)病因:左心房肥大常见于二尖瓣狭窄,故称为"二尖瓣型P波",亦见于冠心病、高血压、心肌病等。

2. *右心房肥大*

(1)心电图表现特征:①P波高尖,肢体导联P波振幅≥0.25 mV,以Ⅱ、Ⅲ、aVF导联明显;②V_1、V_2导联P波直立时,P波振幅≥0.15 mV,若P波呈双向时,其振幅代数和≥0.20 mV;③P波时间正常,<0.12秒(图5-22)。

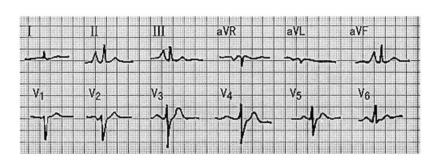

图5-22　右心房肥大

(2)病因:右心房肥大常见于慢性肺源性心脏病,又称为"肺型P波",亦可见于房间隔缺损、肺动脉高压等。

3. 双心房肥大

（1）心电图表现特征：同时出现左、右心房肥大的心电图表现，包括：①P 波高大、增宽、呈双峰型，肢体导联振幅≥0.25 mV，心前区导联振幅≥0.20 mV，时间≥0.12 秒，峰间距离≥0.04 秒；②V_1 导联 P 波高大双向，上下振幅均超过正常范围。

（2）病因：多见于风湿性心脏瓣膜病及某些先心病。

（二）心室肥大

1. 左心室肥大

（1）心电图表现（如图 5-23）：

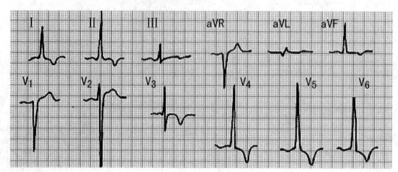

图 5-23　左心室肥大

1）QRS 波群电压增高：

①心前区导联：R_{V5}（或 R_{V6}）>2.5 mV，$R_{V5}+S_{V1}$>4.0 mV（男）或>3.5 mV（女）；

②肢体导联：R_I>1.5 mV、R_{aVL}>1.2 mV、R_{aVF}>2.0 mV、R_I+S_{III}>2.5 mV。

2）心电轴轻度左偏；

3）QRS 时间稍延长，达 0.10~0.11 秒（<0.12 秒），VAT_{V5}>0.05 秒；

4）继发 ST-T 改变：以 R 波为主的导联中，ST 段下降>0.05 mV，T 波低平、双向或倒置，ST-T 的改变表示左心室肥大伴有劳损。

（2）病因：左心室肥大常见于高血压、主动脉瓣狭窄、主动脉瓣关闭不全及动脉导管未闭等。

2. 右心室肥大

（1）心电图表现（图 5-24）：

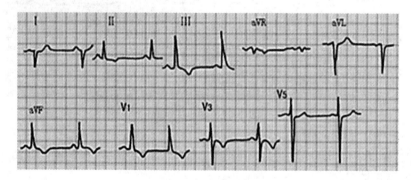

图 5-24　右心室肥大

1）QRS 波电压改变（以 R/S 比值变化为主）

①V₁ 导联呈 R 型或 Rs 型，即 R/S≥1，V₅ 导联 R/S≤1 或 S 波比正常加深；$R_{V1}+S_{V5}>$ 1.05 mV（重症可>1.2 mV）；

②aVR 导联以 R 波为主，R/S 或 R/Q≥1（或 $R_{aVR}>0.5$ mV）；

2）心电轴右偏≥+90°；

3）QRS 时间多正常；$VAT_{V1}>0.03$ 秒；

4）继发 ST-T 改变：以 R 波为主的导联中，T 波低平、双向或倒置，伴有 ST 段缺血型压低，ST-T 的改变表示右心室肥大伴心肌劳损。

（2）病因：右心室肥大多见于慢性肺源性心脏病、风湿性心脏瓣膜病二尖瓣狭窄、房间隔缺损、室间隔缺损等。

3. 双侧心室肥大

双侧心室肥大多见于各种心脏病晚期。当心脏的左、右心室同时肥厚时，心电图型可出现以下几种情况。

（1）显示"正常"心电图：由于两侧心室的电压同时增高，互相抵消所致。

（2）单侧心室肥大心电图：只表现一侧心室肥大的特征而另一侧心室肥大常被掩盖。由于左心室壁远比右心室壁厚，故双侧心室肥厚时仅显示左心室肥大者为多。

（3）双侧心室肥大心电图：既有右心室肥大的心电图特征，又有左心室肥大表现。

高频考点 ▶ 肺型 P 波与二尖瓣型 P 波的心电图特征。

◆ 二、心肌缺血

心肌缺血是指冠状动脉供血不能满足心肌代谢需要，主要发生在冠状动脉粥样硬化的基础上。当心肌供血不足时，可影响心肌的正常除极和复极。心电图的主要变现为 T 波和 ST-T 段的改变。

（一）心肌缺血的心电图类型

1. T 波改变

一般情况下，心外膜复极早于心内膜，故心室复极过程从心外膜开始向心内膜方向推进。当心肌缺血时，复极过程发生改变，心电图上 T 波呈现以下改变（见图 5-25）。

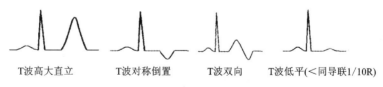

| T波高大直立 | T波对称倒置 | T波双向 | T波低平(<同导联1/10R) |

图 5-25　心肌缺血 T 波改变

（1）心内膜下心肌缺血：心内膜下心肌缺血时，心内膜下心肌复极较正常时更加延迟，使原来存在的与心外膜复极向量相抗衡的心内膜复极向量减小或消失，致使 T 波向量增加，面向缺血区的导联出现直立高大的 T 波。如下壁心内膜下缺血，下壁导联 Ⅱ、Ⅲ、aVF 可出现高大直立的 T 波。

(2)心外膜下心肌缺血:心外膜下心肌缺血时(包括透壁性心肌缺血),心肌复极顺序逆转,即心内膜下心肌先复极,心外膜下心肌后复极,于是出现与正常方向相反的 T 波向量,面向缺血区的导联出现 T 波倒置,甚至对称或倒置逐渐加深。如下壁心外膜下缺血,下壁导联 Ⅱ、Ⅲ、aVF 可出现倒置的 T 波。

(3)心内膜或心外膜下心肌同时缺血或心脏双侧对应部位心内膜下心肌均缺血时,心肌上述两种心电向量的改变可部分相互抵消,表现为 T 波低平或双向等。

2. ST 段改变

ST 段移位是心肌缺血的重要表现。当持续心肌缺血时,心肌细胞的除极速度亦会减慢,除极尚未结束而复极已经开始,心电图表现为损伤型 ST 段移位。

心内膜下心肌损伤时,ST 向量背离心外膜面指向心内膜,使位于心外膜面的导联出现 ST 段压低(见图 5-26);心外膜下心肌损伤时(包括透壁性心肌缺血),ST 向量指向心外膜面导联,出现 ST 段抬高。

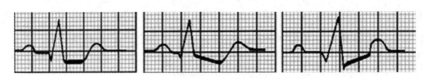

图 5-26　ST 段压低

(二)临床意义

急性冠状动脉供血不足时,临床上可表现为心绞痛,出现一过性缺血或心律失常。心电图表现为缺血部位导联显示一过性损伤型 ST 段移位和(或)缺血型 T 波改变。变异型心绞痛多引起暂时性 ST 段抬高并常伴有 T 波高耸和对应导联的 ST 段压低,为急性严重心肌缺血的表现;如 ST 段持续抬高,提示可能发生心肌梗死。

慢性冠状动脉供血不足时,心电图表现长期慢性改变,显示持续较恒定的 ST 段轻度压低(或)和缺血型 T 波改变。

除冠状动脉粥样硬化性心脏病外,不同原因导致的心肌炎、心肌损害及其他器质性心脏病、电解质紊乱、心室肥大、束支传导阻滞、预激综合征等也可引起 ST 段及 T 波改变。

> **高频考点** ▶ 心肌缺血时 ST 段的改变。

三、心肌梗死

心肌梗死绝大多数是在冠状动脉粥样硬化基础上发生完全性或不完全闭塞所致,是冠心病的严重类型。除了出现临床症状及心肌坏死标志物升高外,心电图的特征性改变及其演变规律对心肌梗死的确诊、预后判断均有非常重要的意义。

(一)心肌梗死的基本图形

1."缺血型"改变

冠状动脉急性闭塞后,最早出现的变化是缺血性 T 波改变。通常缺血最早出现在心内膜下肌层,使面向缺血区的导联出现直立、高大、对称的 T 波(图 5-27A);若心外膜下肌层缺血,则面向缺血区导联出现 T 波对称性倒置(图 5-27B)。

2."损伤型"改变(图 5-27C)

随着缺血时间延长,缺血程度进一步加重,则会出现心肌损伤,主要表现为面向损伤心肌的导联出现 ST 段抬高。

3."坏死型"改变(图 5-27D、E)

长时间缺血导致心肌细胞变性坏死,主要表现为面向坏死区的导联出现异常 Q 波,Q 波时间≥0.04 s,振幅≥1/4R,或呈 QS 波。缺血型 T 波改变较常见,但对心肌梗死诊断的特异性较差;损伤型 ST 改变对急性心肌梗死诊断的特异性较强,但也可见于变异型心绞痛等;典型的坏死型 Q 波是心肌梗死较可靠的诊断依据。若以上三种改变同时出现,则心肌梗死的诊断基本成立。

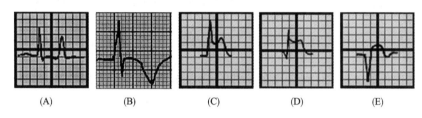

(A)　　　　(B)　　　　(C)　　　　(D)　　　　(E)

图 5-27　心肌梗死的基本图形

高频考点 ▶ 1.心肌梗死的心电图特征性改变

(二)心肌梗死的分期及图形演变

当发生心肌梗死时,心电图的变化随着心肌缺血、损伤、坏死的发展和恢复呈现一定的演变规律。根据心电图图形的演变和特征分为早期(超急性期)、急性期、近期(亚急性期)和陈旧期(愈合期)(见表 5-6、图 5-28)。

1.早期(超急性期)

见于急性心肌梗死发生的数分钟后。首先出现短暂的心内膜下心肌缺血,心电图表现为 T 波直立高耸,之后迅速出现 ST 段上斜型或弓背向上型抬高。此期尚未出现异常 Q 波,心肌仍处于可逆性损伤阶段,若治疗及时、有效,有可能避免发展为心肌梗死或即使心肌梗死已发生,其范围趋于缩小。

2.急性期

开始于梗死后数小时或数日,可持续到数周。心电图呈现一个动态演变过程。ST 段呈弓背向上抬高,抬高显著者可形成单向曲线,然后逐渐下降至基线或接近基线,直立 T 波可演变为倒置,并逐渐加深。心肌坏死导致面向坏死区导联的 R 波振幅降低或丢失,出现异常 Q 波(包括 QS 波)。坏死型 Q 波、损伤型 ST 段抬高和缺血性 T 波倒置在此期可同时并存。此期是最易发生意外的时期。

3.近期(亚急性期)

出现于梗死后数周至数月,抬高的 ST 段基本恢复至基线,缺血性倒置 T 波逐渐变浅,坏死型 Q 波持续存在。

4. 陈旧期

常出现在急性心肌梗死数月之后，ST段和T波恢复正常或T波持续倒置、低平，趋于恒定不变，只留下坏死型Q波持续存在。理论上坏死型Q波将持续存在，但随着瘢痕组织的缩小和周围心肌的代偿性肥大，坏死型Q波有可能缩小、消失。

表5-6　心肌梗死各期图形特点

分期	ST段	T波	Q波
早期	急性损伤性抬高	高尖	
急性期	显著升高或呈单向曲线	倒置	坏死型
近期	恢复或基本恢复至基线	倒置呈冠状	仍存在
陈旧期	基本正常或正常	倒置变浅不再变化或正常	仍存在或变小、消失

(三) 定位诊断

急性心肌梗死部位的判断是根据特征性的心电图改变出现于某些导联，作出不同部位的心肌梗死定位(表5-7)。

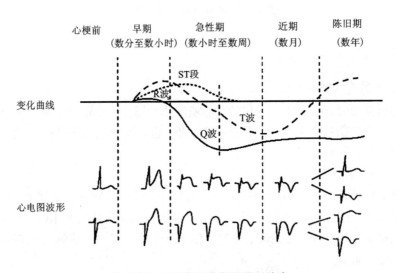

图5-28　心肌梗死分期及图形演变

表5-7　心肌梗死心电图定位诊断

心肌梗死部位	导联(出现坏死Q波)	闭塞的冠状动脉
前间壁	V_1、V_2、V_3	左前降支
前壁	V_3、V_4、	左前降支
前侧壁	V_4、V_5、V_6	左前降支
广泛前壁	V_1、V_2、V_3、V_4、V_5	左前降支

续表5-7

心肌梗死部位	导联(出现坏死 Q 波)	闭塞的冠状动脉
高侧壁	Ⅰ、aVL	左前降支的对角支或回旋支
下壁	Ⅱ、Ⅲ、aVF	右冠状动脉或回旋支
正后壁	V₇、V₈、V₉	左回旋支或右冠状动脉
右室	V₃R、V₄R	右冠状动脉

四、心律失常

正常心脏激动起源于窦房结，并沿正常传导系统下传，使心房、心室按顺序协调地收缩舒张，完成心脏泵血功能。当各种原因使心脏激动的起源或(和)传导出现异常，称为心律失常。心电图是诊断心律失常最简便、较精确的方法。根据其发生机制，心律失常可分为 3 类（表5-8）。

二维码5-4

表 5-8 心律失常的分类

分类	心律失常		
激动起源异常	窦性心律失常	窦性心动过速、过缓、不齐、停搏等	
	异位节律	被动性	如逸搏与逸搏心律(房性、房室交界性、室性)
		主动性	期前收缩(房性、房室交界性、室性)、阵发性心动过速(房性、房室交界性、室性)、扑动与颤动(心房、心室)
激动传导异常	传导障碍	如窦房传导阻滞、房内传导阻滞、房室传导阻滞、室内传导阻滞等	
	异常传导途径	如预激综合征	
激动起源异常和激动传导异常并存	并行心律		

(一)窦性心律及窦性心律失常

1. 正常窦性心律

心脏正常起搏点为窦房结，凡起源于窦房结的心律称为窦性心律。心电图表现：①P 波规律出现，且 P 波形态表明激动来自窦房结，即 P 波在 Ⅰ、Ⅱ、aVF、V₄~V₆ 导联直立、aVR 导联倒置；② 成人静息心率一般为 60~100 次/min；③ P-R 间期一般为 0.12~0.20 秒；④同一导联中 P-P 间期差异小于 0.12 秒。

2. 窦性心律失常

(1)窦性心动过速：心电图表现(图 5-29)：①窦性 P 波；②成人 P 波频率>100 次/min。常见于运动、精神紧张、发热、甲亢、贫血及心肌炎等。

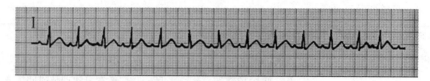

图 5-29　窦性心动过速

（2）窦性心动过缓：心电图表现（图 5-30）：①窦性 P 波；②P 波频率<60 次/min，多在 40~60 次/min 之间。常见于老年人、运动员、颅内压增高和甲状腺功能低下者。

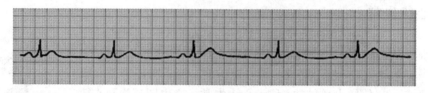

图 5-30　窦性心动过缓

（3）窦性心律不齐：心电图表现（图 5-31）：①窦性 P 波；②同一导联上 P-P 间期差异>0.12 秒。多见于青少年，常与呼吸周期有关（吸气时心率较快，呼气时变慢，呈周期性变化，屏气消失），一般无临床意义。

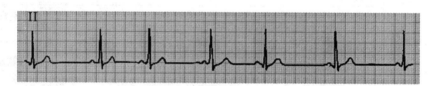

图 5-31　窦性心律不齐

（4）窦性停搏：指窦房结不能产生冲动，使心脏暂时停搏，或由低位起搏点（如房室结）发出逸搏或逸搏心律控制心室。心电图表现（图 5-32）：在规律的窦性心律中，突然出现 P 波脱落，形成长 P-P 间距，且长 P-P 间距与正常 P-P 间距不成倍数关系。窦性停搏后常出现逸搏或逸搏心律。

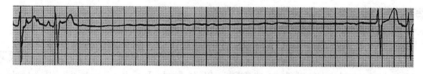

图 5-32　窦性停搏

（5）病态窦房结综合征：是由于各种原因（如冠心病、心肌炎、心肌病等）累及窦房结及其周围组织而产生的一系列缓慢性心律失常，可引起头昏、黑矇、晕厥等临床表现。心电图表现（图 5-33）：①明显而持续的心动过缓（心率<50 次/min），非药物引起，用阿托品不易纠正；②

窦性停搏或窦房组滞；③明显的窦性心动过缓与房性快速型心律失常（房性心动过速、心房扑动、心房颤动）交替发作，称为心动过缓-过速综合征（简称慢-快综合征）；④如病变同时累及房室交界区，窦性静止发生时，可出现房室传导障碍，不出现交界性逸搏，称为双结病变。

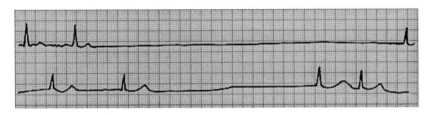

图 5-33　病态窦房结综合征

高频考点　　　1. 正常窦性心律的特点。
2. 常见心律失常的心电图特征。

（二）期前收缩

期前收缩是临床上最常见的心律失常，指起源于窦房结以外的异位起搏点兴奋性增高或折返激动，提前发出的激动引起的心脏搏动，又称为过早搏动，简称早搏。根据异位节律点的不同，分为房性、交界性和室性，其中以室性最多见，交界性较少见。

描述期前收缩心电图特征时的常用术语：①联律间期：指期前收缩与其前窦性搏动的间距；②代偿间歇：指期前收缩之后出现一个较正常心动周期为长的间歇，分为完全性代偿间歇（即联律间期与代偿间歇之和等于正常心动周期的 2 倍）和不完全性代偿间歇（即联律间期与代偿间歇之和小于正常心动周期的 2 倍）；③单源性期前收缩：指来自同一个起搏点或有固定的折返径路，表现为同一个导联期前收缩的形态、联律间期相同；④多源性期前收缩：指期前收缩来自两个或两个以上的起搏点，表现为在同一个导联出现两种或两种以上的形态及联律间期互不相同的期前收缩，若联律间期固定而形态各异，称多形性期前收缩；⑤偶发性期前收缩（≤5 个/分）和频发性期前收缩（>5 次/分），频发性期前收缩可呈联律形式出现，如二联律（1 次窦性搏动后有 1 次期前收缩）、三联律（2 次窦性搏动后有 1 次期前收缩）。

期前收缩可见于各种器质性心脏病，如冠心病、心肌炎、心肌病等；电解质紊乱，如低血钾、高血钾、低血钙、高血钙等；药物中毒，如洋地黄、奎尼丁等。也可见于无器质性心脏的患者，多与精神紧张、劳累、饮酒、吸烟等有关。

1. 房性期前收缩

心电图表现（图 5-34）：①提前出现一个变异的 P′波，其形态与窦性 P 波不同；②P′-R 间期>0.12 秒；③QRS 波多正常；④代偿间歇常不完全。

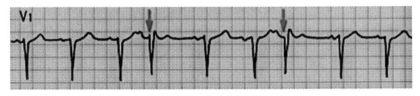

图 5-34　房性期前收缩

2. 房室交界性期前收缩

心电图表现(图5-35):①提前出现 QRS-T 波,形态多正常,其前无窦性 P 波;②出现逆行 P′波(P 波在Ⅱ、Ⅲ、aVF 导联倒置,aVR 导联直立),P′波可在 QRS 波群之前(P′-R 间期<0.12 秒)、QRS 波群之后(R-P′间期>0.20 秒)、或与 QRS 波群重叠;③多为完全代偿间歇。

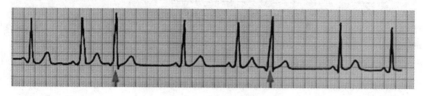

图5-35　交界性期前收缩

3. 室性期前收缩

心电图表现(图5-36):①提前出现一个宽大畸形的 QRS-T 波群,QRS 波时间>0.12 秒,T 波方向多与 QRS 波的主波方向相反;②期前收缩的 QRS 波前无 P 波或相关 P 波;③多为完全代偿间歇。

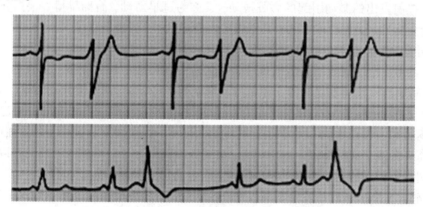

图5-36　室性期前收缩(上图为二联律、下图为三联律)

可出现室性期前收缩二联律、三联律、多源性室性期前收缩(图5-37)或多形性室性期前收缩等。如室性期前收缩发生较早,QRS 波群落在前一个窦性心搏的 T 波上,称室性期前收缩 R-on-T 现象(图5-38)。

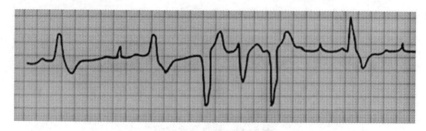

图5-37　多源性期前收缩

临床上频发室性期前收缩、成联律室性期前收缩、成对室性期前收缩、多源(形)性室性期前收缩、R-on-T 型室性期前收缩是具有潜在危险的室性期前收缩,多为引发更严重心律失常的先兆。

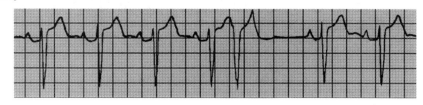

图 5-38　室性期前收缩 R-on-T

(三)异位性心动过速

异位性心动过速是指由于异位节律点兴奋性增高或折返激动,引起一连串快速性异位心律,其实质是期前收缩连续出现 3 次或 3 次以上。根据异位节律点发生的部位,可分为房性、交界性及室性心动过速。

1. 阵发性室上性心动过速

包括房性与交界性心动过速,因房性和交界性心动过速发作时心率过快,P 波不易辨认,难以判定起源部位,故统称为"阵发性室上性心动过速",具有突发、突止的特点。

二维码5-5

心电图表现(图 5-39):①连续出现 3 个或 3 个以上的 QRS 波群,节律匀齐,QRS 波时间、形态多正常(伴有束支传导阻滞或因差异性传导时出现增宽变形);②P′波不易辨认;③频率多在 160~250 次/min。

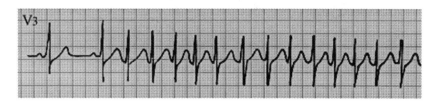

图 5-39　阵发性室上性心动过速

常见于无明显器质性心脏病的儿童和青年人,也可见于风湿性心脏病、慢性肺源性心脏病、高血压性心脏病、冠心病等。

2. 阵发性室性心动过速

心电图表现(图 5-40):①连续出现 3 个或 3 个以上宽大畸形的 QRS 波群,时限>0.12秒,并有继发性 ST-T 改变;②心室律基本匀齐,频率 140~200 次/min;③多无 P 波,如出现P 波,则 P 波频率慢于 QRS 波频率,P 波与 QRS 波无固定关系;④发作中可出现心室夺获或室性融合波。

常见于各种器质性心脏病,如心肌梗死、心肌病等,是比较危险的心律失常。

(四)扑动与颤动

扑动与颤动可以发生在心房或心室。电生理基础主要是心肌兴奋性增高,不应期缩短,

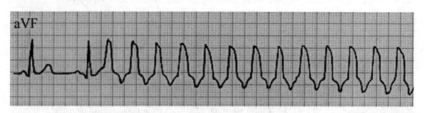

图 5-40　阵发性室性心动过速

同时伴有一定的传导障碍,形成环形激动及多发微折返。

心房扑动和颤动常见于器质性心脏病如风湿性心脏病二尖瓣狭窄、冠心病、甲状腺功能亢进症等。心室扑动和颤动多见于严重的心肺功能障碍、药物中毒、电解质紊乱、各种疾病的终末期等。心室扑动或颤动时,心室肌完全失去收缩能力,心室停止排血,表现为意识丧失、呼吸停止、心音及大动脉搏动消失、血压无法测到,是一种极为严重的致死性心律失常,需立即抢救。

1. 心房扑动与颤动

(1)心房扑动

心电图表现(图 5-41):①正常 P 波消失,代之以形态、间距及振幅绝对规整、呈锯齿样的扑动波(F 波),多数在Ⅱ、Ⅲ、aVF 导联清晰可见;②频率为 250～350 次/min;③房室以固定比例(2:1 或 4:1)下传,则心室率规则,若以不固定比例下传,则心室率不规则;④QRS 波形态多正常。

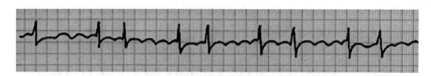

图 5-41　心房扑动(2:1～4:1 下传)

(2)心房颤动

心电图表现(图 5-42):①正常 P 波消失,代之以大小、形态各异的颤动波(f 波),以 V_1 导联最明显;②频率为 350～600 次/min;③心室律绝对不规则;④QRS 波形态多正常。

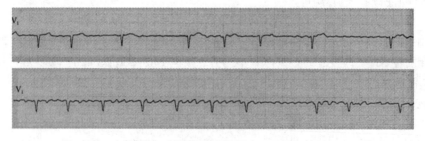

图 5-42　心房颤动(上图颤动波较粗大,下图颤动波较细小)

2. 心室扑动与颤动

（1）心室扑动

心电图表现（图5-43）：①无正常 QRS-T 波，代之以匀齐、宽大、连续的正弦波；②频率为 200~250 次/min。

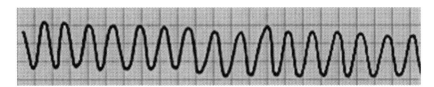

图 5-43　心室扑动

（2）心室颤动

心电图表现（图5-48）：①QRS-T 波完全消失，出现大小不等、极不匀齐的低小波；②频率为 200~500 次/min。

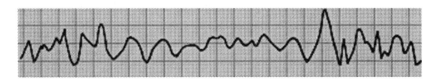

图 5-44　心室颤动

（五）房室传导阻滞

房室传导阻滞是房室交界区脱离了生理不应期后，窦房结发出冲动，在从心房传到心室的过程中传导延迟或不能传导至心室。房室传导阻滞可发生在房室结、希氏束以及束支等不同部位。根据阻滞程度不同，分为 3 度：一度房室传导阻滞、二度房室传导阻滞、三度房室传导阻滞。

1. 一度房室传导阻滞

心电图表现（图5-45）：表现为 P-R 间期延长，无 QRS 波群脱落。①P-R 间期>0.20 秒（老年人 P-R 间期>0.22 秒）；②每个 P 波后均有一相关 QRS 波群。

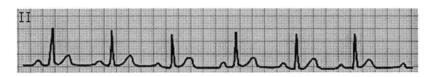

图 5-45　一度房室传导阻滞

2. 二度房室传导阻滞

表现为部分 P 波后 QRS 波脱漏，分为两种类型：二度Ⅰ型房室传导阻滞和二度Ⅱ型房室传导阻滞。

（1）二度Ⅰ型房室传导阻滞：又称莫氏Ⅰ型。

心电图表现（图5-46）：P波规律出现，P-R间期逐渐延长，直至一个P波后脱漏一个QRS波群，脱漏后，P-R间期又缩短，之后又逐渐延长，这样的现象重复出现，称为"文氏现象"。通常以P波数与P波下传数的比例来表示房室传导阻滞的程度，例如4:3传导表示4个P波中有3个P波下传心室，只有1个P波不能下传心室。

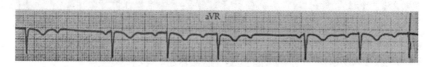

图5-46　二度Ⅰ型房室传导阻滞（4:3传导）

（2）二度Ⅱ型房室传导阻滞：又称莫氏Ⅱ型。

心电图表现（图5-47）：P-R间期恒定不变，P-R间期时限可正常或延长，部分P波后无QRS波群；通常也是以P波数与P波下传数的比例来表示房室传导阻滞的程度，凡连续出现2次或2次以上的QRS波群脱落，称为高度房室传导阻滞，如呈3:1、4:1传导的房室传导阻滞。

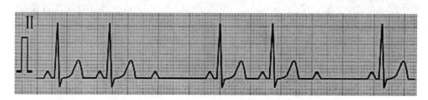

图5-47　二度Ⅱ型房室传导阻滞（3:2传导）

3. 三度（完全性）房室传导阻滞

三度房室传导阻滞又称完全性房室传导阻滞，房室传导完全中断，心房与心室分别由两个不同的起搏点激动，各保持自身的节律。心房激动仍是窦性心律，心室激动来源于阻滞部位以下的潜在起搏点发放的激动。

心电图表现（图5-48）：①P波与QRS波群无关（PR间期不固定），P波频率快于QRS波频率（心房率快于心室率），P-P间期与R-R间期各有其固定规律；②心室激动为交界性逸搏心律或室性逸搏心律。交界性逸搏心律QRS波群正常，频率一般为40~60次/min；室性逸搏心律QRS波群宽大畸形，频率一般为20~40次/min。以交界性逸搏心律多见。

二维码5-6

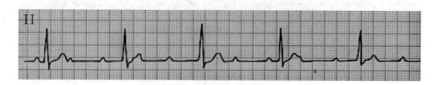

图5-48　三度房室传导阻滞

(六)电解质紊乱和药物影响

1.高钾血症

血钾浓度高于 5.5 mmol/L 为高钾血症,心电图表现:①Q-T 间期缩短和 T 波高尖,基底部变窄。②血钾浓度>6.5 mmol/L 时,QRS 波群增宽,P-R 及 Q-T 间期延长,ST 段压低。③血钾浓度>7.0 mmol/L 时,QRS 波群进一步增宽,P-R 及 Q-T 间期进一步延长;P 波增宽,振幅低甚至消失。④血钾浓度>8.5 mmol/L 时,因心房肌受抑制而无 P 波,称之为"窦室传导"。宽大的 QRS 波群甚至与 T 波融合呈正弦波。⑤高钾血症可引起室性心动过速、心室扑动或颤动,甚至心脏骤停。

2.低钾血症

血钾浓度低于 3.5 mmol/L 为低钾血症,心电图表现:①S-T 段压低,T 波低平或倒置。②U 波显著,U 波振幅可与 T 波等高或 U 波高于 T 波;T-U 融合,呈双峰状。Q-T 间期一般正常或轻度延长。③明显低血钾可使 QRS 波群时间延长,P 波振幅增高。③低钾血症可引起室性期前收缩和室性心动过速、房性心动过速、室内传导阻滞、房室传导阻滞等各种心律失常。

3.洋地黄效应

洋地黄类药物治疗剂量与中毒剂量相当接近且个体差异较大,因此在使用洋地黄类药物后要注意监测心电图变化。

洋地黄效应是接受洋地黄类药物治疗的标志,并不意味着中毒。其特征性的心电图表现为:①ST 段下垂型压低;②T 波低平,双向或倒置,双向 T 波往往是初始部分倒置,终末部分直立变窄,ST-T 呈"鱼钩状"改变;③Q-T 间期缩短。

4.洋地黄中毒

出现各种类型的心律失常是洋地黄中毒的主要表现。常见的心律失常有:频发性(二联律或三联律)及多源性室性期前收缩、室性心动过速、心室颤动、交界性心动过速、房性心动过速、房室传导阻滞、窦性静止或窦房传导阻滞、心房扑动、心房颤动等。

高频考点 ▶ 洋地黄中毒的心电图特征。

课后思考与练习

1.心肌梗死心电图改变中最具有诊断价值的是(　　　　)

异常 Q 波的形成　　　　　　　B.ST 段弓背向上抬高　　　　　　C.冠状 T 波

D.高尖 T 波　　　　　　E.ST 段下移

2.下列哪项不符合左心室肥大的心电图改变(　　　　)

A.$R_{V5}+S_{V1}>4.0$ mV　　　　　　B.心电轴左偏　　　　　　C.aVR 导联 R/S>1

D.QRS 时间延长　　　　　　E.$R_{aVF}>2.0$ mV

3.下列哪项不符合窦性心律的心电图表现(　　　　)

A.P 波在 I、II、V_5、V_6 导联直立

B.P-R 间期>0.12 秒

C.P 波规律出现,频率在 60~100 次/min

D.P-R 间期<0.12 秒

E. 同一导联中 P-P 间期差值<0.12 秒

4. 下列除哪项外均为室性期前收缩的典型心电图改变(　　)

A. 提前出现的 QRS 波群前有 P 波

B. 提前出现的 QRS 波群前无 P 波

C. T 波与 QRS 主波方向相反

D. 代偿间歇完全

E. QRS 波群时限>0.12 秒

5. 临床上最严重的心律失常为(　　)

A. 室性期前收缩　　　　　B. 阵发性室上性心动过速　　　C. 阵发性室性心动过速

D. 心室扑动和心室颤动　　E. 心房扑动和心房颤动

6. 阵发性室上性心动过速的心电图特点为(　　)

心率 140~200 次/min　　　B. 心律整齐　　　　　　　C. QRS 波群宽大畸形

D. P 波清晰　　　　　　　E. T 波与主波方向相反

7. 下列哪项不符合心房颤动的心电图改变(　　)

A. P 波消失,代之以大小、形态、间隔均不同的 f 波

B. f 波频率在 350~600 次/min

C. 心室律规则

D. QRS 波群多为室上性

E. f 波在 V_1 导联最明显

8. 下列关于心室颤动的心电图表现的描述,不正确的是(　　)

A. QRS-T 波群消失　　　　B. 出现大小不等,不均匀的低小波

C. 频率 250~500 次/min　　D. 心脏电活动停止

E. 是最严重的致死性心律失常

9. 患者男,70 岁。慢性咳嗽、咳痰 20 余年,近 5 年出现气促,偶尔双下肢水肿。心电图检查示 P 波高尖,电压超过 0.25 mV,患者可能发生了(　　)

左心房肥大　　　　　　　B. 右心房肥大　　　　　　　C. 右心室肥大

D. 左心室肥大　　　　　　E. 双侧心房肥大

10. 患者女,56 岁。诊断为急性心肌梗死,其心电图表现为巨大高耸 T 波,随后出现 ST 段及缺血型 T 波改变,则此患者可能处于心肌梗死的(　　)

A. 超急性期　　　　　　　B. 急性期　　　　　　　　　C. 近期

D. 陈旧期　　　　　　　　E. 亚急性期

11. 患者女性,因恶心、少尿入院,查血清钾浓度为 6.8 mmol/L,心电图检查中不可能出现的图形改变为(　　)

A. P-R 间期延长　　　　　B. ST 段压低　　　　　　　C. P 波振幅增高

D. QRS 波群增宽　　　　　E. Q-T 间期延长

第四节　心电图描记、分析及临床应用

一、常规心电图描记

(一)环境与设备

(1)室内温暖,以免因寒冷而引起肌电干扰;

(2)使用交流电源的心电图机必须接地线;

(3)心电图机旁不要摆放其他电器;

(4)检查床的宽度不宜过窄,以免患者紧张而引起肌电干扰。

(二)用物准备

准备心电图机、电源线、导联线、盐水棉球或导电胶、污物盘、大毛巾和心电图纸。

(三)患者准备

(1)按申请单核对患者姓名;

(2)患者休息片刻,取平卧位进行检查,除急症外一般应避免于饱餐后或吸烟后检查;

(3)对患者简要说明心电图检查对人体无害也无痛苦,嘱其四肢平放,肌肉松弛,记录过程中不能移动四肢及躯体,必要时需屏气记录胸导联心电图。

(四)皮肤处理

将患者两侧腕关节屈侧上方约 3 cm 处,及两内踝上部约 7 cm 处,涂抹导电胶或盐水,也可用乙醇仔细擦净皮肤上的油脂,以消除皮肤阻力,减少发生伪差。

(五)电极安置

具体电极安置方法如下:

(1)肢体导联:肢体导联线较长,末端接电极处有颜色标志,红色电极接右上肢,黄色电极接左上肢,绿色电极接左下肢,黑色电极接右下肢。注意防止左、右上肢接错。

(2)心前区导联:心前区导联线较短,末端接电极处也有颜色标志,红、黄、绿、褐、黑、紫分别代表 $V_1 \sim V_6$ 导联。注意任一心前区导联均可记录任意一个心前区导联的心电图,关键取决于其电极安放的相应部位。

(3)导联放置完毕后为患者盖上大毛巾。

(六)描记心电图

1.设置心电图机

接通电源及地线(当使用蓄电池或充电电源时,可不用地线),设定走纸速度(一般选择 25 mm/s),定标电压(一般 10 mm/mV),记录笔应调节在记录纸的中心线上。必要时按下抗交流电干扰键(HUM)或去肌颤滤波键(EMG),但尽量不要使用。

2.描记各导联心电图

依次记录 Ⅰ、Ⅱ、Ⅲ、aVR、aVL、aVF 及 $V_1 \sim V_6$ 导联心电图,除心律不齐适当加长 Ⅱ 或

V_1 导联外，一般各导联记录 3~5 个心室波即可。

疑为后壁心肌梗死者，应加做 $V_7 \sim V_9$ 导联；右位心或右心心肌梗死者，应加做右胸导联 $V_{3R} \sim V_{5R}$。QRS 波群振幅过高或过低者，可选择标准电压 1/2 键或 2 键，并做好定标电压标记。

记录中遇等电位线不稳及干扰时，应检查导联线与心电图机连接或电极是否松脱。注意胸部电极不能吸附太紧以及吸附时间太久，以免损伤皮肤。

操作过程中注意观察患者的反应。描记结束时，记录时间。

3. 归置用物

关闭心电图机，拔下电源，移去大毛巾，去除、整理并归置电极板与导联线。

4. 标记心电图记录纸

描记结束后，立即在心电图纸的前部注明患者的住院号或门诊号、姓名、性别、年龄、记录时间(年、月、日、小时，甚至分钟)、病区及床号等，同时标记各导联。描记过程中电压减半或增倍者必须在相应导联处注明。

◆ 二、心电图分析方法及步骤

(一)检查心电图的描记技术

将各导联的心电图大致浏览一遍，判断有无伪差和干扰等。

(1)交流电干扰：在心电图上出现每秒 50 次规则而纤细的锯齿状波形，应将附近可能发生交流电干扰的电源关闭，如电扇、电灯等。

(2)肌肉震颤干扰：由于情绪紧张、寒冷或震颤性麻痹等，在心电图上出现杂乱不整的小波，有时很像心房颤动的 f 波。

(3)基线不稳：心电图基线不在水平线上，而是上下摆动。影响对心电图各波，尤其是 ST 段的判断。

(4)导联连接有无错误：常见于左右手互换，可使 I 导联 P-QRS-T 波均呈倒置。

(5)导线松脱或断线：表现为图形中突然消失一个 QRS-T 波群，注意勿误诊为窦性停搏。

(二)判断心律

找出 P 波，根据 P 波在各导联的形态，确定主导心律。若 P 波规律出现并符合窦性心律的基本特征，P-R 间期>0.12 秒，则为窦性心律。注意有无提前、延后或不整齐的 P 波和 QRS 波群，以判定异位心律和心脏传导阻滞的部位。

(三)计算心率

测量 P-P 或 R-R 间期，计算出心房率或心室率。心房、心室律规则一致者，测其中一个间期即可。二者关系不规则时，分别测量出 P-P 和 R-R 间期，算出不同的心房率和心室率。无 P 波者，仅算出心室率。2 种或 2 种以上的心律并存时，应测量主导心律。

(四)判断心电轴

一般采用目测法，必要时用计算法确定心电轴。

（五）观测心电图各波段

观测各导联的 P 波、QRS 波群、ST 段和 T 波形态、方向、电压、时间是否正常。

（六）测量 P-R 间期和 Q-T 间期

一般选择有 P 波的导联如Ⅱ或 V_1 进行测量，P-R 间期不固定者选最短的 P-R 间期为参照标准。P-R 间期及 Q-T 间期要参考年龄和心率进行分析。

（七）判断 ST-T 有无改变

观察 ST 段是否在等电位线上，有无下移或抬高，注意有诊断意义的形态改变，如弓背向上型抬高、水平型或鱼钩样下移等。T 波应结合 QRS 波的主波方向分析，对于 T 波有异常者，应注明所在导联和形态变化。

（八）得出结论

结合临床资料，做出心电图诊断，主要有如下几种结果：

（1）正常心电图。

（2）大致正常心电图：仅在个别导联上出现 QRS 波群钝挫，ST 段轻微下移或 T 波稍低平者。

（3）可疑心电图：在若干导联上出现轻度异常改变，或有一项特殊改变而不能肯定异常者，如疑有左室大，陈旧性后壁心肌梗死等。

（4）不正常心电图：心电图肯定异常者，应写出具体诊断，如左室肥厚、急性前壁心肌梗死、右束支传导阻滞等。

◈ 三、心电图临床应用

临床心电图主要用于：①分析与鉴别各种心律失常，对心律失常具有决定性的诊断价值；②判断有无急性心肌缺血和心肌梗死，明确心肌梗死的性质、部位和分期；③了解有无心房、心室肥大；④客观评价某些药物对心肌的影响程度及心律失常的治疗效果，为临床用药的决策提供依据；⑤为其他疾病（如心包炎等）和电解质紊乱（如血钾和血钙的过低或过高等）的诊断提供依据；⑥心电图和心电监护还广泛用于手术麻醉及各种危重患者的病情监测。

心电图对心脏病诊断有局限性：①心电图主要反映心脏电兴奋过程，不能反映心脏功能及瓣膜情况；②某些心脏病变，心电图可以正常，如瓣膜病早期或双侧心室肥厚，故正常心电图并不能排除心脏病变的存在；③某些心电图改变并无特异性，同样的心电图改变可见于多种心脏病，如心律失常，心室肥厚，ST-T 改变等。因此在作出心电图诊断时，必须结合其他临床资料，方能作出比较正确的判断。

课后思考与练习

1. 分析心电图不可取的观点是（　　　）

A. 应结合患者的临床资料　　　B. 注意定性和定量分析　　　C. 不必结合临床资料

D. 心电图是观察心律失常和传导障碍的可靠方法

E. 复杂心律失常可应用梯形图

2. 心电图检查对下列疾病诊断价值最小的是(　　　)

A. 急性心肌梗死　　　　　　B. 心律失常　　　　　　　　C. 心房肥大

D. 慢性冠状动脉供血不足　　E. 心功能不全

第五节　心电监护

一、心电监护的方法

心电监护是通过显示屏连续观察监测心脏电活动情况的一种无创的监测方法,可适时观察病情,提供可靠的有价值的心电活动指标,并指导实时处理。因此,对于有心电活动异常的患者,如急性心肌梗死,各种心律失常等有重要实用价值。

(一)心电监护的种类

目前在临床应用的主要有三种类型:动态心电图监测、床边心电图监测和电话传输心电图监测。

1. 动态心电图监测

又称 holter 监测,可对受检者进行 24 小时或者 48~72 小时连续记录动态心电图活动信息。了解受检者在日常活动的情况下,以及在身体和精神状况不断变化的条件下进行连续的心电图监测和记录,弥补了常规心电图的不足。记录结果经电脑回放系统或实时连录技术进行分析、编辑与修改,可打印出具报告单,为诊断心肌缺血、心律失常提供依据。

2. 床边心电图监测

目前应用最为广泛,利用床边心电监护仪、无线遥控心电监护仪或中央心电监测系统连续不断的监测危重患者的心电图变化,医护人员通过显示在荧光屏上的心电图特征(如心律、心率、ST 段和 T 波等的改变、期前收缩等),对患者的瞬间心电改变进行及时分析诊断,并采取相应紧急治疗措施。

3. 电话传输心电图监测

电话传输心电图是利用电话传输技术和心电信号-声波信号转换显示系统,远距离监测各种状态下的患者的心电活动情况。患者随身携带的心脏监测器将心电信号转化为声波信号通过电话传送到医院的中央处理系统,声波信号再转化为心电信号显示于荧光屏上或打印出心电图波形,为医护人员观察病情变化、诊断疾病提供依据。此方法主要适用于医院外的患者。

(二)常用心电监测导联

监测导联为一种模拟双极胸导联。临床常用心电监测导联是有 5 个端线的导联线,其连接方法见表 5-9 和图 5-49。

表 5-9 常用心电监护仪电极连接方法

电极名称	电极安装位置
右上（RA）	胸骨右侧锁骨中线第 1 肋间
右下（RL）	右锁骨中线剑突水平处（右下腹）
胸导（C）	胸骨左缘第 4 肋间
左上（LA）	胸骨左侧锁骨中线第 1 肋间
左下（LL）	左锁骨中线剑突水平处（左下腹）

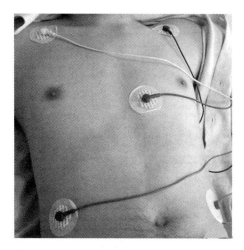

图 5-49 心电监测导联的连接方法

因目前对于心电监测心电图波形缺乏统一的参数标准，所以任何心电监测导联都不能取代常规 12 导联心电图，但不同心电监测导联其临床监测目的有所区别。

（三）心电监护仪的操作

（1）选择监测导联根据患者的病情，参照患者 12 导联心电图，选择最佳监测导联。

（2）启动和连接监测系统。

（3）正确粘贴监护电极。先将电极片连接于导联线上，再将电极粘贴于皮肤上。粘贴前先用酒精棉球擦去患者皮肤上的油腻汗迹，再粘贴电极。为避免拉脱电极、折断导联线等，导联线从颈部引出。

（4）选择心电监测参数。

（5）开启报警功能并设置报警参数。

（6）持续荧光屏滚动监测和（或）走纸记录监测的心电图分析监护人员对显示的心电图图形持续监测，示波器上心电图波形的振幅要适中。进行波形分析时，使用标准振幅，以便与12 导联心电图比较。常规启用监测仪的滤波功能以减少干扰。

（四）心电监护的图像分析程序

（1）分析心电图图像是否正常：按照心电图的正常范围值对照心电监护图像首先做出大

致判断，必要时做常规 12 导联心电图确定。

（2）确定有无心律失常及其类型：通过观察心率、心律，分析各波段形态、振幅、时间等，确定有无心律失常；如存在心律失常判断其类型，明确其危害性。

（3）密切监测有无致命性心律失常的发生：致命性心律失常是指能危害患者生命，必须紧急处理的心律失常。如心室颤动、心室扑动、三度房室传导阻滞、心脏停搏等。注意观察有无致命性心律失常的先兆，如频发性、多源性室性期前收缩、室性期前收缩 R-on-T、阵发性室性心动过速等。

（4）观察有无 S-T 段及 T 波改变：及时发现心肌缺血、低血钾、高血钾、洋地黄中毒等，但有时候患者体位变化也可引起 ST 段及 T 波改变，应注意区别。

（5）注意观察有无异常 Q 波：及时发现急性心肌梗死等。

（6）注意鉴别干扰及伪差：常见的有肌肉颤动引起的伪差、基线不稳、交流电干扰、不规则杂波等。

二、心电监护的临床应用

（1）心肺复苏：心肺复苏过程中的心电监护有助于分析心脏骤停的原因和指导治疗（如除颤等）；可及时发现心律失常；复苏成功后应监测心律、心率变化，直至稳定为止。

（2）心律紊乱：高危患者许多疾病在疾病发展过程中可以发生致命性心律紊乱。心电监护是发现严重心律紊乱、预防猝死和指导治疗的重要方法。

（3）危重症心电监护：急性心肌梗死，心肌炎、心肌病、心力衰竭、心源性休克、严重感染、预激综合征和心脏手术后等；对接受了某些有心肌毒性或影响心脏传导系统药物治疗的患者进行心电监护；各种危重症伴发缺氧、电解质和酸碱平衡失调（尤其钾、钠、钙、镁）、多系统脏器衰竭。

（4）某些诊断、治疗操作如气管插管、心导管检查、心包穿刺时，均可发生心律紊乱，导致猝死，必须进行心电监护。

课后思考与练习

1. 常用心电监护仪的电极 LA 安放位置在（　　　　）

胸骨左侧锁骨中线第 1 肋间

B. 胸骨右侧锁骨中线第 1 肋间

C. 胸骨左缘第 4 肋间

D. 胸骨右缘第 4 肋间

E. 左锁骨中线剑突水平处

2. 心电监护中可见大量不规则杂波，最常见的原因是（　　　　）

A. 呼吸影响　　　　　　B. 寒冷刺激　　　　　　C. 安放电极处皮肤准备不当

D. 交流电影响　　　　　E. 不典型房颤

第六章

常用实验室检查

实验室检查是临床实验室对人体的血液、体液、分泌物、排出物或脱落细胞等标本，通过细胞学、生物化学、微生物学、免疫学、寄生虫学和分子生物学等检测技术进行检查，以获取反映机体功能状态、疾病的病因或病理变化等方面的资料，对疾病的诊断、治疗和预后有指导意义，对护士的病情观察等护理措施的制订提供客观依据。

实验室检查内容广泛，主要包括临床一般检验、生物化学检验、免疫学检验、微生物学检验、血液学检验、寄生虫学检验、遗传学检验等。随着医学学科发展，医学检验新技术、新方法不断涌现，实验结果的准确性和可重复性不断提高，但仍存在一定的局限和不足。如标本状态受患者生理因素和精神状态、标本采集和预处理及转运等分析前因素的影响，从而造成检验结果的偏差。

实验室检查与临床护理有密切的关系，是健康评估的重要组成部分。一方面，标本采集前需要向患者进行必要的解释与指导、绝大多数实验室检查的标本需由护理人员采集和处理，这都要求护士具备相关的知识和技能；另一方面，实验室检查的结果作为患者客观资料的重要组成部分之一，可以协助和指导护理人员观察、判断病情，以便做出正确的护理诊断，制定合适的护理措施。

实验室检查最常见的标本是血、尿、便等，在采集、处理时一般要求：①完整性，尽可能保持标本的质和量基本不变；②新鲜性，标本在采集后应及时送检；③准确性，要核实标本及申请单的信息是否准确无误；④运送、保存标本要专人、专业；⑤生物安全防护，应将所有标本视为存在生物安全危害的标本，严格遵守《实验室生物安全通用要求》，防止对人员和周围环境造成危害。

实验室检查的质量管理和临床护理关系密切，特别是对护士而言，尤其要注意避免分析前因素的影响，特别是在标本采集过程中，任何一个环节的操作不当都有可能影响检验结果的准确性，因此护理人员必须熟练下列各项与临床实验室检查有关的事项：

1. 检验目的

掌握临床常用的实验室检查项目，熟悉其分析前质量控制及在不同疾病诊疗中的价值。

2. 分析前因素

熟悉标本采集的方法，影响检验结果的主要因素与相应的预防措施，以及说服患者正确配合医护人员采集标本。

3. 参考范围

检验项目都有相应的判断标准，即常说的参考值或参考范围，用来判断受检标本检查结果是否正常，应特别关注对疾病的诊断、治疗和护理产生重大影响的参考范围。

4.临床意义

熟悉常用检查项目的临床意义，为临床护理治疗提供依据。根据检查结果的动态变化，适时、合理地调整临床护理措施，以期达到最佳的治疗和护理效果。

第一节　常用血液检查

学习目标

1.掌握各项血液检查标本采集的方法和注意事项。
2.掌握各项检查的参考值及临床意义。
3.能正确分析各项检查异常的常见原因。

案例导入

　　刚参加工作不久的某护士在对一名肥胖患者行静脉穿刺时，因技术不够娴熟而导致压脉带压迫时间达 2 min，当时患者很生气，但经多方做工作才消气。取完标本后护士说："总算是顺利地完成任务了。"

　　思考：1.该护士对患者的静脉穿刺操作存在问题吗？
　　2.静脉穿刺采集静脉血时，压脉带压迫时间不得超过几分钟？
　　3.压脉带压迫时间过久会对静脉血液标本中的测定成分有什么影响？

一、血液标本的采集与处理

(一)血液标本的分类

根据采血方法和部位的不同，血液标本可被分为毛细血管血、静脉血和动脉血。静脉血是血液标本中最常用的标本。

(二)采集方法

1.毛细血管采血法

血液常规检查、床旁检验(POCT)一般用血量较少，可采用毛细血管采血法。目前也有不少生化检查项目采用微量测定法，故也可采用毛细血管血。采血时避免局部水肿、发绀、冻疮或烧伤部位，应选择皮肤完好处采血。

2.静脉采血法

血清学检查、生化检查及细菌培养等检查因用血量较多，一般由护理人员采集静脉血。通常选用肘部静脉。当肘部静脉不明显时，可用手背静脉或内踝静脉。幼儿可于颈外静脉采血。

(1)注射器采血法：按静脉穿刺法采取所需血量，立即卸下针头，将血液沿管壁缓慢注入试管内，切勿将泡沫注入，避免震荡，以防红细胞破裂而造成溶血。如需全血、血浆，可将血液如上法注入盛有抗凝剂的试管内，立即轻轻摇动，使血液和抗凝剂混匀，以防血液凝固。抽血需要快速，避免血液凝固，注入抗凝管后需立即颠倒混匀，但不能用力震荡，避免溶血。根据不同的检验目的，选择所需的血量和抗凝剂。

（2）真空采血法：根据不同的检验项目，直接选择不同盖帽及标签颜色的真空采血管即可。将专用的采血针一头穿刺进入静脉，一头连接试管，利用负压使血液自然流入试管内，达到所需量后，拔针即可。

需空腹抽血时，应事先通知患者，避免因进食而影响检验结果（因清晨空腹时血液中的各种化学成分处于相对恒定状态）。采集血标本应严格执行无菌技术操作，严禁在输液、输血的针头或皮管内抽取血标本，应在对侧肢体采血。如同时抽取几个项目所用的血标本，一般应先采集用于微生物学检查血培养的标本，其次抗凝血，最后是不含抗凝剂的干燥试管或采血管，动作要准确迅速。

3. 动脉采血法

常用于血气分析，多选用桡动脉、肱动脉、股动脉。血标本必须隔绝空气。血标本中若进入空气将对血气结果产生误差。因此，采血用具使用前应检查有无漏气，针头必须连接紧密，标本采集后立即封闭针头斜面，与肝素抗凝剂混匀后，及时送验，否则应将标本置于2℃~6℃保存，并嘱咐患者按压采血部位，防止血肿。

（三）注意事项

1. 询问患者是否准备充分

膳食和运动等因素会影响血液标本中的很多成分，如生化检查项目。因此，采血前必须做好患者准备工作的确认，拒绝给未按要求准备的患者实施采血。

2. 采血部位的选择

应选取血液循环不受外界干扰的一侧身体，如患者正在进行输液，则应选取另一侧的手臂采血，又如患者身体有残疾，则应在无残疾的一侧手臂采血。

3. 采血体位的选择

体位的改变可引起一系列的生理变化，采血时的不同体位会导致不同检测结果的差异。一般直立位采血的标本，其临床生化指标的检测结果会比卧位高5%~15%。因此，采血时要注意保持正确的体位，以及相同人群采血体位的一致性，如门诊患者皆采取坐位采血，而病房患者皆采取卧位采血等。

4. 避免充血和血液浓缩

采血时应动作熟练，尽可能缩短止血带的使用时间。止血带的压迫时间最好不超过1分钟，否则将导致充血或者血液浓缩，使临床生化检测结果发生升高或降低，如血浆蛋白会升高；血糖降低，乳酸升高；某些凝血因子活性增高，致使凝血酶原时间（PT）缩短等。

5. 防止溶血

目前采血基本上都采用商品化的一次性真空采血管，溶血多来自采血人员不正当的操作，如穿刺不顺利导致组织损伤；采血过慢致淤血时间过长；采血速度过快、混匀时震荡过于剧烈等。若是人为造成的标本溶血，则应重新进行采集。

6. 防止气栓

如使用注射器采血，注意只能向外抽不能向内推，以免造成气栓而产生严重后果。

（四）真空采血管的种类

　　一次性真空采血管的使用避免了由于容器不干燥或不清洁对血液标本质量产生的影响，由于是在完全封闭的状态下采血，因此减少了标本被污染的可能。另外真空采血管的使用也有利于标本的保存和转运。标准真空采血管采用国际通用的盖帽及标签颜色，似显示其内部的添加剂种类和试验的用途，采血时应根据申请单上的具体项目需要进行选择（图6-1）。

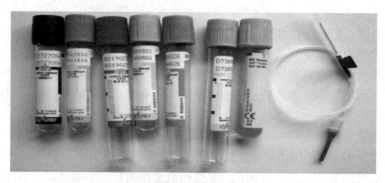

图6-1　真空采血管与采血针

　　下面就各类真空采血管的种类、盖帽颜色、内部添加剂及适用范围做简单的介绍。常用真空采血管的种类和用途见表6-1。

　　（1）普通血清管：红色的盖帽，管内不含任何添加剂，往往用于常规血清生化、血库及血清学相关的检验。

　　（2）肝素抗凝管：绿色的盖帽，管内添加了肝素。肝素具有抗凝血酶的作用，可延长标本的凝血时间。适用于红细胞脆性试验、血细胞比容试验、血气分析、红细胞沉降率及普通生化项目的测定，不适用于凝血试验。过量的肝素会引起白细胞聚集，也可使血片染色后的背景呈淡蓝色，故不适用于白细胞计数及分类。

　　（3）血浆分离管：浅绿色的盖帽，管内含有惰性分离胶和肝素锂抗凝剂，可以达到快速分离血浆的目的，多用于电解质项目的测定，也可用于常规生化和ICU等急诊血浆生化检验。血浆标本可直接上机检测，在冷藏状态下可保持48小时稳定。

　　（4）枸橼酸钠凝血试验管：浅蓝色的盖帽，管内的枸橼酸钠可以有效地螯合血样中的钙离子而起到抗凝的作用。适用于凝血试验，国家临床试验室标准化委员会（NCCLS）所推荐的浓度为3.2%或3.8%（相当于0.109 mol/L或0.129 mol/L），抗凝剂与血液的比例为1:9。

　　（5）EDTA抗凝管：紫色的盖帽，含乙二胺四乙酸（EDTA）及其盐，也是主要通过螯合血液中的钙离子，从而阻碍或终止内源性或外源性的凝血过程。血常规项目测定多用该类真空采血管。不适用于凝血试验和血小板功能检查，也不适用于电解质项目、酸性磷酸酶、铁离子、肌酸激酶、亮氨酸氨基肽酶的测定以及聚合酶链式反应（PCR）试验。

　　（6）枸橼酸钠红细胞沉降率试验管：黑色的盖帽，管内含枸橼酸钠。红细胞沉降率试验要求枸橼酸钠的浓度达到3.2%（相当于0.109 mol/L），抗凝剂与血液的比例为1:4。

　　（7）草酸钾—氟化钠抗凝管：灰色的盖帽，管内含有草酸钾、氟化钠。草酸钾是一类溶解度大、抗凝作用强的抗凝剂，氟化钠不仅有弱效抗凝的作用，还能抑制糖酵解作用。草酸钾—氟化钠是血糖的优良保存剂，该类采血管不适用于尿素酶法测定尿素，也不适用于酸碱磷酸酶和淀粉酶的测定，为单个血糖项目检测的首选真空采血管。

表 6-1 常用真空采血管的种类和用途

盖帽颜色	添加剂	标本	应用范围	作用机制
灰	草酸钾、氟化钠	血浆	血葡萄糖测定	抑制凝血，抑制糖酵解
黄	活性炭	全血	血液微生物培养	吸附血液补体、酶、蛋白质和某些抗生素
绿	肝素	血浆	快速生化检查	抗凝血酶作用，抑制凝血
红	无	血清	生化、免疫学检查	
紫	乙二胺四乙酸盐	全血	血液学检查	通过螯合血液钙离子抑制凝血
蓝	枸橼酸钠(1:9)	血浆	凝血检查	通过螯合血液钙离子抑制凝血
黑	枸橼酸钠（1:4）	全血	红细胞沉降率	通过螯合血液钙离子抑制凝血

应用真空采血管，与采血后应立即颠倒试管以使试剂与血液标本混匀，其中蓝色帽试管应颠倒3~4次，其余试管颠倒5~8次。此外，还应特别注意不可以将一管内的血液污染到另一管内，因为不同管内含有不同的添加剂，使用不当会造成测定结果的错误。

由于不同采血管内添加剂不同及检查项目要求，一针穿刺多管采血时顺序如图6-2。

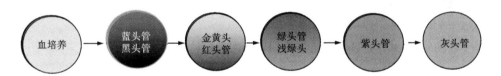

图 6-2 多管采血时的血液分配顺序

（五）标本采集需注意的生理因素的影响

进食、运动、妊娠、情绪波动、体位、吸烟、昼夜变化等可以影响检测结果。如进食可显著影响血糖、血清三酰甘油的结果；运动可增加血中肌酸激酶的含量；醛固酮在站立、卧位时结果完全不同；妊娠可影响血生化、血常规等多个项目；皮质醇的昼夜结果差异也很大。另外，高蛋白、高脂及饮食可引起血中蛋白、血脂、尿酸增高；香蕉、咖啡等可引起尿中儿茶酚胺代谢产物的测定等；药物异烟肼、庆大霉素、氨苄西林可使丙氨酸氨基转移酶活性增高；咖啡因可使胆红素增加，常见饮食及生理状态对检查结果的影响见表6-2。因此建议检查前几日就停止使用有干扰的食物或者药物，且申请单最好能注明近期饮食与用药情况，采集标本时尽可能避免干扰，并尽量在清晨患者空腹的条件下采集，保持条件一致。

表 6-2　患者饮食和生理状态对检查结果的影响

因素	变　化
饮食	1. 普通饮食后，甘油三酯增高 50%，血糖增高 15%，ALT 及血清钾增高 15%。 2. 高蛋白饮食可使血液尿素、尿酸、血氨增高。 3. 高脂肪饮食可使甘油三酯大幅度增高。 4. 高核酸饮食（如动物内脏）可导致血液尿酸明显增高
饥饿	长期饥饿饮食可使血浆蛋白质、胆固醇、甘油三酯、载脂蛋白、尿素等降低。相反，血肌酐、尿酸则升高。血 T3、T4 明显减低
运动和精神	精神紧张、激动、运动可使儿茶酚胺、皮质醇、血糖、白细胞总数、中性粒细胞等增高
生物钟	上午 6：00～7：00 促肾上腺皮质激素、皮质醇最高，凌晨 0：00～2：00 最低
月经和妊娠	与生殖有关的激素在月经周期可产生不同的变化。纤维蛋白原在月经前期开始增高，血浆蛋白质则在排卵时减少，胆固醇在月经前期增高，排卵时最低
饮酒	长期饮酒者 ALT、AST、γ-GT 增高，慢性酒精中毒者血液胆红素、ALP、甘油三酯等增高
吸烟	长期吸烟者 WBC、Hb、COHb、CEA 等增高，而 IgG 则减低，ACE 活性减低
其他	某些诊疗活动可影响检测结果，包括外科手术、输液、输血、穿刺或活检、透析、服用某些药物、使用细胞因子等

二、血液常规检查

（一）红细胞（RBC）计数和血红蛋白（Hb）测定

1. 标本采集方法

毛细血管采血或静脉血 3 mL，注入抗凝试管内。

2. 参考值

见表 6-3。

表 6-3　健康人群血红蛋白和红细胞计数参考值

人群	红细胞计数（$\times 10^{12}$/L）	血红蛋（g/L）
成年男性	4.0～5.5	120～160
成年女性	3.5～5.0	110～150
新生儿	6.0～7.0	170～200

3. 临床意义

（1）红细胞计数和血红蛋白减少

1）生理性减少：见于妊娠中、后期妇女、生长发育期的婴幼儿、造血功能减退的老年人。

2）病理性减少：见于造血原料不足、骨髓造血功能障碍、红细胞丢失过多、红细胞破坏过多。单位容积血液中红细胞计数及血红蛋白量低于正常值低限,称贫血。

根据血红蛋白减少的程度,贫血可分为四级:轻度即血红蛋白大于 90 g/L;中度即血红蛋白 90~60 g/L;重度即血红蛋白 60~30 g/L;极重度即血红蛋白小于 30 g/L。

高频考点 ▶ 贫血程度的判断。

(2)红细胞和血红蛋白增多

1)相对性增多:见于严重呕吐、腹泻、大面积烧伤、出汗过多等,因血浆中水分丢失,使血液中有形成分相对增加所致。

2)绝对性增多:见于组织缺氧致细胞代偿性生成增多。

3)生理性增多:见于胎儿、新生儿、高原生活、剧烈的体力活动。

4)病理性增多:见于严重的肺气肿、肺源性心脏病和某些先天性心脏病、真性红细胞增多症等。

二维码6-1

(二)白细胞计数(WBC)和分类计数

1.标本采集方法

毛细血管采血或静脉血 3 mL,注入抗凝试管内。

2.参考值

(1)白细胞计数:成人(4~10)×10⁹/L;新生儿(15~20)×10⁹/L;6 个月至 2 岁(11~12)×10⁹/L。

(2)白细胞分类计数:见表6-4。

表6-4　白细胞分类计数

名称	百分数(%)	绝对值(×10⁹/L)
中性杆状核粒细胞(Nst)	1~5	0.04~0.5
中性分叶核粒细胞(Nsg)	50~70	2~7
嗜酸性粒细胞(E)	0.5~5	0.02~0.5
嗜碱性粒细胞(B)	0~1	0~0.1
淋巴细胞(L)	20~40	0.8~4
单核细胞(M)	3~8	0.12~0.8

高频考点 ▶ 白细胞计数及白细胞分类计数检查的临床意义。

3.临床意义

白细胞数高于 10×10⁹/L 称白细胞增多;低于 4×10⁹/L 称白细胞减少。

(1)中性粒细胞数量的变化

1)中性粒细胞增多

①生理性增多:见于新生儿;妊娠及分娩时;日间变化,早晨较低,下午较高;剧烈运动、饱餐、情绪激动、疼痛等,多为一过性。

②病理性增多:见于急性感染;严重组织损伤或坏死;急性中毒;其他:如急性大出血、急性溶血、白血病及恶性肿瘤等。

2）中性粒细胞减少

见于某些感染；化学药物中毒；某些血液病；放射性损伤；其他：如脾功能亢进等。

（2）中性粒细胞的核像变化：

中性粒细胞在骨髓中由原始细胞发育至成熟的中性粒细胞，核经历了由圆形到出现凹陷、变成杆状、最后分叶的变化。正常人周围血主要以分叶核为主，杆状核不到5%，无原始和幼稚细胞（图6-3）。

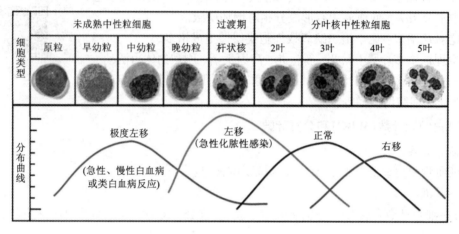

图6-3　中性粒细胞的核像变化示意图

1）核左移：周围血中性粒细胞杆状核增多，其比值>5%，有时还出现晚幼粒、中幼粒和早幼粒等细胞时称为核左移。核左移常见于各种病原体所致的感染、急性溶血、急性中毒和白血病。

2）核右移：周围血中5叶的中性粒细胞>3%时称核右移。常伴白细胞总数减少，是造血功能衰退的表现。见于营养性巨幼红细胞性贫血、恶性贫血和应用抗代谢药物治疗肿瘤时。罹病期突然出现核右移表示预后不良，而在炎症恢复期可出现一过性核右移。

（3）中性粒细胞毒性变化：常见于感染、中毒时。

1）中性粒细胞大小不均匀：见于某些病程较长的化脓性炎症（图6-4）。

2）中毒颗粒：为中性粒细胞质中出现粗大、大小不等、分布不均匀、染深紫黑色的颗粒，见于严重的化脓性感染、大面积烧伤和中毒等（图6-5）。

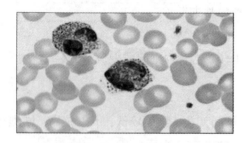

图6-4　中性粒细胞大小不均

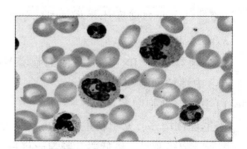

图6-5　中性粒细胞中毒颗粒

3）空泡变性：在中性粒细胞质中出现一个或数个空泡，常见于严重感染，是细胞质脂肪变性的结果（图6-6）。

4）杜氏小体：是中性粒细胞质中局部嗜碱性区域，其形态可呈圆形、梨形或云雾状天蓝或灰蓝色，直径1~2 μm，是胞质局部不成熟，核浆发育不平衡的表现，为感染严重的标志（图6-7）。

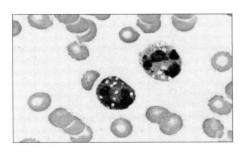

图6-6 空泡形成

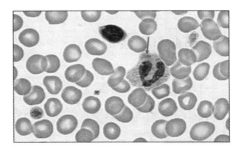

图6-7 杜氏小体

5）核变性：可呈现核肿胀、溶解或核固缩等改变，见于严重感染。

（4）嗜酸性粒细胞

1）嗜酸性粒细胞增多：见于变态反应性疾病、寄生虫病、血液病、某些恶性肿瘤，尤其转移性或有坏死灶的恶性肿瘤。

2）嗜酸性粒细胞减少：见于长期使用肾上腺皮质激素；某些急性传染病的早期。

（5）嗜碱性粒细胞

1）嗜碱性粒细胞增多：见于慢性粒细胞白血病、嗜碱性粒细胞白血病、某些转移癌、骨髓纤维化、溃疡性结肠炎、变态反应、甲状腺功能减退等。

2）嗜碱性粒细胞减少：速发型变态反应、应激反应、甲状腺功能亢进症、库欣综合征等。

（6）淋巴细胞

1）淋巴细胞增多：见于感染、肿瘤性疾病、急性传染病恢复期、移植排斥反应。

2）淋巴细胞减少：见于肾上腺皮质激素、抗淋巴细胞球蛋白等治疗、免疫缺乏性疾病及接触放射线等。

二维码6-2

（7）单核细胞

1）单核细胞增多：见于某些感染、血液病、急性传染病或急性感染的恢复期。

2）单核细胞减少：无意义。

（三）血小板计数（PLT 或 plt、BPC）

1.标本采集方法

毛细血管采血。

2.参考值

$(100~300)×10^9/L$。

3.临床意义

（1）生理性改变：运动、进食、午后、妊娠中晚期，血小板轻度增加。女性月经期第一天降低，第 3~4 天恢复正常或稍高。

(2)病理性改变

1)病理性增加：见于急性失血、急性溶血、出血性血小板增多症、真性红细胞增多症、脾切除或慢性粒细胞白血病等。

2)病理性减少：见于造血功能障碍；血小板破坏增加；血小板消耗过多；感染或中毒。

凡血小板低于 $50×10^9/L$，就有自发性出血的可能。

◆ 三、出血与凝血检查

(一)出血时间(BT)测定

出血时间是指皮肤微血管经人工刺破后，血液自行流出到自行停止的时间。

1. 标本采集方法

用采血针在指端刺出约 3 mm 小伤口，从血液自然流出时开始记时，每隔 30 s 用干燥滤纸或棉球吸去流出的血液直至流血自然停止。

注意所刺伤口不要太深，伤口切勿挤压。

2. 参考值

Duke 氏法：正常 1~3 min，>4 min 为异常。

3. 临床意义

(1)BT 延长：见于血小板明显减少、血小板功能障碍、毛细血管异常、弥漫性血管内凝血、严重肝病、抗凝物质过多、纤维蛋白原极度降低及硬皮病等。

(2)出血时间缩短：血栓前状态或血栓性疾病，如心脑血管疾病、DIC、妊娠高血压疾病、糖尿病伴周围血管病变等。

(二)凝血时间(CT)测定

凝血时间是指血液离体后至完全凝固所需要的时间，是内源性凝血系统的一项筛检试验。CT 长短与各凝血因子的含量和功能有关。常用试管法检查。

1. 标本采集方法

抽取静脉血 3 mL，除去针头后将血沿试管壁缓缓注入 3 个试管，每管 1 mL，记录即刻时间后送检。

2. 参考值

试管法：6~12 min。

3. 临床意义

(1)延长：见于各型血友病、纤维蛋白或凝血酶原缺乏症、抗凝物质过多、纤溶亢进等。

(2)缩短：见于弥漫性血管内凝血早期、血栓性疾病等。

(三)血浆凝血酶原时间(PT)测定

向血浆中加入组织因子(TF 或组织凝血活酶)和钙离子后，测定血液凝固时间，即为 PT。当血液中纤维蛋白原、凝血酶原、Ⅴ、Ⅶ、Ⅹ因子含量减少时，PT 均可延长。PT 试验为检测外源性凝血系统有无障碍的筛选试验。

1. 标本采集方法

抽取静脉血 1.8 mL，注入含 3.8% 枸橼酸钠溶液 0.2 mL 的试管内充分混匀。

2. 参考值

11~13 s，应进行正常对照，超过正常 3 s 有诊断意义。

3. 临床意义

(1)PT 延长

①见于先天性外源性凝血因子缺乏，如纤维蛋白原、凝血酶原、V、Ⅶ、X 因子缺乏症。

②见于获得外源性凝血因子缺乏，如阻塞性黄疸、肝疾患、胃肠功能紊乱等。

③其他：如抗凝物质过多、弥散性血管内凝血等。

(2)PT 缩短：见于血液高凝状态和血栓性疾病。

◆ 四、其他常用血液检查

(一) 网织红细胞(Ret)计数

网织红细胞是晚幼红细胞到成熟红细胞之间未完全成熟的红细胞。

1. 标本采集方法

毛细血管采血或静脉采血。注意一般上午采血为宜，静脉采血时止血带结扎时间小于 1 分钟。

2. 参考值

百分数：成人 0.5%~1.5%，平均 1%；新生儿 2%~6%。

绝对值：$(24~84)\times10^9/L$。

3. 临床意义

网织红细胞反映骨髓造血功能，其计数对评估化疗后骨髓造血功能的恢复以及骨髓移植的效果也有一定价值。

(1)网织红细胞增多：见于溶血性贫血、急性大量溶血、急性失血；缺铁性贫血及巨幼红细胞贫血，网织红细胞可轻度增高。

(2)网织红细胞减少：见于再生障碍性贫血。

(3)作为贫血疗效判断和治疗性诊断试验的观察指标：如缺铁性贫血及巨幼红细胞贫血，给予铁剂或叶酸治疗后，3~5 天开始上升，7~8 天达高峰，2 周左右后网织红细胞逐渐下降而血红蛋白才逐渐增高。

(二) 红细胞比容测定(PCV 或 HCT)

红细胞比容又称红细胞压积，是指抗凝血在一定的条件下，经离心沉淀压紧后，在全血标本中所占体积的比值。

1. 标本采集方法

抽取静脉血 2 mL，置于含双草酸盐抗凝剂的带盖试管内，充分混匀。

抽血前检验试管中抗凝剂是否足够，抽血后将注射器的针头取下，使血沿试管壁缓缓注入试管，混匀时不要用力震荡。防止标本溶血，避免大量输液后立即采血。

2. 参考值

成年男性 0.40~0.50　　　女性 0.37~0.48

1~3 岁　0.35~0.47　　新生儿 0.47~0.67

3. 临床意义

HCT 是影响全血黏度的主要因素之一，增高可致全血黏度增加，严重的黏度增高，可造成黏滞综合征，引起组织血流量不足，造成缺氧和易致血栓形成等后果。

凡引起红细胞绝对或相对增高的病因均可引起 HCT 增高，反之则减少。

(三)红细胞平均值计算

1. 概念

(1)MCV(平均红细胞容积)：是指血液中每一个红细胞的平均体积，以飞升(fL)为单位。

(2)MCH(平均红细胞血红蛋白量)：是指血液中每一个红细胞血红蛋白的平均含量，以皮克(pg)为单位。

(3)MCHC(平均红细胞血红蛋白浓度)：是指每升血液中平均所含的血红蛋白浓度，以 g/L 为单位。

2. 参考值

MCV：82~92 fL。

MCH：27~31 pg。

MCHC：320~360 g/L(32%~36%)。

3. 临床意义

根据红细胞平均值水平可对贫血进行细胞形态学分类(表 6-5)。

表 6-5　根据 MCV、MCH、MCHC 对贫血进行细胞形态分类

贫血类型	MCV(fL)	MCH(pg)	MCHC(g/L)	病因
正细胞性贫血	82~92	27~31	320~360	急性失血性贫血、急性溶血性贫血、再障、白血病等
大细胞性贫血	>92	>31	320~360	缺乏叶酸、维生素 B_{12}，如营养性巨幼红细胞贫血和恶性贫血
单纯小细胞性贫血	<82	<27	320~360	慢性感染及中毒引起的继发性贫血等
小细胞低色素性贫血	<82	<27	<320	慢性失血性贫血，缺铁性贫血等

(四)红细胞沉降率(ESR)测定

红细胞沉降率(简称血沉)是指规定条件下，离体抗凝全血中的红细胞自然沉降的速率。正常红细胞在血浆中有相对的悬浮稳定性，沉降缓慢。病理情况下，红细胞沉降率明显增快。

1. 标本采集方法

静脉采血 1.6 mL，与抗凝剂(3.8%枸橼酸钠)0.4 mL 混匀送检。

2. 参考值

魏氏法(Wetergren)：男 ESR 0~15 mm/1h 末；女 ESR 0~20 mm/1h 末。

3. 临床意义

(1)生理性血沉加快：见于幼儿生理性贫血、孕妇和产妇、老年人等。

（2）病理性血沉加快

①急性炎症类疾病、风湿热活动期血沉加快，病情好转血沉减慢，无活动时可正常。

②组织损伤及坏死，手术创伤、心肌梗死后3~4小时血沉加快并持续1~3周；而心绞痛患者正常。

③恶性肿瘤。

④血浆球蛋白增高的疾病。

⑤其他：贫血、高胆固醇血症、糖尿病等。

（3）血沉减慢：一般无意义。

高频考点▶
> 1. 网织红细胞反应骨髓造血功能。
> 2. 缺铁性贫血为小细胞低色素性贫血。
> 3. 再生障碍性贫血为正常细胞性贫血。
> 4. 血沉增快的临床意义。

◆ 五、临床常用血液生物化学检查

（一）空腹血糖（FBG）测定

血糖指血液中的葡萄糖，空腹血糖（FBG）是指至少8小时以上未摄入热量后测定的血糖浓度，是评价糖代谢紊乱最常用的指标。测定血糖浓度主要用于糖尿病的诊断。

二维码6-3

1. 标本采集方法

清晨抽取空腹静脉血，不抗凝或含草酸钾和氟化钠的抗凝采血管，混匀并及时送检。

2. 参考值

FPG 正常值为 3.9~6.1 mmol/L（酶法）。

3. 临床意义

正常情况下，血糖受神经系统、肝的双向调节和激素（主要指胰岛素和胰高血糖素）的调节，血糖保持相对稳定，当调节机制异常时，则出现高血糖或低血糖。

（1）血糖增高：空腹血糖浓度>7.0mmol/L 为血糖增高。

1）生理性：见于饱食、高糖饮食、剧烈运动、紧张或大量吸烟后。

2）内分泌及代谢性疾病：最多见于糖尿病，其他如甲状腺功能亢进症、肾上腺皮质功能亢进症、腺垂体功能亢进症、垂体瘤、嗜铬细胞瘤等也可出现血糖升高。

3）其他：见于肝硬化、颅内压增高、脑出血、中枢神经系统感染、妊娠呕吐、严重脱水、全身麻醉及窒息等。

（2）血糖降低：一般 FBG<3.9 mmol/L 为血糖降低，FBG<2.8 mmol/L 时称为低糖血症。

1）生理性：见于剧烈运动后、妊娠期、哺乳期、饥饿状态。

2）内分泌疾病：主要见于胰腺疾病，如胰岛功能亢进、胰岛细胞瘤、胰腺癌、胰岛素及降糖药使用过量等。生长激素及肾上腺皮质激素缺乏也可引起低血糖，如呆小症、艾迪生病以及甲状腺功能减退症等。

3)其他:见于急性肝炎、肝坏死、肝癌、心力衰竭所致的肝瘀血、急性酒精中毒和药物毒物引起的肝损害等,可因肝糖原代谢不足、贮存缺乏、糖异生障碍而导致低血糖;胃大部切除术后引起的倾倒综合征也常于餐后出现低血糖。

高频考点▶ ▷ 血糖测定的临床意义。

(二)口服葡萄糖耐量试验(OGTT)

葡萄糖耐量试验是一种葡萄糖负荷试验,用以了解机体对葡萄糖代谢的调节能力。正常人口服一定量的葡萄糖后,暂时升高的血糖刺激了胰岛素分泌增加,使血糖在短时间内降至空腹水平,此为耐糖现象。当糖代谢紊乱时,口服一定量的葡萄糖后血糖急剧升高,或升高不明显,但短时间内不能降至空腹水平(或原来水平),此为糖耐量异常或糖耐量降低。葡萄糖耐量试验(GTT)是检测葡萄糖代谢功能的试验,主要用于诊断症状不明显或血糖升高不明显的可疑糖尿病。

1. 标本采集法

(1)停用影响糖代谢的药物,试验前3天正常进食及活动,试验前一天正常晚餐后不再进食。

(2)试验日将75 g葡萄糖(儿童按1.75 g/kg,总量不超过75 g)溶于300 mL水中空腹口服(5分钟内服完),分别在服用葡萄糖前、服后30分钟、1小时、2小时、3小时抽血2 mL测定葡萄糖浓度,同时收集尿液作尿糖定性。

2. 参考值

①FBG 3.9~6.1 mmol/L;②口服葡萄糖后30分钟至1小时,血糖达高峰(7.8~9.0 mmol/L),峰值<11.1 mmol/L;③2小时血糖(2 hFBG)<7.8 mmol/L;④3小时血糖恢复至空腹水平;⑤各检测时间点的尿糖均为阴性。

3. 临床意义

(1)诊断糖尿病:具有糖尿病症状,FBG>7.0mmol/L;OGTT 2 hFBG>11.1 mmol/L或具有临床症状;随机血糖>11.1 mml/L。临床症状不典型者,需要另一天重复检查确诊。

(2)判断糖耐量异常(IGT):FBG<7.0mmol/L,2小时FBG为7.8~11.1 mmol/L,且血糖到达高峰的时间延长至1小时后,血糖恢复正常的时间延长至2~3小时以后,且伴有尿糖阳性者为IGT。IGT常见于2型糖尿病、肢端肥大症、甲状腺功能亢进症、肥胖症及皮质醇增多症等。

(3)鉴别低血糖:①功能性低血糖:FPG正常,服糖后出现高峰时间及峰值均正常,但2~3小时后出现低血糖,见于特发性餐后低糖血症。②肝源性低血糖:FPG低于正常,服糖后血糖高峰提前并高于正常,但2 hPG仍处于高水平,且尿糖阳性。常见于严重肝病等。

二维码6-4

(三)血清电解质

1. 血清钾(K^+)测定

钾主要分布在细胞内(约占总量的98%),是细胞内主要的阳离子。血钾对调节水、电解质、渗透压和酸碱平衡,维持神经肌肉的应激性、心肌活动都有重要生理意义。

（1）标本采集方法：取空腹静脉血，不加抗凝剂，切勿溶血。

（2）参考值：3.5~5.5 mmol/L。

（3）临床意义

1）血清钾增高：血清钾>5.5 mmol/L 为高钾血症。常见于以下几种情况。

①体内钾排出减少：急性肾衰竭和慢性肾衰竭肾排钾功能障碍、肾上腺皮质功能减退病所致肾排钾能力下降、长期应用抗醛固酮类药物或保钾利尿药所致的钾潴留等。

②钾摄入量过多：食入或注入大量钾盐超过肾排钾能力所致的血清钾升高，如输入大量库存血、静脉误推氯化钾或静脉滴注氯化钾过速等。

③细胞内钾外移：溶血、严重烧伤、组织挤压伤、胰岛素缺乏、代谢性酸中毒、洋地黄中毒等均可致细胞内钾外流、外逸或重新分布引起血清钾增高。

2）血清钾降低：血清钾<3.5 mmol/L 为低钾血症。常见于以下几种情况。

①体内钾排出过多：呕吐、腹泻、胃肠引流或胃肠功能紊乱所致胃肠道丢钾过多；服用排钾利尿药以及醛固酮增多症所致的肾排钾增多。

②钾摄入量不足：长期低钾饮食或禁食后补钾不足、酒精中毒等。

③细胞外钾内移：胰岛素注射过量、代谢性碱中毒、心功能不全或肾性水肿等，因细胞外钾内流加速及重新分布，或因细胞外液过度稀释导致低钾血症。

2. 血钠（Na^+）测定

钠离子是细胞外液最多的阳离子，对保持细胞外液容量、调节酸碱平衡、维持正常渗透压和细胞生理功能有重要意义。

（1）标本采集方法：取空腹静脉血，不加抗凝剂，切勿溶血。

（2）参考值：135~145 mmol/L。

（3）临床意义

1）血清钠增高：血清钠>145 mmol/L 时为高钠血症。原因如下。

①水丢失过多：长期呕吐、腹泻所致脱水、大量出汗、大面积烧伤及糖尿病性多尿、尿崩症等。

②水摄入不足：长时间干渴无水摄入、不能进食及术后禁食者、静脉输液量不足等。

2）血清钠降低：血清钠<135 mmol/L 时为低钠血症，是电解质紊乱中最常见的一种。主要原因如下。

①钠丢失过多：严重呕吐、腹泻、胃肠引流、大量出汗、大面积烧伤、广泛性炎症等，多因治疗时只注意补水但未充分补盐而引起；尿毒症或糖尿病合并代谢性酸中毒、服用大剂量利尿药、慢性肾上腺皮质功能减退时尿钠排出过多也可致低钠血症；穿刺抽液过多等也是钠丢失过多的原因之一。

②水潴留（稀释性低钠）：心功能不全、急性或慢性肾功能不全、肝硬化低蛋白血症、长期使用激素治疗等所致的水潴留；补充过量液体也可致稀释性低钠。

3. 血氯（Cl^-）测定

人体氯在细胞内、外均有分布，但细胞内的含量只有细胞外的一半，氯是血浆内主要的阴离子，在调节机体酸碱平衡、渗透压及水、电解质平衡和胃液中胃酸的生成方面有重要意义。

(1)标本采集方法：取空腹静脉血，不加抗凝剂，切勿溶血。

(2)参考值：98~106 mmol/L。

(3)临床意义

1)血清氯化物增高：血清氯化物>106 mmol/L 为高氯血症。见于以下几种情况。

①氯化物摄入过多：长期高盐饮食、静脉输入过多生理盐水等。

②氯化物排出减少：急(慢)性肾小球肾炎导致的肾功能不全、尿路梗阻、心力衰竭等所致的肾排氯减少；癔症或药物刺激引起的过度换气也可因呼吸性碱中毒导致血清氯化物增高。

2)血清氯化物降低：血清氯化物<98 mmol/L 为低氯血症。原因如下。

①氯化物排出过多：严重呕吐、腹泻、胃肠造瘘或引流等丢失大量含氯消化液而引起的血清氯化物降低；慢性肾上腺皮质功能减退症、肾衰竭时长期大量使用利尿药、严重糖尿病等均可导致氯化物经尿排出增加而出现低氯血症。

②氯化物摄入不足：长期饥饿、神经性厌食、无盐饮食等所致氯摄入量不足。

4.血清钙(Ca)测定

人体总钙99%以上以磷酸钙的形式存在于骨骼，血液中钙含量不到总钙的 1%。钙离子在调节神经和肌肉的兴奋性、激活 ATP 及参与凝血过程等方面有重要作用。血中钙浓度受骨代谢调节激素(如活性维生素 D3、甲状旁腺激素和降钙素)调节，并有赖于骨质沉积(骨形成)和骨溶解(骨吸收)、肠黏膜吸收、肾排泄分泌等方面。

(1)标本采集方法：取空腹静脉血，不加抗凝剂，避免溶血。

(2)参考值：

血清总钙为 2.25~2.75 mmol/L；离子钙为 1.10~1.34 mmol/L。

(3)临床意义

1)血清钙增高：血清钙>2.75 mmol/L 为高钙血症。主要原因如下。

①骨钙破坏释放加速及肾小管对钙重吸收增加：见于原发性或继发性甲状旁腺功能亢进症、原发性或转移性骨髓瘤、急性骨萎缩等。

②肠道吸收及转运钙增加：可见于大量服用维生素 D 或对维生素过敏者引起的维生素 D 中毒。

2)血清钙降低：血清钙<2.25 mmol/L 为降低，也称为低钙血症。临床发生率明显高于高钙血症，尤其多见于婴幼儿。主要原因如下。

①甲状旁腺功能减退：原发性甲状旁腺功能减退症、甲状腺切除术或甲状腺癌放射治疗等引起的甲状旁腺损伤，可同时伴有血磷升高。

②维生素 D 缺乏：婴幼儿生长期维生素 D 补充不足、阳光照射不足或消化不良、阻塞性黄疸、妊娠后期等情况导致的体内维生素 D 缺乏，可同时伴有血磷降低。

③其他：营养不良或胃肠功能紊乱所致的钙吸收减少；严重肝病、肿瘤、肾病综合征引起的血浆蛋白降低；慢性肾小球肾炎、肾病、尿毒症导致的远曲肾小管性酸中毒；新生儿低血钙、代谢性碱中毒、离子钙减少引起的手足抽搐等。

5.血磷(P)测定

(1)标本采集方法：取空腹静脉血，不加抗凝剂，避免溶血。

(2)参考值：0.97~1.61 mmol/L。

（3）临床意义

1）血磷增高：血清无机磷>1.61 mmol/L 为升高。

①病理性：见于原发性或继发性甲状旁腺功能减退症所致的尿磷排出减少，多发性骨髓瘤、骨折愈合期所致的血钙相对升高，尿毒症并发代谢性酸中毒及艾迪生病引起的磷吸收增加及排泄障碍，以及急性肝坏死、白血病等。

②生理性：见于剧烈活动或补充过量维生素 D 等。

2）血磷降低：血清无机磷<0.97 mmol/L 时为降低。

①病理性：见于甲状旁腺功能亢进症、骨软化症、佝偻病活动期、糖尿病及肾小管变性所致的尿磷排泄增加，长期腹泻或吸收不良引起的磷吸收减少等。

②生理性：见于妊娠妇女、长期在日照长的极地生活等。

高频考点 ▶ ⌐ 血清钾、钠、氯、钙增多或减少的临床意义。 ¬

6.血清脂质

血清脂质测定主要包括总胆固醇、三酰甘油及脂蛋白（LDL-C、HDL-C）等项目，测定标本需要采取空腹血标本，并及时送检。

（1）血清总胆固醇测定

总胆固醇（total cholesterol，TC）包括游离胆固醇和胆固醇酯两部分。胆固醇是所有细胞膜和亚细胞器膜上的重要组成部分，是胆汁酸的唯一前提，是所有类固醇激素（包括性腺和肾上腺激素）的前体。

测定 TC 常作为动脉粥样硬化的预防/发病估计/疗效观察的参考指标。

1）参考值

合适水平：<5.18 mmol/L；边缘水平：5.18~6.19 mmol/L；升高：≥6.22 mmol/L。

2）临床意义

影响 TC 水平的因素包括年龄、性别、饮食、遗传等因素影响。TC 水平往往随年龄上升，但到老年时有所下降，中青年女性低于男性，50 岁之后女性高于男性；高胆固醇、高热量饮食习惯可使 TC 升高；缺少运动、脑力劳动、压力过大等均可使 TC 升高。

①TC 升高：严重胆道梗阻如胆结石、肝脏肿瘤、胰头癌等；动脉粥样硬化导致的疾病如心脏病、脑血管疾病等；内分泌及代谢性疾病如甲状腺功能减退症、糖尿病及酮症酸中毒等；肾疾病如肾病综合征等；其他也可见于长期高脂饮食、过度肥胖、妊娠期、极度精神紧张等。

②TC 降低：甲状腺功能亢进症，严重的肝疾病如肝硬化、急性肝坏死等，其他如营养不良、恶性肿瘤、贫血等。

（2）血清甘油三酯测定

甘油三酯（triglyceride，TG）是脂肪组织的主要成分，为机体恒定的供能来源。TG 检测可以早期识别动脉粥样硬化的危险性和高脂血症的分类，同时对低脂饮食和药物治疗有监测作用。

1）参考值

合适水平：<1.70 mmol/L；边缘水平：1.70~2.25 mmol/L；升高：≥2.26 mmol/L。

2）临床意义

甘油三酯水平高低受饮食习惯影响较大，是动脉粥样硬化的危险因素之一。

①TG 增高：见于冠心病、原发性血脂紊乱、阻塞性黄疸、肾病综合征、痛风、甲状旁腺

功能减退症、糖尿病、肥胖症。口服避孕药等。

②TG 减低：见于严重的肝疾病、吸收不良、甲状腺功能亢进症、肾上腺皮质功能减退症等。

7.血清脂蛋白

脂蛋白是脂类在血液中存在、转运及代谢的主要形式。利用超速离心法根据密度不同可将脂蛋白分为乳糜微粒(CM)、极低密度脂蛋白(VLDL)、低密度脂蛋白(LDL)、高密度脂蛋白(HDL)。LDL 的主要作用是将胆固醇运送至组织细胞内，故可促进动脉粥样硬化的发生、发展，是动脉粥样硬化的危险因子之一。HDL 可将胆固醇从外周组织转运回肝进行代谢，所以有抗动脉粥样硬化的作用。临床上脂蛋白的定量通常以其胆固醇的含量来反映，即低密度脂蛋白胆固醇(LDL-C)、高密度脂蛋白胆固醇(HDL-C)。血清脂蛋白的分析常见有脂蛋白电泳和脂蛋白的直接测定。

(1)参考值

血清脂蛋白电泳 CM 阴性；VLDL 13%～25%；LDL 50%～60%；HDL 30%～40%。

1)LDL-C　成人：<3.37 mmol/L；边缘水平：3.37～4.12 mmol/L；升高：≥4.14 mmol/L。

2)HDL-C　成人：≥1.04 mmol/L；降低：<1.04 mmol/L；升高：≥1.55 mmol/L。

(2)临床意义

1)HDL-C 与冠心病的发病呈负相关，HDL 增高可以防止动脉粥样硬化，预防冠心病。HDL 减低常见于动脉粥样硬化、糖尿病、肾病综合征等。

2)LDL-C 水平增高与冠心病发病呈正相关，因此，LDL 可以作为判断冠心病发病危险性的重要指标。LDL 减低见于甲状腺功能亢进症、肝硬化、营养不良、恶性肿瘤、贫血等。

> **高频考点** ▶ 血脂测定的临床意义。

知识链接

脂蛋白(a)的测定

脂蛋白(a)[LP(a)]是血液中脂蛋白的成分之一，由肝合成，结构复杂。LP(a)的结构蛋白中既含有 ApoB，又有特征性的载脂蛋白 Apo(a)，且 Apo(a)分子中含有与纤溶酶原同源的抗原决定簇，加之 Apo(a)的分子量变异较大，这些因素造成了 LP(a)测定方法学上的复杂性。LP(a)结构与 LDL 相似，所不同的是 Lp(a)还含有特殊的载脂蛋白 Apo(a)，其增高可能引起血栓形成。LP(a)是动脉粥样硬化性疾病的独立危险因素，与动脉粥样硬化呈正相关，可作为冠心病的预后指标。

课后思考与练习

1.根据血红蛋白量成人贫血的诊断标准是(　　　)

A.男性<140 g/L，女性<130 g/L

B.男性<130 g/L，女性<120 g/L

C.男性<120 g/L，女性<110 g/L

D. 男性<110 g/L，女性<100 g/L

E. 男性<100 g/L，女性<90 g/L

2. 诊断贫血治疗有效的早期指标是(　　)

A. 红细胞增高　　　　　　　　B. 血红蛋白增高　　　　　　　C. 红细胞比积增高

D. 网织红细胞增高　　　　　　E. 红细胞平均体积增高

3. 中性粒细胞增多见于(　　)

A. 肺炎链球菌肺炎　　　　　　B. 脾功能亢进　　　　　　　　C. 流行性感冒

D. 伤寒　　　　　　　　　　　E. 再生障碍性贫血

4. 中性粒细胞核左移，常见于(　　)

A. 粒细胞性白血病　　　　　　B. 脾功能亢进　　　　　　　　C. 急性化脓性感染

D. 病毒性感染　　　　　　　　E. 放射线损伤

5. 出血时间正常的疾病是(　　)

白血病　　　　　　　　　　　B. 过敏性紫癜　　　　　　　　C. 血小板无力症

D. 再生障碍性贫血　　　　　　E. 弥散性血管内凝血

6. 某女性患者的血红蛋白含量为 50 g/L，你评估她目前是(　　)

A. 正常　　　　　　　　　　　B. 轻度贫血　　　　　　　　　C. 中度贫血

D. 重度贫血　　　　　　　　　E. 极重度贫血

7. 有抗动脉粥样硬化作用的是(C)

A. 总胆固醇增高　　　　　　　B. 三酰甘油增高　　　　　　　C. 高密度脂蛋白增高

D. 低密度脂蛋白增高　　　　　E. 脂蛋白 α 增高

8. 高钙血症可见于 (　　)

A. 甲状旁腺功能亢进症　　　　B. 胆汁淤积性黄疸　　　　　　C. 哺乳期妇女

D. 肾病综合征　　　　　　　　E. 坏死性胰腺炎

9. 口服葡萄糖耐量试验中，正常服血糖达到高峰的时间是(E)

A. 30 分钟前　　　　　　　　B. 30 分钟至 1 小时　　　　　C. 1 小时

D. 1~1.5 小时　　　　　　　E. 1.5 小时

10. 下列可致血糖增高的是(　　)

A. 大剂量使用肾上腺素糖皮质激素

B. 胰岛素过多

C. 重症肝炎

D. 缺乏肾上腺皮质激素　　　　E. 长期营养不良

11. 以下可导致高钾血症的疾病是(　　)

A. 胃肠功能紊乱　　　　　　　B. 频繁呕吐　　　　　　　　　C. 长期使用强利尿药

D. 严重溶血　　　　　　　　　E. 碱中毒

第二节　常用尿液检查

学习目标

1. 掌握各项尿液检查标本采集的方法和注意事项。
2. 掌握各项检查的参考值及临床意义。
3. 能正确分析各项检查异常的常见原因。

案例导入

　　患者女,27岁,因尿频、尿急、尿痛2天就诊。患者2天前于游泳后出现尿频、尿急、尿痛,每日排尿10余次,量不多,有尿不尽感,伴有发热,无明显腰痛。患者平素身体健康,无特殊病史。查体:体温37.5℃,脉搏80次/min,呼吸18次/min,血压100/70 mmHg,皮肤黏膜无皮疹、瘀点,浅表淋巴结无肿大,心肺未见异常体征,腹平软,无压痛,肝脾未扣及,双肾区无叩击痛。尿常规检查提示尿比重1.020,尿蛋白(-),白细胞(+++),红细胞(-)。

　　思考:

1. 该患者采集尿液标本时应注意什么问题?
2. 从尿液检查结果分析,患者可能是什么疾病?

　　尿液是血液经肾小球过滤和肾小管、集合管重吸收及排泄后形成的排泄物,其组成和性状可反映机体的代谢状况、并受机体各系统尤其是泌尿系统功能状态的影响。尿液检查主要用于:①协助泌尿系统疾病的诊断、病情观察和疗效观察;②协助其他系统疾病的诊断;③中毒及职业病的辅助诊断;④用药的监护;⑤健康人群的普查。

一、标本的采集与保存

　　尿液标本的采集是尿液检验的关键环节之一,其采集、保存及送检的方法正确与否关系到检验结果的准确与真实,保证尿液标本的正确采集和保存是临床护理工作的基本内容。临床护理人员应该熟悉标本采集、运送、处理等技术要求和注意事项。指导患者正确收集、留取、保存和尿量的准确记录,保证实验结果准确可靠。

(一)留尿的容器

　　尿液的一般检验应使用清洁干燥的大口瓶,必要时加盖。尿液做细菌培养时则应使用有塞的的无菌大试管。

(二)尿标本的种类

1. 随机尿

门诊和急诊患者随时留取,方便患者。

2. 清晨空腹尿

指晨起后,未进食或做运动之前的第一次尿。晨尿一般在膀胱内存留6~8小时,尿液浓缩和酸化程度高,尿液中细胞、管型等有形成分检出率较高。适用于肾脏疾病进一步明确诊断及观察疗效。

3. 餐后尿

指餐后2 h留取的尿液,多于午餐2 h后留尿。适合于糖尿病和尿蛋白阳性患者做定性检测时使用。

4. 12 h尿或24 h尿

指留取12 h或24 h内排出的全部尿液。适合对尿液中所含的微量物质,如17-羟皮质类固醇、尿17-酮皮质类固醇、尿糖、尿蛋白、尿电解质等进行定量检测。

5. 中段尿

采集标本之前清洗外阴,在不间断排尿过程中,用无菌容器留取中间段尿液,其目的是避免生殖道和尿道远端细菌的污染。主要用于细菌培养、鉴定和药物敏感试验。

(三)尿标本的留取方法

1. 尿液的一般检验

通常应留取新鲜尿液10~100 mL不等。如女性应避开月经周期,男性应避免精液及前列腺液的污染。

2. 尿液的细菌培养

留尿前应停用抗生素5天,留尿时先给患者冲洗外阴部或用1:1000苯扎溴铵(新洁尔灭)棉球擦试外阴后再留取中段尿液,必要时可以用导尿的方法留取尿液标本。留尿全程中应遵守无菌操作规程,防止非尿道细菌及环境中的细菌污染标本,留好的尿液标本应及时送检。

3. 尿液中所含物质的定量检验(多用12 h或24 h尿)

测定开始的当天中餐与晚餐应限制液体摄入量在200 mL以下,晚餐后不再饮水;次晨8时排尿弃去,收集此后12 h或24 h内的所有尿液。

如果尿液放置的时间较长,应将尿液冷藏或置于阴凉处保存,必要时可添加防腐剂。

(1)甲醛:用于细胞、管型检查。

(2)甲苯:用于尿糖、尿蛋白、酮体的检查。

(3)盐酸:用于尿17-羟皮质类固醇、尿17-酮皮质类固醇、儿茶酚胺等检查。

4. 婴幼儿尿液检验

先给婴幼儿做外阴冲洗,然后将容器紧贴于尿道口外或直接套在阴茎上经适当固定后留尿。

(四)尿标本的送检

1. 送检时间

一般完成尿液标本收集后均应立即送检。留尿至开始检测的时间最好不要超过30分钟,夏季最长不能超过 1 小时，冬季最长不能超过 2 小时。

2.送检单

送检时应仔细检查瓶签并注明标本的种类、留取的准确时间、所加防腐剂种类等。

 高频考点 ▶ 尿液标本采集的方法。

二、尿液常规检查

(一)尿液一般性状检验

1.尿量

(1)正常尿量：1000~2000 mL/24 h。

(2)尿量异常

1)多尿：24 小时尿量>2500 mL 为多尿。

①暂时性多尿：饮水过多、咖啡因类药物作用、应用利尿药、输液过多等。

②病理性多尿：尿崩症、糖尿病、慢性肾小球肾炎及慢性肾盂肾炎后期、急性肾衰竭多尿期。

2)少尿：24 小时尿量<400 mL 或<17 mL/h 为少尿，<100 mL 或 12 小时完全无尿为无尿。

①肾前性：如各种原因所致的休克、严重脱水等；

②肾性：如急性肾小球肾炎、急性肾衰竭少尿期、慢性肾衰竭等。

③肾后性：如各种原因所致尿路梗阻。

2.外观

(1)正常尿液：正常尿液为淡黄色或枯黄色透明液体，颜色的深浅与某些食物、药物的摄入和尿量多少有关。

(2)异常尿液

1)无色：见于尿崩症、糖尿病，也可见于饮水或输液量过多。

2)淡红色或红色：为肉眼血尿。1000 mL 尿中含血量超过 1 mL/L，由于尿含血量不同呈淡红色、红色、洗肉水样或混有血凝块。见于肾结核、肾或泌尿道结石、肾肿瘤、急性肾小球肾炎、泌尿系统感染、出血性疾病等。

3)浓茶色或酱油色：为血红蛋白尿。见于 G-6PD 酶缺乏症、血型不合的输血反应、阵发性睡眠性血红蛋白尿、服用左旋多巴、甲基多巴、甲硝唑等药物，或进食卟啉类食物色素等。

4)粉红色或暗红色：为肌红蛋白尿，常见于肌肉组织广泛损伤、变性，如急性心肌梗死、大面积烧伤、创伤等。

5)云雾状混浊：为菌尿或脓尿。前者尿液静置后不下沉；后者因含有较多白细胞及炎性渗出物，静置后可下沉，形成白色云絮状沉淀。见于泌尿系统感染如肾盂肾炎、膀胱炎等。

6)深黄色：振荡后泡沫呈黄色，胆红素定性试验阳性者为胆红素尿，见于阻塞性黄疸及肝细胞性黄疸。尿液浓缩、服用痢特灵、核黄素、大黄等药物后尿色也可呈深黄色，但胆红素定性试验阴性。

7)乳白色混浊：为乳糜尿，主要见于丝虫病。

3.气味

(1)正常气味：正常尿液的气味因尿内含有挥发酸而呈特殊芳香气味，久置后由于尿素分解可出现氨臭味。

(2)异常气味：糖尿病因尿中含有大量酮体可有烂苹果味；进食葱、蒜等含特殊气味的食品过多时，尿液也可出现相应的特殊气味；如刚排出的尿液即有氨味，可能为慢性膀胱炎或尿潴留，系尿液在排出前即已分解所致。

4.酸碱反应

正常人新鲜尿液多呈弱酸性，尿液的酸碱度受疾病、用药、饮食的影响。

(1)测定方法：普通膳食情况下，留取新鲜晨尿 100 mL 盛于清洁干燥的中性容器中立即送检。一般采用广泛 pH 试纸测定，精确测定时改用 pH 计测定。

(2)参考值：新鲜尿 pH 多在 6.0~6.5。肉食为主者尿液偏酸，素食者尿液则偏碱。久置的尿可变碱性。

(3)临床意义

1)尿 pH 降低：见于酸中毒、发热、糖尿病、痛风或服用氯化铵等药物后。低钾性代谢性碱中毒排酸性尿是其特征之一。

2)尿 pH 增高：见于碱中毒、膀胱炎、肾小管性中毒及服用碱性药物后。

5.比重

尿比重是指在4℃条件下尿液与同体积纯水的重量之比。

(1)参考值：正常尿比重在 1.015~1.025 之间，一般大于 1.020；婴幼儿尿比重偏低。

二维码6-5

(2)临床意义：正常尿比重的高低随尿液中水分、所含盐类及无机物等成分的多少而略有不同。病理情况下还受尿液中所含蛋白质、糖、细胞等成分多少的影响。饮水多时尿比重降低，机体缺水时尿比重增高。在没有水代谢紊乱的情况下，尿比重的高低可反映肾小管的浓缩稀释功能。

1)尿比重增高：见于急性肾小球肾炎、心力衰竭、脱水、高热等，尿量少而比重高；糖尿病者尿量多而比重高。

2)尿比重降低：见于慢性肾衰竭、尿崩症等。当肾实质破坏，肾浓缩稀释功能丧失时，尿比重低且固定在 1.010±0.003。

高频考点▶　　1.尿量改变、尿液外观异常的临床意义。
　　　　　　　2.尿比重增高或降低的临床意义。

(二)尿液化学检查

1.尿蛋白质定性检验

(1)参考值：正常尿内蛋白质含量极微，尿蛋白定性试验呈阴性反应(表6-6)。

表6-6　尿蛋白定性结果

表示符号	反应结果	尿蛋白含量
(−)	无混浊	20~80 mg/24 h
(±)	微混浊	<100 mg/24 h
(+)	混浊	<500 mg/24 h
(++)	颗粒状混浊	<3000 mg/24 h
(+++)	絮状混浊	<10000 mg/24 h
(++++)	块状混浊	>10000 mg/24 h

（2）临床意义：尿蛋白质定性试验呈阳性反应时称蛋白尿。

1）生理性蛋白尿：尿蛋白定性一般不超过（+），定量测定不超过0.5 g/24 h，见于剧烈活动、发热、受寒或精神紧张时，泌尿系统无器质性病变。

2）病理性蛋白尿：

①肾小球性蛋白尿：见于原发性肾小球病变（如急、慢性肾小球肾炎，肾病综合征等）、继发性蛋白尿（如继发于糖尿病、系统性红斑狼疮、毒物损害、心功能不全的肾损害等）。

②肾小管性蛋白尿：主要由于肾小管因炎症或中毒损害，不能重吸收自肾小球滤过的小分子蛋白尿所致。肾小管病变（如肾盂肾炎）、肾间质损害（如汞、镉、苯等金属盐类中毒或使用磺胺、庆大霉素、卡那霉素等抗生素）。

③混合性蛋白尿：肾脏病变同时累及肾小球与肾小管两部分，蛋白尿所含成分具有前述两种蛋白尿的特点。见于各种肾小球疾病后期、肾脏炎症、中毒等引起的肾小管间质病变、全身性疾病如糖尿病、系统性红斑狼疮等引起的肾损害。

④溢出性蛋白尿：血中出现大量小分子蛋白质，如异常免疫球蛋白轻链（本-周蛋白）或急性溶血时的游离血红蛋白，经肾小球滤出过多，超过肾小管的重吸收能力所致的蛋白尿。见于多发性骨髓瘤、巨球蛋白血症、急性溶血性疾病。

⑤组织性蛋白尿：炎症或药物刺激肾小管分泌蛋白质增多或肾组织破坏引起蛋白尿。

⑥假性蛋白尿：指肾脏以下的泌尿系统疾病，如膀胱炎、前列腺炎等所产生的大量脓液、血液、黏液等可致尿蛋白阳性，多见于泌尿生殖系统感染，一般不伴有肾脏本身损害。

2. 尿糖定性检验

（1）标本采集方法：可根据需要留取空腹尿或餐后尿。

（2）参考值：正常尿内含微量葡萄糖，含糖<5.0 mmol/24 h 尿，尿糖定性试验为阴性。

1）试纸法：用特定的葡萄糖氧化物试纸浸入尿液，根据试纸出现的颜色改变与标准比色板比较，确定尿糖定性及阳性程度（表6-7）。

表6-7　尿糖定性（试纸法）结果

表示符号	反应结果	估计尿糖含量（mmol/L）
(−)	杏黄色	<2.2
(+)	淡灰色	5.5

续表6-7

表示符号	反应结果	估计尿糖含量（mmol/L）
（++）	灰色	11.1
（+++）	灰蓝色	22.2
（++++）	紫蓝色	56.0

2）班氏试剂法：取班氏试剂1 mL（约20滴）注入透明试管中，用夹子固定试管后在酒精灯上加热至沸腾，如溶液颜色不变则再加入被检尿液0.1 mL（约2滴）继续煮沸，观察颜色变化，确定尿糖定性及其阳性程度。注意加热时应让试管均匀受热，再固定在试管底部加热（表6-8）。

表6-8　尿糖定性（班氏）结果

表示符号	反应结果	尿糖含量（mmol/L）
（-）	蓝色不变	<5.0
（+）	带绿色	<11.2
（++）	黄绿色	28~56
（+++）	土黄色	56~112
（++++）	砖红色	>112

（3）注意事项

1）一般情况下应坚持采集清晨空腹尿，以排除饮食对尿糖的影响。

2）尿标本中的糖易分解，应立即测定。

3）反应灵敏度受反应时间和温度的影响，所以测定时操作应熟练，注意避开炉火、强光等热源以免影响测定结果。此外，试剂与尿液的比例亦应准确，比例过高或过低也会影响反应结果。

4）试剂和试纸均要妥善密闭保存，干燥阴冷处最好，并且须定期做质量鉴定，如发现过期、反应减弱或外观变色都不能再用。

5）如果尿液中含有较多氧化物、次氯酸盐、大量蛋白、酮体、维生素C，以及链霉素、青霉素、水杨酸等药物可干扰测定结果出现假阳性或假阴性。中药大黄，黄芩，黄柏等也有同样作用。

（4）临床意义：当血糖浓度>8.88 mmol/L（160 mg/dL），尿中糖量会相应增加，尿糖定性试验阳性，称糖尿。

1）血糖增高性糖尿：最常见于糖尿病，是糖尿病诊治和护理观察中经常使用的重要指标。此外甲状腺功能亢进、腺垂体功能亢进、嗜铬细胞瘤、Cushing综合征等内分泌异常所致的继发性高血糖症也会引起血糖增高性糖尿。

2）血糖正常性糖尿：最常见于肾性糖尿。系因肾小管对糖重吸收的功能减退或肾糖阈值降低所致。见于家庭性肾性糖尿、慢性肾小球肾炎或肾病综合征等。

3)暂时性糖尿：短时间内进食大量碳水化合物或静脉注入大量葡萄糖（>200 g/次）引起血糖暂时性升高从而出现尿糖阳性。颅脑外伤、脑血管意外、急性心肌梗死、癫痫发作及精神刺激等时，肾上腺素或胰高血糖素分泌过多或延脑血糖中枢受刺激，从而导致一过性血糖和尿糖增高。

二维码6-6

4)其他糖尿：肝功能严重破坏所致果糖或半乳糖性糠尿；妊娠期及哺乳期妇女产生的乳糖尿；经尿液中排出的药物，如阿司匹林、水杨酸、异烟肼等以及尿中含维生素 C、尿酸、葡萄糖醛酸等物质浓度过高时，均可使尿糖定性试验试剂中的成分产生还原反应造成假性糖尿。

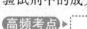

> **高频考点▶**　1. 蛋白尿的概念及临床意义。
> 　　　　　　　2. 糖尿的概念及临床意义。

（三）尿液显微镜检查

用显微镜对新鲜尿液标本中的沉渣进行镜检，识别各种有形成分如细胞、管型和结晶体，计数 10 个高倍视野中的细胞数量，管型观察 20 个低倍视野。用+～++++表示：>5 个为"+"，>10 个为"++"，>15 个为"+++"，>20 个为"++++"。细胞形态见图 6-8。

尿液显微镜检查是泌尿系统疾病定位、病程观察及预后判断的重要检查项目。

1. 红细胞

(1)参考值：正常人尿沉渣镜检：0～3 个/HP。

(2)临床意义：显微镜检查红细胞超过 3 个/HP，尿外观正常者，称为镜下血尿。

见于急性肾小球肾炎、急进性肾炎、慢性肾炎、肾结石、泌尿系肿瘤、肾盂肾炎、急性膀胱炎、肾结核或血友病等。

2. 白细胞和脓细胞

(1)参考值：正常人尿沉渣镜检白细胞不超过 5 个/HP。

(2)临床意义：如发现每高倍视野中白细胞超过 5 个即为增多，称为镜下脓尿。各种肾脏疾病均可引起尿中白细胞轻度增加，泌尿系统感染时可明显增加。淋巴细胞性白血病、肾移植术后尿中可见淋巴细胞增多。

3. 上皮细胞

(1)参考值：正常尿液中可有少量扁平上皮细胞和移行上皮细胞。

(2)临床意义：如出现肾小管上皮细胞则提示肾实质已有损害，见于急性或慢性肾小球肾炎、肾移植后排异反应期。

4. 管型

指尿中的蛋白质、肾小管分泌物、各类细胞崩解后在肾小管、集合管中凝固而成的柱状蛋白聚体。是尿沉渣中最有诊断价值的病理性成分。

(1)参考值：正常尿液中无管型或偶见少许透明管型。

(2)临床意义

1)细胞管型：按其中所含细胞的种类分别称为上皮细胞管型、红细胞管型、白细胞管型等，其临床意义与尿液中相应细胞增多的意义一致。

2)颗粒管型：颗粒粗大浓密呈褐色为粗颗粒管型，多见于慢性肾小球肾炎及药物中毒所致的肾小管损伤；颗粒细小稀疏为细颗粒管型，见于慢性肾小球肾炎与急性肾小球肾炎后期。

3）透明管型：多见于急、慢性肾小球肾炎、急性肾盂肾炎、心力衰竭及恶性高血压；剧烈运动及体力劳动后，发热、麻醉时可暂时出现（图6-9）。

4）蜡样管型：出现提示肾小管病变严重，预后差。见于慢性肾小球肾炎晚期、肾衰竭及肾淀粉样变性等。

5）脂肪管型：见于肾病综合征及中毒性肾病等，为预后不良之征。

6）肾衰竭管型：是尿液长期在肾中滞留，肾小管和集合管扩张后形成的管型。见于急、慢性肾衰竭。

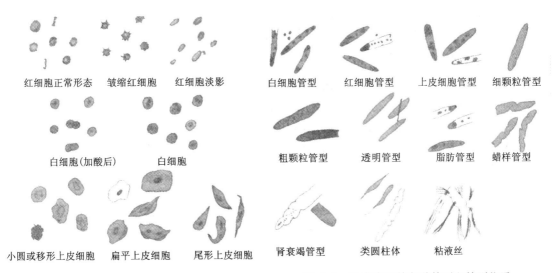

图6-8　尿内常见的各种细胞形态　　　图6-9　尿内常见的各种管型和管型物质

5. 结晶体

（1）参考值：正常尿液中常见尿酸盐、草酸钙、磷酸盐等结晶体。

（2）临床意义

尿中常见的结晶体如磷酸盐、尿酸及草酸钙结晶一般无临床意义。若持续出现于新鲜尿中并伴有较多红细胞，应疑有结石的可能。急性肝坏死时尿液中可见亮氨酸和酪氨酸结晶。胆固醇结晶见于肾盂肾炎、膀胱炎、脓尿和乳糜尿内。此外，应用磺胺药物时易在酸性尿中形成磺胺结晶，从而诱发泌尿系统结石及肾损伤，因此用药时应嘱患者多饮水并采取碱化尿液的措施，如尿中出现磺胺结晶应停药。

> 高频考点 ▶ 1. 镜下脓尿的概念及临床意义。
> 2. 镜下血尿的概念及临床意义。
> 3. 管型的概念及临床意义。

（四）尿沉渣细胞计数

1. Addis 尿沉渣计数

指留取患者夜间 12 h 尿标本，定量检验沉渣中有机物的数量。

（1）参考值：红细胞<50 万/12 h；白细胞<100 万/12 h；透明管型<5000/12 h。

（2）临床意义：上述细胞、管型数明显增加见于泌尿系统感染，如肾盂肾炎、尿路感染、前列腺炎等，肾小球肾炎时可轻度或明显增加。

2.1 h 细胞排泄率测定

指收集患者常态下 3 h 的尿液，测定所含各类细胞数量后计算出的每小时该类细胞排出数。

（1）参考值：男性：红细胞<3 万/h，白细胞<7 万/h；

女性：红细胞<4 万/h，白细胞<14 万/h。

（2）临床意义：肾盂肾炎时白细胞排泄率明显增高；急性肾小球肾炎时红细胞排泄率明显增高。

课后思考与练习

1. 尿比重低而固定可见于（　　　）

急性肾小球肾炎　　　　　　　B.慢性肾小球肾炎晚期　　　　C.糖尿病

D.尿崩症　　　　　　　　　　E.重度脱水

2. 做尿常规检查、化学检验以清晨首次尿为好，新鲜尿液最好在多长时间内送检（　　　）

A.2 小时　　　　　　　　　　B.1.5 小时　　　　　　　　　　C.1 小时

D.40 分钟　　　　　　　　　　E.30 分钟

3. 正常人尿液中可见：（　　　）

细胞管型　　　　　　　　　　B.透明管型　　　　　　　　　　C.脂肪管型

D.颗粒管型　　　　　　　　　E.肾衰竭管型

4. 尿中出现管型提示病变在：（　　　）

肾实质　　　　　　　　　　　B.输尿管　　　　　　　　　　　C.膀胱

D.尿道　　　　　　　　　　　E.肾盂

5. 少尿是指成人 24 小时尿量少于：（　　　）

A.50 mL　　　　　　　　　　B.100 mL　　　　　　　　　　C.200 mL

D.300 mL　　　　　　　　　　E.400 mL

6. 血红蛋白尿见于（　　　）

A.急性肾小球肾炎　　　　　　B.急性肾盂肾炎　　　　　　　C.肾结石

D.急性溶血　　　　　　　　　E.肾结核

7. 尿糖定性强阳性最常见于（　　　）

A.糖尿病　　　　　　　　　　B.精神过度紧张　　　　　　　C.甲状腺功能亢进

D.慢性肝病　　　　　　　　　E.甲亢

8. 尿液呈深黄色，振荡后泡沫亦呈黄色多见于（　　　）

A.胆汁淤积性黄疸　　　　　　B.溶血性黄疸　　　　　　　　C.恶性疟疾

D.服用呋喃类药物　　　　　　E.乙脑

9. 患者女，50 岁，近期出现尿频、尿急、尿痛，尿液检查显示：WBC：8 个/HP，结果为（　　　）

A.镜下脓尿　　　　　　　　　B.镜下血尿　　　　　　　　　C.正常尿液

D.血红蛋白尿　　　　　　　　E.乳糜尿

10.患者女，尿频尿急尿痛2天，尿液混浊，伴有发热、腰酸。检查肾区叩击痛阳性。血常规：白细胞11×10^9/L，中性粒细胞80%，淋巴细胞20%，尿常规：白细胞满视野，红细胞（++），患者可能患有（　　）

    A.急性肾小球肾炎　　　　B.慢性肾小球肾炎　　　　C.急性肾盂肾炎

    D.膀胱炎　　　　　　　　E.尿道炎

第三节　常用粪便检查

学习目标

> 1.掌握各项粪便检查标本采集的方法和注意事项。
> 2.掌握各项检查的参考值及临床意义。
> 3.能正确分析各项检查异常的常见原因。

案例导入

> 患者男性，30岁，因轻度发热、腹泻，伴里急后重感就诊。粪便常规检查结果如下：脓血便，隐血试验阳性，显微镜下可见大量成堆白细胞和红细胞，临床诊断为"细菌性痢疾"。
>
> 思考：
> 1.该如何留取粪便进行实验室检查？
> 2.粪便常规检查的主要内容有哪些？
> 3.该患者哪些粪便检查结构有助于细菌性痢疾的诊断？

粪便是由已消化的和未消化的食物残渣、消化道分泌物、肠道黏膜脱落物、细菌、无机盐和水分等组成。

一、标本采集与送检

(一)粪便检查的目的

(1)了解消化道有无炎症、出血、寄生虫感染、恶性肿瘤等；

(2)了解消化功能，借以评估胃肠、肝胆、胰腺的功能状态；

(3)检查粪便中的细菌。

(二)采集的方法

(1)通常采用自然排出的新鲜粪便，必要时可用肛门指诊或采便管帮助进行粪便标本的采集。不宜采用使用泻药或灌肠后的粪便标本。

(2)留取粪便的容器应为清洁干燥的玻璃瓶、塑料盒，或一次性使用的涂蜡纸盒。粪便中不应混有尿液、消化剂、污水等以免破坏粪便中的有形成分。细菌培养时则应采用有盖的无菌容器。

（3）粪便检验一般只须少量(约 5 g)粪便即可，但应在粪便有脓血黏液处选材，并注意从粪便的不同部位选取标本。

（4）粪便寄生虫检验：检查前 3 天应停用抗生素，留取的粪便至少在 30 g 以上。血吸虫毛蚴等虫卵孵化计数，应留取全部 24 小时粪便，混匀后送检。检验阿米巴滋养体，除从粪便脓血及稀便处取标本外，还应另做涂片立即送检，室温低于 20℃时，送检前载玻片应加温，送检途中要注意保温(以载玻片不烫手背为宜)，以提高阳性检出率。蛲虫虫卵检验应使用透明薄膜拭子于清晨排便前自肛门周围的皱襞外拭取标本然后送检，才易获得正确的结果。

二维码6-7

（5）粪便隐血试验：为避免出现假阳性，患者应禁食铁剂、动物血、肝类、瘦肉及大量绿叶蔬菜 3 天，然后再留取粪便送检，有牙龈出血者应嘱其勿下咽。

（6）标本采集后一般在 1 小时内检验完毕，以免 pH 改变以及消化酶作用等使粪便的有关成分分解破坏影响检验结果的正确性。

二、粪便常规检查

(一)粪便的一般性状

1. 颜色与性状

正常粪便呈黄褐色成形便，婴儿粪便可为黄色或金黄色。粪便颜色可因摄入食物、药物而发生改变。异常与疾病有关。

（1）稀糊状或水样便：可见于各种感染和非感染性疾病，特别是急性胃肠炎所致腹泻。出血坏死性肠炎可排出红豆汤样便。

（2）灰白色粪便：可因胆道阻塞，肠道内胆汁减少或缺如，粪便中的粪胆素减少，粪便呈灰白色，亦称陶土色大便。

（3）红色便：大肠下段出血，粪便带有鲜血，见于肛裂、痔出血、结肠癌及直肠癌等。

（4）黑色及柏油样便：粪便呈暗褐色或黑色，见于上消化道出血或服中药、铁剂等。

（5）黏液便：正常可含少量黏液。量多时若小肠病变，黏液混于粪便中；若大肠病变黏液附着在粪便表面。见于各类结肠炎、细菌性痢疾及阿米巴痢疾等。

（6）脓血便：多见于痢疾、溃疡性结肠炎、结肠或直肠癌等的肠道下段病变。阿米巴痢疾以血为主，血中带脓；细菌性痢疾以黏液和脓为主，可混有血液。

（7）米泔样便：粪便呈淘米水样，量大，内含有黏液片块。见于霍乱、副霍乱患者。

（8）球形或羊粪样便：常因习惯性便秘，粪便在肠道停留时间过长使水分被吸收所致。

（9）细条状便：多因肠道狭窄而排扁平带状或细条状粪便，多见于直肠癌。

2. 量

正常大便每日 1~2 次，排便量 100~300 g/次。粪便量与进食量、食物种类及消化器官的功能状态有直接关系。进食粗粮及含纤维素较多的食物，粪便量相对较多；反之则相对较少。当胃肠、胰腺有炎症或功能紊乱时，胃肠道蠕动亢进及消化不良，粪便量增加。

3. 气味

食物在肠道细菌的作用下产生吲哚、粪臭素等很多有臭味的物质，所以正常粪便有一定的臭味。肉食者味重，素食者味轻。慢性结肠炎、结肠或直肠癌溃烂时有恶臭味；脂肪、糖类消化不良或吸收不良时粪便呈酸臭味；阿米巴肠炎粪便呈血腥臭味。

4.寄生虫

肠道寄生虫病患者在寄生虫多或使用驱虫药后粪便中可见寄生虫体，蛔虫、蛲虫、绦虫等较大虫体及其节片在粪便中肉眼即可辨认，钩虫体须将粪便冲洗过筛方可见到。

高频考点▶　1.常见粪便性状改变的临床意义。
　　　　　　2.粪便隐血试验的临床意义。

(二)显微镜检查

在显微镜下观察粪便的有形成分，可协助消化系统各种疾病的诊断。

1.食物残渣

正常粪便中的食物残渣已消化成无定形细小颗粒，仅可偶见淀粉颗粒和脂肪小滴等。出现大量淀粉颗粒多见于腹泻、慢性胰腺炎等；脂肪小滴增多见于急慢性胰腺炎、胰头癌、腹泻、消化不良综合征等；肠蠕动亢进腹泻时，肌肉纤维、植物细胞及植物纤维增多。

2.细胞

(1)红细胞：正常粪便中无红细胞。肠道下段炎症或出血时，如痢疾、溃疡性结肠炎及结肠癌等粪便中出现红细胞。

(2)白细胞：正常粪便中没有或偶尔可见。肠道炎症时增多可见大量白细胞，见于细菌性痢疾、溃疡性结肠炎。如白细胞边缘不完整或已破碎，核不清楚，而且成堆出现称为脓细胞。

(3)巨核细胞：多见于直肠炎症、细菌性痢疾。

(4)上皮细胞：正常粪便中可有少量扁平上皮细胞。上皮细胞大量出现是肠壁炎症的指征，如结肠炎时上皮细胞增多。黏冻性分泌物中上皮细胞大量存在。

(5)肿瘤细胞：结肠癌、直肠癌患者的血性粪便及时涂片，可以发现成堆的癌细胞。

3.寄生虫和寄生虫卵

粪便中查到寄生虫原虫或虫卵是诊断寄生虫感染的最直接、最可靠的依据。粪便中可见蛔虫卵、钩虫卵、鞭虫卵、姜片虫卵，可见阿米巴滋养体及包囊，可见绦虫节片、蛲虫、蛔虫等虫体。

◈ 三、粪便隐血试验(OBT)

上消化道少量出血时，因消化液的作用导致红细胞溶解，释放出血红蛋白。通过粪便中存在的血红蛋白中的含铁血红素具有的类氧化酶作用，监测消化道是否有少量出血。这些微量出血，由于肉眼和显微镜下不能发现，采用化学或免疫学等方法能证实，故称为隐血试验(简称"OB"试验)。

1.参考值

正常人隐血试验为阴性。

2.临床意义

(1)见于消化道出血、溃疡、恶性肿瘤、肠结核、钩虫病、伤寒等。

（2）鉴别某些消化道出血病变性质，消化道溃疡的阳性率为40%～70%，呈间隙阳性；消化道恶性肿瘤的阳性率可达95%，呈持续性阳性。

（3）作为消化道恶性肿瘤检查初筛试验。

四、胆色素检查

粪便由于粪胆素的存在而呈棕黄色。粪胆色素减少或消失见于胆道梗阻。不完全梗阻时呈弱阳性，完全梗阻时呈阴性，粪便呈白陶土样。粪胆红素炎性见于婴幼儿粪便或成人腹泻。

课后思考与练习

1. 白陶土样便可见于（　　）

A. 细菌性痢疾　　　　　　B. 慢性溃疡性结肠炎　　　　C. 结肠癌

D. 胃溃疡　　　　　　　　E. 胆道梗阻

2. 粪便隐血试验持续呈阳性常见于（　　）

A. 消化道溃疡　　　　　　B. 肠炎　　　　　　　　　　C. 胃炎

D. 胃癌　　　　　　　　　E. 食用动物血

3. 关于粪便常规检查标本采集描述不对的是（　　）

A. 标本要新鲜

B. 腹泻应留取脓血黏液部分

C. 粪便隐血监测，患者应素食3天

D. 水样大便应置于清洁干燥纸盒内

E. 寄生虫卵检查应留取鸡蛋大小粪便

4. 典型的黏液脓血便常见于（　　）

A. 十二指肠溃疡　　　　　B. 胃出血　　　　　　　　　C. 食物中毒

D. 急性腹泻　　　　　　　E. 细菌性痢疾

5. 可导致大便颜色变黑，例外的是（　　）

A. 服用维生素C　　　　　B. 服用硫酸亚铁　　　　　　C. 服用铋剂

D. 服用活性炭　　　　　　E. 进食大量肉类

6. 老年人粪便隐血试验持续阳性，要警惕（　　）

A. 食管癌　　　　　　　　B. 肝癌　　　　　　　　　　C. 胃癌

D. 肝硬化　　　　　　　　E. 结肠癌

7. 患者男，30岁，腹痛、腹泻、里急后重1天，大便量少伴脓血，大便常规：红细胞++，白细胞++，见到巨噬细胞。患者可能为（　　）

急性肠炎　　　　　　　　B. 急性细菌性痢疾　　　　　C. 食物中毒

D. 急性阿米巴痢疾　　　　E. 直肠癌

8. 患者男，42岁，有消化性溃疡病史，近半月来腹痛加剧。拟做大便隐血试验，试验前三天可选用的食物是（　　）

A. 鸡血、瘦肉　　　　　　B. 鸡蛋、白菜　　　　　　　C. 牛肉、菠菜

D. 空心菜、猪肝   E. 水煮鱼头

第四节 肝脏疾病常用检查

学习目标

1. 掌握各项肝脏功能检查标本采集的方法和注意事项。
2. 掌握各项检查的参考值及临床意义。
3. 能正确分析各项检查异常的常见原因。

案例导入

患者男，40 岁，因上腹部不适半年、呕血 2 次入院。患者近半年来经常上腹部胀满不适，食欲不振，厌油、恶心。1 天前因吃较硬食物后，出现呕血 2 次，呈鲜红色，量约 500 mL。1 年前有急性肝炎病史。查体：血压 100/75 mmHg，神志清楚，消瘦，贫血貌，右前胸上部有两颗蜘蛛痣，心肺无异常，肝肋下 3 cm，质韧，脾未触及。辅助检查肝功：STP 55 g/L，A 25 g/L，G 30 g/L，STB 20 μmol/L，CB 7 μmol/L，ALT 87U/L，AST 65U/L。

思考：1. 该患者的肝脏功能是否正常？

2. 该患者最可能出现了什么情况？

肝脏是人体十分重要的器官，具有代谢、生物转化、分泌与排泄等多种功能。当肝脏发生疾病时，肝脏的合成、转化等功能发生紊乱，体内各种生化指标发生相应变化。通常采集空腹静脉血进行检测。实验室检查评价肝脏功能主要有 3 个方面：①肝细胞膜的完整性；②肝脏的解毒与代谢功能；③肝细胞合成能力。

肝脏功能检查目的是：①了解肝脏有无损伤及损伤的程度，动态观察病情变化；②协助诊断病毒性肝炎和肝癌；③鉴别黄疸的类型；④评价肝脏的储备功能；⑤健康检查。

但是，肝脏功能检查有一定的局限性，因为：①肝脏功能复杂且代偿能力强；②肝脏功能变化与其组织结构的变化并不一致；③检查方法无特异性。

二维码6-8

一、蛋白质代谢功能检查

（一）血清总蛋白（STP）及白蛋白（A）与球蛋白（G）

血清中90%以上的总蛋白（total protein，TP）和全部的血清清蛋白（albumin，A）是由肝合成，因此通过检测血清总蛋白和血清清蛋白可以反映肝的功能状态。二者相减可计算出血清球蛋白（globulin，G）含量，也可计算出清蛋白与球蛋白的比值（A/G）。

1. 标本采集方法

抽取空腹静脉血 2 mL，注入干燥试管中送检，不抗凝。注意标本不能溶血，要求患者采血前避免剧烈运动。

2. 参考值：

成人总蛋白 60~80 g/L；

血清清蛋白 40~55 g/L；

血清球蛋白 20~30 g/L；

A/G：1.5:1~2.5:1。

3. 临床意义

血清总蛋白和清蛋白检测主要反映慢性肝损害。在急性或局灶性肝损害时，总蛋白和清蛋白多正常。总蛋白减低常与清蛋白减低相平行，总蛋白增高常伴有球蛋白增高。

（1）血清清蛋白

1）降低：见于清蛋白合成减少、合成原料不足、丢失过多、消耗增加、稀释性减少。

2）增加：血液浓缩。

（2）血清球蛋白

1）增高：见于慢性肝脏病、M球蛋白血症、自身免疫性疾病、其他慢性感染。

2）降低：见于生理性减少、免疫功能抑制、先天性低 γ 球蛋白血症。

二维码6-9

（3）A/G 倒置：见于严重肝功能损害及 M 球蛋白血症。

（二）血清蛋白电泳

在碱性环境中血清蛋白质均带负电，在电场中均会向阳极泳动，因血清中各种蛋白质的分子质量、等电点及所带的负电荷多少不同，在电场中的泳动速度也不同。因此电泳从阳极开始依次为清蛋白、α_1 球蛋白、α_2 球蛋白、β 球蛋白和 γ 球蛋白五个区带。

1. 标本采集方法

取空腹静脉血 2 mL，注入干燥试管内送检，不抗凝。

2. 参考值：醋酸纤维素膜法

清蛋白 0.62~0.71；

α_1 球蛋白 0.03~0.04；

α_2 球蛋白 0.06~0.10；

β 球蛋白 0.07~0.11；

γ球蛋白 0.09~0.18。

3. 临床意义

(1)肝脏疾病：慢性肝炎、肝硬化、肝癌时清蛋白降低，α_1、α_2、β球蛋白也有减少倾向，γ球蛋白增加。

(2)M蛋白血症：如原发性巨球蛋白血症、骨髓瘤等，清蛋白浓度降低，单克隆γ球蛋白明显升高，多在γ区带、β区带或β区带与γ区带之间可见结构均一、基底窄、峰高尖的M蛋白。

(3)肾病综合征、糖尿病：α_2及β球蛋白增高，清蛋白及γ球蛋白降低。

(4)其他：如结缔组织病伴有多克隆γ球蛋白增高，先天性低丙种球蛋白血症γ球蛋白降低，蛋白丢失性肠病清蛋白及γ球蛋白降低，α_2球蛋白则增高。

(三)血氨测定

人体大部分氨在肝内通过鸟氨酸循环生成无毒的尿素，经肾脏排出体外，肝脏是解除氨毒性的主要器官。当严重肝损害时，尿素合成能力下降，血氨升高，氨在中枢神经系统积聚，引起肝性脑病。

1. 标本采集方法

抽取静脉血 2 mL，注入含肝素的抗凝管内或注入专用血氨测定瓶中送检。

2. 参考值：

18~30 μmol/L。

3. 临床意义

(1)增高：生理性增高：见于高蛋白饮食、剧烈运动。

病理性增高：见于肝性脑病、重症肝炎、肝癌、上消化出血及尿毒症。

(2)降低：见于低蛋白饮食、贫血。

二、胆红素代谢试验

衰老的红细胞被单核-巨噬细胞吞噬，红细胞破坏后释放出血红蛋白，然后分解为游离珠蛋白和血红素。血红素经过一系列生物转化生成胆红素。由红细胞破坏而生成的胆红素占总胆红素的80%~85%，是血红素生成的主要来源，其余15%~20%称为旁路胆红素。在血液中这些胆红素与血浆清蛋白结合形成复合体，称为非结合胆红素。非结合胆红素不溶于水，不能通过肾排出体外。非结合胆红素随血流入肝，被肝细胞摄入后，在胆红素尿苷二磷酸葡萄糖醛酸基转移酶催化下，与葡萄糖醛酸结合成为可溶于水的胆红素葡萄糖醛酸酯，称为结合胆红素，随胆汁排入肠道，在肠道细菌的作用下还原成尿胆原，在肠道下端氧化成胆素，随粪便排出体外。部分尿胆原经肠道重吸收入门静脉，其中大部分被肝细胞摄取重新转变为结合胆红素排至胆汁中，形成胆红素的肠肝循环。部分从门静脉入体循环，经肾自尿中排出。

红细胞破坏过多(如溶血性贫血)、胆红素转运不畅、肝处理能力下降及胆道阻塞均可引起胆红素代谢障碍，检查血清总胆红素、结合胆红素、非结合胆红素可以判断黄疸的类型及肝胆系统的功能状态。

(一)血清总胆红素(STB)、结合胆红素(CB)和非结合胆红素测定(UCB)

1. 标本采集方法

抽取空腹静脉血 2 mL，注入干燥试管中送检，不抗凝。注意标本切勿溶血，如怀疑有溶血应重新抽血送检。

2.参考值

总胆红素(STB)：1.7~17.1 μmol/L；

结合胆红素(CB)：0~6.8 μmol/L；

非结合胆红素(UCB)：1.7~10.2 μmol/L。

3.临床意义

(1)判断有无黄疸及黄疸的程度：血清总胆红素在17.1~34.2 μmol/L时，患者皮肤巩膜尚未见黄染称为隐性黄疸；当血清总胆红素>34.2 μmol/L时，可出现肉眼可见的黄染现象称显性黄疸。其中：STB在34.3~171 μmol/L为轻度黄疸；STB在172~342 μmol/L为中度黄疸；STB>342 μmol/L为重度黄疸。

(2)判断黄疸类型：根据UCB、CB及尿胆红素、尿胆原的测定结果，作为溶血性黄疸、肝细胞性黄疸、胆汁淤积性黄疸的鉴别依据(见表6-9)。总胆红素升高、非结合胆红素明显升高提示为溶血性黄疸；总胆红素升高、结合胆红素明显升高为阻塞性黄疸；结合胆红素与非结合胆红素均升高为肝细胞性黄疸。

表6-9　黄疸类型的实验室检查鉴别要点

人群	血清胆红素(μmol/L)		尿液检查		粪便检查	
	结合胆红素	非结合胆红素	尿胆原	尿胆红素	颜色	粪胆素
健康人	0~6.8	1.7~10.2	正常	—	黄褐	正常
溶血性黄疸	高↑	高↑↑↑	高↑↑↑	—	深色	高
肝细胞性黄疸	高↑↑	高↑↑	高↑↑	+	变浅	低
胆汁淤积性黄疸	高↑↑↑	高	降低	强+	发白	消失

(二)尿中胆红素和尿胆原检查

当血中结合胆红素浓度超过肾阈(>34 μmol/L)时，结合胆红素可从尿中排出。

1.标本采集方法

(1)留取新鲜尿液20~30 mL，置于干燥清洁的容器中送检。尿胆原检查最好取晨尿，如果做定量检测则须留24 h尿液。

(2)尿胆原易在空气中氧化，棕色容器较适宜，容器最好加盖并立即送检，不要长时间暴露在空气中，并避免光照。

(3)尿中含某些药物，如磺胺类、普鲁卡因、苯唑青霉素等可出现假阳性，检验前应避免使用上述药物。

(4)饱餐、饥饿、运动等生理情况可引起尿胆原轻度增高，应注意排除上述情况。

2.参考值

尿胆红素定性：阴性反应；

尿胆原定性：阴性或弱阳性反应；

尿胆原定量：0~6 μmol/24 h 尿。

3.临床意义

（1）鉴别黄疸类型：溶血性黄疸尿中尿胆原明显增加，尿胆红素阴性。阻塞性黄疸尿胆红素强阳性，尿胆原含量减低。肝细胞性黄疸，尿中尿胆原可中度增加，尿胆红素常呈阳性（表6-9）。

（2）观察病情变化：溶血性黄疸时，红细胞破坏与尿中尿胆原含量成正比，观察尿胆原含量的变化可了解溶血程度、治疗结果及预后。阻塞性黄疸时，尿胆原及尿胆红素呈间歇阳性，揭示梗阻为间歇性，胆道结石的可能性大；尿胆红素持续强阳性，伴尿胆原含量进行性减少则梗阻可能为压迫性，肿瘤的可能性大。肝细胞性黄疸时，由于肝细胞受损先影响肠肝循环，重吸收入肝的尿胆原不能氧化为胆红素，使肾排出的尿胆原早期即增加；当肝破坏严重时，结合胆红素下降，尿胆原的排出也由高降低。因此，观察尿胆原的变化可对肝炎等疾病作出早期诊断并了解病情的发展。

> **高频考点**▶ 　　三种黄疸的血清胆红素变化。

三、血清酶学试验

肝功能损伤时，肝合成的血清特异性酶会下降。如胆碱酯酶、卵磷脂胆固醇酰基转移酶等酶活性降低，提示肝细胞合成蛋白质的能力降低；而肝细胞内的许多代谢酶会释放入血，使血清中这些非特异性酶活性上升，如丙氨酸氨基转移酶（ALT）、天门冬酸氨基转移酶（AST），提示肝实质细胞的损伤或坏死；另外，碱性磷酸酶（ALP），γ-谷氨酰转移酶（GGT）等酶活性升高，提示胆道阻塞；单胺氧化酶（MAO）等升高，则提示肝纤维化。

标本采集方法：抽取空腹静脉血2 mL，注入干燥试管中送检，不抗凝。

（一）血清转氨酶测定

1.血清丙氨酸氨基转移酶（ALT）检查

丙氨酸氨基转移酶（ALT）主要存在于肝细胞浆内，正常情况下血浆中只有极少量的ALT，一旦肝组织发生病变或受损，引起细胞的通透性增加，ALT大量释放出细胞，使血浆中ALT活力超过正常水平。故测定血浆或血清中ALT活力可以辅佐诊断某些疾病。

（1）参考值：速率法　0~40U/L（37℃）。

人体内许多脏器都含有此酶，其活性强度的顺序为肝>肾>心>肌肉。肝内含量最丰富，ALT主要存在于肝细胞中，由于整个肝内酶活性比血清中约高100倍，故只要有1/100的肝细胞坏死，便可使血清内此酶活性增高。

（2）临床意义

1）协助诊断肝疾病：如急性传染性肝炎黄疸前期ALT即可明显上升，无黄疸性肝炎ALT也可增高。此外原发性肝癌、肝硬化活动期、中毒性肝炎、脂肪肝等疾病时ALT也常增高。

2）药物或毒物的影响可引起ALT升高：如异烟肼、他巴唑、氯丙嗪、水杨酸制剂、酒精、铅、汞、四氯化碳及有机磷等。

3）其他疾病：如心、脑损害、心肌梗死、心肌炎及心功能不全时的肝淤血，骨骼肌病如多发性肌炎、肌营养不良等时 ALT 也可增高。

2. 血清天门冬氨酸氨基转移酶检查

天门冬氨酸氨基转移酶(AST),存在于人和动物的大多数组织细胞中,心、肝、肾和骨骼肌中含量丰富,其活性强度的顺序大致为心>肝>肌肉>肾。

(1)参考值: 速率法 男性:15~40U/L,女性:13~35U/L(37℃)。

(2)临床意义

1)AST 增高主要见于下列疾病:①急性肝炎、药物中毒性肝坏死、AST 显著增高有时可达到>1000U;②肝癌、肝硬化、慢性肝炎、心肌炎等可中度增高;③胸膜炎及肺炎等可轻度增高;④心肌梗死时 AST 活性明显增高,常在急性心肌梗死发生后 6~12 小时开始增高,24~48 小时达最高峰,约 3~6 天内可降至正常。

二维码6-10

2)AST 与 ALT 的比值:可用于判断肝病严重程度,当肝细胞严重坏死时,AST 活力常高于 ALT,即 AST/ALT 比值>1。

(二)血清碱性磷酸酶(ALP)检查

正常人血清碱性磷酸酶(alkaline phosphatase,ALP)主要来源于肝脏、骨骼,少部分来源于小肠和妊娠期胎盘组织。ALP 与 AST、ALT 和 GGT 联合检查可鉴别诊断胆汁淤积状况。ALP 检查主要用于:①肝胆疾病的诊断与监测:胆汁淤积性黄疸、胆汁性肝硬化、肝细胞性疾病、原发性肝肿瘤、肝转移癌。②骨病的诊断与监测:原发性骨病,如畸形性骨炎、佝偻病、原发性骨瘤等;继发性骨病,如骨转移瘤、多发性骨髓瘤、骨折愈合等。

1. 参考值

连续监测法(37℃)

男性:45~125U/L;

女性:35~100U/L(20~49 岁),50~135U/L(50~79 岁)。

2. 临床意义

(1)生理性增高:见于妊娠、新生儿骨质生成和正在发育的儿童。

(2)病理性增高

1)肝胆系统疾病:在肝胆系统疾病中,ALP 增高(由于胆管上皮细胞合成增多)是判断胆道梗阻的最好指标,但不能鉴别是否为肝内胆汁淤积和肝外梗阻。各种肝内、外胆管阻塞性疾病 ALP 明显升高,且与胆红素升高相平行。ALP 对胆汁淤积性疾病诊断的灵敏度高(80%~100%),其升高的持续时间亦长。以肝实质病变为主的肝胆疾病(如肝炎、肝硬化),ALP 仅轻度升高(主要与肝源性 ALP 的释放有关),因而血清 ALP 反映肝细胞损害并不灵敏。

2)鉴别黄疸:同时检查 ALP 和 ALT 有助于黄疸的鉴别诊断:

①胆汁淤积性黄疸:ALP 多明显增高,而 ALT 仅轻度增高。

②肝细胞性黄疸:ALT 活性明显增高,ALP 正常或稍增高。

③肝内局限性胆道梗阻:ALP 明显增高,胆红素不增高。

④毛细胆管性肝炎:ALP 和 ALT 均明显增高。

3)其他:多种骨病及骨折愈合期血清 ALP 升高;佝偻病、甲状旁腺功能亢进症等血清 ALP 也增高。

(三)γ-谷氨酰转移酶(GGT)检查

γ-谷氨酰转移酶主要存在于细胞膜和微粒体上，参与谷胱甘肽的代谢。在体内分布广泛，其活性强度的顺序为肾>胰>肝>脾。血清 GGT 主要来自肝胆系统。当肝内合成亢进或胆汁排出受阻时血清 GGT 均可明显升高。

GGT 测定主要用于：①肝胆管疾病的诊断、鉴别诊断与监测；②结合其他检查进行慢性酒精中毒(长期酗酒)的监测。

1. 参考值

连续检测法(37℃)：男性 10~60U/L；女性 7~45U/L。

2. 临床意义

(1)原发性或转移肝癌：肝癌时由于肝内胆管阻塞，肝细胞合成 GGT 增多，同时癌细胞也合成 GGT，可使血清 GGT 显著升高，且 GGT 活性与肿瘤大小及病情严重程度呈平行关系。因此，动态观察 GGT 有助于判断疗效和预后。

(2)胆汁淤积性黄疸：肝内或肝外胆管阻塞时，GGT 排泄受阻易随胆汁反流入血，使血清 GGT 明显升高，其增高程度比肝癌时更明显，而且与血清胆红素、ALP 的变化相一致。阻塞发生愈快，GGT 上升愈迅速；阻塞愈重 GGT 上升愈显著。

(3)病毒性肝炎和肝硬化：急性肝炎患者 GGT 中度增高，但上升幅度明显低于 ALT。若 GGT 持续升高提示急性肝炎转为慢性肝炎；慢性肝炎、肝硬化的非活动期 GGT 可正常，若持续升高提示病变活动或病情恶化；在肝炎恢复期 GGT 仍升高，提示尚未痊愈。如果 GGT 长期升高，可能有肝坏死。

(4)其他：酗酒者 GGT 可升高，酒精性肝病 GGT 多显著升高，故 GGT 对酒精性肝病的诊断有一定的价值。药物性肝损害、阿米巴肝脓肿、脂肪肝、胰腺炎等 GGT 亦可增高。

> 高频考点 ▶ 1. 常用肝功能检测项目。
> 2. ALT 和 AST 增高的临床意义。

四、病毒性肝炎血清标志物检查

病毒性肝炎是由肝炎病毒引起的，以侵犯宿主肝脏为主的消化道传染病。病毒性肝炎的病原体目前已经明确的主要有 7 种，即甲型肝炎病毒(HAV)、乙型肝炎病毒(HBV)、丙型肝炎病毒(HCV)、丁型肝炎病毒(HDV)、戊型肝炎病毒(HEV)、庚型肝炎病毒(HGV)、输血传播病毒(TTV)。病毒性肝炎血清标志物主要包括各型肝炎病毒本身，组成该病毒的成分即抗病毒抗体。本节主要介绍甲、乙、丙型肝炎病毒的血清标志物检测。这三类肝炎病毒血清标志物检测标本采集均为抽取空腹静脉血 2~4 mL，注入不抗凝干燥试管中送检，采血避免剧烈运动。

> 高频考点 ▶ 乙肝三系检测的临床意义。

(一)甲型肝炎病毒标志物检测

甲型肝炎病毒(HAV)属于微小 RNA 病毒科，主要通过粪—口途径传播，在肝细胞内进行复制，通过胆汁从粪便排出。HAV 感染后，机体在急性期和恢复早期出现抗-

HAV IgM 抗体，在恢复后期出现抗-HAV IgG 抗体，且可维持终身，对 HAV 的再感染有免疫防御能力。目前主要通过 ELISA 法检测抗-HAV IgM 抗体和抗-HAV IgG 抗体两种血清标志物。

1. 参考范围

抗-HAV IgM 阴性；如感染过 HAV，抗-HAV IgG 可终生阳性

2. 临床意义

抗-HAV IgM 阳性是甲型肝炎病毒急性感染早期诊断的主要标志物，可作为临床确诊依据；抗-HAV IgG 抗体阳性表示曾经感染过 HAV，主要用于甲肝的流行病学调查。

(二)乙型肝炎病毒标志物检测

乙型肝炎病毒(HBV)属于嗜肝 DNA 病毒科，属于包膜病毒。现用于临床的病毒标志物有乙型肝炎病毒表面抗原(HBsAg)、乙型肝炎病毒表面抗体(抗-HBs)、乙型肝炎病毒核心抗体(抗-HBc)和乙型肝炎病毒 e 抗原(HBeAg)和乙型肝炎病毒 e 抗体(抗-HBe)。

HBV 主要通过血液途径传播，也可由性接触或母婴垂直传播，一般机体感染 HBV 后产生针对上述抗原的不同抗体而形成 3 种不同的抗原抗体系统，上述血清标志物可通过 ESISA、化学发光法等方法检测。

1. 参考范围

均为阴性。

2. 临床意义

乙型肝炎病毒(HBV)五项血清学标志物的临床意义见表 6-10。

表 6-10　HBV 五项指标检测结果的意义

类型	HBsAg	抗-HBs	HBeAg	抗-HBe	抗-HBc	临床意义
检查结果	－	－	－	－	－	过去及现在均未感染 HBV
	－	－	－	－	＋	曾感染 HBV，急性感染恢复期
	－	－	－	＋	＋	同上
	－	＋	－	－	－	HBV 感染已康复或接种疫苗后
	－	＋	－	＋	＋	既往感染、急性 HBV 感染恢复期
	＋	－	－	－	＋	急性 HBV 感染、慢性 HBsAg 携带者
	＋	－	－	＋	＋	急性 HBV 感染、趋向恢复
	＋	－	＋	－	＋	急性或慢性乙肝，传染性强
	＋	－	－	－	－	急性 HBV 感染早期
	＋	－	＋	－	－	急性 HBV 感染中期
	＋	－	－	＋	－	急性感染趋向恢复
	＋	－	＋	＋	－	同上
	＋	－	－	－	－	同上
	－	－	－	－	＋	HBV 感染已恢复
	－	＋	－	＋	－	同上

(三)丙型肝炎病毒标志物检测

丙型肝炎病毒(HCV)为单链正股 RNA 病毒，主要通过血液传播，是引起输血后肝炎的病原体之一。丙型肝炎病毒易发生变异，病情较乙型肝炎轻，但更易转为慢性。主要的实验室检查指标有抗-HCV IgM、抗-HCV IgG 和 HCV-RNA。

二维码6-11

1.参考范围

阴性。

2.临床意义

(1)抗-HCV：为非保护性抗体，阳性结果是诊断 HCV 感染的重要依据。

(2)抗-HCV IgM：阳性见于急性 HCV 感染，为诊断丙型肝炎的早期敏感指标。

(3)抗-HCV IgG：出现晚于抗-HCV IgM，阳性表明体内有 HCV 感染，但不能作为早期诊断指标，阴性不能完全排除 HCV 感染。

(4)HCV-RNA：阳性是 HCV 感染最直接、最灵敏和最特异的检测指标，提示 HCV 复制活跃，传染性强。也可作为丙肝的预后判断和药物疗效的评价指标。

五、血清甲胎蛋白测定

正常人血清为阴性(25μg/L)。

血清 AFP 升高主要见于：原发性肝癌患者，消化道肿瘤、支气管肿瘤及卵巢畸胎瘤等也可见部分患者增高。

课后思考与练习

1.血清白蛋白减少，球蛋白增多最主要见于(　　)

A.肝硬化　　　　　　　　B.急性肝炎　　　　　　　　C.慢性胃炎

D.肾病综合征　　　　　　E.急性胆囊炎

2.提示急性或慢性乙肝，HBV 复制活跃，传染性大的是(　　)

A.HBsAg(+)、HBeAg(+)、抗 HBc(-)、抗 HBs(-)、抗 HBe(-)

B.HBsAg(+)、HBeAg(+)、抗 HBc(+)、抗 HBs(-)、抗 HBe(-)

C.HBsAg(+)、HBeAg(-)、抗 HBc(+)、抗 HBs(-)、抗 HBe(+)

D.HBsAg(-)、HBeAg(-)、抗 HBc(+)、抗 HBs(+)、抗 HBe(-)

E.HBsAg(-)、HBeAg(-)、抗 HBc(+)、抗 HBs(-)、抗 HBe(-)

3.下列对机体具有保护作用的是(　　)

HBsAg(+)　　　　　　　B.抗 HBs(+)　　　　　　　C.抗 HBc(+)

D.HBeAg(+)　　　　　　E.抗 HBe(+)

4.某患者，乙肝两对半检验结果显示，HbsAg(+)，抗-HBc(+)，HbeAg(+)，该患者目前处于(　　)

急性 HBV 感染趋向康复　　B.急性或慢性 HBV 感染传染性强

C.既往感染 HBV　　　　　D.急性 HBV 感染早期

E.急性 HBV 感染中期

5.反映肝功能损伤最灵敏的指标是（   ）

A.血清胆红素增高

B.血清清蛋白减少

C.血清球蛋白增高

D.血清丙氨酸氨基转移酶增高

E.血清天门冬氨酸氨基转移酶增高

6.下述哪种疾病血清丙氨酸氨基转移酶增高最明显(   )

A.急性重症肝炎　　　　　B.慢性肝炎　　　　　C.肝硬化

D.原发性肝癌　　　　　　E.肝囊肿

7.血清甲胎蛋白持续阳性对哪种疾病诊断意义最大(   )

A.肝炎　　　　　　　　　B.肝硬化　　　　　　C.原发性肝细胞癌

D.原发性胆管细胞癌　　　E.阻塞性黄疸

8.诊断肝硬化最有价值的检验结果是(   )

血清 ALT 增高　　　　　B.A/G 比值倒置　　　C.血清 AST 增高

D.乳酸脱氢酶增高　　　　E 碱性磷酸酶增高

9.肝细胞性黄疸常可出现(   )

A.总胆红素增高

B.总胆红素和非结合胆红素增高

C.总胆红素、结合胆红素增高

D.总胆红素、结合胆红素和非结合胆红素均增高

E.尿胆原和尿胆素增高

10.患者男，48 岁。8 年前曾患肝炎，本次突然大量呕血入院。实验室检查：丙氨酸氨基转移酶 56u/L，白蛋白 25 g/L，球蛋白 35 g/L，总胆红素 20 μmol/L，结合胆红素 8 μmol/L。患者可能是(   )

A.消化性溃疡出血　　　　B.急性黄疸型肝炎　　C.重症肝炎

D.肝炎恢复期　　　　　　E.肝硬化

10.低蛋白血症是指(   )

A.血清总蛋白<60 g/L　　B.血清总蛋白<40 g/L　　C.血清总蛋白<35 g/L

D.血清总蛋白<30 g/L　　E.血清总蛋白<25 g/L

第五节　肾功能检查

学习目标

1.掌握各项肾脏功能检查标本采集的方法和注意事项。

2.掌握各项检查的参考值及临床意义。

3.能正确分析各项检查异常的常见原因。

案例导入

> 患者男，30 岁，因颜面水肿 2 年，乏力、食欲不振、恶心呕吐 20 天
> 入院，经检查医生初步诊断为慢性肾功能不全。
> 思考：1. 未明确肾功能损伤程度，需做哪些项目检查。
> 　　　2. 作为护士，该如何收集检验标本。

肾脏是机体重要的生命器官之一。肾脏的主要功能是通过生成尿液来排泄代谢产物、废物和毒物，调节、维持机体的水、电解质和酸碱平衡。肾脏还具内分泌功能，可以合成和分泌 EPO、肾素、前列腺素等多种生物活性物质，对红细胞生成、血压、钙磷代谢等具有调节作用。

一、肾小球功能试验

(一)内生肌酐清除率

1. 原理

肾脏在单位时间内将若干毫升血浆中的内生肌酐全部清除出去，称内生肌酐清除率（Ccr），相当于肾小球滤过率，是评价肾小球滤过功能最常用的方法。

2. 标本采集方法

(1)检验前连续低蛋白饮食共 3 天，每日蛋白质摄入少于 40 g。禁食肉类，避免剧烈运动。

(2)第 4 日晨 8 时排净尿液，收集此后 24 小时尿液，容器内添加甲苯 3~5 mL 防腐。

(3)试验日抽取静脉血 2~3 mL，注入抗凝管，与 24 小时尿液同时送检。

3. 注意事项

(1)当尿量小于 0.5 mL/min 时，Ccr 可明显降低，因此尿量明显下降时，该值不能反映肾小球滤过功能实际的下降情况。

(2)某些药物如甲基多巴、洋地黄类、头孢类抗生素、维生素 C 等均可在肌肝测定时产生类似肌酐的反应，从而使测定值偏高，试验时需避免使用。

(3)糖尿病患者应在病情控制较好的情况下测定 Ccr，因酮体产生的乙酰乙酸可干扰尿肌酐的测定结果。

(4)正常人 Ccr 值可有差异，一般男性略高于女性，青年略高于老年，在结果判断时应考虑这一情况。

4. 参考值

成人：80~120 mL/min。

5. 临床意义

(1)肾功能损害的早期指标：成人 Ccr<80 mL/min，提示肾小球滤过功能已有损害，而此时血清尿素氮、肌酐测定仍可在正常范围内。

(2)判断肾小球功能损害程度：Ccr 51~70 mL/min，提示肾小球功能轻度损害；30~50 mL/min，提示肾小球功能中度损害；<30 mL/min，提示肾小球功能重度损害(肾衰竭)，其中

11~20 mL/min 属肾衰竭早期，6~10 mL/min 为肾衰竭晚期，<5 mL/min 属肾衰竭终末期。

（3）指导临床用药：肾小球滤过功能下降时，凡由肾代谢或从肾排出的药物均应根据 Ccr 降低的程度调节药物剂量和决定用药时间。

（4）动态观察肾移植术是否成功：移植术后 Ccr 应回升，若回升后又下降，提示可能有急性排异反应。

> **高频考点** ▶ 1. 内生肌酐清除率与肾功能损害的判断。
> 2. 肾衰竭各时期血肌酐与尿素氮的变化。

（二）血清尿素氮和肌酐测定

1. 原理

血中尿素氮（BUN）和肌酐（Cr）主要经肾小球滤过而随尿排出，当肾实质受损，肾小球滤过率降低，血中的尿素氮和肌酐因不能从尿中排出而显著上升，故测定两者在血中的浓度可作为肾小球滤过功能受损的重要指标。

2. 标本采集方法

抽取空腹静脉血 3 mL，注入干燥试管后送检。

3. 参考值

BUN：成人 3.2~7.1 mmol/L；婴幼儿 1.8~6.5 mmol/L；

全血肌酐：88.4~176.8 μmol/L；

血清或血浆肌酐：男性 53~106 μmol/L；女性 44~97 μmol/L。

4. 临床意义

（1）判断肾实质损害的严重程度：由于肾脏有较强的代偿能力，当肾功能轻度受损时，血肌酐和尿素氮可无变化。当肾小球滤过功能下降 1/3 以上时，血中的肌酐（Cr）开始升高，下降 1/2 时，血中尿素氮（BUN）出现升高。因此，血 BUN 和 Cr 浓度的升高是反映肾实质损害的中晚期指标。

（2）鉴别肾前、肾后性疾病：应消化道出血、大面积烧伤、甲亢等使蛋白分解过多，或因大量腹腔积液、脱水、心功能不全、休克等致肾血流量减少致显著少尿、无尿，均可使血肿 BUN 升高，但此时其他肾功能检测结果多正常。

（3）血肌酐浓度受饮食等因素影响较少，基本能反映患者的肾功能情况，血肌酐明显增高时，提示预后较差。

> **高频考点** ▶ 1. 内生肌酐清除率与肾功能损害的判断。
> 2. 肾衰竭各时期血肌酐与尿素氮的变化。

◆ 二、肾小管功能试验

（一）尿浓缩稀释试验

1. 原理

肾根据血容量及肾髓质渗透梯度的改变，通过抗利尿激素调节肾远曲小管和集合管对水的重吸收，从而完成肾浓缩和稀释尿液的功能，使人体在生理变化中保持正常的水平衡。正常情况下白天尿量多、比重低，夜间尿量少、比重相对高；两者总是保持一定的比例或差度。当远端肾小管和集合管发生病变时，肾的这种浓缩稀释功能下降，因此在日常或特定条件下，通过观察患者尿量和尿比重的变化，可判断肾浓缩与稀释的功能。

2. 标本采集方法

(1)3 小时比重试验：试验日患者正常饮食和活动，晨 8 时排尿弃去，此后每隔 3 小时排尿 1 次至次晨 8 时，分置于 8 个容器中。分别测定尿量和比重。

(2)昼夜尿比重试验：试验日患者三餐如常进食，但每餐含水量不宜超过 500~600 mL，此外不再进餐、饮水。晨 8 时排尿弃去，上午 10 时、12 时、下午 2 时、4 时、6 时、8 时及次晨 8 时各留尿 1 次，分别测定尿量和比重。

3. 参考值

(1)3 小时尿比重试验：白天排尿量应占全日尿量的 2/3~3/4，其中必有一次尿比重大于 1.025；一次小于 1.003。

(2)昼夜尿比重试验：24 h 尿总量 1000~2000 mL，晚 8 时以后 12 小时夜尿量不应超过 750 mL，昼夜量与夜尿量之比不应小于 3~4:1，尿液最高比重应在 1.020 以上，最高比重与最低比重之差不应小于 0.009。

4. 临床意义

(1)原发性肾小球疾病：如急性肾小球肾炎时，虽然肾小球滤过率有所下降，但由于肾小管重吸收功能尚正常，常表现为尿量减少且比重增高；慢性肾小球肾炎，当病变累及肾髓质则可影响肾的浓缩稀释功能，出现尿量增多、比重降低，最高比重与最低比重之差减少等；晚期肾功能显著下降时，肾小管重吸收功能几乎丧失，所以此时虽然滤过率已明显降低，但尿量减少尚不显著，比重常固定在 1.010 左右，称为等张尿；进入尿毒症期则尿少且比重固定。

(2)肾小管病变：如慢性肾盂肾炎时，肾小管重吸收功能损害早且程度重，常先表现为夜尿量增多，昼夜尿量比值改变，尿比重下降等，以后才逐渐出现尿总量增多，晚期肾功能严重损害时出现少尿、尿比重低且固定的现象。

(3)其他：高血压、肾动脉硬化等疾病引起严重肾功能损害时，可出现多尿、夜尿增多、比重下降等尿浓缩稀释功能减退的表现。

(二) 尿渗量

尿渗量系指尿内具有渗透活性的全部溶质的微粒总浓度，尿比重和尿渗量都能反映尿中溶质的含量，但尿渗量不受溶质微粒大小和分子量大小的影响，更能准确反映肾浓缩和稀释功能。

1. 标本采集方法

晚餐后禁饮 8~12 小时，，留取晨尿 100 mL，同时采集肝素抗凝静脉血 2 mL 一并送检。

2. 参考值

尿渗量为 600~1000 mOsm/(kg·H_2O)；血浆渗量 275~305 mOsm/(kg·H_2O)；尿/血浆渗量比值为 (3~4.5):1。

3. 临床意义

禁饮后尿渗量在 300 mOsm/kgH$_2$O 左右，称为等渗尿；<300 mOsm/kgH$_2$O，称为低渗尿。正常人禁水 8 小时后尿渗量<600 mOsm/kgH$_2$O，尿/血浆渗量比值等于或小于 1，提示肾浓缩功能障碍。常见于慢性肾盂肾炎、多囊肾、尿酸性肾病等慢性间质性病变。肾前性少尿由于肾小管浓缩功能正常，故尿渗量较高。肾性少尿时肾小管浓缩功能已受损，可见尿渗量降低。

(三) 酚红排泄试验 (PSP 排泄试验)

1. 原理

酚红在体内大部分与蛋白质结合并经近端肾小管排泌。

2. 标本采集方法

(1)检验前 2 小时开始至检验结束禁止吸烟、饮茶或咖啡等。

(2)检验开始时嘱患者一次性饮水 300~500 mL, 20 分钟后排净尿液。

(3)排尿后静脉注射 0.6%酚红 1 mL。为了保持用量准确，最好用少量生理盐水冲洗安瓿及注射器后将残量也注入血管。20 kg 以下婴幼儿的用量酌情递减。

(4)于静脉注射酚红后 15 分钟, 30 分钟, 60 分钟和 120 分钟分别收集患者尿液 4 次，将标本置于 4 个干燥清洁的容器中送检。

二维码6-12

3. 参考值

15 分钟排泄量≥0.25, 2 小时排泄总量≥0.55。

4. 临床意义

(1)酚红排泄量减少：肾小管排泄功能降低。

(2)酚红排泄量增高：甲状腺功能亢进、低蛋白血症等。

课后思考与练习

1. 肾小区滤过功能检查, 最敏感的测定方法是(　　)

A. 血肌酐　　　　　　　　B. 血尿素氮　　　　　　　　C. 血二氧化碳结合力

D. 内生肌酐清除率　　　　E. 酚红排泄试验

2. 测定内生肌酐清除率标本采集错误的是(　　)

试验前连续低蛋白饮食并禁食肉类 3 天

B. 试验前 1 天晨 8 时排净尿液弃去

C. 试验当天取静脉血 2~3 mL 送检

D. 收集当天 8 小时尿液送检

E. 将抽取的静脉血与收集的尿液同时送检

3. 内生肌酐清除率测定反映的是(　　)

A. 近端肾小管排泌功能　　B. 远端肾小管排泌功能　　C. 肾小球滤过功能

D. 肾脏浓缩稀释功能　　　E. 肾血流量

4. 下列哪种情况, 血尿素氮测定无明显改变 (　　)

A. 上消化道大出血   B. 大面积烧伤   C. 慢性肾炎

D. 急性肾衰竭   E. 急性肾盂肾炎

5. 尿素氮与肌酐同时身高多见于(　　)

A. 慢性肾衰竭尿毒症   B. 急性传染病   C. 上消化道出血

D. 大面积烧伤   E. 甲亢

6. 患者男，51岁，24小时尿量850 mL(日尿量400 mL，夜尿量450 mL)，尿比重1.010~1.017，尿蛋白定性(+)，镜检红细胞6个/HP，并见颗粒管型。肾功能检查结果为血尿素氮7 mmol/L，肌酐80 μmol/L。最可能的诊断是(　　)

A. 慢性肾盂肾炎   B. 普通型慢性肾炎   C. 肾病性慢性肾炎

D. 肾功能不全早期   E. 慢性肾功能不全

第七章

影像学检查

学习目标

1. 掌握 X 线、CT、MRI、超声及核医学各成像技术检查前的准备及处理。
2. 熟悉 X 线成像原理和检查技术；X 线、CT、MRI、超声及核医学各成像技术的图像特点和临床应用。
3. 了解 CT、MRI、超声及核医学各成像技术的成像原理和检查方法。
4. 能够根据影像学检查结果，结合临床，分析患者可能存在的健康问题。

案例导入

　　患者，男性，21 岁，因"咳嗽、胸痛 1 周，呼吸困难、发热 1 天"入院。一周前无明显诱因出现咳嗽、咳痰，痰量较少，伴右侧胸痛，以咳嗽或吸气时为著，无发热。自行服用甘草片镇咳药，无明显好转，1 日前出现呼吸困难伴发热，体温高达 38.9℃，病后饮食和睡眠均可，大小便正常。既往体健，个人史、家族史无特殊。身体评估：T 38.6℃，HR 84 次/min，心音有力，R 28 次/min，血压 120/90 mmHg。发育正常，营养中等，神志清楚，气管无明显移位，右侧胸部饱满，呼吸费力，右侧触觉语颤减弱，右侧肺叩诊呈浊音，右侧肺呼吸音消失，右下肺底闻及中小水泡音，左侧呼吸音代偿性增强。余未见异常。

　　思考：

　　1. 临床拟行 X 线胸片检查，检查前护士对该患者应做哪些准备工作？

　　2. X 线胸片上可能出现哪些异常影像表现？

　　医学影像学是以影像方式显示人体内部结构的形态与功能信息及实施以影像导向的介入性治疗的科学。目前，医学影像学从传统的放射诊断学发展成具有超声成像、计算机体层成像、磁共振成像、核素检查、介入放射学等诸多门类的学科，在临床医疗工作中发挥重要的作用。

　　了解医学影响成像技术的基本原理、图像特点、检查技术以及临床应用，能有助于护理人员更好地理解医学影像学检查的意义及其与护理的关系。

第一节　X 线检查

一、概述

1895 年德国物理学家伦琴发现 X 线以后，X 线就被用于人体疾病诊断，形成了 X 线诊断学，并为医学影像学奠定了基础。目前 X 线检查仍是医学各种影像检查中的基础内容，临床应用最为广泛。

（一）X 线的产生与特性

1. X 线的产生

X 线是真空管内高速运行的电子群撞击钨靶时产生的一种波长很短的电磁波。

2. X 线特性

（1）穿透性：X 线是一种波长很短的电磁波，具有很强的穿透力，能穿透一般可见光不能穿透的物质（包括人体），是 X 线成像的基础。

（2）荧光效应：X 线能激发荧光物质，使波长短的 X 线转换成波长长的肉眼可见的荧光，是 X 线透视检查的基础。

（3）摄影效应：X 线能使涂有溴化银的胶片感光，经显影、定影处理形成黑白不同灰度的影像，是 X 线摄片的基础。

（4）电离与生物效应：X 线进入任何物质都能使其发生电离，进入人体可导致细胞损伤甚至坏死等生物学方面的改变，是放射治疗和放射防护的基础。

（二）X 射线成像基本原理

由于 X 线具有穿透性、荧光效应和摄影效应三个与 X 线成像有关的特性。

1. X 线图像形成的基本条件

（1）X 线具有一定的穿透力，能穿透人体的组织结构。

（2）人体结构存在着密度和厚度的差异，导致 X 线在穿透过程中被吸收的量不同，以致剩下来的 X 线量有所差别。

（3）显像设备接收穿过人体有差异的 X 线：感光胶片，IP 板，平板探测器。

2. 人体组织结构根据密度不同可分为三类

（1）高密度的组织结构：骨组织和钙化灶等。

（2）中等密度的组织结构：软骨、肌肉、神经、实质器官、结缔组织以及体液等。

（3）低密度：脂肪组织以及存在于呼吸道、胃肠道、鼻窦和乳突内的气体等。

当强度均匀的 X 线穿透密度及厚度不同的组织结构时，密度高、组织厚的部分对 X 线的吸收多；而密度低、组织薄的部分对 X 线的吸收少。于是，到达 X 线片和荧屏上的 X 线存在差异，从而形成黑白对比和明暗差别的影像。也就是说，组织结构和器官的密度和厚度的差别，是产生影像对比的基础，是 X 线成像的基本条件。人体组织密度与 X 线阴影关系见表 7-1。

表 7-1　人体组织密度与 X 线阴影的关系

人体组织结构	密度	X 线影像	
		透视	摄片
骨骼/钙化组织	高	暗	白
软组织、体液	中	较暗	灰白
脂肪组织	较低	较亮	灰黑
含气组织	低	亮	黑

(三) X 线图像特点

(1)立体结构重叠影像：X 线图像是 X 线束穿透人体某部位组织结构的综合投影。

(2)黑白对比图像：表现为从黑到白不同灰度的灰阶图像，工作中，通常用密度的高低表述影像的白与黑(黑—低密度，白—高密度，灰色—中等密度)。

(3)密度分辨率有限：X 线影像仅能显示骨骼、软组织、脂肪、气体之间密度相对较大的物质形成对比，多用于胸部及骨骼系统。

(四) X 射线检查方法

1.普通检查

普通检查包括透视、X 线摄片和数字 X 线成像。

(1)透视：是利用透过人体被检查部位的 X 线在荧光屏上形成影像的检查方法。优点是简单易行，可多方位不同角度观察器官的动态和功能变化及病变的形态，并立即得出结论，检查费用较低。主要缺点是影像对比度和清晰度较差，不易发现细微病变。且不能留下永久的客观记录。目前临床多用于胃肠道钡剂造影、子宫输卵管及静脉肾盂造影检查。

(2)传统 X 线摄片：是利用透过人体被检查部位的 X 线使胶片感光形成影像的检查方法。可用于胸部、腹部、四肢、骨盆及脊柱的检查。其优点是影像对比度和清晰度较好，可作为客观记录保存，便于分析对比、集体讨论和复查比较，接受 X 线照射时间短，机体发生损害可能性小。缺点是检查范围受胶片大小限制，是单方位、瞬时影像，难以了解动态功能的改变，操作较复杂，费用较高且不能立即得出结论。

(3)数字 X 线成像(DR)：目前临床应用广泛，是将普通的 X 线装置同电子计算机结合起来，使 X 线成像由模拟图像转换成数字图像的成像技术。数字化图像质量优于传统 X 线图像，图像处理系统可调节影像对比，得到最佳的视觉效果，图像信息可制成照片或由光盘存储，可输入图像存储与传输系统(PALS)。数字化图像对骨结构、软组织的显示和胃肠黏膜皱壁的显示均优于传统的 X 线图像，对肺部结节性病变的检出率高于传统的 X 线图像。

2.X 线特殊检查

X 线特殊检查是指利用特殊装置进行 X 线摄影，目前只有软线摄影还在应用。软线摄影也称钼靶 X 线摄影。软线是指管电压在 40 kV 以下低能量的 X 线，易被软组织吸收，有利于观察软组织特别是乳房的形态变化以及肿瘤等疾病，适用于乳腺癌的普查。

3.造影检查

人体组织结构密度上的差别所产生的 X 线影像对比称为自然对比。对于缺乏自然对比的组织或器官,人为地引入一定量的物质,使其密度高于(如硫酸钡、碘剂等)或低于(如空气等)周围正常的组织或器官,使之产生人工密度差,形成黑白或明暗对比影像,称为人工对比。

造影检查是将造影剂(也称对比剂)引入缺乏自然对比影像的器官内或其周围间隙,使之产生人工对比,形成黑白明暗对比影像,以显示器官形态结构和功能的方法。常用的有消化道造影、胆道造影、泌尿系统造影、心血管造影等。

(1)造影剂分类:造影剂按其密度高低分为高密度造影剂(主要为钡剂和碘剂)和低密度造影剂(空气、氧气及二氧化碳等),后者现临床已很少用。

1)钡剂:为医用硫酸钡粉末,主要用于消化道造影,并可用气钡双重造影,提高疾病诊断正确率。

2)碘剂:主要为有机碘剂,包括离子型(如泛影葡胺、胆影葡胺等)和非离子型(如碘普罗胺、碘海醇等)。主要用于心血管、尿路等造影检查和 CT 增强扫描,其中非离子型造影剂的毒副反应发生率较低,临床应用较广泛。

(2)造影方法:根据造影剂导入的途径不同分为直接导入和间接导入两种方法。

1)直接导入法:是造影剂通过人体自然腔道、瘘管和体表穿刺等注入体内的方法。包括口服法(如食管和胃肠道钡餐检查)、灌注法(如钡剂灌肠、逆行尿路造影及子宫输卵管造影等)以及穿刺注入或经导管直接注入气管或组织内(如支气管造影和心血管造影等)。

2)间接导入法(生理排泄法):是造影剂经口服或静脉注入等方式引入体内后,选择性地经某一器官的生理排泄、积聚和浓缩作用,暂时停留在其通道内,从而使器官显影的方法。如静脉尿路造影、胆道造影等。

(3)造影剂反应:任何一种造影剂,都有其毒副反应,尤其是含碘的注射用造影剂,因其直接、大量注入血管内,其不良反应发生得更快,也更明显。临床上根据其反应强度可分为:①轻度反应,如发热、发痒、恶心、皮疹;②中度反应,如寒战、发热、头痛、眩晕、胸闷、心悸、皮疹、呕吐;③重度反应,如胸闷、心悸、冷汗、面色苍白、意识丧失、血压下降等。婴幼儿、年老体弱、久病卧床、心肾功能不良、有造影剂过敏史者,造影剂反应一般比较强烈,发生率也高,这一类人称为高危人群,对此类人一般以用非离子型造影剂比较安全。

知识链接

碘剂过敏试验方法

1. 造影前静脉注射 30%造影剂 1 mL,观察 15 分钟,若出现结膜红肿、胸闷、气促、咳嗽、恶心、呕吐、皮肤瘙痒和荨麻疹,则为碘剂过敏试验阳性。

2. 造影前皮下注射 3%造影剂 0.1 mL,观察 20 分钟,若局部皮肤出现红肿,硬结,直径达 1 cm 以上者为阳性。

(五)X 线检查术前准备

1. 透视检查前准备

向患者说明目的及需要配合的姿势，消除患者进入暗室紧张心理；除去厚层衣服，除去透视部位影响 X 线穿透的物品。如发夹、饰物、膏药、敷料等。

2. 摄影检查前准备

向患者解释检查的目的、方法、注意事项；充分暴露被检查部位，说明胸腹摄片需屏气，并指导练习屏气 1~2 次；腹部平片摄影时应清洁肠道、消除气、粪对摄片质量的影响；病重者应有临床医护人员监护。

3. 造影检查准备

向患者做必要解释，取得合作；了解患者有无禁忌证，如严重心、肺疾病或过敏体质；备齐各类急救用物和药物，如肾上腺素，糖皮质激素、氧气等；碘造影者，术前作碘过敏试验。

4. 支气管碘油造影

术前 3 天口服祛痰药及体位引流，尽量将痰排出；术前 1 天作碘剂和普鲁卡因过敏试验；术前禁食 3 小时；术前 1 小时服地西泮 5 mg；术前 30 分钟皮下注射阿托品 0.5 mg。

5. 心血管造影

术前 1 天作碘、普鲁卡因、PNC 皮试；穿刺处备皮；术前 3 小时禁食；术前 30 分钟口服巴比妥 0.1 g；术前联接心电监护及吸氧装置；术中密观患者反应，必要时予以急救。

6. 胃肠钡餐

术前 3 天，禁服影响胃肠功能药物及含铋、镁、钙等重金属药物；禁食 10 小时以上，幽门梗阻患者应先洗胃；钡灌肠前 1 天摄少渣半流质饮食，下午及晚间饮水 1000 mL 或导泻；检查日早餐禁食，检查前 2 小时作彻底清洁灌肠。

7. 静脉肾盂造影

造影前三天禁服含重金属药物，造影前 1 天用碘过敏试验，摄无渣或少渣、少胀气食物；造影前一晚服用番泻叶导泻，禁水 6 小时；清洁灌肠；碘过敏，肾肝严重损害，心衰为禁忌。

8. 脑血管造影

造影前 1 天作碘过敏试验，普鲁卡因试验；造影前查出血和凝血时间；造影前禁食 4~6 小时；术前 30 分钟服巴比妥 0.1 g，皮下注射阿托品 0.5 mg。

(六)X 线的防护

X 线照射量在容许范围内，一般对人体很少产生影响，但过量照射会给人体带来辐射危害。因此，必须做好工作人员和患者的防护工作。可遵循以下防护原则：①时间防护，尽量缩短受照时间；②距离防护，增大人体与 X 线源的距离，以减少受照量；③屏蔽防护，常用铅或含铅的物质作为屏障以吸收不必要的 X 线。对于被检查者应选择恰当的 X 线检查方法，控制照射次数和范围，设计正确的检查程序，尤其重视对孕妇、小儿患者的防护。同时也要注意对其周围人员的防护，尽量避免不必要的照射。放射工作者应遵照国家有关放射防护卫生标准的规定，正确进行 X 线检查操作，认真执行保健条例。

二维码7-1

> **高频考点** ▶
> 1. X 线检查中的防护。
> 2. X 线检查前的准备工作。

二、X射线检查的临床应用

X线检查是影像诊断学的一个主要组成部分。具有成像清晰、经济、简便等优点，尤其在骨关节、胃肠道疾病的影像学检查中起着重要作用，并不能被其他先进的影像检查技术如CT、MRI完全取代。因此，X线诊断仍然是影像诊断中最常用和最基本的方法。

（一）呼吸系统

正常胸部X线影像可显示胸壁、横膈、纵隔、肺部、心脏、大血管等几个部分的投影（图7-1）。

1.正常X线胸片

（1）肺野

充满气体的两肺在胸片上所显示的均匀一致较为透明的区域称为肺野。为了便于标明病变位置，可人为地将两侧肺野划分为九个区域，即沿胸廓自内向外纵行分为三等份，分别称为内、中、外带，于第2、4肋前端下缘各画一水平线，又将其分成上、中、下野（图7-2）。

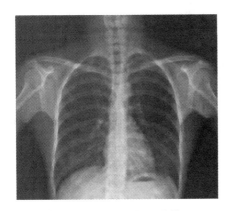

图7-1 正常胸部X线片

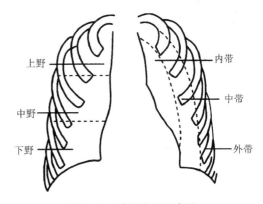

图7-2 肺野分区示意图

（2）肺纹理

在充满气体的肺野，可见自肺门向外呈放射分布的树枝状影，称为肺纹理。由支气管、肺动脉分支、肺静脉属支及淋巴管构成，主要成分是肺动脉分支。在正位胸片上，肺纹理自肺门向肺野中、外带延伸，逐渐变细。下肺野纹理较上肺野多而粗，右下肺纹理较左下肺纹理多而粗。

（3）肺门

肺门影即解剖学上肺根部的投影。由肺动脉、肺静脉、支气管及淋巴组织构成。正位胸片上，肺门位于两肺中野内带第2~4前肋间处，左侧比右侧高1~2 cm。右肺门分上下两部，上部由上肺静脉、上肺动脉及下肺动脉干后回归支组成，下部由右下肺动脉干构成，正常成人宽度不超过15 mm。肺门上下两部之间的夹角称肺门角。左肺门主要由左肺动脉及其分支和上肺静脉及其属支构成。

（4）肺叶、肺段、肺小叶

1）肺叶：肺叶由叶间胸膜分隔而成，右肺有水平裂与斜裂，将肺分为上叶、中叶与下叶。左肺只有斜裂，其前上方为上叶，后下方为下叶。

2）肺段：每个肺叶由 2~5 个肺段构成，各有其单独的支气管，肺段的名称与相应的支气管一致。正常情况下，X 线检查不能显示肺段的界线，但可确定其大致位置。

3）肺小叶：每个肺段由许多肺小叶组成，每个小叶支气管分出 3~5 支终末细支气管，每支终末支气管支配小叶的一部分称为腺泡，其直径约 6 mm，是 X 线片上能识别的最小肺实质单位，也是肺部病理改变的基本单位。

（5）胸廓

胸廓包括软组织和骨骼，正常时两侧胸廓对称。

1）软组织：胸片上显示较清楚的软组织影有胸锁乳突肌、胸大肌、女性乳房影等。

2）骨骼：骨性胸廓由胸骨、胸椎、肋骨、锁骨及肩胛骨组成。

正位胸片上胸骨、胸椎均与纵隔影重叠。肋骨位于两侧，后段呈近水平向外走行，前段从外上向内下走行。第 1~10 肋骨前端为肋软骨与胸骨相连，软骨未钙化时不显影，钙化后形成斑点或斑片骨性致密影。

（6）纵隔

纵隔位于胸骨之后，胸椎之前，上为胸廓入口，下为横膈，两侧为纵隔胸膜和肺门，其中包括心脏、大血管、气管、主支气管、食管、淋巴组织等。胸片上除气管及主支气管可辨别外，其余纵隔结构缺乏对比，只能观察其与肺部邻接的轮廓。

（7）横膈

由薄层肌腱组织构成，分左右两叶，介于胸、腹腔之间，呈圆顶型，右膈比左膈高 1~2 cm，周边附着于肋骨、胸骨和腰椎，其上、下面各为胸膜和腹膜所覆盖。膈在外侧及前、后方与胸壁相交形成肋膈角，在内侧与心形成心膈角。后外肋膈角深而锐利。平静呼吸时，膈运动幅度为 1~2.5 cm，深呼吸时可达 3~6 cm，两侧大致对称。

> **高频考点** ▶ 1.肺野、肺门和肺纹理的概念。
> 2.肺气肿、肺不张、肺实变、肺内空洞、胸腔积液、气胸的 X 线表现。

2. 常见病变 X 线表现

（1）支气管阻塞性改变

1）阻塞性肺气肿：是指终末细支气管以远的含气腔隙过度充气、异常扩大，可伴有不可逆性肺泡壁的破坏。分为局限性和弥漫性两种；局限性阻塞性肺气肿的 X 线表现为局限性透亮度增加，肺纹理稀疏，纵隔向健侧移位，患侧横膈下降。弥漫性阻塞性肺气肿的 X 线表现为两肺透亮度增加，肺纹理稀疏，肋间隙增宽，肋骨走向水平，膈位置降低，常伴有肺大疱等（图 7-3）。

2）阻塞性肺不张：为支气管腔内完全阻塞、腔外压迫或肺内瘢痕组织收缩引起，以支气管阻塞最为多见。

阻塞性肺不张 X 线表现为（图 7-4）：①不张的肺叶密度增高，体积缩小；②叶间裂向心性移位；③纵隔向患侧移位（心脏、气管）；④肺门向患部移位；⑤邻近肺叶出现代偿性肺气肿；⑥肋间隙变窄；⑦膈肌升高。

（2）肺部基本病变X线表现

1）渗出与实变：肺实变指终末细支气管以远的含气腔隙内的空气被病理的液体、细胞或组织所替代，渗出性病变是肺实变常见的原因之一，多见于肺炎，也可见于浸润型肺结核、肺挫伤、肺出血等。渗出性病变X线上表现为密度略高，较均匀的云絮状影，边缘模糊（见图7-5）。实变的X线表现为片状致密影。渗出与实变见于大叶性肺炎、支气管肺炎、浸润型肺结核等。

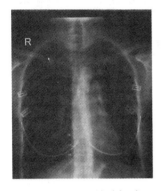

图7-3　阻塞性肺气肿

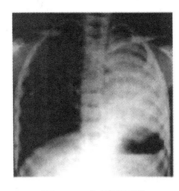

图7-4　左侧肺不张

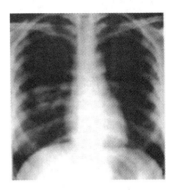

图7-5　右侧肺渗出性病变

2）增殖：肺的慢性炎症在肺组织内形成肉芽组织，为增殖性病变。病变与周围正常肺组织分界清楚。病灶一般不大，可为腺泡大小的结节，密度较高、边缘较清楚，无融合趋势。增殖性病变常见于肺结核、各种慢性肺炎及肉芽肿性肺炎。

3）纤维化：为肺部慢性炎症或增殖性病变在修复愈合过程中，纤维成分逐渐替代细胞成分形成瘢痕，肺的纤维化分为局限性和弥漫性。X线表现为局限性条索状影，密度高，走行僵直、紊乱，其形态和分布与正常肺纹理不同。见于肺炎、肺脓肿和肺结核等（图7-6）。弥漫性纤维化表现为紊乱的条索状、网状或蜂窝阴影：多见于弥漫性间质肺炎、尘肺、特发性肺间质纤维化、放射性肺炎及结缔组织病等。

4）钙化：一般发生于退行性病变或坏死的组织内。其X线表现为密度很高边缘清晰锐利、大小形状不一的阴影，可为斑点状，团块状或球形，呈局限或弥散分布，见于肺结核钙化、矽肺钙化等。

5）结节与肿块：呈圆形、类圆形或不规则密度增高影，病灶直径小于等于3 cm称结节，大于3 cm称肿块，直径小于1 cm称小结节，多见于肺结核球、矽肺、肿瘤等。良性肿瘤多有包膜，X线表现为密度高，边缘光滑的球形块状影（图7-7）。恶性肿瘤多无包膜，呈浸润性生长，X线表现呈分叶状，边缘不规则，有细毛刺特征的块状影，靠近胸膜可见胸膜凹陷征。

6）空洞与空腔：空洞为肺内组织发生坏死后经引流支气管排出所形成。根据病理变化可分为虫蚀样空洞（无壁大片坏死组织的空洞，多见于干酪样肺炎）；薄壁空洞（洞壁薄，多≤3 mm，多见于肺结核）和厚壁空洞（洞壁>3 mm，空洞周围有高密度实变区，多见于慢性肺脓肿、肺癌。见图7-8）。空腔是肺内生理腔隙的病理性扩大，肺大疱、含气肺囊肿等都属空腔，空腔壁一般较薄（小于1 mm），合并感染时，空腔壁可增厚。

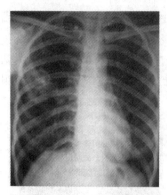

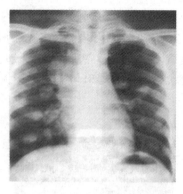

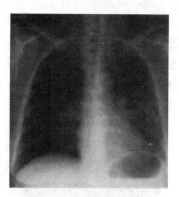

图 7-6　慢性纤维空洞型肺结核　　图 7-7　多发转移性肺癌(肿块)　　图 7-8　肺脓肿(空洞)

(3)胸膜病变

1)胸腔积液

多种疾病可累及胸膜产生胸腔积液,不同的病因可产生不同性质的积液;X 线检查能明确积液的存在,但不能区分积液的性质。

①游离性胸腔积液:少量积液首先积聚于位置最低的后肋膈角,站立后前位检查难以发现。当液体量近 250 mL 左右时,站立后前位检查显示肋膈角变钝、变浅或变平。随液体量增加可依次填塞外侧肋膈角,掩盖膈顶,呈外高内低的弧形凹面,其上缘在第 4 肋前端以下(图 7-9)。中等量积液上缘在第 4 肋前端平面以上,第 2 肋前端平面以下,中下肺野呈大片致密影。大量积液上缘达第 2 肋前端以上,患侧肺野呈大片致密影,仅在肺尖部可见透明影。常伴有纵隔向健侧移位,肋间隙增宽及隔肌下移等。

②局限性胸腔积液:包裹性胸腔积液多发生在胸下部侧后胸壁,偶发于前胸壁及肺尖。切线位时显示自胸壁向肺野突出的半圆形或扁丘状阴影,其上下缘与胸壁的夹角呈钝角,密度均匀,边缘清楚,常见于结核性胸膜炎。

③叶间积液为局限于水平裂或斜裂的积液,表现为叶间裂部位的边缘清楚、密度均匀的梭形阴影。

④肺底积液:为位于肺底与膈之间的胸腔积液,以右侧多见。被肺底积液向上推挤的肺下缘呈圆顶形,易误诊为膈升高。

2)气胸与液气胸:

因各种原因造成脏层或壁层胸膜破裂,导致空气进入胸膜腔内,称为气胸。胸膜腔内液体与气体同时存在称为液气胸。气胸 X 线表现为肺与胸壁之间出现透亮区,无肺纹理。被压缩的肺组织向肺门萎缩,边缘呈细线状致密影,纵隔向健侧移位,肋间隙增宽。见于自发性气胸、创伤性气胸等(图 7-10)。液气胸时立位片可见气液面,严重时气液面横贯胸腔:如脏、壁层胸膜粘连,也可形成局限性或多房性液气胸。

二维码7-2

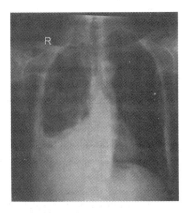

图 7-9 胸腔积液

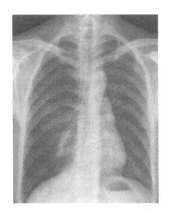

图 7-10 气胸

(二)循环系统

1. 正常 X 线表现

心脏、大血管居于两肺之间,大部分边缘与肺相邻,故而具有自然对比,但由于心脏各房室的投影在平片上重叠,因此常采用心脏三位片即后前位、右前斜位和左前斜位的观察来获得完整的心脏立体概念(见图 7-11)。

(1)后前位

心右缘分两段,上段为上腔静脉和升主动脉的投影,下段为右心房的投影;心左缘可分为三段,上段为主动脉弓与降主动脉起始部,中段为肺动脉段和左心耳,下段为左心室。

(2)左前斜位

前缘为升主动脉、右心房、右心室;后缘上部为左心房,下部为左心室,其与脊椎前缘相近。

(3)右前斜位

前缘为升主动脉、肺动脉干前缘、右心室,后缘为气管、上腔静脉、左心房以及右心房。

(4)左侧位

前缘为升主动脉、肺动脉段及右心室,后缘为左心房和左心室。

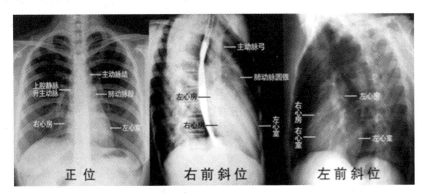

图 7-11 心脏大血管的正常投影

2.常见病变X线表现

(1)心脏增大:心脏增大包括心壁肥厚和(或)心腔扩大,是心脏疾病的重要征象。

1)左心房增大:常见于风湿性心脏病二尖瓣狭窄。X线表现为:心外形呈梨形心(图7-12),右小缘出现双房影,左心缘出现四个弧,压迫支气管使左、右支气管分叉角度增大;左心室缩小、右心室增大及右心缘膨出;肺动脉段膨出;偶尔可见二尖瓣钙化影。

2)左心室增大:常见于高血压性心脏病。早期高血压患者并不引起明显的心增大和外形改变。长期血压持续增高,可发生左心室肌肉肥厚。X线表现为:心尖向左下移位,相反搏动点上移;腰凹陷,心影呈靴形(图7-13),在左前斜位上见左室缘膨隆,常同脊柱影重叠。

3)右心房增大:常见于心力衰竭及先天性心脏病。X线表现为:后前位右心缘下段右凸;左前斜位心前缘上段向上或下凸出;上下腔静脉扩张。

4)右心室增大:常因循环阻力增加所致。X线表现为:左前斜位心前缘前凸,心前间隙变小;后前位心尖圆隆上翘;右前斜位心前缘凸出,心前间隙变小;肺动脉段凸出。其中,肺动脉段凸出为右心室增大的重要间接征象。

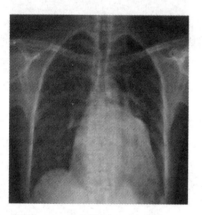 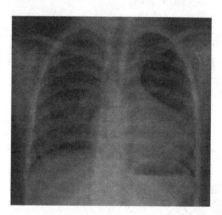

图7-12 二尖瓣型心脏(梨形心)　　　　图7-13 主动脉型心脏(靴形心)

(2)心包病变:

1)心包积液:中等量以上的积液,心影向两侧普遍增大,如烧瓶状,严重者可呈球形(见图7-14),透视下心脏搏动减弱或消失。

2)心包增厚:可见心缘异常,上腔静脉增宽和肺淤血等征象,透视下心脏搏动减弱或消失。

3)心包钙化:可见蛋壳样钙化包绕心影。

4)心包肿块:X线检查不易直接发现肿块,常表现为心包积液。

(3)肺循环异常

1)肺动脉异常:

①肺充血:指肺动脉血流量增多。常见于甲状腺功能亢进症、贫血、左向右分流的先天性心脏病等。主

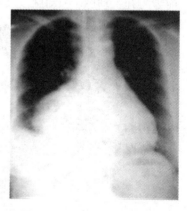

图7-14 心包积液(烧瓶心)

要表现为肺动脉分支成比例地增粗且向外周伸展，边缘清晰锐利，肺野透明度正常。

②肺动脉高压：常见于肺心病、先天性心脏病肺血流量增多及肺栓塞等。主要表现为肺动脉段突出，肺门区动脉大分支扩张而外周分支变细，两者之间有一突然分界，即肺门截断现象或残根样表现。

③肺少血：多见于三尖瓣狭窄、肺动脉狭窄。主要表现为肺野透亮度增加，肺门动脉变细，肺动脉纹理稀疏、变细。

2)肺静脉高压：病因有二尖瓣狭窄、主动脉瓣狭窄和肺静脉狭窄等。X线表现为：

①肺淤血：肺野透明度减低；肺门增大、边缘模糊；上肺静脉扩张而小静脉、下肺静脉正常或变细；肺纹理增多、增粗且边缘模糊。

②间质性肺水肿：出现间隔线，为肋膈区长 2~3 cm、宽 1~3 cm 的水平线。

③肺泡性肺水肿：表现为两肺广泛分布的边缘模糊的斑片影，重者聚集在肺门区形成"蝶翼状"阴影，短期内变化迅速是间质性肺水肿的重要特征。

高频考点 ▶
1. 心室增大的 X 线表现。
2. 心脏形态异常的 X 线表现。

(三)消化系统

1. 正常 X 线表现

腹壁及腹腔内器官缺乏自然对比，正常腹部平片显示的内容较少，主要包括腹壁、骨盆的骨性支架和腹壁软组织等。消化系统 X 线检查的方法和评价见表 7-2。

表7-2 消化系统 X 线检查的方法与评价

分类	方法	评价
普通检查	透视和摄片	主要用于急腹症和不透 X 线的异物检查
造影检查	胃肠道造影	①常用气钡双重造影，口服钡餐造影主要检查食管、胃和小肠的病变
		②结肠气钡双重造影主要检查大肠和回盲部的病变
		③疑有胃肠道穿孔，禁用钡剂，改用有机碘水溶液对比剂

(1)腹壁及盆壁

腹膜外间隙及器官周围的软组织，于平片上显示为黑灰影。在腹部前后位片上，两侧胁腹壁的内侧，腹膜外脂肪层清晰可见，上起第 10 肋骨下缘，向下延伸至达髂凹而逐渐消失，称胁腹线。由于肌鞘内脂肪组织的对比，脊柱两侧的腰大肌、盆壁内侧的闭孔内肌等显示良好。

(2)实质脏器

肝、脾、肾等呈中等密度，借助于器官周围或邻近存在脂肪组织和相邻充气胃肠的对比，在腹部平片上，可显示肝、脾、肾的轮廓、大小、形状和位置。肝脏上缘和右膈面相靠近，肝下缘与肝外缘相交形成肝角，多呈锐角，脾上极与左侧膈影相融合而显示不清，下极较圆钝。两肾沿腰大肌上部两侧排列，右肾略低于左肾。胰腺不易显示。子宫仅偶尔显影，位于膀胱上缘上方，呈扁圆形软组织密度影。

（3）空肠脏器

胃肠道、胆囊、膀胱等脏器为中等密度。胃、十二指肠球部及结肠内含有气体，腹部平片可显示部分内腔。小肠除婴幼儿可有积气以外，一般充满食糜及消化液，与肠壁同属于中等密度，缺乏自然对比而不易显示。膀胱和胆囊周围有较少量脂肪，偶可显示其部分边缘。

2. 常见病变 X 线表现

（1）狭窄或扩张

1）狭窄：当消化道发坐炎症、粘连、肿瘤、痉挛或发育不良等病变时，消化道管腔会产生局部的狭窄，而狭窄近侧的管腔则扩张。良性狭窄特征：狭窄段管壁光滑、柔软，与非狭窄段分界不清。恶性狭窄特征：狭窄段管壁粗糙、僵硬，与非狭窄段分界清楚。

2）扩张：①梗阻性扩张：见于狭窄以上管腔；②非梗阻性扩张：肠壁张力降低，见于肠麻痹，食管静脉曲张；当消化道发坐炎症、粘连、肿瘤、痉挛或发育不良等病变时，消化道管腔会产生局部的狭窄，而狭窄近侧的管腔则扩张。

（2）充盈缺损

由于病变向消化道管腔内突出，导致其不能被造影剂充盈形成的缺损称为充盈缺损。可根据其边缘的规则与否来判断病变的良恶性，边缘光滑者为良性病变，反之则为恶性病变（图 7-15）。

（3）龛影

由于病变侵袭胃肠道，导致溃烂部分被造影剂填充而形成向腔外突出的阴影称为龛影，龛影是消化性溃疡的 X 线征象（图 7-16）。

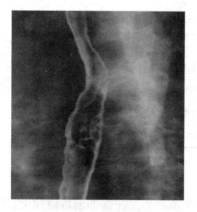

图 7-15　充盈缺损

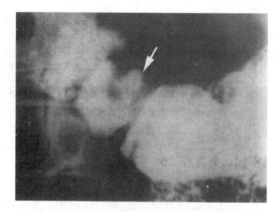

图 7-16　龛影

（4）黏膜皱襞改变

病变侵袭黏膜及黏膜下，如发生消化系统恶性肿瘤、慢性胃溃疡时，会导致以下改变：①黏膜皱襞破坏：黏膜皱襞消失或中断，多见于恶性肿瘤；②黏膜皱襞增宽或纡曲：黏膜的透明条纹影增宽，伴皱襞的纡曲和紊乱；③黏膜皱襞纠集：表现为黏膜皱襞从四周向病变区集中，呈放射状，多为慢性溃疡瘢痕收缩引起。

3. 常见疾病 X 线表现

（1）食管静脉曲张

常见于肝硬化。典型 X 线表现为食管黏膜增宽、纤曲，呈串珠状或蚯蚓状充盈缺损。管壁边缘呈锯齿状，食管壁柔软(图 7-17)。

（2）胃、十二指肠溃疡

1）胃溃疡：直接征象是龛影，多见于胃小弯，龛影在切线位呈乳头状或锥形，密度均匀，边缘整齐光滑(图 7-18)。轴位像观察表现为圆形或类圆形钡斑，边缘光滑整齐，龛影口部常有一圈黏膜水肿所形成的透明带，形成 3 个征象即黏膜线、项圈征、狭颈征。慢性瘢痕收缩，造成黏膜纠集。胃溃疡的间接征象有痉挛性改变、胃蠕动增强或减弱、胃变形和狭窄。

2）十二指肠溃疡：多发生在十二指肠球部。直接征象是龛影，但更常见的是球部溃疡本身不显示，只表现为球部变形、狭窄球部溃疡还可出现其他征象，可有黏膜皱襞纠集、球部激惹征等(图 7-19)。

（3）胃癌

可发生在胃的任何部位。X 线表现：①充盈缺损：形态不规则，多见于蕈伞型胃癌。②胃腔狭小、胃壁僵硬、蠕动消失，多见于浸润型胃癌(图 7-20)。③腔内龛影：多呈不规则的半月形，常见于溃疡性胃癌。④可见黏膜皱襞破坏，肿瘤部位蠕动消失。

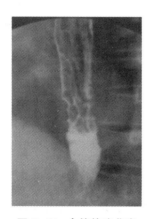

图 7-17 食管静脉曲张

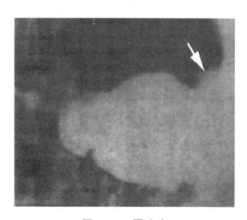

图 7-18 胃溃疡

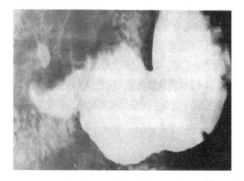

图 7-19 十二指肠溃疡

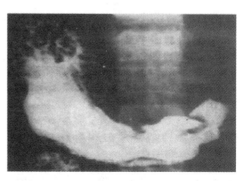

图 7-20 胃癌

（4）肠结核

好发于回盲部。X线表现：①溃疡型：病变肠管痉挛收缩，肠管轮廓不整齐呈锯齿状，可见小龛影，局部钡剂不能正常停留（呈跳跃征），黏膜皱襞增粗、紊乱；②增殖型：病变肠管狭窄、缩短和僵直，黏膜皱襞增粗、紊乱，可见多个小息肉样充盈缺损。

（5）结肠癌

好发于结肠和乙状结肠。X线检查主要采用钡剂灌肠检查，表现为肠腔内不规则充盈缺损，局部不规则性肠管狭窄，肠壁僵硬。也可见较大的不规则龛影，黏膜皱襞破坏消失。

（6）胃肠道穿孔

胃肠道穿孔是最常见的急腹症，常继发于溃疡、外伤、炎症及肿瘤，以胃、十二指肠溃疡穿孔最常见。X线表现为膈下游离气体，提示胃肠道穿孔。仅在立位显示。须与间位结肠（正常变异）鉴别。间位结肠与膈下游离气体的区别：气腔密度不均匀，"膈"较厚，肝上缘轮廓模糊。

（7）肠梗阻

肠梗阻是指肠内容物不能正常运行或通过发生障碍的状态，按梗阻的原因不同，可分为机械性肠梗阻、动力性肠梗阻和血运性肠梗阻；按有无肠壁的血运障碍又可分为单纯性肠梗阻和绞窄性肠梗阻；立位X线影像表现见肠腔扩张、积气积液、立位片可见高低不平的气液平面。

高频考点▶　充盈缺损及龛影的临床意义。

（四）骨骼与关节系统

1. 正常 X 线表现

（1）骨骼

1）小儿长骨：一般有 3 个以上骨化中心，一个在骨干，另外的在骨的两端。小儿长骨的主要特点是有骺软骨，且未完全骨化，分为骨干、干骺端、骺及骺板等部分（图 7-21）。

2）成人长骨：成人骨发育完全，骺与干骺端已愈合，骺线消失，故成人管状骨分为骨干和骨端（图 7-22）。骨端为管状骨两端较粗大部分，有一薄层密质骨为骨性关节面，表面覆有一层软骨，称为关节软骨，X 线上不能显示关节软骨。

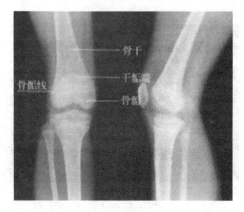

图 7-21　小儿长骨

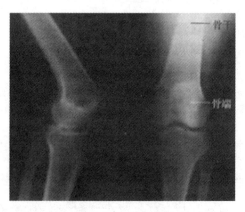

图 7-22　成人长骨

3)脊柱：由脊椎和其间的椎间盘所组成。除第 1 颈椎外，每个脊椎分为椎体和椎弓两部分。椎弓由椎弓根、椎弓板、棘突、横突和关节突构成。同侧上下两个关节突构成脊椎小关节，有关节软骨和关节囊。

在正位片上（见图 7-23），椎体呈长方形，从上至下依次增大，主要由松质骨构成，纵行骨小梁比横行骨小梁明显，周围为一层致密的骨皮质，密度均匀、轮廓光滑。椎体两侧有横突影，在横突内侧可见椭圆形环状致密影，为椎弓根横断面投影，称为椎弓环。在椎弓根的上下方分别为上、下关节突的影像，椎弓板由椎弓根向后内延续，在中线联合成棘突，投影于椎体中央的偏下方，呈尖向上类三角形的线状致密影，大小与形态可有不同。

在侧位片上（见图 7-24），椎体也呈长方形，在椎体后方，椎管显示为纵行的半透明区，椎弓板位于椎弓根与棘突之间。上、下关节突分别起于椎弓根与椎弓板连接处之上、下方，下关节突在下个脊椎上关节突的后方，椎间盘的纤维软骨板、髓核及周围的纤维环系软组织密度，呈宽度匀称的横行半透明影，称为椎间盘。椎间孔居相邻椎弓、椎体、关节突及椎间盘之间，呈半透明影。

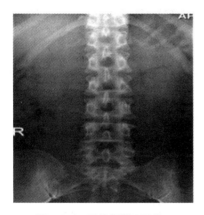

图 7-23　正常腰椎（正位）

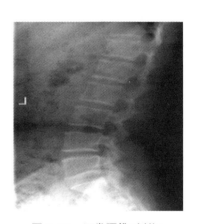

图 7-24　正常腰椎（侧位）

（2）四肢关节

是由骨端、关节软骨和关节囊构成，如图 7-25。平片上，关节软骨、关节囊均为软组织密度而不显示，相对骨端之骨性关节面之间呈半透明间隙，称之为关节间隙。骨性关节面光滑，相互对称，宽度均匀。关节间隙在儿童期因骺软骨不显影而显示增宽，随着年龄的增加而逐渐变窄，直至成为成人的宽度。

2.基本病变 X 线表现

（1）骨骼的基本病变

1）骨质疏松：是指一定单位体积内正常钙化的骨组织减少，即骨的有机成分和钙盐均减少，但比例不变。组织学变化是骨皮质变薄，哈氏管扩大和骨小梁减少。X 线上主要表现为骨密度减低，长骨可见骨小梁变细、变少、间隙增宽，骨皮质出现分层和变薄现象，如图 7-26。

脊椎的椎体内结构呈纵行条纹，周围骨皮质变薄，严重时椎体内结构消失，椎体变扁。见图 7-27。常见于老年人、骨折后、感染、恶性肿瘤和营养不良等。

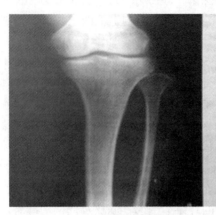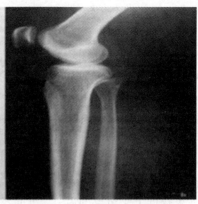

图 7-25　正常长骨和膝关节(成人正位、侧位)

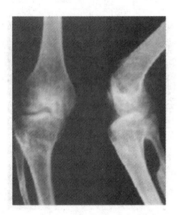

图 7-26　质疏松

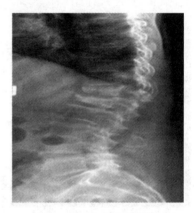

图 7-27　脊柱骨质疏松

2)骨质软化：指一定单位体积内骨的有机成分正常，而矿物质含量减少。因骨的钙盐减少而易发生软化。X线表现为骨密度减低，以腰椎和骨盆为明显。因骨组织内含有大量未经钙化的骨样组织导致骨小梁和骨皮质边缘模糊。严重患者有假骨折线形成，表现为宽径 1~2 mm 的光滑透明线，与骨皮质垂直，边缘稍致密，见图 7-28。好发于耻骨支、肱骨和股骨上段等。常见于佝偻病和骨质软化症。

3)骨质破坏：是指局部骨质被病理组织取代而造成骨组织的消失。骨松质和骨皮质均可发生破坏。X线上表现为由于骨质局限性密度减低，骨小梁稀疏消失而形成骨质损坏，其中全无骨质结构，见图 7-29。常见于急性炎症、肉芽肿、恶性骨肿瘤等或瘤样病变。

4)骨质坏死：是骨组织局部代谢停止，坏死的骨质称为死骨。早期骨结构和骨含量无任何变化，X线也无异常表现。死骨的X线表现为骨质局限性密度增高，见图 7-30。多见于慢性化脓性骨髓炎、外伤骨折及骨缺血性坏死等。

5)骨质增生：指单位体积内骨量的增多。骨皮质增厚、骨小梁增多、增粗，是成骨活动增加或破骨活动减少或两者同时存在所致。X表现为骨质密度增高，伴有或不伴有骨骼的增大；骨小梁增粗增多、密集；骨皮质增厚、致密。在关节面、脊椎的边缘见骨性赘生物(骨刺、骨桥、骨唇)等。

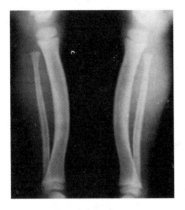
图7-28 骨质软化

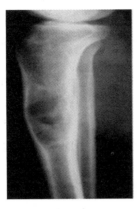
图7-29 骨质破坏(胫骨)

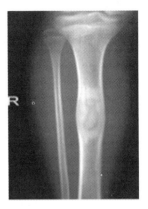
图7-30 骨质坏死

(2)关节的基本病变

1)关节肿胀：因关节积液或关节囊及其周围软组织充血、水肿、出血和炎症所致。X线表现为关节周围的软组织增厚，密度增高。大量关节积液时可致关节间隙增宽。

2)关节破坏：是关节软骨和其下方的骨性关节面骨质的破坏。当关节软骨破坏时，X线表现为关节间隙变窄，当骨性关节面破坏时，则出现相应区域的骨质缺损。关节间隙变窄和骨破坏的程度不同，严重者可致关节半脱位和变形。

3)关节退行性变：早期改变始于关节软骨，为缓慢发生的软骨变性、坏死和溶解，并逐渐被纤维组织或纤维软骨取代。X线表现为骨性关节面模糊、中断、消失。广泛软骨坏死表现为关节间隙狭窄，继而引起骨性关节面骨质增生硬化，并于骨缘形成骨赘，关节囊肥厚、韧带骨化。

4)关节强直：分为骨性强直和纤维性强直。骨性强直是关节明显破坏后，构成该关节的骨端由骨组织连接，关节失去活动功能。X线表现为关节间隙消失，有骨小梁连接两侧骨端。多见于急性化脓性关节炎愈合后。纤维性强直也是关节破坏的后果，关节活动消失，但X线上仍可见狭窄的关节间隙，而且无骨小梁贯穿。

3.常见疾病X线表现

(1)骨折

1)长骨骨折：骨折是骨或软骨结构发生断裂，骨的连续性中断。X线片上呈不规则的透明线，称为骨折线(图7-31)，在骨皮质显示清楚整齐，在骨松质表现为骨小梁中断、扭曲、错位。严重骨折可见骨骼弯曲变形，嵌入性或压缩性骨折表现为骨小梁紊乱，局部骨密度增高而不显示骨折线。根据骨折的程度分为完全性和不完全性；根据骨折的形状和走向分为线形、星形、横行、斜行和螺旋形等；根据骨碎片

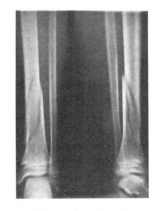
图7-31 胫骨下端骨折

的情况又可分为撕脱性、嵌入性和粉碎性骨折。依据骨折稳定程度分为稳定性和不稳定性骨折。

2)脊椎骨折：X线表现为椎体压缩呈楔形，前缘骨皮质嵌压。因断端嵌入而看不见骨折线，可见横行不规则线状致密带。在椎体前上方有分离的骨碎片，相邻上下椎间隙一般保持正常，严重时可并发脊椎后突成角、侧移，甚至发生椎体错位。

(2)关节脱位

关节外伤性脱位大都发生于活动范围较大，关节囊和周围韧带不坚强、结构不稳定的关节。以肩关节和肘关节常见。关节脱位可伴有骨折。

1)肩关节脱位：肩关节活动范围最大，关节囊与韧带相对薄弱、松弛，肩胛盂浅，易因外伤而脱位。分为肱骨头前脱位和后脱位，以前者多见。肩关节脱位常并发肱骨大结节或肱骨预骨折。

2)肘关节脱位：常为后脱位，多因肘关节过伸所致。尺骨与桡骨端同时向肱骨后方脱位，尺骨鹰嘴半月切迹脱离肱骨滑车。肘关节脱位常并发骨折，关节囊及韧带损伤严重。

`高频考点` ▶ 骨与关节常见病变的X线表现。

课后思考与练习

1. 下列哪一项不属于X线的特性(　　)

A.穿透性　　　　　　B.荧光效应　　　　　　C.感光效应

D.电离效应　　　　　E.电磁性

2. X线的哪种特性可致人体损害(　　)

A.穿透性　　　　　　B.荧光效应　　　　　　C.摄影效应

D.磁场效应　　　　　E.电离效应

3. 骨骼密度最高，在胶片上呈现(　　)

A.白色影像　　　　　B.黑色影像　　　　　　C.灰白色影像

D.灰黑色影像　　　　E.以上都不是

4. 渗出性病变的X线表现错误的是(　　)

A.密度稍高　　　　　B.较均匀的云絮状影　　C.边缘模糊不清

D.结节状或梅花瓣状影　E.与正常肺之间无清楚界限

5. 属生理排泄的造影检查是(　　)

消化道钡餐造影　　　B.胆囊造影　　　　　　C.子宫输卵管造影

D.心血管造影　　　　E.支气管碘油造影

6. 有关X片摄片前的准备错误的是(　　)

A.胸部摄片时须屏气　　B.充分暴露检查部位　　C.急腹症检查前应清洁肠道

D.外伤患者摄片时减少搬动

E.危重患者摄片时须有临床医护人员监护

7. 胃肠疾病的X线诊断方法，最主要的是(　　)

A.摄片　　　　　　　B.荧光透视　　　　　　C.硫酸钡造影

D.碘油造影　　　　　E.充气造影

8.骨关节的X线检查方法,最常选用(　　)

透视　　　　　　　　　　B.摄片　　　　　　　　　　C.造影

D.体层摄影　　　　　　　E.放大摄影

9.骨质疏松的X线表现为(　　)

A.骨骼变形　　　　　　　B.骨质破坏　　　　　　　　C.骨小梁模糊

D.骨密度减低　　　　　　E.骨质缺损

10.患者女,28岁,因咳嗽、胸痛入院。胸片检查显示右侧胸腔下部较均匀致密影,膈肌不清,致密影上缘呈外高内低的斜行弧线,该患者诊断可能是(　　)

A.肺结核　　　　　　　　B.肺炎　　　　　　　　　　C.气胸

D.胸腔积液　　　　　　　E.肺脓肿

11.患者男,25岁,2天前淋雨后出现咳嗽、咳痰。肺部X线检查见左下肺呈大片均匀的致密影,该患者的初步诊断为(　　)

A.肺结核　　　　　　　　B.胸膜炎　　　　　　　　　C.间质性肺炎

D.小叶性肺炎　　　　　　E.大叶性肺炎

12.患者男,57岁,慢性咳嗽、咳痰30余年。X线胸片显示两肺野透亮度增加,肺纹理纤细,心影狭长,膈肌位置下降,肋间隙增宽,可诊断为(　　)

A.气胸　　　　　　　　　B.液气胸　　　　　　　　　C.阻塞性肺不张

D.阻塞性肺气肿　　　　　E.胸腔积液

第二节　X线计算机体层成像(CT)检查

◆ 一、CT成像的基本原理及设备

(一)成像的基本原理

CT图像不同于X线图像,它是用X线束对人体某部一定厚度的层面进行扫描,透过该层面的X线,由对侧的探测器接收后,进行光电模/数转换,将模拟信号转换成数字信号,然后输入计算机进行数据处理,处理后的数据进行图像重建。重建图像再经数/模转换器将数字转换为由黑到白的不等灰度的小方块,即像素,并按矩阵排列,即构成CT图像,所以CT图像是重建图像。CT所显示的是断层解剖图像,其密度分辨率明显优于X线图像,从而显著扩大了人体的检查范围,提高了病变检出率和诊断的准确率。CT设备主要由扫描设备,信息数据存储运算系统,图像显示和存储系统构成。

(二)CT设备

CT主要由以下三部分组成。①扫描机架系统:由X线管、探测器和扫描架组成,用以扫描检查部位。②计算机系统:将扫描收集到的信息数据进行储存运算。③图像显示和存储系统:将经计算机处理、重建的图像显示在电视屏上或用照相机将图像摄下存储(图7-32)。

二、CT 图像特点

　　CT 图像是以不同的灰度来表示的，反映器官和组织对 X 线的吸收程度。黑影表示低吸收区，即低密度区，如肺部；白影表示高吸收区，即高密度区，如骨骼。但 CT 与 X 线图像相比，CT 具有高的密度分辨率。因此，人体软组织的密度差别虽小，也能形成对比而成像。这是 CT 的优点。所以，CT 可以更好地显示由软组织构成的器官，如脑、脊髓、肝胆、胰等。

　　CT 图像优于 X 线的地方在于不仅可以不同灰度显示其密度高低，还可以用组织对 X 线的吸收系数说明其密度高低，并可以量化。实际工作中用 CT 值表示吸收系数单位为 Hu。CT 值是以数值说明组织影像密度的高低，但不是绝对值，

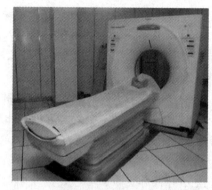

图 7-32　CT 扫描仪

而是以水为标准。即水的吸收系数为 1.0，CT 值定为 0Hu，人体中密度最高的骨皮质吸收系数最高，CT 值为+1000Hu，空气密度最低，定位-1000Hu。人体中密度不同的组织 CT 值居于-1000Hu～+1000Hu 之间，如软组织的 CT 值在+20Hu～+50Hu 之间，脂肪的 CT 值在-90Hu～-70Hu 之间。

　　另外，CT 图像是断层图像，常用的是横断面，通过 CT 设备上图像重建程序处理可获得重组冠状面、矢状面的断层图像。螺旋 CT 可作任意平面的图像重建和三维立体图像重建，可以更直观地显示正常结构及病变的立体方位。

三、CT 检查方法

(一)体位、层厚和层距的选择

　　根据检查目的、病情和受检部位，将被评估者按一定体位固定在检查床上。层厚一般在 5～10 mm，也可做 1～3 mm 薄层扫描。层厚越薄，图像越清晰，故扫描眼眶和蝶鞍等细致结构时采用薄层。层距为两个层面之间的间隔，如层厚和层距相等为连续扫描，层距小于层厚为重叠扫描，大于层厚为间隔扫描。

(二)扫描方法

1.普通扫描

亦称平扫，即不用造影剂，仅利用人体天然密度对比进行的检查方法。常规先行平扫。例如：急性脑出血、支气管扩张、肝囊肿和肾结石等，平扫即能诊断。

2.对比增强扫描

通过静脉给予含碘造影剂后再行扫描的方法，较为常用。血液内碘浓度增高后，血供丰富的器官或病变组织与缺乏血供的组织内碘的浓度形成密度差，可使某些病变显示更为清晰；可分为普通增强扫描、多期增强扫描、CT 血管成像和 CT 灌注成像。

3. CT 能谱检查

CT 能谱最显著的特征就是提供了多种定量分析方法与多参数成像为基础的综合诊断模式,如单能量图像、能谱图形等。

(三)图像后处理

应用计算机软件能够进行多种图像后处理,获得新的显示方式,以供观察和分析。螺旋 CT 所获得容积数据,经过计算机后处理技术,可获得三维立体仿真图像。包括:①再现技术,可获得被检查器官的三维立体 CT 图像,也可重组冠状、矢状乃至任意方位的断层图像及其他显示方式的图像;②CT 血管造影(CTA),于静脉内注入对比剂后进行血管造影 CT 扫描的图像重组技术,可立体显示血管影像,如脑血管、肾动脉、肺动脉、冠状动脉和肢体血管等;③仿真内镜(virtual endoscopy)显示技术,可模拟内镜检查的过程,即从一端向另一端逐步显示空腔器官的内腔,是将计算机技术与 CT 或磁共振成像结合而开发出的仿真内镜功能。几乎所有空腔器官都可行仿真内镜显示,无痛苦,易为患者所接受。

◇ 四、临床应用

CT 检查由于它的特殊诊断价值,已广泛应用于临床。但 CT 设备比较昂贵,检查费用偏高,对某些部位的检查、诊断价值,尤其是定性诊断,还有一定限度,所以不宜将 CT 检查视为常规检查手段,应在了解其优势的基础上,合理的选择应用。

1. 中枢神经系统疾病

诊断价值高,对脑的先天性疾病、颅内肿瘤、脑血管病、颅内感染性疾病、脑白质病及颅脑外伤等疾病检出效果好,临床应用广泛(见图 7-34、7-35)。尤其是创伤性颅脑急症诊断中属于常规和首选检查方法,可清楚显示脑挫裂伤、急性脑内血肿、硬膜外及硬膜下血肿、颅面骨骨折、颅内金属异物等,CT 更为敏感。CT 诊断急性脑血管疾病如高血压脑出血、蛛网膜下隙出血、脑动脉瘤及动静脉畸形破裂出血、脑梗塞等有很高价值,急性出血可考虑作为首选检查,但急性脑梗死特别是发病 6 小时内者,CT 不如 MRI 敏感。

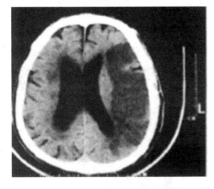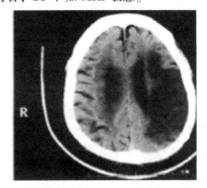

图 7-33　脑梗死

2. 头颈部疾病

对眶内占位性病变、乳突及内耳病变、鼻窦及鼻腔的炎症、息肉及肿瘤,鼻咽部肿瘤尤其是鼻咽癌、甲状腺肿瘤及颈部肿块等均有较好的显示能力。

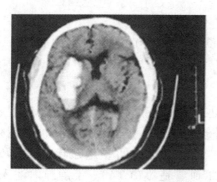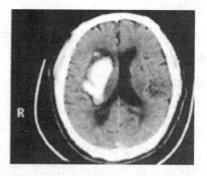

图 7-34　脑出血

3. 肺部疾病

采用造影增强扫描以明确纵隔和肺门有无肿块或淋巴结肿大、支气管有无狭窄或阻塞，对原发和转移性纵隔肿瘤、淋巴结结核、中央型肺癌等的诊断也很有价值。

4. 心血管系统疾病

可用于心包肿瘤、心包积液等的诊断，急性主动脉夹层动脉瘤CT有肯定的诊断意义，特别是增强扫描具有特征性表现，并可作定性诊断。

5. 腹部及盆部疾病

对肝、胆、胰、脾、腹膜腔及腹膜后间隙以及泌尿和生殖系统的疾病诊断很有帮助，尤其是占位性病变（图7-35）的诊断价值较大。胃肠病变腔外转移、邻近转移、远处转移时，CT也具有一定的诊断价值。

6. 骨、关节疾病

主要用于各种骨病、复杂部位的骨折、椎管内肿瘤及椎间盘突出（图7-36）等疾病的诊断。对于脊柱和骨髓的疾病，横断面CT可直接观察椎管狭窄变性，测量椎管大小，并探明引起椎管狭窄的原因。CT扫描可直接显示凸出于椎管或椎间孔的软组织块影。

6. 其他

由于CT检查时患者接受的射线量比X线摄影大，对人体的负面影响更多，因此乳腺检查中较少应用，而其对骨破坏与增生的细节成像优于X线，故可用于骨骼系统的检查。

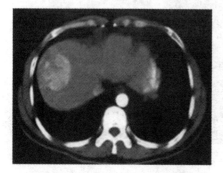

图 7-35　原发性肝癌（增强扫描）

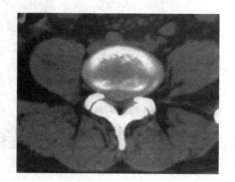

图 7-36　椎间盘突出（中央型）

◆ 五、检查前准备

(1)向被评估者说明 CT 是一种方法简单、迅速、参考价值高的检查方法。对身体无副作用，检查无痛苦与危险，帮助患者克服紧张和恐惧心理。

(2)准备好被评估者多种检查结果，如携带 X 线检查、B 超检查和化验结果，以便与扫描和诊断时参考。

(3)认真检查，并除去检查部位的金属饰物和异物，防止产生伪影。

(4)凡作增强者，检查前须禁饮、禁食 4 小时。检查前做碘过敏试验，试验阴性者方可行增强扫描检查。

(5)做头颅 CT 者，扫描前一天洗净头发，颈椎扫描时避免做吞咽动作；做胸、腹、盆腔 CT 者检查时，须穿无金属扣子的棉布内衣。

(6)肺与纵隔扫描者，需训练患者吸气与屏气，以免呼吸移动造成图像模糊。

(7)腹部 CT 检查前，1 周内不能进行消化道钡剂造影检查，以免残存的造影剂产生伪影，干扰 CT 图像质量；检查前禁食 4~8 小时；检查前 30 分钟口服碘造影剂 300~600 mL，检查时再追加 200 mL，使造影剂充盈胃、十二指肠及近端小肠。

(8)女性患者盆腔扫描前，阴道内置阴道塞或纱布填塞，以标记阴道位置。

(9)经 CT 预约登记后，请患者不要服用含金属和含碘的药物，不要做胃肠钡餐检查。如果在近期内做过钡餐检查请告诉登记处工作人员。

课后思考与练习

1.目前应用普遍，而且诊断价值较高的 CT 检查为(　　)

心脏及大血管疾病检查　　　　B.中枢神经系统疾病检查　　　C.骨与关节疾病检查

D.头颈部疾病检查　　　　　　E.胸腔和肺脏检查

2.下列疾病中，做 CT 检查意义不大的是(　　)

A.脑部疾病　　　　　　　　　B.肺部疾病　　　　　　　　　C.脊髓病变

D.心脏及胃肠道疾病　　　　　E.子宫及附件疾病

3.CT 的优点是(　　)

A.密度分辨率高　　　　　　　B.空间分辨力高　　　　　　　C.密度分辨率低

D.空间分辨力低　　　　　　　E.以上均不对

4.造影检查的目的是(　　)

A.增加器官组织的密度　　　　B.降低器官组织的密度

C.增加器官组织的自然对比　　D.增加器官组织的人工对比　　E.以上都对

5.常规 CT 的组成部分，正确的是(A)

A.计算机系统　　　　　　　　B.超导线圈　　　　　　　　　C.射频发射器

D.探头　　　　　　　　　　　E.主磁体

第三节 超声检查

案例导入

> 患者女，48岁。因右上腹部疼痛1小时入院。患者中餐进食了2个荷包蛋，约半小时后突然出现右上腹疼痛，呈阵发性绞痛，向右侧背部放射，难以忍受。遂来我院就诊。查体：痛苦表情，右上腹肌紧张，墨菲征阳性，未触及肝脾。既往有慢性胆囊炎病史。
>
> 思考：该患者适合做什么检查辅助疾病诊断？

超声成像（ultrasonography，USU）是依据超声的物理特性和人体器官组织声学特性，将二者相互作用产生的声学信息，经接收、放大、处理，形成波形、曲线或图像的成像技术，借以对人体组织器官的物理特性、形态结构与功能状态及病变进行诊断的非创伤性检查。

超声诊断学是在现代电子学发展的基础上，将雷达技术与声学原理相结合而应用于临床诊断的一门新兴的学科；因其操作简单、无痛苦、无创伤、可多次重复的特性而应用广泛，在医学影像诊断中占有重要的地位。

一、超声成像的基本原理

（一）基本原理

超声是波长短、频率高的机械波，用于医学上的超声频率为 2.2~10 兆赫（MHz）。与超声有关的物理特性包括：①指向性：超声需要在介质中传播，不同的介质，其声阻抗各有差异。超声在介质中呈直线传播，具有良好的指向性，这是超声检查的基础。②反射、折射与散射：当超声传过两种不同声阻抗的相邻介质界面时，会发生折射、反射和散射，从而显示不同组织的界面轮廓。③衰减与吸收：超声在介质中传播时声能逐渐减小，称之为衰减。不同组织对超声的吸收程度不同，主要与蛋白质和水的含量有关。④多普勒效应：即频移现象，是超声遇到运动的反射界面时，反射波的频率发生改变。因此，利用这一性质可探测心脏活动、血流方向和速度。

超声射入人体内，由表面到深部将经过具有不同声阻抗和衰减特性的组织和器官，产生不同的衰减和反射，这就是构成超声图像的基础。将接收到的回声根据其强弱，用明暗差异的光电依次显示于荧屏上，就可以显示出人体的断面超声图像称声像图（图7-37）。

超声设备（图7-38）主要由换能器、信息处理系统和显示器组成。换能器采用压电晶体，压电晶体既可将电能转为声能，又可将声能转为电能。因此，换能器兼有超声发生器和回声接收器的功能。换能器有线扫描、凸弧扫描和扇扫描，线扫描和凸弧扫描用于腹部脏器扫查，扇扫描用于心脏显像。

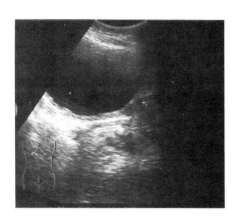

图 7-37　超声声像图

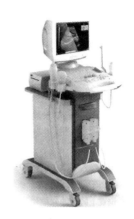

图 7-38　超声仪

超声波的产生是利用压电晶体的逆压电效应,当压电晶体受到仪器产生的高频交变电压作用时,压电晶体在厚度方向上产生胀缩现象,即机械振动,这个振动的晶片即成为超声波的声源。该振动引起邻近介质形成疏密相间的波,即超声波。超声波的接收是利用压电晶体的正压电效应。当回声信号作用于压电晶体上,相当于对其施加一个外力(机械能),在正压电效应晶体两边产生携带回声信息的微弱电压信号,这种电信号经过放大、处理之后,即显示出用于诊断的声像图。

(二)人体组织的声学分型

B 型超声图像是根据探头所扫查的部位构成的断层图像,改变探头位置可获得任意方位的图像。超声波经过不同正常器官或病变的内部,其内部回声分为无回声、低回声或不同程度的强回声。依据各种组织结构间的声阻抗差的大小以明(白)暗(黑)之间不同的灰度来反映回声的有无和强弱。无回声为暗区(黑影),强回声则为亮区(白影),从而分辨解剖结构的层次,显示脏器组织和病变的形态、轮廓和大小以及某些结构的物理性质。

1. 无回声

是超声波经过的区域没有反射,称为无回声的暗区(黑影)。

(1)液性暗区:均质的液体,声阻抗无差别或差别很小,不构成反射界面,形成液性暗区,如血液、胆汁、尿和羊水等。因此,血管、胆囊、膀胱和羊膜腔等脏器即呈液性暗区。胸腔积液、心包积液、腹水等也呈液性暗区。

(2)衰减暗区:肿瘤如巨块型癌,由于肿瘤对超声的吸收,造成明显时衰减而没有回声,出现衰减暗区。

(3)实质暗区:均质的实质,声阻抗差别小,可出现无回声暗区。肾实质、脾等正常组织和肾癌等病变组织可表现为实质暗区。

2. 低回声

实质器官例如肝脏、脾脏,内部回声为分布均匀的点状回声,在发生急性炎症,出现渗出时,其声阻抗比正常组织小,透声增高,出现低回声区(灰影)。

3. 强回声

(1)较强回声:实质器官内组织致密或血管增多的肿瘤,声阻抗差别大,反射界面增多,使局部回声增强，呈密集的光点或光团(灰白影)，如癌、肌瘤和血管瘤等。

　　2)强回声：介质内部结构致密，与邻近的软组织或液体有明显的声阻抗差，引起强反射。例如骨质、结石、钙化，可出现带状或块状强回声区(白影)，由于透声差，下方声能衰减，出现无回声暗区，及声影。

　　3)极强回声：含气器官如肺、充气的胃肠，因与邻近软组织之声阻抗差别极大，声能几乎全部被反射回来，不能透射，出现极强的光带。

◆ 二、超声检查的方法

(一)A 型超声诊断法

　　A 型超声诊断法是幅度调制型超声的简称，是最早和最基本的诊断方法。主要用于简单的解剖结构的线度测量，也可通过分析回波幅度的大小和形状判断组织的特征信息。因 A 型超声提供的不是形态学信息，故 A 型超声不属于医学影像学的范畴。

(二)B 型超声诊断法

　　B 型超声诊断法是将扫描深度叠加在显示器的垂直方向上，可清晰显示脏器外形与毗邻关系，以及软组织的内部回声、内部结构、血管与其他管道分布情况等。因此，B 型超声诊断法是目前临床使用最为广泛，也是最重要、最基本的一种超声诊断法。

(三)M 型超声诊断法

　　M 型超声诊断法是将单声束超声波所经过的人体各层解剖结构的回声以运动曲线的形式从时间上和空间上加以显示的一种超声诊断法。其图像纵轴代表回声界面空间位置关系和深度，横轴代表扫描时间。此法主要用于动态器官如心脏的观察。

(四)D 型超声诊断法

　　D 型超声诊断法即超声多普勒诊断法。当声源和接收器做相对运动时，声波的频率会发生变化，这种现象即多普勒效应。D 型超声诊断正是利用多普勒效应的基本原理探测血管、心脏内血液流动反射回来的各种多普勒频移信息，以频谱或色彩的形式显示，从而进行疾病诊断的一种方法。

知识链接

实时三维超声心动图

　　心实时三维超声心动图，是超声医学成像一项技术性的突破。可以实时显示心脏的立体形态。可以进行任意方向、任意层面的切割，使心脏的大小、立体结构和复杂空间关系得以完整显示。主要应用于对左室容量、质量指数和射血分数的评估；左室室壁运动异常的评估；左室运动同步化的评估；瓣膜功能和疾病的评估及先天性心脏病的评估。

三、超声检查前患者的准备

(一)肝、胆及胰腺常规检查

一般空腹进行，必要时饮水 400~500 mL，使胃充盈作为声窗，以使胃后方的胰腺和腹部血管等结构充分显示。需要评价胆囊收缩或了解胆管有无梗阻时，应备用脂肪餐。

(二)早孕、妇科、肾、膀胱和前列腺的检查

被评估者需与检查前 2 小时饮水 400~500 mL 憋尿以充盈膀胱。经阴道检查患者必须已婚，检查前排空膀胱，并于非月经期检查。经直肠超声检查前需进行清洁灌肠。

(三)婴幼儿和检查不合作者

可给予 10% 水合氯醛灌肠，待安静入睡后再行检查。

(四)腹部检查

检查前两日内避免行胃肠钡剂造影和胆系造影，因钡剂可能干扰超声检查。胃的检查需饮水和服胃造影剂，显示胃黏膜和胃腔。便秘者服泻药或灌肠，除去结肠内容物。

(五)心血管系统检查

心脏、大血管及外周血管常规检查一般不需特殊准备。但经食管超声心动图检查前需禁饮 8 小时以上，并需患者签署知情同意书，检查后 2 小时内禁饮。

(六)超声引导下穿刺

超声引导下穿刺包括怀疑有出血者，术前检测血小板计数、凝血酶原时间和活动度；禁食 8~12 小时；向被评估者说明与检查有关的并发症，征得被评估者或其家属知情、签字后方可进行检查。

四、超声检查的临床应用

超声检查无创伤、无痛苦、无电离辐射影响，无需使用对比剂即可获得人体各部位软组织器官和病变及管腔结构的高清晰断层图像。可提供解剖结构形态学信息，反映心血管、运动器官的重要生理功能，能无创地检测有关血流动力学参数以及观察组织器官血流灌注。因此，超声检查已广泛应用于内、外、妇产、儿科和眼科疾病诊断，成为许多软组织器官病变首选的影像学检查方法。但因超声的物理性质，对骨骼、肺和肠管的检查常受到限制。

(一)胸、腹部超声诊断

1. 胸腔疾病

包括胸腺囊肿、胸腺瘤、畸胎瘤、淋巴结结核和恶性淋巴瘤等肿块；肺气肿、肺不张、肺脓肿、肺实质性占位病变；胸膜腔积液、脓胸、胸膜肿瘤等病变的诊断。

2. 消化系统疾病

(1)肝脏疾病的超声诊断：正常肝脏实质部呈均匀细小的点状中等强度回声；肝血管管壁回声较强，血管腔无回声。门静脉、肝静脉及其分支均可显示，门静脉管壁较厚，回声较强，肝静脉壁较薄，回声较低(见图 7-39)。

原发性肝癌、肝实质内可见圆形或类圆形团块，肿块内部可见低回声、强回声及混杂回声，肿块周围可见低回声包膜，其侧后方形成声影（图7-40）；肝脓肿则可见低回声或无回声肿块，脓肿壁为强回声，厚薄不均，脓肿后方可见回声增强；肝硬化早期肝体积增大，随着病变进展，肝体积缩小，右叶明显萎缩，肝形态失常；肝被膜不光滑、凹凸不平；肝实质回声弥漫性增高、增粗，分布不均；肝静脉变细或显示不清楚；严重者可有腹水。

（2）胆系疾病的超声诊断：正常胆囊纵切面呈梨形、长茄形或长椭圆形，横切面呈圆形或椭圆形，轮廓清晰，胆囊壁为边缘光滑的高回声，腔内为均匀的无回声液性暗区，后方可见回声增强。

胆石症时，胆囊及胆管内可见形态稳定的强回声光团，其后方伴有声影，且强回声团随着体位的改变而移动（图7-41）；急性胆囊炎则可见胆囊增大，慢性胆囊炎则胆囊缩小、囊壁增厚、回声增强。

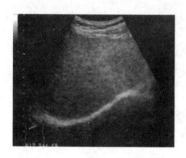
图7-39　正常肝脏声像图

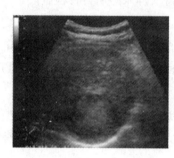
图7-40　原发性肝癌声像图

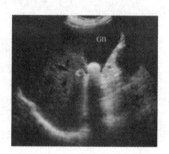
图7-41　胆囊结石声像图

案例分析

　　根据患者有慢性胆囊炎病史、进食油腻食物后突发右上腹阵发性绞痛，可初步判断发生胆石症，应首选腹部B超检查以明确诊断。

3. 泌尿及男性生殖系统疾病

包括泌尿系及男性生殖系统先天性发育异常、肾或输尿管结石、肾功能衰竭、肾萎缩、肾囊肿、肾肿瘤；膀胱结石、膀胱肿瘤、前列腺增生症、前列腺癌、尿道狭窄；阴囊血肿、鞘膜积液、睾丸肿瘤及附睾结核等疾病。正常肾脏因扫查方向的不同可呈圆形或卵圆形，被膜为强回声线影，肾皮质为均匀弱回声，肾锥体为三角形或圆形低回声，肾窦为不规则强回声；正常的输尿管则不显影，正常充盈的膀胱内为均匀液性无回声区，膀胱壁为明亮回声带。当出现泌尿系结石时，肾结石表现为肾窦区点状或团状强回声，后方伴声影；输尿管结石表现为扩张输尿管下端的强回声，其后伴声影；膀胱结石则表现为膀胱内强回声光团，其后伴声影。

（三）妇产科超声诊断

超声检查是女性生殖系统最常用的检查方法。经腹部进行扫查时需充盈膀胱，以推开肠管，使子宫附件能清晰显示。可用于宫内节育器探查、子宫发育异常、子宫肌瘤、子宫内膜增生症、子宫内膜癌、卵巢浆液性或黏液性囊腺瘤（癌）等。正常子宫纵切面呈倒置的梨形，横切面底部呈三角形，体部呈椭圆形，子宫肌呈均匀中等回声，宫腔呈线状强回声，内膜呈低回声或较强回声，宫颈呈较强回声，卵巢断面呈圆形或卵圆形，内部回声均匀，回声强于子宫，输卵管呈边缘强回声的管状结构。也可用于早、中、晚期正常妊娠中胎儿生长、发育情况及其羊水、脐带、胎盘的监测(图7-42)。

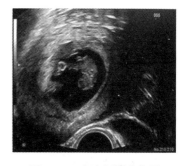

图7-42　宫内妊娠声像图

(四)心血管腔疾病超声诊断

超声心动图检查可将超声探头置于胸壁或食管内，对心脏进行多切面扫描、综合分析心脏各结构的位置、形态、活动与血流特点等，从而获得心血管疾病的解剖、生理、病理及血流动力学诊断资料。食管内超声、血管内超声、心血管三维超声成像技术的发展，极大地提高了其诊断的敏感性与特异性。

(五)颅脑疾病的超声诊断

通过利用婴幼儿的囟门为"声窗"获得颅脑内部结构图像，可诊断婴儿缺血缺氧性脑病、脑积水等疾病。二维超声也可应用于成人脑动脉血管疾病、颅内占位性病变等。经颅多普勒颅脑超声检测仪可测定8~10 cm以内颅内及颈部大、中动脉的血流动力学状态，常用于检测脑梗死、蛛网膜下隙出血、脑血管痉挛、脑动脉瘤以及脑动静脉畸形等疾病。

二维码7-3

(六)介入性超声诊断与治疗

介入性超声医学的特点是在实时超声监视和引导下，完成各种穿刺、活检、注药治疗等操作，从而达到与手术等同的效果。特别是自动活检装置超声引导下自动活检技术，提高了穿刺效率以及活检标本的质量，具有极高的准确性和安全性。

高频考点　超声检查前的准备工作。

课后思考与练习

1.超声波是指频率超过多少以上的一种机械波(　　)
10000 Hz　　　　　　B.20000 Hz　　　　　　C.30000 Hz
D.40000 Hz　　　　　　E.50000 Hz

2.现在临床使用的超声诊断主要利用的是超声的什么特性(　　)
散射　　　　　　B.反射　　　　　　C.折射
D.绕射　　　　　　E.喷射

3.下列哪项不是超声波检查的优点(　　)
A.无放射性损伤　　　　B.可多次重复　　　　C.操作简单
D.可及时获得结论　　　E.分辨率低

4.目前临床上应用最为广泛的超声诊断是(　　)
A.A型超声诊断法　　　B.D型超声诊断法　　　C.M型超声诊断法
D.频谱多普勒诊断法　　E.B型超声诊断法

5.超声检查前在探测区皮肤上涂耦合剂的目的,例外的是(　　　)

A.避免超声衰减

B.使超声成像清晰

C.形成良好的声学通道

D.增加超声的反射和折射

E.使探头与皮肤之间不留空气

6.患者女,42岁,因月经量多1年,加重1天入院。查体:贫血貌,HR 92次/min,为明确病因,需做盆腔超声检查,应嘱患者(　　　)

检查前空腹8小时　　　　　　B.检查前两小时饮水400~500 mL

C.检查前2小时进食　　　　　D.检查前需灌肠　　　　　　E.以上都不是

7.患者女,25岁,因左下腹疼痛就诊。怀疑为宫外孕,行盆腔B超检查,护士应嘱患者检查前2~3小时不能(　　　)

A.进水　　　　　　　　B.进食　　　　　　　　C.排便

D.排尿　　　　　　　　E.剧烈运动

第四节　其他影像学检查

一、数字减影血管造影(DSA)

(一)DSA 成像基本原理

血管造影是将水溶性碘对比剂注入血管内,使血管显影的X线检查方法。传统血管造影图上,血管与骨骼及软组织重叠投影,可影响血管的清晰显示。DSA利用计算机处理数字影像信息,消除骨骼和软组织影像,仅使血管清晰显影。

(二)数字减影方法

数字减影是在视野内发生某些特定改变的前后分别获得影像,通过数字化减影处理来突出特定结构(如含碘对比剂的血管)。常用的减影方法为时间减影法。

(三)成像技术及临床应用

包括静脉DSA、动脉DSA、动态DSA和三维DSA。其中动脉DSA临床较为常用,DSA检查常用于心脏大血管检查。

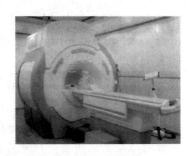

二、磁共振成像(MRI)

磁共振成像简称MRI,是利用人体组织中氢原子核在磁场中受到射频脉冲的激励而发生核磁共振现象,产

图7-43　磁共振

生磁共振信号，经过电子计算机处理，重建出人体某一层面图像的成像技术(图7-43)。

(一)MRI 成像基本原理

人体各组织器官之间、正常组织与病变组织之间产生的磁共振信号强度各不相同，此为 MRI 成像的基础。将人体置于强外磁场中，施加一定频率的射频脉冲，即产生一系列物理现象，产生磁共振成像。

(二)MRI 的临床应用

在临床上主要用于以下部位：

1. 头部

可清晰分辨脑灰质和白质，对多发性脑硬化等优于 CT。对脑外伤、脑出血等类似 CT，但可显示硬膜下血肿。对脑瘤、脑梗塞、脑血管疾病、蛛网膜下腔疾病、颅后窝及颅颈交界区病变的诊断具有优势。首选用于脑干及小脑病变。

2. 脊柱

不需造影剂即能清晰区分脊髓、硬膜囊和硬膜外脂肪，对肿瘤、脊髓空洞症等均有较高诊断价值。显示骨折或脱位不如 X 线或 CT，但能观察脊髓损伤情况。对椎间盘疾病显示良好，可以分辨纤维环和髓核，特别是矢状面图像可以同时显示多个椎间盘突出。

3. 四肢

对骨质本身病变显示不如普通 X 线或 CT。对软组织及肌肉病变包括肿瘤及炎症均能清晰显示，特别是对早期急性骨髓炎，是一种灵敏度很高的检查方法。也是检查膝关节半月板病变的首选方法。

4. 盆腔

对直肠及泌尿生殖系统优于 CT，无辐射损害，特别适用于孕妇及胎儿检查。也可用于诊断盆腔肿瘤、前列腺炎、盆腔内血管与淋巴结转移。

5. 胸部

对肺的显示不佳，对纵隔检查则优于 CT，不用造影剂即可分辨纵隔血管和肿物，具有重要的诊断价值。

6. 腹部

主要用于肝、胰、脾等实质脏器的检查，尤其对胆胰管病变的显示具有优势。对肾及肾上腺显示良好。

(三)MRI 检查禁忌证

由于 MRI 是利用磁场与特定原子核的核磁共振作用所产生信号来成像的，MRI 系统的强磁场和射频场有可能使心脏起搏器失灵，也容易使各种体内金属性植入物移位，在激励电磁波作用下，体内的金属还会因为发热而造成伤害。因此 MR 检查具有绝对禁忌证及相对禁忌证。

1. 绝对禁忌证(指会导致被检者生命危险的情况)

(1) 身体内装有心脏起搏器及神经刺激器者严禁扫描；

(2) 体内存有动脉瘤夹、中枢神经系统的金属止血夹、眼球内金属异物者、装有铁磁性或电子耳蜗者；

(3) 高烧患者。

2. 相对禁忌证(指有可能导致被检者生命危险或不同程度伤害的情况, 通过解除金属器械后仍可进行检查的情况, 以及对影像质量不利的情况)

(1)体内含有金属异物(假牙、避孕环、金属植入物)位于扫描范围内时, 应谨慎扫描, 以防止金属物运动或产热造成患者损伤, 金属物可产生伪影影响诊断

(2)昏迷、神志不清、精神异常、易发癫痫或心脏骤停者、严重外伤、幽闭恐惧症者、幼儿不配合者应谨慎扫描, 要在医师或家属监护下进行。

(3)早期妊娠;

(4)体内有胰岛素泵等神经刺激器患者。

对 MRI 检查的安全性, 操作者一定要引起重视。检查前必须详细询问, 弄清楚是否在禁忌范围, 以及禁止将金属物品带入扫描室, 以确保患者的人身安全及图像的质量保证。

(四) MRI 检查前准备工作

1. 心理准备

检查前向患者解释检查的目的、意义、检查过程和时间。以消除其紧张和恐惧, 并配合检查。

2. 去除异物

协助患者去除影响检查的各种金属和磁性物品, 如义齿、手表、钥匙、磁卡等各种金属物品。不穿有金属拉链或金属纽扣的衣裤。

3. 禁忌证

详细询问患者有无 MRI 检查禁忌证, 如有则不能进行检查。

4. 制动镇静

因检查时间较长, 嘱患者不要急躁, 在医师的指导下保持体位制动, 以免影响图像质量; 小儿及不能合作者需镇静后再做检查。

5. 腹部检查

腹部 MRI 检查需禁食、禁饮 4 小时; MR 胰胆管成像(MRCP)检查前禁饮 6 小时以上; 盆腔检查膀胱须充盈膀胱; 宫内金属节育器者, 必要时将其取出后再行检查。

6. 增强检查

询问患者有无钆对比剂过敏史; 告知患者对比剂注射部位可出现短暂温热和疼痛, 注射过程中也可能出现渗漏血管外现象; 严重肾功能不全、肾移植及孕妇慎用钆对比剂; 检查前签署《钆对比剂使用患者知情同意书》; 建立抢救机制, 常规配备抢救物品和药物。

(四) MRI 检查后处理

1. 严密观察

注射药物过程中严密观察钆对比剂的不良反应。一般不良反应极少, 并且绝大多数症状轻微, 多表现为头痛、恶心、发热感、味觉改变等, 可自行缓解。严重不良反应表现为寒战、惊厥、低血压、喉头水肿、休克等, 较罕见。

2. 留置观察

MRI 增强检查后嘱患者在候诊厅留观 30 分钟后无不适再离开; 同时告知患者, 若离院后出现不适, 请速到就近医院诊治。

3. 应急处理

做好钆对比剂相应不良反应的应急处理。

三、核医学检查

核医学成像又称放射性核素显像,是利用放射性核素示踪技术进行医学成像,以协助疾病诊断的一门科学。

(一)核医学显像基本原理

将放射性药品引入体内,由于其放射性核素与标记化合物的生物学行为同天然元素或其化合物一样,能够参与机体的正常或异常代谢过程,可选择性地聚集在特定的脏器、组织或病变部位,借助核医学成像设备,可在体外探测到脏器与邻近组织或脏器内正常组织与病变组织间的放射性浓度差,并以一定的模式成像,获得可反映脏器和病变组织的形态、位置、大小、功能和代谢等状况的核医学影像。

(二)常用放射性药物及核医学仪器

1. 常用放射性药物

放射性药物是指用于临床诊断或者治疗的放射性核素制剂或其标记药物,如 $Na^{131}I$、$^{201}TICI$、$^{89}SrCI$ 等,主要发射出 γ 射线,也称之为显像剂或示踪剂。

2. 核医学仪器

用于探测引入体内的放射性核素所发射的 γ 射线,通过能量转换、信号放大、计算机处理等一系列过程,从而获得图像的仪器。目前最常用有 γ 相机、显像仪器为单光子发射体层成像(SPECT)仪、正电子发射体层成像(PET)仪及 PET-CT。

(三)核医学成像的临床应用

核医学成像方法简单、灵敏、无创伤、特异性强、易于重复、结果可靠。既可反应组织脏器形态,又能反应其功能和代谢状况,故在临床上广泛用于中枢神经系统、内分泌系统、呼吸系统、心血管系统、消化系统、泌尿系统和骨骼运动系统疾病诊断。

(四)核医学检查前准备

1. 甲状腺显像

^{131}I 摄取实验前应停服上述食物和药物 2~4 周,妊娠期和哺乳期妇女禁用本法。

2. 脑血流灌注显像

检查前禁食 6 小时以上,注射显像剂前安静休息至少 30 分钟。

3. 肾动态显像

检查前 30 分钟饮水约 300 mL,排空尿液。

4. 骨显像

检查前应除去患者衣物上的金属物品如硬币、金属夹、钥匙、项链等;询问有无植入的金属假肢等物品;检查前嘱患者排空膀胱,以免膀胱内放射性物质过多,使骨盆骨显示不清;因疼痛不能平卧或出现强迫体位的患者可给予镇静剂;注射骨显像剂后应鼓励患者多饮水,以加速非骨组织内放射性药物的清除。

5. 肝、胆动态显像

检查前应禁食 4 小时以上;为确保显像时体位不动,儿童可在检查前 15~30 分钟使用镇静剂；检查前避免使用影响显像的药物如吗啡类和收缩胆囊类制剂等。

6. 胃肠管出血显像

检查前 1 小时口服过氯酸钾 400 mg。

7. 心肌灌注显像

检查前 48 小时停服 β 受体阻滞药和钙拮抗药；记录心率、血压及 12 导联心电图。

课后思考与练习

1. 发现尿路阳性结石最常用的方法(　　)

A. B 超检查 　　　　　　 B. 腹部平片 　　　　　　 C. 逆行尿路造影

D. CT 检查 　　　　　　 E. 静脉尿路造影

2. 骨关节系统检查的首选方法是(　　)

A. 透视 　　　　　　 B. X 平片 　　　　　　 C. CT

D. ECT 　　　　　　 E. MRI

3. 消化性溃疡确诊的主要依据是下列哪项(　　)

A. 龛影 　　　　　　 B. 痉挛性切迹 　　　　　　 C. 激惹现象

D. 局部压痛 　　　　　　 E. 局部黏膜水肿

4. 对肝脏疾病首选的影像学诊断是(　　)

A. X 线摄片 　　　　　　 B. 放射性核素检查 　　　　　　 C. M 型超声

D. B 型超声 　　　　　　 E. D 型超声

5. 核磁共振的物理现象是哪一年发现的(　　)

A. 1946 年 　　　　　　 B. 1952 年 　　　　　　 C. 1972 年

D. 1977 年 　　　　　　 E. 1978 年

6. 下列哪一项不是 MRI 的优势(　　)

A. 不使用任何射线，避免了辐射损伤

B. 对骨骼，钙化及胃肠道系统的显示效果

C. 可以多方位直接成像

D. 对颅颈交界区病变的显示能力

E. 对软组织的显示能力

7. 体层摄影最常用于(　　)

A. 骨骼 　　　　　　 B. 气管，支气管，肺 　　　　　　 C. 头颅

D. 腹部 　　　　　　 E. 四肢及关节

8. 磁共振成像(MRI)诊断价值最高的是(　　)

乳腺疾病 　　　　　　 B. 心血管疾病 　　　　　　 C. 脑、脊髓疾病

D. 腹部脏器病变 　　　　　　 E. 盆腔脏器病变

9. MRI 是一种利用核物理原理进行医学检查的方法，下列正确的是(　　)

A. 成像不清晰 　　　　　　 B. 无放射性损伤 　　　　　　 C. 患者不乐于接受

D. 只可获得二维图像 　　　　　　 E. 软组织密度分辨率低

第八章

心理-社会评估

第一节 心理评估

学习目标

> 1. 掌握心理评估、自我概念评估、认知评估、情绪与情感评估以及压力与压力应对评估的内容和方法。
> 2. 熟悉心理评估的目的与注意事项。
> 3. 了解心理评估在健康评估中的重要性。

案例导入

> 患者女，48岁，未婚，网络作家，性格内向，不善交际，整日待在家中。与母亲住在一起。近期因母亲重病住院，该女士原来的一些未引起重视的表现开始显现并加重，变得更加懒散、沉默寡言、心情郁闷。常独自哭泣，失眠，记忆力下降，开始在网络上查阅自杀的方法。

现代医学模式表明，人的健康包括生理、心理及社会三个方面，同时，人的生理健康与其心理社会功能是密切相关的。因此，在现代护理工作中，要做到"以患者为中心"的系统化整体护理，完整地对患者进行健康评估，既要关注其生理方面的变化，又要从心理、社会等方面对个体进行综合评估。

一、心理评估的目的和方法

(一)心理评估的目的

心理评估是指应用多种方法获得该个体的信息，对个体某一心理现象作全面、系统、深入的客观描述的过程。其目的包括：

(1)评估个体的心理活动，尤其是疾病发生发展过程中的心理活动，如认知、情绪情感等，从而发现个体心理方面现存的或潜在的健康问题，以便制定相应的护理计划。

（2）评估个体的个性心理特征，尤其是性格特征，作为选择护患沟通方式和进行心理护理的依据。

（3）评估个体的压力源、压力反应及其应对方式，以制定有针对性的护理计划，提高心理应对能力。

（二）心理评估的方法

常用的心理评估的方法有会谈法、观察法、心理测量学方法及医学检查法等。综合应用多种方法，使收集到的资料更完整、全面，评估结果更科学、可信。

1. 会谈法

是心理评估最基本的方法，是评估者与患者本人或其家属（或知情人员）进行会晤谈话的方法，可分为正式会谈和非正式会谈两种类型。正式会谈指事先通知对方，按照问题提纲有目的、有步骤、有计划地交谈，内容相对局限固定，谈话效率较高；非正式会谈指日常生活或工作中两人间的自然交谈，谈话气氛比较轻松，容易获得更为真实的资料。

2. 观察法

（1）自然观察法：是指在自然条件下，对表现心理现象的外部活动进行观察。自然观察法可观察到的行为范围较广，如观察被评估者的行为举止、仪表、表情、语言、在各种情形下的应对行为等。该方法要求观察者对被评估者有长期、系统和细致的观察，同时观察者要有丰富的知识和较强的分析判断能力。

（2）标准情形下的观察法：是指在特殊的实验环境下观察受试者对特定刺激的反应。该方法需预先设计，按既定程序进行，每一受试者都接受同样的刺激，又称实验观察法。

3. 心理测量学方法

是对人的心理和行为进行客观的、标准的测定方法，是心理评估常用的标准化手段之一。

（1）心理测量法：指在标准情形下，用统一的测量手段测试受试者对测量项目所做出的反应。

（2）评定量表法：指用一套预先已标准化的测试项目（量表）来测量某种心理品质。如应用焦虑自评量表和住院患者压力评定量表对住院患者的焦虑情绪和压力状况进行评估。

4. 医学检测法

包括体格检查和各类实验室检查，如测心率、血压、血浆肾上腺皮质激素浓度等，其作用主要是为心理评估提供辅助资料。

心理评估的方法较多，各种方法均有其独特的优点，同时也都存在不足或局限性。正所谓没有最好的方法，只有最合适的方法。因此，在心理评估过程中，为保证所收集到的资料更为完整、全面，评估结果更为科学、可信，护士可依据不同的评估目标和患者的特点，综合应用多种不同的评估方法。

◇ 二、心理评估的内容

心理评估主要是对人的心理现象进行评估，对个体的心理评估应包括其认知水平、自我概念、情绪情感状态、压力与压力应对以及个性心理等方面。

（一）认知功能评估

认知是人们推测和判断客观事物的心理过程，是在过去的经验及对有关线索进行分析的基础上形成的对信息的理解、分类、归纳、演绎以及计算。认知活动包括感知觉、记忆、思维、注意、想象、语言、定向力等。

认知的评估方法包括会谈、观察、体格检查和量表测评。

1.感知觉功能评估

感知是个体将来源于视、听、味、嗅、触等各种感官刺激输入并加以解释和组合，转换为有意义的方式的过程，是客观世界在人脑中的主观印象，是认识客观世界的开始。个体的感知功能主要包括视觉、听觉、味觉、嗅觉以及痛觉等。

（1）视觉：会谈和视力、视野测定进行综合评估。会谈的重点为近期视力有无变化及其程度，对生活、工作有何影响等。

（2）听觉：结合会谈与听力测定进行综合评估。会谈的重点为是否使用助听器等。

（3）味觉和嗅觉：通过询问近期有无味觉、嗅觉变化并结合味觉、嗅觉检查进行综合评估。

（4）痛觉：机体受到伤害性刺激所引起的痛觉反应称为疼痛。痛觉是一种复杂的生理、心理反应，既是客观存在的一种现象，也是患者的主观体验，常伴有负性情绪活动和机体的防御反应。疼痛的程度往往不与损伤的程度呈正比。同等强度的伤害性刺激，对不同的人，甚至同一个人在不同时间都会产生不同结果，其主观体验及伴随的各种反应，常因周围环境、机体状态、心理活动的不同而有显著差异。由于心理社会因素很难进行定性定量分析，因此，评估时必须同时收集主观、客观资料，应用会谈、体格检查、疼痛可视化标尺技术等综合评价。通过会谈了解患者的疼痛部位、性质与程度，疼痛发生与持续的时间，诱发、加重、缓解疼痛的因素以及相关病史。通过对疼痛的生理、行为测定（表8-1），收集疼痛的客观资料，以便同主观资料比较，对疼痛作出客观、准确的评估。

表8-1 疼痛的生理、行为测定

评估项目	评估内容
疼痛的生理测定	心率、血压、呼吸、面色变化，有无恶心、呕吐、大汗，有无皮肤的活动、肌电图、皮质诱发电位、血浆皮质激素、神经肽类水平的变化
疼痛的行为测定	躯体行为：如患者的求医用药行为； 功能损害：主要是疼痛使患者运动和活动减少，出现一些特定的保护性姿势，睡眠状况改变以及人际关系破坏等； 疼痛表情：是表达疼痛的行为方式之一，表现为疼痛患者面部表情扭曲、呻吟； 情绪改变：焦虑、恐惧、抑郁等

采用数字评分法（VAS）对患者疼痛程度进行评定（图8-1）。测评时请患者在疼痛数值等级量表的相应数值上表明其感觉到的疼痛程度。"0"表示没有疼痛，"10"表示能想象到的最严重的疼痛。

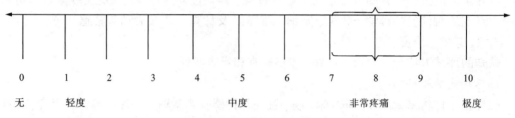

图 8-1　疼痛数值等级量表(VAS)

2. 记忆功能评估

记忆是个体对其经验的识记,保持和以后再现的心理过程。它包括短时记忆和长时记忆。人脑记忆区损伤或衰退可导致记忆功能减退甚至丧失,如阿尔茨海默症患者。评估短时记忆时,可让被评估者重复刚刚听到的一句话或是一组由 5~7 个数字组成的数字串;评估长时记忆时可让被评估者叙述昨日活动轨迹或回忆其儿童时代发生的事件等。

3. 思维能力评估

思维是人脑对客观现实间接地、概括地反映。是人们对物质本质特征及其内部规律的理性认知过程。思维活动时人类认知活动的最高形式,具有连续性的特点。个体的思维能力主要表现在概念、理解、判断、推理以及洞察力等方面。各方面评估方法如下:①概念是人脑反映客观事物本质特性的思维形式,它是在抽象概括的基础上形成的。②理解可指示被评估者做一些从简单到复杂的动作,观察其理解和执行情况。③判断是肯定或否定某事物具有某种属性或某行动方案具备可行性的思维方式,由于个体的判断能力常受个体的情绪、认知能力、受教育水平、社会经济状况、文化背景等因素的影响,并随年龄而变化,评估时应尽量充分考虑到这些因素的干扰并排除之。④推理是由已知判断推出新判断的思维过程,包括演绎、归纳两种形式:归纳是从特殊事例到一般原理的推理,演绎则恰好相反。⑤洞察力是指深入事物或问题的能力,是人们对个人认知、情感、行为的动机与相互关系、所处社会情境等的透彻分析。思维能力评估的内容与方法见表 8-2。

表 8-2　思维能力评估的内容与方法

评估内容	评估方法
概念化能力	在护理活动过程中进行评估,如数次健康教育后,请被评估者总结概括其所患疾病的特征,所需的自我护理知识等,从中判断被评估者对这些知识进行概念化的能力
理解力	请被评估者按指示做一些从简单到复杂的动作,如要求其关上门,坐在椅子上,将右手放在左手的手心里,然后按顺时针方向搓擦手心,观察其能否理解和执行指令
判断力	评估时,可展示实物让被评估者说出其属性,也可通过评价被评估者对将来打算的现实性与可行性进行,如询问被评估者:" 你出院后准备如何争取别人的帮助?""出院后经济上遇到困难你将怎么办?"等

续表 8-2

评估内容	评估方法
推理能力	评估推理能力时,评估者必须根据般评估者年龄特征提出问题,如对6~7岁的儿童可问他"一切木头做的东西丢在水中都会浮起来,现在这个东西丢在水里浮不起来,这个东西是什么做的?"如果儿童能回答:"不是木头做的",表明他的演绎推理能力已初步具备;如果儿童回答:"是铁或石头",表明他的思维尚不具备演绎推理能力
洞察力	可让被评估者描述其所处情形,再与实际情形作比较看有无差异,如让被评估者描述其对病房环境的观察

4.注意力评估

注意是心理活动对一定对象的指向和集中。它分为无意注意和有意注意。无意注意能力可通过观察被评估者对周围环境的变化,如对所住病室新来患者的开、关灯等反应进行判断。评估有意注意能力可通过指派一些任务让被评估者完成,如请被评估者填写入院记录等,同时观察其执行任务时的专注程度。对儿童或老年人,应着重观察其能否有意识地将注意力集中于某一具体事物。

5.语言能力评估

语言能力评估可通过提问、复述、自发性语言、命名、阅读和书写等方法检测被评估者语言表达和对文字符号的理解。语言能力的评估方法见表8-3。经检查发现被评估者存在语言障碍,应根据表8-4的标准进一步明确语言障碍类型。

表 8-3 语言能力评估方法

评估方法	评估内容
提问	评估者提出一些由简单到复杂,由具体到抽象的问题,观察被评估者能否理解及正确回答
复述	评估者说一简单词句,让被评估者重复说出
自发性语言	请被评估者陈述病史,现察其陈述是否流利,用字遣词是否恰当
命名	评估者取出一些常用物品,要求被评估者说出其名称
阅读	请被评估者阅读单个或数个词、短句或一段文字,或默读一段短文或一个简单的故事,然后说出其大意。评价其读音和理解程度
书写	包括自发性书写、默写和抄写。自发性书写是要求被评估者随便写出一些简单的字、数码、自己的姓名、物品名称或短句。默写是请被评估者写出评估者口述字句。抄写是让患者抄写一段文字

表 8-4　语言障碍的类型及评价

类型	评价
运动性失语	由语言运动中枢病变所致。不能说话，或只能讲一两个简单的字，并用词不当，但对他人的语言和书面文字能理解
感觉性失语	自述流利，但内容不正确，不能理解他人的语言，也不能理解自己所言，发音用词错误，严重时别人完全听不懂
命名性失语	称呼原熟悉的人名、物品名的能力丧失，但他人告知名称时，能辨别对错，能说出物品使用方法
失写	能听懂他人语言及认识书面文字，但不能书写或写出的句子有错误，抄写能力尚存
失读	丧失对视觉符号的认识能力，因此不识词句、图画，常与失写同时存在
构音困难	因发音器官病变或结构异常所致，表现为发音不清，但用词准确

6. 定向力评估

定向力包括时间、地点、空间和人物定向力。评估时间定向力时，可询问被评估者"现在是几点钟？今天是星期几？今年是哪一年？"评估地点定向力时，可问"你知道你现在在什么地方吗？"评估空间定向力时，可问"我在你的左边还是右边？"评估人物定向力时，可问"你叫什么名字？你知道我是谁吗？"定向力障碍者不能将自己与时间、空间、地点联系起来。定向力障碍的先后顺序依次为时间、地点、空间和人物。

(二) 自我概念评估

1. 概述

自我概念是有关自己的外貌、能力技巧、学业水平、社会接受性等方面的知识、态度和情感的自我认识。它是个体心理健康的重要标志，对自我体验和自我调节影响深刻。自我概念紊乱可极大地影响个体维持健康的能力和患者康复的能力。

(1) 自我概念的定义：自我概念是人们通过对自己的外在特征以及他人对其反应的感知与体验而形成的对自我的认识与评价，是个体与心理社会环境相互作用过程中形成的动态的评价性的"自我肖像"。

(2) 自我概念的组成：Kim 和 Moritz 认为，护理专业中自我概念这一术语包括人的身体自我(即体像)、社会自我、自我认同和自尊。

1) 体像：是指人们对自己身体外形以及身体功能的认识与评价，如高、矮、胖、瘦、柔、弱、雄、悍等，为自我概念的主要组成部分之一。体像又分客观体像和主观体像。前者是人们直接从照片或镜子里所看到的自我形象，后者则指人们通过分析和判断他人对自己的反应而感知到的自我形象。

2) 社会认同：是指个体对自己的社会人口特征，如年龄、性别、职业、政治学术团体会员资格及社会名誉、地位的认识与评价。

3) 自我认同：是指个体对智慧、能力、性格、道德水平等的认识与判断，如我觉得我比别人能干，我感到我没有别人高尚，我有点内向等。

4) 自尊：是指人们尊重自己、维护自己的尊严和人格，不容他人任意歧视、侮辱的一种心理意识和情感体验。

（3）自我概念的形成和变化：个体的自我概念并非与生俱来，而是个体与他人相互作用的"社会化产物"。它萌芽于婴儿时期，随年龄的增长，与周围人交往的增多，逐渐将自己观察和感知到的自我和他人对自己的态度与反应内化到自己的判断中形成自我概念，并因自身认知、周围环境改变等因素影响发生变化。

（4）自我概念的影响因素：自我概念的形成与变化受诸多因素的影响，如早期生活经历、生长发育过程中的正常生理变化、个人健康状况、社会环境等。尤其在临床上，患者健康状况的改变通常影响个体对自我概念的感知，如疾病或外伤所致身体某一部分丧失，生理功能障碍，特殊治疗（如化疗引起脱发、激素疗法引起向心性肥胖等）、精神因素等。

2. 自我概念的评估方法

自我概念的评估方法是指应用会谈、观察、画人测验、量表测评等方法对个体体像、社会认同、自我认同以及自尊等方面进行综合评估。通过询问了解被评估者对体像、社会自我，性格特征、心理素质、社会能力以及自尊等方面的看法；通过观察被评估者的外形、非语言行为、语言行为、情绪外在表现等了解其自我概念；对于有会谈障碍者如儿童可采取画自己画像并解释的方式了解其内心自我感知；也可采用量表测评如 Rosenberg 自尊量表对自我概念进行评估（表8-5）。

表 8-5 Rosenberg 自尊量表

评估项目				
1. 总的来说，我对自己满意	SA	A	D *	SD *
2. 有时，我觉得自己一点都不好	SA *	A *	D	SD
3. 我觉得我有不少优点	SA	A	D *	SD *
4. 我和绝大多数人一样能干	SA	A	D *	SD *
5. 我觉得我没什么值得骄傲的	SA *	A	D	SD
6. 有时，我真觉得自己是没用的	SA *	A	D	SD
7. 我觉得我是个有价值的人	SA	A	D *	SD *
8. 我能多一点自尊就好了	SA *	A *	D	SD
9. 无论如何我都觉得自己是个失败者	SA *	A *	D	SD
10. 我总以积极的态度看待自己	SA	A	D *	SD *

使用说明：该量表含有 10 个有关评估自尊的项目，回答方式为非常同意（SA）、同意（A）、不同意（D）、很不同意（SD）。凡选标有 * 号的答案表示自尊低下。

（三）情绪和情感评估

1. 概述

情绪和情感直接反映人们的需求是否得到满足，是身心健康的重要标志，是健康评估不可缺少的内容之一。

（1）情绪和情感的定义：情绪和情感是个体对客观事物的态度体验及相应的行为反应，

是人的需求获得满足的反映。凡是能直接或间接满足人的需要或符合人的愿望的事物，会引起愉快、喜欢、热爱等积极的情绪和情感；凡是与人的需要相抵触或违背人的意愿的事物，则引起厌恶、愤怒、悲哀等消极的情绪和情感。而与人的需要无关的事物，往往只引起微弱的体验或不引起人的情绪和情感。

(2)情绪和情感的区别与联系：情绪和情感既有区别，又有联系。情绪是情感的表达形式，具有较强的情境性、激动性和暂时性，与生理需求满足有关。情感是在情绪稳定的基础上建立发展起来的，具有较强的稳定性、深刻性和持久性，是与社会性需求满足与否相联系的、人类特有的心理活动。情感的深度决定着情绪表现的强度，情感的性质决定在一定情境下情绪的表现形式。

(3)情绪和情感的种类：情绪和情感的分类方法有很多种，总体上分为正性情绪情感和负性情绪情感。凡能提高人的工作效能，增强人的体力和精力的积极情绪与情感为正性情绪情感，如满意、喜悦、快乐、惊奇、兴趣、自信、友爱等；凡是抑制人的活动效能，削弱人的体力和精力的消极情绪与情感为负性情绪情感，如抑郁、痛苦、悲哀、绝望、轻蔑、厌恶、自卑等。

2. 常见情绪

焦虑和抑郁是临床患者最常见也是最需要护理干预的情绪状态。

(1)焦虑：焦虑由危险或对威胁的预料或预感而诱发。生存需求得不到保障如疾病困扰、担忧手术、治疗疾病造成的经济负担，家庭和社会责任无法履行等情境因素，只要使人预感到无力避免或应对而感受到严重的、无法摆脱的威胁，就可产生焦虑情绪。焦虑主要表现为生理和心理两方面的变化。生理方面主要有心悸、食欲下降、睡眠障碍等；心理方面则表现为注意力不集中、易激惹等。人们常以语言和非语言两种形式表达内心的焦虑。前者为直接诉说忧虑事件和原因及一些自觉症状，如心慌、出汗、头痛、胃痛、注意力无法集中等；后者有心跳，呼吸加快，姿势与面部表情紧张，神经质动作如凝视墙壁、天花板以及肢端颤抖、快语、无法平静等。由于引起焦虑的原因和严重性不同以及个体承受能力的差异，人们可表现出不同程度的焦虑。

(2)抑郁：是在个体失去某种自己重视或追求的东西时产生的情绪体验。处于抑郁状态者可有情感、认知、动机以及生理等多方面的改变。情感方面主要表现为情绪低落、心境悲观、自我感觉低沉、生活枯燥无味、哭泣、无助感；认知方面表现为注意力不集中、思维缓慢，不能作出决定；动机方面表现为过分依赖、生活懒散、逃避现实甚至想自杀；生理方面表现为易疲劳、食欲减退体重下降、睡眠障碍、运动迟缓以及机体其他功能减退。

案例分析

> 该患者的初步诊断为抑郁症。可综合运用交谈、观察、体格检查、量表评定等多种方法对其进行评估。该患者主要的护理问题有抑郁、社交障碍、睡眠型态紊乱、个人应对无效、有自杀的危险。

3. 情绪和情感的评估方法

对情绪情感的评估可综合运用会谈、观察、量表评定等多种方法进行。

(1)会谈：是评估情绪情感最常用的方法，用于收集有关情绪情感的主观资料。可通过询问被评估者一些情绪方面的问题来进行评估。评估时应注意被评估者内在的感受与外在的表达是否一致，语言性表达与非语言性表达有无矛盾，并应与被评估者有重要意义的他人如父母、配偶、同事、朋友等核实。

（2）观察与测量：呼吸频率、心率、血压、皮肤颜色和温度、食欲及睡眠状况等可随情绪改变而变化。如紧张时皮肤苍白，焦虑和恐惧时多汗，情绪抑郁时食欲减退、睡眠障碍等。评估者应在熟悉常见情绪表现的基础上，就以上各项目对被评估者进行观察和测量，以获得情绪情感的客观资料，并对会谈所收集的主观资料进行验证。

（3）量表评定法：是评估情绪情感较为客观的方法。常用的有 Zung 的焦虑自评量表（表8-6）和 Zung 的抑郁自评量表（表8-7）。

表 8-6　Zung 焦虑自评量表（SAS）

评定项目	偶尔	有时	经常	持续
1. 我感到比往常更加神经过敏和焦虑	1	2	3	4
2. 我无缘无故感到担心	1	2	3	4
3. 我容易心烦意乱或感到恐慌	1	2	3	4
4. 我感到我的身体好像被分成几块，支离破碎	1	2	3	4
＊5 我感到事事都很顺利，不会有倒霉的事情发生	4	3	2	1
6 我的四肢抖动和震颤	1	2	3	4
7. 我因头痛，颈痛、背痛而烦恼	1	2	3	4
8. 我感到无力且容易疲劳	1	2	3	4
＊9. 我感到很平静，能安静坐下来	4	3	2	1
10. 我感到我的心跳较快	1	2	3	4
11. 我因阵阵的眩晕而不舒服	1	2	3	4
12. 我有阵阵要昏倒的感觉	1	2	3	4
＊13. 我呼吸时进气和出气都不费力	4	3	2	1
14. 我的手指和脚趾感到麻木和刺痛	1	2	3	4
15. 我因胃痛和消化不良而苦恼	1	2	3	4
16. 我必须时常排尿	1	2	3	4
＊17. 我的手总是很温暖而干燥	4	3	2	1
18. 我觉得脸发热发红	1	2	3	4
＊19. 我容易入睡，晚上休息很好	4	3	2	1
20. 我做噩梦	1	2	3	4

使用说明：请患者根据最近1周的实际情况在相应内内打 √。如被评估者文化程度太低以致看不懂问题内容，可由评估者逐项念给被评估者听，然后再被评估者自己作出评定。每一项目按1、2、3、4四级评分，注 ＊ 号者，是用正性词陈述的，按 4-1 顺序反向计分。评定完后将20项评分相加，得总分，然后乘以 1.25，取其整数部分，即得到标准总分，正常总分值为 50 分以下。50~59 分，轻度焦虑；60~69 分，中度焦虑；70~79 分，重度焦虑。

表 8-7　Zung 抑郁自评量表(SDS)

评定项目	偶尔	有时	经常	持续
1. 我觉得闷闷不乐,情绪低沉	1	2	3	4
*2 我觉得一天之中早晨最好	4	3	2	1
3. 我一阵阵地哭出来或是想哭	1	2	3	4
4. 我晚上睡眠不好	1	2	3	4
*5. 我的胃口跟以前一样	4	2	2	1
*6. 我跟异性交往时像以前一样开心	4	3	2	1
7. 我发现自己体重下降	1	3	3	4
8. 我有便秘的烦恼	1	2	3	4
9. 我的心跳比平时快	1	2	3	4
10. 我无缘无故感到疲劳	1	2	3	4
*11. 我的头脑像往常一样清楚	4	3	2	1
*12. 我觉得经常做的事情并没有困难	4	3	2	1
13. 我感到不安,心情难以平静	1	2	3	4
*14. 我对未来抱有希望	4	3	2	1
15. 我比以前更容易生气激动	1	2	3	4
*16. 我觉得决定什么事很容易	4	3	2	1
*17. 我觉得自己是个有用的人,有人需要我	4	3	2	1
*18. 我的生活过的很有意思	4	3	2	1
19. 假如我死了别人会过得更好	1	2	3	4
*20. 平常感兴趣的事情我照样感兴趣	4	3	2	1

使用说明:同焦虑自评量表。正常总分值为 50 分以下。50~59 分,轻度抑郁;60~69 分,中度抑郁;70~79 分,重度抑郁。

(四)个性评估

1. 概述

个性是指具有一定倾向性的各种心理特征的总和;个性心理包括个性心理特征和个性心理倾向两个方面。个性心理特征包括能力、气质性格;个性心理倾向包括需要、动机、理想、信念、兴趣及个体的世界观,其中,性格是个性的核心成分,性格是指个体对客观现实的稳定的态度和习惯化了的行为方式中所表现出的个性心理特征,如内外倾向型性格、功能型性格、场独立型与场依存型性格等。性格可分类为:

(1)内外倾向型:外向型者活泼、开朗、情感外露、办事果断、善于社交、反应快,但较轻率,难于接受批评与进行自我批评;内向型者感情深藏、待人接物谨慎、不善交际,但一旦下决心,却能锲而不舍,善于自我分析与自我批评。

（2）功能型：即以理智、情绪、意志三种心理功能中哪种占优势来确定其性格类型。理智型者处事稳重，明事理、讲道理，能理智地看待一切并以此支配自己的行为。情绪型者情绪体验深刻，较冲动、脆弱，言行举止易受情绪左右。意志型者顽强、执着，行为活动有较强的目的性、主动性、持久性和坚定性。

（3）场独立型与场依存型：场独立型者能主动适应环境和应对生活中负性事件，善于克制冲动；场依存型者被动接受环境，自控力差，易产生自卑、抑郁等不良心理以及依赖行为。

2. 性格的评估

通过观察、会谈、量表检测等方法进行综合评估。①观察个体的言行、情感、意志、态度的外部表现，如开朗或活泼、感情外露或内隐、意志脆弱或坚强、作决定时依赖别人或独立完成。②与被评估者交谈以了解其在各种情况下的态度和行为表现，如询问被评估者"通常情况下，面对困难，你采取什么态度和行为?""遇到不愉快或伤心的事，你是尽量说出来还是习惯闷在心里?"等。③收集被评估者的书信、日记等，分析其对各种事物所持的观点、态度。④询问与被评估者有重要关系的他人，了解他们对被评估者性格特征的看法。⑤通过明尼苏达多相人格问卷（MMPI）、艾森克个性问卷（EPQ）、卡特尔16因素个性问卷（I6PF）和Y-G性格检测表等进行测评。最后，综合分析所有资料，从中找出被评估者的性格特征和类型。

（五）压力与压力应对评估

1. 概述

压力是指内外环境中的各种刺激作用于机体时所产生的非特异性反应，是机体对刺激的反应状态，如心率、呼吸、血压的变化等。适当的压力有助于提高机体的适应能力，为生存发展所必需。但压力过大或长期处于较强的压力下，可因适应不良而导致身心疾病。

（1）压力源：即压力的来源，一切能使机体产生压力反应的所有因素均称为压力源。通常按照压力来源分类（见表8-8）。

表8-8　常见的压力源

压力源	因素
躯体性压力源	各种物理的、化学的、生物学的因素，如寒冷、炎热、噪音、射线、空气污染、饥饿、疾病、外伤、感染、衰老等
心理性压力源	各种心理冲突和心理挫折所导致的焦虑、恐惧，抑郁等
环境性压力源	自然灾害、寒冷、噪音、震动、大气污染、环境改变等
社会文化性压力源	家庭及工作中的困扰和变动、由于迁移所致的生活方式，语言、饮食。风俗习惯等文化因素的改变，如迁居异地

（2）压力反应：由压力源导致的机体非特异性反应，包括生理、认知、情绪和行为等方面的反应（表8-9）。

表 8-9　压力反应

反应	表现
生理反应	心率、收缩压、尿量、肌张力等增加，头疼、食欲减退或多食、疲乏、睡眠障碍等，继而致身心疾病，甚至死亡
认知反应	中度以上压力可致感知能力下降、注意力不集中、记忆力下降、思维迟钝、解决问题能力下降等
情绪反应	紧张、焦虑、恐惧、抑郁、无助、自怜、愤怒及过度依赖等
行为反应	来回走动、坐立不安、抽烟、酗酒、活动频次改变、无意识动作等

（3）压力应对：是指个体解决压力和减轻压力对自身影响的过程。常用的压力应对方式有两种，即情感式应对和问题式应对（表 8-10）。①情感式应对指向压力反应，倾向于采用心理防御，如否认机制或过度进食、用药、饮酒、远离压力源等行为，回避和忽视压力源，以消除由压力所致的情感问题。②问题式应对指向压力源，倾向于通过有计划地采取行动，寻求排除或改变压力源所致影响的方法，把握压力情境中的积极特征，用于处理导致压力的情境本身。

表 8-10　应对方式表

情感式应对	努力控制局面
希望事情会变好	进一步分析研究所面临的问题
进食、吸烟、嚼口香糖	寻求处理问题的其他方法
祈祷	客观地看待问题
紧张	尝试并寻找解决问题的最好办法
担心	回想以往解决问题的办法
向朋友或家人寻求安慰和帮助	试图从情境中发现新的意义
独处	将问题化解
一笑了之	设立解决问题的具体目标
置之不理	接受现实
幻想	和相同处境的人商议解决问题的办法
作最坏的打算	努力改变当前情形
疯狂，大喊大叫	能做什么就做些什么
睡一觉，认为第二天事情就会变好	让他人来处理这件事
不担心，任何事到头来终会有好结果	
回避	
干些体力活	
将注意力转移至他人或他处	

续表 8-10

情感式应对	努力控制局面
饮酒	
认为事情已经无望而听之任之	
认为自己命该如此而顺从	
埋怨他人	
沉思	
用药	

2.压力和压力应对的评估方法

(1)会谈:重点在于了解被评估者面临的压力源、压力感知、压力应对方式以及压力缓解情况。

1)压力源:通过询问了解被评估者近期经历的重大生活事件、日常生活困扰以及过去经历中的重大事件。也可按压力来源逐条询问,以获得较全面的资料。询问时,除了解被评估者所面临的压力源和数量外,还应了解这些压力源对个体影响的主要顺序,以指导干预措施的制定。

2)压力感知:通过询问被评估者对压力事件应对的态度及能否应对,了解被评估者对其所面临的压力源的认知和评价,如询问患者:你如何看待你所患的疾病?对你有什么影响?你认为自己能否战胜它?个体对压力源的认知和评价直接影响其压力反应和应对。如果压力源被个体认为是无关或良性刺激,则不会引起压力反应。如果压力源被视为一种挑战,自己有能力应对,比被视为威胁所引起的负性压力反应小,且个体多能采取更为积极有效的应对策略。

3)应对方式:通过询问被评估者采取怎样的方式缓解紧张与压力,了解被评估者缓解压力的方式。个体的社会支持度可影响其压力应对方式和应对的有效性,因此应同时询问被评估者在遇到困难时,其家人、亲友和同事中谁能给予帮助,评估其社会支持系统情况,

4)压力缓解情况:通过询问被评估者能否有效处理目前所面临的压力,了解其应对压力的有效性。

(2)观察:观察有无压力所致的一般性生理反应、认知反应、情绪反应和行为反应。还应注意被评估者所采取的压力应对方式。

(3)体格检查:评估心率、心律、血压、呼吸频率与深度、皮肤的温湿度和完整性、肠鸣音、肌张力和身体活动情况。在压力状态下,可有皮肤的颜色、温度和湿度改变,心率增加、收缩压升高,呼吸加快或过度通气,肠鸣音增加,全身肌肉紧张伴颤抖等。

(4)量表评定:以定量和定性的方法来衡量压力对个体健康影响的常用量表有社会再适应评定量表和住院患者压力评定量表(表 8-11)。这两个量表主要用于压力源评估,累积分值越高,压力越大。

表 8-11　住院患者压力评定量表

事件	权重	事件	权重
1. 和陌生人同居一室	13.9	15. 没有亲友探视	21.7
2 不得不改变饮食习惯	15.4	16. 病房色彩太鲜艳、太刺眼	21.7
3. 不得不睡在陌生床上	15.9	17. 想到外貌会改变	22.7
4 不得不穿患者衣服	16.0	18. 节日或家庭纪念日	22.3
5. 四周有陌生机器	16.0	19. 想到手术或其他治疗可能带来的痛苦	22.4
6. 夜里被护士叫醒	16.9	20. 担心配偶疏远	22.7
7. 生活上不得不依赖他人帮助	17.0	21. 只能吃不对胃口的食物	23.1
8. 不能在需要时读报、看电视、听收音机	17.7	22. 不能与家人朋友联系	23.4
9. 同室病友探访者太多	18.1	23. 对医生护士不熟悉	23.4
10. 四周气味难闻	19.1	24. 因事故住院	23.6
11. 不得不整天睡在床上	19.4	25. 不知接受治疗护理的时间	24.2
12. 同室病友病情严重	21.2	26. 担心给医务人员增添麻烦	24.5
13. 排便排尿需他人帮助	21.5	27. 想到住院后收入会减少	25.9
14. 同室患者不友好	21.6	28. 对药物不能忍受	26.0
29. 听不懂医护人员的话	26.4	40. 用止痛药无效	31.2
30. 想到将长期用药	26.4	41. 不清楚治疗目的和效果	31.9
31. 家人没来探视	26.5	42. 疼痛时未用止疼药	32.4
32. 不得不手术	26.9	43. 对疾病缺乏认识	34.0
33. 因住院而不得不离家	27.1	44. 不清楚自己的诊断	34.1
34. 毫无预测而突然住院	27.2	45. 想到自己可能不能说话	34.5
35. 按呼叫器无人应答	27.3	46. 想到可能失去听力	34.5
36. 不能支付医疗费用	27.4	47. 想到自己患了严重疾病	34.6
37. 有问题得不到解答	27.6	48. 想到会失去肾脏或其他器官	39.2
38. 思念家人	28.4	49. 想到自己可能得了癌症	39.2
39. 靠鼻饲进食	29.2	50. 想到自己可能失去视力	40.6

　　用于评估应对方式的常用量表为 Jaloviee 应对方式量表(表 8-12)。本量表陈列了 41 种常见的压力应对方式。应用时请患者认真阅读,选择其使用每一种应对方式的频度。

表 8-12　**Jaloviee 应对方式评定量表**

应对方式	从不	偶尔	有时	经常	但是
1. 担心					
2. 哭泣					
3. 干体力活					
4. 相信事情会变好					
5. 一笑了之					
6. 寻求解决问题的其他办法					
7. 从事情中学会更多东西					
8. 祈祷					
9. 努力控制局面					
10. 紧张，有些神经质					
11 客观，全面地看待问题					
12. 寻求解决问题的最佳办法					
13. 向家人寻求安慰或帮助					
14. 独处					
15. 回想以往解决问题的办法并分析是否仍有用					
16. 吃食物，如甜瓜子、嚼口香糖					
17. 努力从事情中发现新的意义					
18. 将问题暂时放一边					
19. 将问题化解					
20. 幻想					
21. 设立解决问题的具体目标					
22. 做最坏打算					
23. 接受事实					
24. 疯狂、大喊大叫					
25. 与相同处境的人商讨解决问题的办法					
26. 睡一觉，相信第二天事情就会变好					
27. 不担心，凡事终会有好结果					
28. 主动寻求改变处境的方式					
29. 回避					
30. 能做些什么就做些什么					
31. 让其他人来处理这件事					

续表 8-12

应对方式	从不	偶尔	有时	经常	但是
32. 将注意力转移至他人或他处					
33. 饮酒					
34. 认为事情已经没有办法而听之任之					
35. 认为自己命该如此而顺从					
36. 埋怨他人使你陷入此困境					
37. 静思					
38. 使用药物					
39. 绝望、放弃					
40. 将注意力转到其他的事情上					
41. 吸烟					

第二节　社会评估

学习目标

1. 掌握社会评估、角色与角色适应评估、文化评估、家庭评估、环境评估的方法。
2. 熟悉社会评估的目的。
3. 了解社会评估的意义。

案例导入

患者男，62岁，已婚，曾在某大学任教，现刚退休，患有糖尿病 5 年，原发性高血压病 10 年。其妻 60 岁，育有一子，35 岁，在外地工作。

一、社会评估的目的和方法

（一）社会评估的目的

（1）评估个体的角色功能，了解有无角色功能紊乱，尤其是有无角色适应不良。

（2）评估个体的家庭，找出影响被评估者健康的家庭因素，制定有针对性的家庭护理计划。

（3）评估个体的文化背景，以便提供符合被评估者文化需求的护理。

(4)评估个体所处的环境,明确现存的或潜在的环境危险因素,指导制定环境干预措施。

(二)社会评估的方法

社会评估的方法与心理评估相似,可通过会谈法、观察法、量表评定法等进行。环境评估时,还应实地观察和抽样检查,如观察居住环境有无地面湿滑、凹凸不平、病室通道有无阻碍等不安全因素,空气取样检查有害物质浓度、菌落数等。

二、社会评估的内容

社会评估内容包括角色与角色适应评估、家庭评估、文化评估和环境评估。

(一)角色与角色适应评估

1.概述

(1)角色的定义:角色一词用来表示人们的某种社会地位及身份相一致的、一整套权利和义务的规范与行为模式,即个体在特定的社会关系中的身份及由此而规定的行为规范和行为模式的总和。具体来说,角色就是个人在特定的社会环境中有着相应的社会身份和社会地位,并按照一定的社会期望,运用一定权利来履行相应社会职责的行为。不同职业、不同地位、不同行为特征都有与之相对应的角色,如护士、医师、父母、子女、照顾者、被照顾者等。人的一生中,往往先后或同时扮演多种角色,如一个人在医院里是护士,回到家中又是妻子、母亲和女儿,当她自己生病住院时,又成了患者。

(2)角色的分类:总体上,角色可分为三类,包括第一角色、第二角色、第三角色。

1)第一角色:又称基本角色。决定个体的主体行为,由个体的年龄和性别决定的角色,如男人、妇女、儿童、老人等。

2)第二角色:又称一般角色。是个体为完成每个生长发育阶段特定任务所必须承担的、由所处社会情形和职业所确定的角色,如母亲、学生、护士等。

3)第三角色:也称独立角色。是个体为完成某些暂时性发展任务而临时承担的角色。如护士长、护理部主任等,此类角色大多可自由选择。

上述三种角色的分类是相对的,可在不同情况下相互转化。如患者角色,因疾病是暂时的,可视为第三角色,然而当疾病变成慢性疾病时,患者角色就变成个体的第二角色了。

(3)角色适应不良:每个个体都扮演着多个不同的角色,其角色行为应随着不同的时间和空间进行适当的调整。若个体的角色表现与角色期望不协调或无法达到角色期望的要求时,可发生角色适应不良。常见类型有:

1)角色冲突:指角色期望与角色表现之间差距太大,使个体难以适应而发生的心理冲突与行为矛盾。

2)角色模糊:指个体对角色期望不明确,不知道承担这个角色应该如何行动而造成的不适反应。

3)角色匹配不当:指个体的自我概念、自我价值或自我能力与其角色期望不匹配。

4)角色负荷过重:指个体角色行为难以达到过高的角色期望。

5)角色负荷不足:指对个体角色期望过低,不能完全发挥其能力。

(4)患者角色:当个体患病时就进入患者角色,脱离或部分脱离日常生活中的其他角色,免除或部分免除相应的社会责任与义务。个体对自已的病情没有直接责任，处于一种需要被照顾的状态，但患者角色有寻求治疗和恢复健康的义务，有配合医疗和护理的义务。

(5)患者角色适应不良：由于患者角色的不可选择性，当个体从其他角色向患者角色过渡时，常发生角色适应不良，包括：

1)患者角色冲突：指个体在适应患者角色过程中与其常态的各种角色发生心理冲突和行为矛盾，如一位领导者住院期间仍习惯发号施令，不配合治疗等。

2)患者角色缺如：指患者没有意识到或不承认自己患病，或者对患者角色感到厌倦，从而不履行患者角色义务。

3)患者角色强化：指当需要患者角色向日常角色转化时仍沉溺于患者角色，对自己能力怀疑、失望，对原承担的角色恐惧。

4)患者角色消退：指某些原因迫使已适应了患者角色的个体转入常态角色，在承担相应的义务与责任时使已具有的患者角色行为退化、甚至消失。

5)患者角色行为异常：指患者因对其所患疾病认识不足，或因病痛的折磨感到悲观失望出现的抑郁、恐惧，以及轻生的念头或自杀行为。或者求医不是为了诊疗疾病而是另有所图，在诊疗过程中病态固执、举止异常、不遵医嘱等均属此类。

患者角色适应不良的的影响因素很多，不同年龄、性别、家庭背景、经济状况、环境、人际关系、护患关系等都对其有重要影响。

2. 角色功能的评估方法

(1)会谈：重点询问个体所承担的角色、对角色的感知与满意情况、有无角色失调、角色紧张，并注意判断其角色失调的类型。

(2)观察：重点观察有无角色紧张的表现，如疲乏、头痛和失眠等，或焦虑、愤怒和沮丧等表情，以及忽略自己和疾病、缺乏对治疗护理的依从性等。

(二)家庭评估

1. 概述

家庭是人类生活中最基本、最重要的一种社会组织，是个体生活的主要环境，是满足人们个人需求的最佳场所。家庭与个体健康、成长、发展以及疾病康复等有着密切的联系。对家庭进行评估，有助于护士更全面也衡量个体的健康状况，找出影响其健康的家庭因素，从而制定有针对性的家庭护理计划。

(1)家庭的定义与特征：家庭是建立在婚姻、血缘或收养关系基础上形成的社会生活基本单位。家庭至少应包括2个或2个以上的成员，婚姻是建立家庭的基础和依据，组成家庭的成员应以共同生活，有较密切的经济情感交往为条件。

(2)家庭成员：主要指家庭成员的基本资料，如姓名、性别、年龄、民族、职业、文化程度、健康史、宗教信仰、家族遗传病史等。

(3)家庭结构：包括人口结构、权利结构、角色结构、沟通类型和家庭价值观。

1)人口结构：即家庭类型又称家庭规模，由家庭人口结构决定。按家庭的人口特征可分为7类(表8-13)。

表 8-13 家庭人口结构类型类型

类型	人口特征
核心家庭	夫妻及其婚生或领养的子女
主干家庭	核心家庭成员加上夫妻任何一方的直系来属,如祖父母、外祖父母、叔姑姨舅等
单亲家庭	夫妻任何一方及其婚生或领养的子女
重组家庭	再婚夫妻与前夫和(或)前妻的子女以及其婚生或领养的子女
无子女家庭	仅夫妻俩无子女
同居家庭	无婚姻关系而长期居住在一起的夫妻及其婚生或领养的子女
老年家庭	仅老年夫妇

2)权利结构:是指家庭中夫妻间、父母与子女间在影响力,控制权和支配权方面的相互关系。家庭权利结构的基本类型有:①传统权威型:指由传统习俗继承而来的权威,如父系家庭以父亲为权威人物。②工具权威型:指由养家能力、经济权力决定的权威。③分享权威型:指家庭成员彼此协商,根据各自的能力和兴趣分享权力。④感情权威型:指由感情生活中起决定作用的一方做决定。

3)角色结构:是指家庭对每个占有特定位位置的家庭成员所期待的行为和规定的家庭权利、责任与义务。

4)沟通类型:家庭沟通形式最能反映家庭成员间的相互作用与关系,也是家庭和睦和家庭功能正常的保证。家庭内部沟通良好的特征为:①家庭成员之间能进行广泛的情感交流。②家庭成员互相尊重对方的感受和信念。③家庭成员能坦诚地讨论个人和社会问题。④极少有不宜沟通的领域。⑤家庭根据成员的生长发育水平和需求合理分配权力。

家庭内部沟通障碍的特征为:①家庭成员自卑;②家庭成员以自我为中心不能理解他人的需求;③家庭成员在交流时采用间接或掩饰的方式;④家庭内信息的传递是含糊的、不直接的、有矛盾的或防御性的。

5)家庭价值观:是指家庭成员对家庭活动的行为准则与生活目标所持的共同态度和基本信念。它决定着每个家庭成员的行为方式和对外界干预的感受与反应,并可影响家庭的权利结构、角色结构和沟通方式。

(4)家庭生活周期:是指从家庭单位的产生、发展到解体的整个过程。根据 Duvall 模式,家庭生活周期可分为 8 个阶段(表 8-14),每个阶段都有特定的家庭任务需要家庭成员协同完成,否则将在家庭成员中产生相应的健康问题。

表 8-14 Duvall 家庭生活周期模式定义

生活时期	定义	主要任务
新婚	男女结合	双方互相沟通、适应,协调性生活及计划生育
有婴幼儿	最大孩子 0~30 个月	适应父母角色,应对经济和照顾孩子的压力
有学龄前儿童	最大孩子 30 个月至 6 岁	抚育孩子

续表 8-14

生活时期	定义	主要任务
有学龄儿童	最大孩子6~13岁	教育孩子,确保孩子的身心健康发育
有青少年	最大孩子13~20岁	增进对孩子的了解和沟通
有孩子离家创业	最大孩子离家, 最小孩子离家	继续为孩子提供支持,同时逐步 调整自己,以适应环境的改变
空巢	父母独处至退休	巩固婚姻关系,计划退休生活
老年期	退休至死亡	应对疾病的来临及配偶、朋友的丧失

案例分析

> 该家庭人口特征为仅老夫妇俩,属于老年家庭。根据 Duvall 家庭生活周期模式评估该家庭为孩子离家至退休阶段,为空巢期。

(5)家庭功能:家庭的主要功能是满足家庭成员和社会的需求,主要包括繁衍和养育功能、经济功能、感情支持功能、社会化功能以及健康照顾功能。

(6)家庭资源:是指家庭为维持其基本功能、应对压力事件和危机状态所需的物质、精神与信息等方面的支持,分为内部资源和外部资源。内部资源包括精神与情感支持、经济支持、信息支持和结构支持;外部资源如社会资源、文化资源、医疗资源、宗教资源、经济资源等。

(7)家庭压力:是指可引起家庭生活发生重大改变,造成家庭功能失衡的所有刺激性事件。如夫妻关系不睦、离异、丧偶、失业、疾病、赌博、酗酒、退休等。

2.家庭的评估方法

可综合运用会谈、观察、量表评定等多种方法进行评估。

(1)会谈:①可通过与被评估者及其家属交谈以及阅读有关的健康记录如医疗病历等获得家庭成员基本资料。②可通过询问了解被评估者的家庭类型,家庭的主要决策者,家庭成员的角色情况,家庭成员间的沟通方式,家庭成员在健康保健、生活方式及家庭支持等方面的价值观,家庭功能的发挥情况,有无家庭压力及压力事件对身心的影响、如何应对等。

(2)观察:①家庭成员间的沟通方式,有无家庭关系不良。②每个家庭成员的行为方式和对外界干预的感受与反应,以了解家庭价值观。③每个家庭成员的角色行为表现,有无角色冲突、角色负荷不足或过重、角色匹配不当、角色模糊等。

(3)量表评定:在进行家庭评估时,还可采用量表对被评估者的家庭功能、家庭支持进行评估。常用的有 Smilkstein 的家庭功能量表(表 8-15)和 Procidano 与 Heller 的家庭支持量表(表 8-16)。

表 8-15 Smilkstein 的家庭功能量表

内容	总是	经常	有时	很少	从不
1.当我遇到困难时,可从家人处得到满意的帮助	4	3	2	1	0
2.我很满意家人与我讨论与分担问题的方式	4	3	2	1	0
3.当我从事新活动或希望发展时,家人能接受并给我支持	4	3	2	1	0
4.我很满意家人对我长达情感的方式以及对我情绪(愤怒、悲伤、爱)的反应	4	3	2	1	0
5.我很满意家人与我渡过时光的方式	4	3	2	1	0

表 8-16 Procidano 与 Heller 的家庭支持量表

内容	是	否
1.我的家人给予我所需的精神支持		
2.遇到棘手的事时,我的家人帮我出主意		
3.我的家人愿意倾听我的想法		
4.我的家人给予我情感支持		
5.我与我的家人分享我的爱好与兴趣		
6.我的家人分享我的爱好与兴趣		
7.我的家人能时时察觉到我的需求		
8.我的家人善于帮助我解决问题		
9.我与家人感情深厚		

使用说明:部分方法:是=1分,否=0分;总得分越高,家庭支持度越高

(三)文化评估

1.概述

护士在护理实践中常需面对各种不同文化背景的人。由于每个人的价值观、信念、习俗等文化背景的不同,对健康和保健的认识也不一样,因此,护士必须了解患者的文化背景,才可能客观、正确地对患者进行健康评估,在制定治疗护理计划时更能符合患者的需求。

(1)文化的定义与特征:文化是一个社会及其成员所特有的物质和精神财富的总和,即特定人群为适应社会环境和物质环境而共有的行为和价值模式。文化包括知识、艺术、教育、语言、价值观、信念与信仰、习俗、生活方式,道德、法律与规范等,具有民族性、获得性、共享性、继承性和累积性的特点。

(2)文化要素:价值观、习俗、信念与信仰是文化的核心要素,并与健康密切相关。

1)价值观:是个体对生活方式与生活目标、价值等的看法或思想体系,是个体在长期的

社会化过程中通过后天学习逐步形成的。价值观中最有代表性的是时间观、行为观、人际观、健康观和人对自然的控制观。个体的价值观与其健康行为密不可分。价值观可帮助个体认识其健康问题，左右其对解决健康问题缓急的决策，影响个体对治疗护理手段和医疗保密措施的选择，以及对疾病与治疗的态度。

2）信念与信仰：信念是自己认为可以确信的看法。信仰则是人们对某种事物或思想的极度尊崇与信服，并把它作为自己的精神寄托和行为准则。健康信念包括个体对健康的认识程度和健康管理型态、对疾病的认识程度、康复的信心以及对医疗服务的期望等。人的信仰有很多种，其中宗教信仰与健康关系较为密切。

3）习俗：是指一个民族的人们在生产、居住、饮食、沟通、婚姻与家庭、医药、丧葬、节日、庆典、礼仪等物质文化生活上的共同喜好、禁忌。与健康有关的习俗主要有饮食习惯、语言与非语言沟通方式以及求医用药习俗等。

（3）文化休克：是指人们从熟悉的文化环境中初次进入到另一种陌生的文化环境中，所产生的生理上的不适和心理上的迷惑与失落的状态。对于住院患者来说，医院就是一个陌生的环境，与家人分离，缺乏沟通，日常生活环境的改变以及对疾病和治疗的恐惧等均可导致住院患者发生文化休克。

文化休克的分期与表现：①陌生期：是指患者刚入院阶段，对医师、护士、环境、自己将要接受的有关检查，治疗都很陌生。②觉醒期：是指患者入院后开始意识到自己将在医院住院一段时间，此时患者对疾病和治疗转为担忧，因思念家人和不得不改变生活习惯而焦虑、烦恼，从而出现失眠、食欲减退、恐惧等反应。③适应期：随入院时间的推移，患者开始从生理，心理和精神上适应医院环境。

2. 文化的评估方法

（1）价值观的评估：价值观存在于潜意识中，很难表达，又不能被直接观察。对于价值观的评估目前尚无现成的评估工具，评估者一般可通过提问来获取被评估者的价值观资料。如"您属哪一个民族？""您觉得自己健康吗？""您怎样看待自己的疾病？""患病后对您的价值观实现有什么影响？""您认为生活的意义是什么？您的生活信念有哪些？"

（2）健康信念的评估：目前常用的方法为 Kleinman 的"健康信念注解模式"评估方法（表8-17），主要通过交谈来进行。

表 8-17　Kleinman 等对健康信念的评估内容

对健康信念的评估内容
1. 对你来说，健康指什么？不健康又指什么？
2. 通常你在什么情况下才认为自己有病并就医？
3. 你认为导致你健康问题的原因是什么？
4. 你怎样、何时发现你有该健康的问题的？
5. 该健康问题对你的身心产生了哪些影响？严重程度如何？发作时间持续多长时间？
6. 你认为你该接受何种治疗？你希望通过治疗达到哪些效果？
7. 你的病给你带来的主要问题有哪些？对这种疾病你最害怕什么？

（3）习俗的评估：主要是饮食习惯和沟通方式的评估（表8-18）。同时结合观察患者与医护人员之间、家属之间、同室病友之间交流时的表情、眼神、手势、坐姿等收集资料。对求医问药习俗的评估，重点在于了解惯用的民间疗法以及效果。

表8-18　饮食习俗与言语沟通文化评估的交谈内容

1.你平常进食哪些食物？主食为哪些？喜欢的食物有哪些？有何食物禁忌、过敏？
2.你常采用的食物烹调方式有哪些？常用的调味品是什么？
3.你每日进几次食？都在哪些时间？
4.你认为哪些食物对健康有益？哪些食物对健康有害？
5.哪些情况会刺激或降低你的食欲？
6.你讲何种语言？
7.喜欢的称谓是什么？
8.你有哪些语言禁忌？

（4）文化休克的评估：可通过与患者交谈，询问其住院感受，结合观察有无文化休克的表现进行评估。

（四）环境评估

1.概述

环境是指人类赖以生存、发展的社会与物质条件的总和。人的环境分为内环境和外环境。人体的内环境又称生理、心理环境，包括人体所有组织和系统，如呼吸系统、消化系统、循环系统、内分泌系统、神经系统以及人的内心世界。人体的外环境包括物理环境、社会环境，文化环境和治疗环境。本节介绍物理环境和社会环境。

（1）物理环境：是指一切存在于机体外环境的物理因素总和。如空间、声音、温湿度、采光、通风、气味、整洁、室内装潢以及各种与安全相关的因素，如大气污染、水污染和各种机械性、放射性操作等因素。这些环境因素必须控制在一定范围内，否则可危害到人类的健康，甚至导致疾病。物理环境主要包括生活与居住环境以及职业与工作环境。

（2）社会环境：是指人类生存及活动范围内的社会物质、精神条件的总和。它是一个庞大的系统，其中，尤以民族、职业、经济、文化、教育、生活方式、社会关系和社会支持等与健康密切相关。本节介绍经济、教育、生活方式、社会关系和社会支持。

1）经济状况：在社会环境因素中，对健康影响最大的是经济，因为经济是保障人们衣、食、住、行基本需要以及享受健康服务的物质基础。

2）受教育情况：良好的教育有助于人们认识疾病、获取健康保健信息、改变不良传统习惯以及提高卫生服务的有效利用。

3）生活方式：指人们长期受一定文化、民族、社会、经济、风俗、规范，特别是受家庭影响而形成一系列生活习惯、生活意识。对健康有害的不良生活方式有吸烟、酗酒、吸毒、赌博、娼淫等。

4）社会关系和社会支持：社会关系指家庭以外的人际关系情况。个体的社会关系网包括与之有直接或间接关系的所有人或人群，如家人、邻里、朋友、同学、同事、领导、宗教和社会团体以及成员，自救组织等。对住院患者而言，还有同室病友、医师、护士等。个体的社会关系网越健全，人际关系越亲密融洽，越容易得到所需的信息、情感及物质方面的支持。

2. 环境的评估方法

（1）物理环境评估：通过与被评估者交谈以及实地观察、取样检测等方法收集资料。可从生活与居住环境，职业与工作环境以及病室环境三方面进行。

1）生活与居住环境：是否存在影响被评估者目前健康状况的因素，如水污染、噪声污染、室内空气污染、有毒的化学或放射物质等。

2）职业与工作环境：是否整洁、舒适，有无粉尘、化学物、烟雾等刺激物，是否存在噪声、放射线、高温、高压电等危害因素，有无安全作业条例以及是否被大家理解执行，工作中是否采用防护措施。

3）病室环境：是否干净、整洁、无尘、无异味，温湿度是否适宜，有无空调或其他取暖设备，噪声控制是否在允许范围内及有无噪声监测，地面是否干燥、平整、防滑，电源是否妥善安置及使用是否安全，用氧时有无防火、防油、防震标记，药物储藏是否安全可靠等。

（2）社会环境评估

1）经济状况评估：可通过询问被评估者或家属，其本人及家庭的经济来源有哪些、收入是否够用、有无医疗保险、有何困难等问题进行评估。

2）受教育情况评估：可直接与被评估者或者其家属交谈，了解被评估者及其家庭成员的受教育程度以及是否具备健康照顾所需的知识与技能。

3）生活方式评估：通过交谈了解被评估者或其亲友在饮食、睡眠、活动、娱乐等方面的习惯与爱好及其有无吸烟酗酒、药物依赖等不良嗜好。也可直接观察，如有不良生活方式，应进一步了解其对被评估者的影响。

4）社会关系和社会支持评估：可通过交谈和观察被评估者是否有支持性的社会关系网，如家庭关系是否稳定，家庭成员及朋友、同事是否能为被评估者提供帮助和支持。也可通过社会支持评定量表来评估个体在家庭和社会中所获得的支持。对住院患者，还需了解被评估者与病友、医护人员关系如何，是否获得及时、有效的治疗，各种合理需求能否得到及时满足等。

课后思考与练习

1. 抑郁症患者的核心表现是（　　　）

　　A. 情绪低落　　　　　　　　B. 思维迟缓　　　　　　　　C. 情感淡漠

　　D. 睡眠障碍　　　　　　　　E. 自责自罪

2. 人的个性特征的核心成分是（　　　）

　　A. 能力　　　　　　　　　　B. 气质　　　　　　　　　　C. 智力

　　D. 性格　　　　　　　　　　E. 理想

3. 抑郁症患者在自杀前的典型心理特点是（　　　）

　　A 孤独　　　　　　　　　　B. 焦虑　　　　　　　　　　C. 恐惧

　　D. 冲动性　　　　　　　　　E. 紧张性

4. 支气管扩张患者出现反复咯血，有窒息的危险患者最可能的心理反应是（　　　）

A. 抑郁   B. 悲伤   C. 恐惧

D. 愤怒   E. 震惊

5.急性病期患者对疾病缺乏思想准备易产生的情绪是(   )

A.恐惧   B. 焦虑   C. 沮丧

D. 消极   E. 悲观

6.慢性肺心病患者的心理社会状况评估内容不包括(   )

A. 家庭角色和家庭关系的变化 B.经济问题   C.社会孤立

D. 失业问题   E.治疗方案

7.患者行局部麻醉下肛周脓肿手术,进入手术室时患者常出现的心理反应是(   )

A.兴奋   B.恐惧   C.烦躁

D.忧郁   E.愤怒

8.导致住院患者发生文化休克的原因是(   )

A.与家人分离   B.缺乏沟通   C.日常活动改变

D.对疾病和治疗的恐惧   E.以上都是

9.患者男,65岁,急性心肌梗死冠脉支架术后半年,在家休养,心情低落,少与人交流,对周围事物不感兴趣。其最可能的心理问题是(   )

A.谵妄   B.抑郁   C.焦虑

D.恐惧   E.愤怒

10.患儿女,3岁,因化脓性脑膜炎入住 ICU。患儿母亲不吃不喝,在门外来回走动,见到医生或护士就拉住问个不停。此时,患儿母亲的心理状态是(   )

A.抑郁   B.绝望   C.狂躁

D.恐惧   E.焦虑

11.患者男,58岁,患肥厚性心肌病5年。近一个月来常有心绞痛发作及一过性晕厥,因此非常紧张,整日卧床,不敢活动。该患者出现的角色行为改变属于(   )

A.角色行为强化   B.角色行为缺如   C.角色行为冲突

D.角色行为差异   E.角色行为消退

第九章

资料分析与护理诊断

第一节 资料分析

学习目标

1. 掌握各类型护理诊断的定义及构成。
2. 熟悉护理病历的构成与内容、基本要求及方法。
3. 了解正确书写护理病历的重要性。
4. 能按格式要求书写一份完整的护理病历。

案例导入

患者男,77岁。慢性支气管炎、肺源性心脏病病史19年。3天前因淋雨出现发热、咳嗽,痰液为白色黏痰,咳出费力。查体:体温39.2℃,P 110次/min,R 30次/min,BP 80/55 mmHg。神志模糊,烦躁不安,鼻翼扇动,口唇发绀,咳嗽后出现胸痛,并有呼吸困难。右肺下野叩诊浊音、语颤增强,听诊闻及支气管呼吸音。

资料的分析是对所收集的资料进行确认、分析判断的过程,以确保资料的真实性与准确性,是护理评估和进一步形成护理诊断的基础,并为制定和实施护理计划及其评价提供依据。

一、资料的整理

健康评估的资料不仅包括患者的生理的状况,还包括心理与社会状况;不仅有来自患者及其他知情者的主观资料,还包括通过体格检查、实验室及其他辅助检查所获得的客观资料。全面、真实、准确的资料收集是确定护理诊断的基础,为了确保所收集资料的质量,必须对于患者健康状况有关的主、客观资料进行归纳、整理,去伪存真,去粗存精。

(一) 核实资料的真实性和完整性

资料收集后,应首先对其真实性和准确性进行认真核实。核实主观资料,注意有无前后叙述矛盾，因患者对有关健康状况的描述受到很多因素的影响，需进一步询问相关内容，澄清含糊不清的资料，以确保资料的准确性，必要时用客观资料和主观资料进行核实。

（二）检查资料的完整性

根据不同的分类组织形式，逐项检查资料的完整性。初次收集资料时，由于受患者健康状况及时间的限制，往往很难保证资料完整无缺。在整理资料时，如发现有所疏漏，应收集补齐，同时注意参阅患者以往的病案资料。

二、资料的归类

收集资料进行核实和分析后，需对收集的资料首先要进行分类，有助于发现有无内容遗漏及重复并加以纠正。常用的资料归类方法有以下几种。

（一）按马斯洛的需要层次论分类

将资料分为以下五个方面。

（1）生理需要：如患者的生命体征、饮食、睡眠、休息、排泄、活动等。

（2）安全需要：如对环境的陌生、手术的恐惧、药物不良反应的担忧等。

（3）爱与归属的需要：如想念亲人、害怕孤独等。

（4）尊重的需要：患者患病后希望医生、护士能对自己予以重视，能听取自己的意见以及由于疾病而感到自卑等。

（5）自我实现的需要：如担心住院会影响工作、学习等。

这种分类法提示护理人员应从人的生理、心理和社会等几个方面去收集资料，但与护理诊断无直接对应关系。

（二）按戈登的功能性健康型态分类

将资料分为以下 11 个型态。

（1）健康感知—健康管理型态。

（2）营养—代谢型态。

（3）排泄型态。

（4）活动—运动型态。

（5）睡眠—休息型态。

（6）认知—感知型态。

（7）自我感觉—自我概念型态。

（8）角色—关系型态。

（9）性—生殖型态。

（10）压力—应对型态。

（11）价值—信念型态。

由于每个型态都有相应的护理诊断，故资料归类后，可直接针对异常选择相应的护理诊断。

三、分析综合资料

在确保资料真实可靠、全面系统的基础上，就可以对资料进行综合分析了，也就是对资料的临床意义以及相互之间的关系进行解释和推理的过程，以判断患者可能存在的或潜在的对健康问题的反应及可能的原因，为得出最后的结论做准备。

(一)正常和异常

对照正常参考表征，对患者各方面的表现作出正常和异常的判断。在此过程中，应充分考虑到个人的、环境的、社会文化等方面的因素对其表现的可能影响。如生活在高原地区的患者其血红蛋白水平要高于平原地区的患者等。护理人员需要准确地掌握各种健康指标的参考标准，并能认识到不同个体健康状况的表现具有多样性与复杂性，才有可能做出较正确的判断。

(二)形成诊断假设

在明确患者正常与异常表现后，应将这些表现做进一步的分析与综合，分析彼此之间的区别与联系，进而形成一个或多个诊断假设。如证据不充分，则需进一步收集资料，予以确定或排除。例如对一位发热的患者，首先会提出"体温过高"的护理诊断，但还要分析其可能的原因，这样提出的护理诊断才是完整的。经分析后认为其发热的原因是肺内感染，则可以初步拟定护理诊断"体温过高 与肺内感染有关"。在形成护理诊断假设过程中，除了要注意其现存的护理诊断，还要能够预测患者可能出现的其他健康问题的风险，确定无潜在的护理诊断或合作性问题。除了注意生理方面的问题以外，还要注意患者有无心理、社会方面的问题。

在形成假设和的过程中需要注意：①对有关信息要综合考虑，切不可依据单一的资料或线索就草率得出结论；②即使有多个资料和线索支持，也要注意是否还需要其他的资料支撑；③尽可能给予更多可能的诊断假设，以避免可能的遗漏。

第二节 护理诊断的步骤与思维方法

护理诊断是护士关于个人、家庭或社区对现存的或潜在的健康问题或生命过程的反应所做的临床判断，是护士选择护理措施以达到预期目的的基础，也是健康评估的目的所在。护理诊断的形成是护士对健康评估资料进行分析、综合、推理与判断，最终对患者所存在的健康问题及其反应做出判断的临床思维过程。这一思维过程一般包括整理资料、分析资料、确立与修订护理诊断、对护理诊断进行排序五个基本步骤。

一、护理诊断的步骤

(一)收集资料

护士通过问诊、体格检查、参阅实验室及其他辅助检查的结果获取资料，所收集的资料不仅包括患者的躯体状况，还包括心理与社会状况；包括主观资料也包括客观资料。

(二) 整理资料

对于患者健康状况有关的主、客观资料进行归纳、整理、使资料更加真实、全面和系统。

(三) 分析资料

是对所收集资料及其相互关系进行解释和推理的过程，通过识别正常和异常，将患者的表现做进一步的分析与综合，进而形成一个或多个诊断假设。

(四) 确立与修订护理诊断

对所形成的护理诊断假设通过反复地分析、综合、推理、推断，进行评价和筛选：① 所提出的护理诊断是否证据充分，是否需要进一步补充资料，以便予以确定或排除。②与患者健康有关的健康问题及相关因素是否已全面考虑，有无遗漏。③各护理诊断之间是否存在交叉、包含或矛盾等关系，护理诊断并非越多越好。

护理诊断正确与否，还需要在临床实践中进一步验证和评价，以便于做出必要的修订和调整。对新的发现、新的检查结果及时进行分析和判断，以明确是否需要补充新的护理诊断或修订原有的护理诊断。因此，需要对患者的健康状况进行动态评估，才能保持护理诊断的科学性和有效性。

(五) 护理诊断的排序

临床上，一个患者常同时存在多个护理诊断和(或)合作性问题，此时需要按重要性和紧迫性排出主次顺序。一般按照首优诊断、次优诊断、其他诊断的顺序排列，同时也应注意排序的可变性。在确定护理诊断的优先顺序时应注意以下几点：①应随疾病的进展、病情及患者反应的变化调整护理诊断的次序。②危险性护理诊断和合作性问题，虽然目前尚未发生过了，但并不意味着不重要。③在遵循护理的基本原则的前提下，对患者主观感觉最为迫切的问题可以考虑优先解决。

所确立的护理诊断是否客观、准确，与资料的收集、整理和分析过程密切相关。对资料的整理、分析和判断过程是一个复杂的发现问题、分析问题和解决问题的临床思维过程，需要在实践过程中不断培养和提高。

高频考点▶ 护理诊断排序。

二、护理诊断过程中常用的思维方法

思维方法是指人脑借助信号符号，对感性认识材料进行加工处理的方式和途径。在护理诊断过程中，常用的思维方法有比较与类比、分析与综合、归纳与演绎等。

(一) 比较与类比

比较是确定事物异同关系的思维过程和方法。比较可以在异类对象之间进行，可以在同类对象之间进行，也可以在同一对象的不同方面进行。比较思维是思维操作的基础。如将患者的资料与正常参考范围进行比较后可以推断患者的表现是正常或异常的。而类比是根据两个对象在某些属性上相同或相似，从而推出它们在其他属性上也相同或相似的思维过程和方法。类比以比较为基础，是相似物的相似性比较。通过类比，将一个对象的已知属性推演到另一个对象中去。比如我们知道水肿的患者容易出现压疮，这个患者有水肿，因此我们就可以推测该患者也有压疮的风险。

(二)分析与综合

分析是将事物的整体分解为各个部分，然后分别加以研究的思维过程和方法。由于分析所着眼的是事物的局部，易导致认识的片面性。综合则是将事物的各个部分根据其内在的联系统一为一个整体而加以考虑的思维过程与方法。综合并非各个构成要素的简单相加，而是要抓住各要素之间的内在联系，从中把握事物整体的本质和规律。分析与综合相互依存，互为前提，并相互转化。分析—综合—再分析—再综合，如此循环往复，可使认识不断深化，从而全面、深刻地揭示事物的本质和规律。可以说，一切论断都是分析与综合的结果。在资料收集、整理和分析过程中，首先是将相关资料分解为不同的组成部分，然后再将各个部分加以综合，形成对患者健康状况的整体看法。将整体拆分为各个部分，有助于对不同组成部分的认识和了解，但容易形成孤立片面的印象。因此，分析之后还需要将各个组成部分根据彼此之间的内在联系逐层进行综合，最终形成对患者健康状况的整体认识。

(三)归纳与演绎

归纳是从若干个别性事物中概括出一般性结论的思维过程和方法。演绎是指人们以一定的反映客观规律的理论认识为依据，从该认识的已知部分推知食物的未知部分的思维方法。演绎是由一般到个别的思维过程与方法。归纳和演绎是相互联系、相互依存的整体。归纳中贯穿着演绎的成分，即归纳过程中所利用的概念、范畴等需要借助先前积累的一般性理论知识为指导；演绎依赖归纳的结果作前提，即作为演绎思维前提的一般原理或原则是来自归纳思维的概括和总结。

护理人员根据患者所具有的症状、体征及辅助检查结果提出护理诊断假设，属于从若干个别性事实得出一般性结论的过程，即归纳的思维过程，然后再根据相应护理诊断的诊断依据进一步评估和推理患者是否具有相应的特征表现，则属于由一般到特殊的演绎思维过程。例如一位患者有发热、咳嗽、痰，体格检查示体温 39.2℃，右下肺可闻及湿啰音，血常规显示白细胞升高，以中性粒细胞升高为主，根据这些信息，我们会考虑患者存在肺内感染，这就是一个归纳的思维过程。其实这中间也暗含着比较与类比、分析与综合的思维过程。由此可见，不同的思维方法不是孤立的、非此即彼的关系。

(四)评判性思维

评判性思维是一种基于充分的理性和客观事实而进行理论评估与客观评价的能力与意愿，它不为感性和无事实根据的传闻所左右，是以存疑的态度，通过比较、鉴别、判断等对相信什么或做什么合理决定的思维能力。评判性思维强调的是以充分的证据，合理地运用不同的思维方法对所获得的信息或知识的真实性和正确性做出判断，是护士需要具备的重要临床思维能力之一。要提高和培养自身的评判性思维能力，首先要培养敢于怀疑和积极寻求证据的态度；其次，要能够正确运用各种科学思维方法，养成良好的思维品质；还要主动在生活及工作实践中加以运用，逐渐养成评判性思维习惯和提高评判性思维能力。

全面、系统、准确和真实的健康评估资料是确定护理诊断的前提和基础；灵活准确地运用不同的临床思维方法对资料进行分析综合是确定护理诊断的有效保证。护士需要认真学习、反复实践，不断提高健康评估能力和诊断思维能力，才能真正使护理工作做到系统化、整体化,并追踪为患者提供优质护理服务。

案例分析

> 主要护理诊断有气体交换受损、清理呼吸道无效、体温过高、胸痛、焦虑等;潜在并发症:感染性休克。

课后思考与练习题

1.下列有关护理诊断的描述错误的是( )

A.属于护理的职责范围

B.是护理程序的核心

C.是制定护理计划的基础

D.是对患者生理、心理等方面健康问题的反应状态的临床判断

E.是对疾病生理病理变化的说明

2.有关护理诊断是针对下列哪一项内容而确定的( )

A.患者对疾病所作出的反应　B.患者的疾病治疗过程

C.患者疾病的病理变化　　　D.患者疾病潜在的病理过程

E.患者的疾病

3.下列哪项不是护理诊断( )

焦虑　　　　　　　　　B.急性胃肠炎　　　　　　　C.体液不足

D.体温过高　　　　　　E.营养失调

4.关于护理诊断和医疗诊断下列哪项是错误的( )

A.护理诊断随病情的变化而变化

B.护理诊断的决策者是护理人员

C.护理诊断是对个体病理生理变化的一种临床判断

D.医疗诊断的名称在病程中保持不变

E.医疗诊断描述一种疾病

第三节　护理病历书写

案例导入

　　患者男，40岁。入院前半小时被车撞伤右髋部，伤后右髋部疼痛，活动障碍，无心悸及呼吸困难。为进一步诊治遂未来医院就诊。查体：神志清楚，痛苦表情。T 36.6℃，P 75次/min，R 20次/min，BP 100/70 mmg。右下肢活动受限，右髋部无明显肿胀，粗隆叩击痛(+)，髋关节活动障碍，触及右足背动脉博动，足趾感觉及运动正常。X线检查示右股骨颈骨折。予0.9%氯化钠注射液500 mL静脉输入。长期医嘱：一级护理，禁食、禁水；临时医嘱：急检血常规、血型、PT、APTT、尿常规、床旁心电图。化验肝功能、HIV、梅毒、备皮。续输0.9%氯化钠注射液300 mL。青霉素皮试。

　　护理病历是有关患者的健康状况、所采取的护理措施及其效果等护理全过程的记录，包括文字、符号和图表等资料。我国目前护理病历的书写主要限于住院患者，根据所记录的内容不同，可分为入院护理评估单(表)、护理计划单、护理记录单和健康教育记录单等。根据我国卫生部(现卫健委)2010年颁布的《病历书写基本规范》要求，其中的护理记录具有法律效力，属于医疗机构应患者要求可以复印或复制的病历资料，对所记录的内容和格式等有较为详细的要求。随着信息技术和网络技术的发展，电子病历在临床上得到了日益广泛的应用。电子病历具有准确性和完整性高、信息量大、易于保存与提取、传输速度快等优势，为临床管理、教学、科研等提供了便捷的数据源，极大地提高了医院的工作效率和医疗质量，已经成为医院信息系统的核心。

◆ 一、护理病历书写的目的和意义

　　护理病历书写不仅是临床护理工作的重要内容，也是培养护士临床思维能力和提高业务水平的重要途径。其重要意义和目的在于：

　　(1)指导临床护理实践：完整的护理病历可以及时、全面、动态地提供患者的信息资料，指导临床护理实践，同时有利于医护间的合作与协调。

　　(2)考核临床护理质量：护理病历可作为考核临床护理质量的指标，也可作为医院等级评定、患者满意度、护士考核等的参考资料。

　　(3)指导护理教学与研究完整而规范的护理病历可为护理教学和护理科研提供案例素材。

　　(4)提供法律依据：护理病历是临床护理活动原始而真实的记载，是保障护理活动中患者和护士合法权益的凭证性文件，是医疗保险、医疗纠纷以及法律诉讼的重要依据。

二、护理病历书写的基本原则与要求

正是由于护理病历书写具有不可替代的重要意义和作用，因此，在书写过程中，必须遵循以下基本原则和要求：

(一)基本原则

(1)符合相关的法律法规及医疗护理规范和行业标准。

(2)符合安全、简化、实用的原则，能保证患者安全和履行护士职责。

(3)有利于保障护患双方合法权益，防止医疗护理纠纷。

(4)有利于提高护理质量，为临床、教学、科研、管理提供可靠、客观的资料。

(5)融科学性、规范性、技术性、实用性和可操作性为一体，体现护理专业的特点和学科发展水平。

(二)基本要求

(1)内容应客观真实，切不可主观臆断代替真实而客观的评估。

(2)描述准确，精炼：要使用规范的医学词汇、术语及缩写，内容要力求准确、精炼、重点突出、条理清晰。

(3)记录应及时、规范：应按规范的格式、内容和要求及时记录，项目填写完整。

(4)字迹清晰、工整：书写过程中出现错字或别字时，用双横线划在错、别字上，保持原纪录清晰、可辨，在划线的错字上方更正并注明修改时间和签全名。不得采用刮、粘、涂等方法掩盖或去除原来的字迹。

(5)责任和权限：上级护士有审查和修改下级护士书写记录的责任。实习护士、试用期护士、未取得护士资格证书或未经注册护士书写的内容，须经本医疗机构具有合法执业资格的护士审阅、修改并签全名；进修护士由接受进修的医疗机构认定其工作能力后方可书写护理病历。

> **高频考点** ▶
> 1. 护理病历记录的意义。
> 2. 护理病历记录的基本要求。

三、护理病历的书写格式与内容

(一)护理病历书写格式

护理病历书写格式可分为开放式、表格式和混合式三种类型。

1. 开放式

要求护士用描述性语言记录所收集的资料，自由度较大，增加了书写者在书面文字表达上的自主性，有利于临床思维能力的培养，比较适合教学时使用。

2. 表格式

将所要记录的资料内容以表格形式事先印刷好，记录时只需要在适合的备选项目上标记即可。该形式既可指导护士全面、系统地收集和记录患者的评估资料，避免遗漏，又可有效减少书写的时间和书写负担，同时也增加了记录资料的一致性。但因其形式固定，所以在一定程度上制约了书写者在文字表达上的自主性，不利于临床思维能力的养成。

2. 混合式

采用表格式的同时留出一定的空间用以描述各种有价值的发现。该形式即可保证资料记录的一致性，又可提供有价值的信息。

目前，我国为切实减轻临床护士书写护理文书的负担，使护士有更多时间和精力为患者提供直接护理服务，密切护患关系，提高护理质量，护理病历书写的内容逐步简化，各医疗单位大都采用表格式为主，填写式为辅的混合式书写，但尚未形成统一的护理病历格式。

（二）护理病历的主要内容

护理病历主要用于住院患者，通常采用表格式。其中，临床护理记录主要包括入院评估单、护理计划单、护理记录、出院评估和健康教育计划等。

1. 入院评估单（表）

入院评估单（表）也叫首次护理记录，作为护理病历的首页，是患者入院后首次进行的全面系统的健康评估记录，其内容包括患者一般资料、健康史、体格检查及其他检查、医疗诊断等，一般要求在患者入院后 24 小时内完成。

在临床上，入院护理评估单多采用表格式为主的混合式形式。在教学中，则主要采取开放式书写形式，以培养和提升其独立撰写护理病历及临床思维能力。

2. 护理计划单

护理计划是针对患者所存在的护理诊断/护理问题而制订的护理目标与护理措施实施方案，是临床上进行护理活动、实施护理措施的依据。护理计划单则是护士为患者所制订的全部护理计划的书面记录。通过护理计划单可了解患者在整个住院期间存在的护理诊断/护理问题、实施的护理措施及护理效果，提示已解决的护理诊断/护理问题、出院时仍存在的护理诊断/护理问题，需在出院后进一步采取的措施。主要内容包括护理诊断/护理问题确定的时间、诊断名称、诊断依据、护理措施及措施依据、计划制定者签名、停止时间、效果评价、评价者签名等。

患者在入院时就开始进行护理诊断的确立以及计划的制订，随着时间的推移、诊疗与护理的开展等，患者的护理诊断/护理问题会发生变化，原有的问题可能已经解决或需要修订，新的护理诊断/护理问题出现等，都会体现在护理计划单中。

3. 护理记录

护理记录是患者在住院期间健康状况的变化，所实施的护理措施及效果等的全面记录。一般可分为首次护理记录、日常护理记录以及出院护理记录。每次记录前应注明记录的时间，记录后在右下角签全名。

（1）首次护理记录：即患者入院后的第一次护理记录，相当于入院护理评估单及护理计划单的简化形式。由责任护士或值班护士在本班次内完成。内容包括：①一般资料：包括患者的姓名、年龄、性别、主诉、医疗诊断、入院时间等；②简要的现病史、有意义的其他健康史内容、主要的体征及重要的辅助检查结果；③拟实施的治疗方案；④所确立的主要护理诊断及拟实施的主要护理措施等。

（2）日常护理记录单：是患者住院后的病情变化、所给予的主要诊疗与护理措施、效果等的记录。一般要求新入院患者当天要有记录；病情稳定的一级护理患者每周至少记录 2~3

次，二级、三级患者至少每周记录1~2次，若病情有变化随时记录；手术患者的术前、手术当日及术后第1天要有记录；遇有特殊检查、特殊治疗等应及时记录。记录内容包括：①患者的病情变化，包括症状、体征及辅助检查结果等，对手术患者应注意记录麻醉方式、手术名称和留置导管情况；②所实施的护理措施及效果评价；③特殊检查与治疗情况；④需注意的问题等。

(3)出院护理记录：对于即将出院的患者应做好出院护理记录。内容包括：①患者住院期间的简要病情介绍；②所采取的主要护理措施；③患者当前的健康状况及健康问题；④出院后在服药、饮食与营养、休息与活动、功能锻炼和复查等方面的指导。该部分内容属于健康教育的部分，也可以"出院教育/指导"形式单独出现，而在记录中表述为"已做好出院指导"。

(4)健康教育计划：健康教育是通过有计划、有组织、有系统的社会和健康教育活动，促使人们自愿地改变不良的健康行为，消除或减轻影响健康的危险因素，预防疾病，促进健康和提高生活质量。对于住院患者，在住院的不同时期有不同的健康教育需求，可分为：①入院教育：主要包括科室环境和设施介绍，住院期间安全教育、责任医师和护士介绍、标本留取方法等。②住院期间教育：主要包括疾病指导、药物指导、检查(操作)指导、术前指导、术后康复指导等。③出院教育：包括营养和饮食指导、药物指导、功能锻炼方法指导、预防疾病复发和复诊的指导等。

二维码9-1

为简化程序、便于操作、保证健康教育效果，临床上一般根据疾病特点，将患者及其家属需要了解和掌握的有关知识和技能编制成标准健康教育计划。护士可参照标准健康教育计划为患者及其家属提供健康教育。此外，可根据患者的不同特点补充个性化的健康教育内容。

案例分析

接诊当日，护士须填写或书写的护理病历有体温单、长期医嘱单、临时医嘱单、首次护理记录单、术前评估单等。患者因受伤后出现右髋部疼痛，活动障碍患者，目前可初步提出急性疼痛、躯体活动障碍的护理诊断。

课后思考与练习

1. 护理病历的主体部分是(　　　)
A. 护理计划　　　　　　　B. 护理效果评价　　　　　　C. 护理评估记录
D. 预期目标　　　　　　　E. PIO 记录

2. 按 PIO 公式记录，常用于(　　　)
A. 护理评估时　　　　　　B. 提出护理诊断时　　　　　C. 列出预期目标时
D. 执行护理计划时　　　　E. 护理效果评价时

3. 护士对住院患者的评估应在(　　　)
A. 入院时进行　　　　　　B. 医生要求时进行　　　　　C. 患者要求时进行
D. 患者入院和出院时进行　E. 患者入院时开始直至出院为止

4. 因抢救急危重症患者,未能书写护理记录时应在抢救结束( )

A. 6 小时内如实补记　　　B. 5 小时内如实补记　　　　C. 4 小时内如实补记

D. 3 小时后如实补记　　　E. 2 小时内如实补记

5. 关于护理病历描述不正确的是( )

A. 体现护理的专业水平　　　B. 为护理教学和科研积累资科

C. 是最原始的资料记录

D. 不能作为呈堂证供的依据

E. 可作为护理考核的参考资料

6. 护理记录一般要求一级护理的患者( )

至少 3 天 1 次　　　　　　B. 至少每天 1 次,病情变化时随时记录

C. 至少 2 天 1 次　　　　　D. 白天记 1 次

E. 至少 4 天 1 次

7. 患者的出量记录不包括( )

A 尿量　　　　　　　　　　B. 痰量　　　　　　　　　C. 引流量

D. 出汗量　　　　　　　　　E. 呕吐量

8. 首次护理记录要求在多少小时内完成( )

A. 6　　　　　　　　　　　B. 12　　　　　　　　　　C. 36

D. 24　　　　　　　　　　　E. 72

9. 小李是重症监护病房的护士,书写危重患者护理记录单,下述哪项不妥( )

A. 用钢笔填写　　　　　　　B. 定时记录生命体征和病情变化

C. 内容准确简要,用医学术语　D. 记录患者的心理变化

E. 夜班护士总结 24 小时出入液量

10. 患者女,11 岁,首次进入病区感到环境陌生而紧张害怕,此时护士应使用( )

A. 安慰性语言　　　　　　　B. 礼貌性语言　　　C 规范性语言

D. 迎送性语言　　　　　　　E. 教育性语言

11. 患者男,50 岁,冠心病心肌梗死入院,住院处的护士应( )

A. 卫生处置　　　　　　　　B. 介绍医院规章制度

C. 立即护送患者入病区　　　D. 通知医生作术前准备

E. 了解患者存在的护理问题

第十章

健康评估实训指导

　　健康评估是有计划、系统地收集有关被评估者的健康资料，并对这些资料进行整理、分析、推理和判断的过程。这一过程不仅是形成护理诊断的基础，也是制定、实施和评价护理计划的依据。

　　健康评估是一门实践性很强的学科，其评估的操作方法，光看不做是学不会的，仅通过观察录像、多媒体教学时不行的，必须反复练习、动手操作，才能熟练掌握。

　　本章节主要讲述健康评估过程学习中主要实训练习内容，包括健康史采集、常见症状评估和体格检查三大部分。

第一节　健康史的采集

◇ 一、学习重点

　　健康史是被评估者过去及现在的健康状况。健康史采集是检查者通过与被评估者及有关人员(知情者)进行交谈，与科学的方法全面、系统地收集被检查者的健康资料，并对资料进行分析、判断的护理过程。

　　健康史采集是健康评估的第一步，是健康评估最常用、最基本的方法。健康史采集与医疗史不同的是，医疗史侧重于问"病"，健康史则侧重于健康问题或因健康状况改变而出现的各种反应，如身体、心理、社会适应等。

　　健康史采集的基本方法是评估者与被评估者之间的交谈，成功的交谈是确保获得健康资料完整性和准确性的关键。因此，护士必须掌握交谈的正确方法与技巧。

◇ 二、实训步骤

　　1. 内容及方法

　　(1)有带教老师带领学生对标准化患者进行健康史的采集。

　　(2)以组为单位，组内每个同学负责一部分内容的问诊，其他同学注意聆听并记录，并对遗漏内容做补充询问。

（3）健康史采集结束后小组内进行简短讨论和小结，明确患者健康资料。

2. 重点与难点

重点：健康史采集的基本技巧。

难点：接触患者的基本方法。

3. 操作步骤

健康史采集的操作步骤及要求见表 10-1。

表 10-1　健康史采集的操作步骤、要求及说明

操作步骤	要点说明
1. 准备	检查者应注意自己的仪表、态度与语言；查阅相关资料，准备交谈的内容；选择交谈的时间、地点和环境；并注意自己的位置、姿势与被检查者的距离
2. 交谈开始时	营造宽松和谐的氛围，有礼貌地称呼被检查者并做自我介绍；说明谈话的目的、所需的时间，了解被检查者的要求与愿望，取得信任；交谈时间不宜过长，交谈过程中应注意观察被检查者的体位、姿势是否舒适，否则易使被检查者疲劳
3. 交谈过程中	交谈先从主诉、一般资料开始，然后循序渐进，逐步深入，有目的、有系统、有层次地逐项进行。注意语言和非语言问诊的方式，合理使用开放式提问与封闭式提问，正确运用过渡性语言，掌握与特殊被检查者的交谈技巧。健康史的内容包括一般项目、主诉、现病史、既往史、成长发育史、心理社会评估及系统回顾
4. 交谈结束时	真诚地感谢被检查者的信任、合作和配合等。对已取得的健康资料进一步核实澄清，向被检查者简单复述一下谈话的重要内容，让其确认或补充。对被检查者提出的疑虑作出必要的解释
5. 交谈结束后	整理和分析资料，检查有无遗漏；与正常值比较，以发现异常情况；评估危险因素，确认被检查者现存的或潜在的健康问题，提出正确的护理诊断

第二节　常见症状评估

一、学习重点

常见症状评估是健康评估的重要内容，是临床护士收集患者资料、获得患者健康相关信息的主要途径。症状是健康史的重要组成部分，是评估健康状态的重要依据，也是反映病情的重要指标。症状的发生、发展和演变以及由此而造成的患者身心的反应，是临床护理病情观察的重点。

作为护理专业的学生,需要熟悉各个症状的病因、临床表现,了解其发生机制,重在掌握各个症状的护理评估要点,学会通过临床常见症状的评估,全面系统地收集健康资料,能对患者现在或潜在的健康问题或生命过程的反应作出正确的判断。

但是必须注意的是,疾病的症状很多,同一疾病可能有不同的症状,相同症状也可出现在不同疾病中。因此,在临床护理评估中,切忌单凭一个或几个症状就片面地得出结论,必须结合其他客观资料,相互印证,综合分析。

◈ 二、实训步骤

1. 内容及方法

(1)以组为单位,每组根据给出的病例,由1名同学扮演案例中的患者,1名同学负责病史采集,其他同学注意聆听并做补充询问。

(2)组内每位同学根据该病例的身体评估、实验室检查结果等信息轮流对患者进行提问,其他同学注意聆听并补充询问。

(3)通过问诊收集资料,进行护理评估。

(4)组内讨论,综合收集的资料进行护理诊断。

2. 重点与难点

重点:根据病例资料进行整体评估。

难点:综合分析思考。

3. 常见症状及典型案例见表10-2

表10-2 常见症状及典型案例

常见症状	典型案例
1. 发热	患者,女,22岁,因肺炎入院,体查示 T 39.8℃,R 25 次/min,P 100 次/min,BP 90/60 mmHg。患者入院后监测体温高低不一,24 小时相差在 1℃ 以上,发热持续 1 周未退。且脉搏细弱,呼吸急促,口唇干燥,左颊黏模及舌尖有两处 0.2 cm× 0.2 cm 溃疡。请分析思考:该患者发热属于哪种热型?该患者最首优护理诊断?其他护理诊断及相关因素
2. 腹痛	患者,男,30岁,因呕吐、腹胀 2 小时入院,入院时急性面容,腹痛明显,自诉既往有消化性溃疡病史。体查 T 37.8℃,R 29 次/min,P 108 次/min,BP 90/60 mmHg,上腹压痛,腹肌紧张,血淀粉酶 250U/L,初步诊断为出血坏死型胰腺炎,该患者主要的护理诊断及相关因素
3. 咳嗽与咳痰	患者,男,70岁,有 20 年咳嗽病史,高血压病史 12 余年,今晨持续咳嗽后出现左胸持续性疼痛,气促明显,体查 T 36.8℃,R 25 次/min,P 90 次/min,BP 170/90 mmHg。左胸呼吸音减弱,未闻及干、湿啰音,心律齐,心音遥远。该患者主要的护理诊断及相关因素

续表 1-2

常见症状	典型案例
4.呼吸困难	患者，女，40 岁，反复发作性胸闷气促 18 年，加重 1 天入院。患者入院前出现胸闷、呼吸困难有濒死感，入院时见面色青紫，大汗淋漓。患者自诉自幼有哮喘濒死，经常发作，18 年前开始出现无明显诱因的反复发作性胸闷气喘，运动后加重，经休息或药物治疗后可缓解。夜间发作较白天严重，同时又剧烈干咳。请分析该患者呼吸困难的原因以及其呼吸困难的类型，列举护理诊断及相关因素
5.咯血	患者，女，60 岁，反复咳脓痰、咯血 10 年，今晨突然咯血 350 mL，随之出现胸闷、气急、发绀，呼吸音减弱。分析该患者是否属于大咯血；目前该患者最优护理诊断；其他护理诊断及相关因素
6.水肿	患者，男，50 岁，尿频、尿急、尿痛反复发作 20 余年，于 2 年前出现眼睑及颜面水肿，乏力，夜间尿量增加。半年前开始出现头晕及血压增高，1 个月前开始遵医嘱规律服用降压药。近 1 周水肿加重，出现腹腔积液，伴有恶心呕吐、食欲下降及皮肤瘙痒。分析该患者的水肿是哪种程度；列出其主要护理诊断及相关因素
7.意识障碍	患者，男，24 岁，半小时前在工作中突然出现剧烈头痛，喷射性呕吐 2 次，呕吐物为胃内容物，继而出现意识丧失，无抽搐及二便失禁。既往体健，否认高血压和外伤史。体查 T 37℃，R 16 次/min，P 80 次/min，BP 130/90 mmHg，右侧瞳孔散大，直径约 6 mm，对光反射迟钝，左侧瞳孔直径约 3 mm，对光反射灵敏。该患者四肢运动、感觉及反射均未见明显异常，颈项强直，克尼格征阳性。请分析患者目前有无意识障碍；列出其主要护理诊断及相关因素

第三节　一般检查

一、学习重点

一般检查是对患者全身状态的概括性观察，以视诊、触诊为主，包括一般状态、皮肤黏膜、头颈部及浅表淋巴结的检查。实训课前，学生应首先掌握一般检查项目特征及其异常表现和临床意义等内容，见表 10-3。

表 10-3　一般检查项目与要点说明

检查项目	要点说明
1. 全身状态	
(1)营养状态	一般根据皮肤、毛发、皮下脂肪、肌肉的发育情况综合判断。营养状态异常，如：①营养不良：皮肤黏膜干燥、消瘦，重者呈恶病质，见于慢性消耗性疾病；②营养过度：单纯性肥胖，主要是由于饮食过度或运动过少。继发性肥胖，见于某些内分泌疾病
(2)面容与表情	健康人表情自如，神态舒展。异常特征性面容与表情，如：①急性病容，见于急性感染性疾病，如大叶性肺炎。②慢性病容，见于慢性消耗性疾病，如恶性肿瘤、肝硬化等。③甲状腺功能亢进面容；见于甲状腺功能亢进症；④黏液性水肿面容，见于甲状腺功能减退患者；⑤二尖瓣面容，见于风湿性心脏病二尖瓣狭窄；⑥满月面容，见于肾上腺增生和长期使用糖皮质激素的患者
(3)体位	在不同疾病及意识状态下，促使患者主动或被动采取相应体位。①自动体位：身体自如，不受限制，见于轻或疾病早期。②被动体位：见于极度衰弱或意识丧失的患者；③强迫侧卧位：见于一侧胸膜炎和大量胸腔积液的患者。④强迫端坐位：端坐呼吸，见于心肺功能不全的患者；⑤角弓反张位：见于破伤风及脑膜炎的患者
(4)步态	患者因疾病不同具有一定特征的步态。①蹒跚步态：见于佝偻病、进行性肌营养不良或双侧先天性髋关节脱位等；②醉酒步态：见于小脑疾患、酒精及巴比妥中毒等；③共济失调步态：见于脊髓病变者；④慌张步态：见于震颤性麻痹患者；⑤剪刀步态：见于脑性瘫痪与截瘫患者
2. 皮肤	
(1)颜色	皮肤颜色与毛细血管分布、色素量、血管充盈度及皮下脂肪的厚薄等因素有关。①苍白：见于贫血、休克、虚脱及主动脉瓣关闭不全等；②发红：见于发热性疾病、阿托品及一氧化碳中毒等；③发绀：见于心肺疾病或亚硝酸盐中毒等；④黄染：见于胆道梗阻、肝细胞损害或溶血性疾病所致黄疸者。⑤色素沉着：多见于肝病及肾上腺皮质功能减退。
(2)温度与湿度	温度异常如：①全身皮肤发热：见于发热性疾病、甲状腺功能亢进症；②全身皮肤发冷：见于休克、甲状腺功能减退症等。湿度异常如：①多汗：见于风湿病、结核病等；②盗汗：见于结核病；③冷汗：见于休克、虚脱者
(3)弹性	皮肤弹性与年龄、营养状况、皮下脂肪及组织间隙所含液体量有关。皮肤弹性减退见于长期消耗性疾病、严重脱水、营养不良等
(4)水肿	水肿是皮下组织的细胞内或组织间隙液体潴留过多所致。①凹陷性水肿：见于心源性、肾源性、肝源性及营养不良性水肿；②非凹陷性水肿：黏液性水肿，见于甲状腺功能减退症及丝虫病

续表 10-3

检查项目	要点说明
(5)皮肤损害	包括原发性、继发性和血管皮肤性损害。皮疹如：①斑疹，见于斑疹伤寒、丹毒、风湿性多形性红斑等；②玫瑰疹，见于伤寒或副伤寒；③丘疹及斑丘疹，见于药物疹、猩红热等；④荨麻疹，见于各种过敏反应。压疮：见于长期卧床导致的局部组织受压者。皮下出血：如瘀点、紫癜、瘀斑和血肿，见于造血系统疾病、重症感染、毒物或药物中毒及外伤等。蜘蛛痣和肝掌：见于急、慢性肝炎或肝硬化
3.浅表淋巴结	
(1)分布、大小	浅表淋巴结呈组群分布，正常淋巴结体积较小，直径多在 0.2~0.5 cm，质地柔软，表面光滑，无压痛，与毗邻组织无粘连，不易被触及，无压痛
(2)检查顺序	视诊和触诊，以触诊为主。按顺序由浅入深，以滑动触诊的手法触诊全身淋巴结
(3)检查内容	触及肿大淋巴结时应注意其部位、大小、数目、硬度、有无压痛、活动度、有无粘连以及局部皮肤有无红肿、紫癜和瘘管等，同时寻找引起淋巴结肿大的原发病灶。①局部性淋巴结肿大：见于非特异性淋巴结炎、淋巴结结核和恶性肿瘤淋巴结转移；②全身性淋巴结肿大：见于急、慢性白血病、淋巴瘤、系统性红斑狼疮、链霉素过敏反应等
4.观看操作视频	观看操作视频时请注意一般检查项目、内容和检查方法

➡ 二、实训流程

1.阅读下列案例，对案例中的患者实施体格检查

患者，男性，66 岁。近 2 年来经常出现上腹部不适、胀痛，近 2 个月上腹胀痛加重与进食无关，伴头昏乏力，食欲缺乏，进行性消瘦。1 周前出现黑粪，2 天前无明显诱因恶心、呕吐，呕吐物为咖啡样物。胃镜检查可见胃小弯溃疡，面积为 4 cm×5 cm，活检病理诊断为胃癌。

2.重点与难点

重点：营养状态检查、皮肤弹性检查、皮肤水肿检查、浅表淋巴结检查。

难点：浅表淋巴结触诊的方法、腋窝淋巴结触诊。

3.用物准备：体重计

4.操作步骤(见表 10-4)

表 10-4　一般检查项目与要点说明

检查项目	要点说明
1.营养状态	视诊患者的头发光泽度及有无脱发，面容、口唇色泽，指甲色泽、表面是否光滑或粗糙，锁骨上窝和肋间隙的深浅度；触诊四肢肌肉是否结实有力，对患者的营养状态进行综和判断

续表 10-4

检查项目	要点说明
2. 皮肤	
(1)颜色与完整性	视诊患者皮肤黏膜，有无苍白、发绀、皮疹、压疮、皮下出血、蜘蛛痣或肝掌等
(2)温度与湿度	触诊患者皮肤的温度与湿度，通常以手背触摸皮肤感知皮肤的温度
(3)弹性	评估者以拇指和示指将患者手背或上臂内侧皮肤提起，1~2秒后松开，观察皮肤皱褶平复的速度
(4)有无水肿	评估者以双手拇指分别按压患者左、右下肢胫前及踝部皮肤3~5秒钟，去除压力后观察受压部位组织有无凹陷及其持续时间。
3. 淋巴结	
(1)头面部淋巴结	评估者以示、中、环3指并拢，指腹平贴于检查部位，由浅入深，通过指腹按压的皮肤与皮下组织之间的滑动进行顺序触诊：耳前、耳后、枕、颌下、颏下淋巴结
(2)颈部淋巴结	患者头稍低，使颈部皮肤和肌肉放松，评估者按顺序触诊颈前和颈后淋巴结；评估锁骨上窝淋巴结时，嘱患者取坐位或仰卧位，坐位者头稍向前屈，评估者用双手进行触诊，左手2、3、4指触诊右侧，右手2、3、4指触诊左侧，由浅入深逐步触至锁骨上窝深部
(3)上肢淋巴结	触诊腋窝淋巴结时，评估者左手扶持患者左前臂使其外展并抬高45°，另一只手2、3、4指并拢，掌面贴近胸壁，向上逐渐达腋窝顶部进行滑动触诊，右手触诊左侧，左手触诊右侧，依次触诊腋窝后壁、内壁、前壁，再翻掌向外，将患者外展之臂下垂，触诊腋窝 外侧壁。触诊滑车上淋巴结时，评估者用左(右)手扶持患者左(右)前臂，右(左)手3指并拢，掌面向上，在肱二头肌与肱三头肌沟中由浅入深进行滑动触诊
(4)下肢淋巴结	患者取仰卧位，双下肢屈曲，触诊腹股沟淋巴结时，评估者以2、3、4指指腹在腹股沟区进行滑动触摸上、下两群淋巴结，先上后下。触诊腘窝淋巴结时，护士以2、3、4指指腹在腘窝处滑动触摸，先左后右

注意事项：①环境舒适，光线适宜；②态度和蔼，动作轻柔、准确规范；③充分暴露受检部位，按一定顺序进行；④评估淋巴结时，要求被评估部位放松，以利于触诊。

三、考核标准

表 10-5　一般检查考核标准

项目		总分	操作要点	标准分	扣分及说明
评估 (12分)	仪表	5	仪表端庄，服装整洁，符合要求，不留长指甲	5	
	物品环境	4	用物备齐，放置规范环境清洁、安静(酌情关闭门窗或屏风遮挡，请其他人员回避)	2 2	
	患者	3	核对床号、姓名了解患者病情，意识状态及配合能力，解释操作目的、过程、配合方法	1 1 1	
皮肤 (30分)	颜色与完整性	10	视诊皮肤颜色，有无皮疹、压疮、皮下出血等，视诊部位正确	5 5	
	温度与湿度	6	触诊受检者皮肤温度与湿度，以手背触摸皮肤，感知皮肤的温度	4 2	
	弹性	6	检查受检者手背或上臂内侧皮肤弹性	6	
	有无水肿	8	视诊全身皮肤有无水肿，以拇指按压患者某些部位骨前(胫前)皮肤，观察有无凹陷及持续时间	2 6	
淋巴结 (50分)	头面部	14	触诊顺序：耳前、耳后、枕后、颌下和颏下淋巴结触诊方法正确	8 6	
	颈部	10	触诊顺序：颈前、颈后和锁骨上淋巴结，触诊检查方法正确，锁骨上淋巴结采用双手同时触诊	5 5	
	上肢	16	触诊顺序：左侧腋窝、右侧腋窝、左侧滑车上和右侧滑车上淋巴结触诊方法正确，检查者左右手配合合理	8 8	
	下肢	10	触诊顺序：患者仰卧位，双下肢屈曲，依次触诊左侧腹股沟、右侧腹股沟、左侧腘窝和右侧腘窝淋巴结触诊方法正确	5 5	
评价 (8分)	熟练	4	程序正确，内容完整肋，动作规范，按时完成	4	
	沟通	4	沟通有效，态度和蔼，体现人文关怀	4	
主考教师签名：　　　　　　　　　　日期：　　年　　月　　日				得分：	

注：①考核时间为4分钟，用物准别；模拟患者；②扣分及说明部分不够可反面续写

第四节 头面部与颈部检查

➡ 一、学习重点

(一)头面部检查

头部及其器官是人体最重要的外部特征之一，头面部检查以视诊和触诊为主，内容包括头发与头皮、头颅和颜面及其器官的检查。实训课前，学生应首先掌握头面部检查项目及其异常表现和临床意义等内容，见表10-6。

表10-6 头面部检查项目与要点说明一览表

检查项目	要点说明
1.头发与头皮	重点观察头发头皮颜色、有无脱发，有无头皮屑等。脱发常见于伤寒、甲状腺功能减退、腺垂体功能减退、头皮腊溢性皮炎、肿瘤放疗和化疗后
2.头颅	视诊头颅大小与外形及有无异常运动。头颅异常，如：①小颅：见于囟门过早闭合引起的小头畸形，常伴智力障碍；②方颅：见于小儿佝偻病或先天性梅毒；③巨颅：常见于脑积水；④头部不随意颤动，见于帕金森病
3.颜面及其器官	
(1)眼	主要是视力、色觉和视野等检查。眼睑异常，如：①上眼睑下垂，双侧见于重症肌无力，单侧见于动眼神经麻痹；②眼睑闭合障碍，双侧见于甲状腺功能亢进症，单侧见于面神经麻痹；③眼睑水肿，见于肾炎、营养不良、贫血及血管神经性水肿等；④睑内翻，见于沙眼。结膜异常，如：①结膜充血，见于结膜炎或角膜炎；②结膜黄染，见于黄疸；③球结膜水肿，见于重症水肿、颅内压增高。瞳孔异常，如：①双侧瞳孔大小不等，见于脑外伤、脑肿瘤、脑疝等病变；②瞳孔对光反射迟钝或消失，见于昏迷患者；③双侧瞳孔散大伴有对光反射消失，见于濒死状态的表现
(2)耳	①乳突部皮肤红肿、压痛：见于乳突炎；②听力减退或丧失：见于外耳道有异物、听神经损害、局部或全身血管硬化、中耳炎等
(3)鼻	①鼻翼扇动：为呼吸困难的表现，见于支气管哮喘或心源性哮喘发作时；②鼻窦压痛：伴鼻塞、流涕、头痛，见于鼻窦炎；③鼻出血：多为单侧，单侧见于鼻腔感染、外伤或鼻咽癌等，双侧见于贫血、白血病、血友病等
(4)口	注意口唇颜色、有无口唇干燥皲裂、疱疹、口角糜烂或口角歪斜。口唇颜色异常，如：①口唇苍白见于贫血、虚脱、主动脉关闭不全；②口唇深红见于急性发热性疾病；③口唇呈樱桃红色见于一氧化碳中毒；④口唇发绀，见于心肺功能不全等。口腔黏膜异常，如：①麻疹黏膜斑，为麻疹早期的体征；②口腔黏膜有白色乳凝块状物，为白假丝酵母菌感染，见于重病衰弱者或长期使用广谱抗生素和抗癌药后。咽部及扁桃体异常，如：①咽部黏膜充血、红肿，黏液腺分泌物增多见于急、慢性咽炎；②扁桃体红肿、增大，见于扁桃体炎症。扁桃体肿大分为三度：不超过咽腭弓者为Ⅰ度；超过咽腭弓，未达到咽后壁中线者为Ⅱ度；达到或超过咽后壁中线者为Ⅲ度
4.观看操作视频	观察操作视频时请注意头面部检查项目、内容和检查方法

(二)颈部检查

颈部每侧以胸锁乳突肌为界分为颈前三角和颈后三角。颈部检查主要包括颈部外形与运动、颈部血管、甲状腺和气管的检查。实训课前,学生应 首先掌握颈部检查项目及其异常表现和临床意义等内容,见表10-7。

表 10-7 颈部检查项目与要点说明一览表

检查项目	要点说明
1.患者体位	检查时,应在平静而自然的状态下进行,患者最好取舒适坐位,充分暴露颈部和肩部
2.颈部外形与运动	正常人颈部直立,两侧对称,伸曲、转动自如。若头不能抬起,见于严重消耗性疾病晚期、重症肌无力和进行性肌萎缩等。颈部运动受限伴疼痛,见于软组织炎症、颈肌扭伤、肥大性脊椎炎、颈椎结核或肿瘤等。颈部强直见于各种脑膜炎、蛛网膜下隙出血等,为脑膜受刺激的特征
3.颈部血管	正常人在坐位或半坐位(即上身与水平面呈45°)时,颈静脉多不显露,亦看不到颈静脉搏动;若患者在坐位或半坐位时颈静脉明显充盈,则为颈静脉怒张。颈静脉怒张提示静脉压增高,见于右心衰竭、缩窄性心包炎、心包积液、上腔静脉阻塞综合征,以及胸腔或腹腔压力增高等。正常人安静状态下不易看到颈动脉搏动。静息状态下出现明显的颈动脉搏动,多见于主动脉瓣关闭不全、高血压、甲状腺功能亢进症及严重贫血。
4.甲状腺	
(1)解剖位置	甲状腺位于甲状软骨下方,呈蝶状紧贴于气管两侧。甲状腺表面光滑、柔软不易触及
(2)检查顺序	甲状腺检查一般按视诊、触诊和听诊的顺序进行。视诊和触诊时需嘱患者做吞咽动作
(3)甲状腺肿大分度	甲状腺肿大可分三度:Ⅰ度,不能看出肿大但能触及者;Ⅱ度,既能看出肿大又能触及,但在胸锁乳突肌外缘以内者;Ⅲ度,超过胸锁乳突肌外缘者。甲状腺肿大见于甲状腺功能亢进、单纯性甲状腺肿、慢性淋巴性甲状腺炎、甲状腺瘤和甲状腺癌等
5.气管	
(1)解剖位置	正常人气管位于颈前正中部
(2)气管偏移	气管向健侧移位见于大量胸腔积液、积气、纵隔肿瘤及单侧甲状腺肿大;向患侧移位见于肺不张、肺纤维化和胸膜肥厚与粘连等
6.观看操作视频	观看操作视频时请注意颈部检查项目、内容和检查方法

二、实训流程

(一)头面部检查

1. 阅读下列案例,对案例中的患者实施体格检查

患者,女性,28 岁,因发热、咽痛 4 天,呼吸急促、吞咽困难 1 天就诊。患者于 4 天前受凉后出现发热,自测体温达 39.6℃,在家里自服解热药、抗生素未见好转,1 天前自觉症状加重,并出现呼吸急促、吞咽困难等症状。实验室检查:血常规:白细胞计数 $16.1 \times 10^9 /L$,临床诊断为急性扁桃体炎。

2. 重点与难点

重点:结膜和巩膜检查、瞳孔检查、鼻窦区压痛检查、口腔检查。

难点:翻转上睑结膜、扁桃体检查。

3. 用物准备

近视力表、软尺、压舌板、手电筒。

4. 操作步骤

见表 10-8。

表 10-8　头面部检查项目及要点说明

检查项目	要点说明
1. 头颅	
(1)头发与头皮	观察头发色泽、分布、疏密度及脱发情况;观察头皮颜色,有无头皮屑、头癣、疖、痈等
(2)头颅外形与运动	视诊头颅大小、外形变化和有无异常运动
(3)头围测量	患者取坐位,以软尺自眉间向右绕到颅后通过枕骨粗隆,再从对侧绕回到眉间,读数、记录
2. 眼	
(1)近视力	检查近视力使用国际标准近距离视力表,评估者将近视力表置于患者眼前约 33 cm 处,分别检查患者左、右眼近视力,注意用手遮挡对侧眼
(2)眼睑与眼球外形	视诊患者眼睑有无水肿、上睑下垂,有无眼球突出或凹陷。嘱患者闭眼,观察有无眼睑闭合障碍
(3)结膜与巩膜	检查下睑结膜、球结膜与巩膜时,评估者将双手拇指置于患者下睑中部,嘱其向上看,同时向下按下睑边缘,显露下睑结膜、穹隆结膜、球结膜和巩膜,注意结膜和巩膜的颜色;检查上睑结膜、球结膜与巩膜时,需翻转上眼睑,其要领为:嘱患者向下看,评估者用示指和拇指捏住患者上睑中部的边缘,轻轻向前下方牵拉,同时以示指向下压迫睑板上缘,与拇指配合将睑缘向上捻转即可将眼睑翻开
(4)瞳孔	视诊瞳孔大小、形状、双侧是否等圆等大。嘱患者双眼平视前方,评估者手持手电筒,自眼外侧迅速将光源移向一侧瞳孔,观察该侧瞳孔直接对光反应;用同样的方法检查另一侧。注意勿使光线同时照射双眼。评估者用手于患者鼻根部隔开双眼,用手电光直接照射左侧瞳孔并观察右侧瞳孔,如缩小,称间接对光反应。同法检查右侧

续表 10-8

检查项目	要点说明
3.耳	
(1)外耳及耳后区	评估者用手将患者耳廓向后上牵拉,头部稍转向对侧,观察其耳廓有无畸形、结节、红肿及牵拉痛,外耳道有无溢液,乳突皮肤有无红肿,拇指按压乳突,观察有无压痛
(2)双耳粗听力	在安静的室内,嘱患者闭目静坐,并用手掌堵塞一侧耳廓及其外耳道,评估者以拇指与示指互相摩擦(或手持手表),自1 m以外逐渐移近患者耳部,直到患者听到声音为止,测量距离。用同样方法检测另一耳粗听力
4.鼻	
(1)鼻外形	视诊鼻外形、鼻部皮肤及周围组织颜色,有无鼻翼扇动
(2)鼻道通气状况	评估者以左手示指按捏患者左侧鼻前庭,嘱患者吸气,以检查患者右鼻道通气情况;以左手拇指按捏患者右侧鼻前庭以检查患者左鼻道通气情况
(3)鼻前庭	评估者用左手拇指将患者鼻尖轻轻上推,用手电筒先后照射左、右鼻前庭,观察鼻黏膜有无充血、肿胀,鼻腔有无出血或异常分泌物
(4)鼻窦区压痛	检查顺序为额窦、筛窦、上颌窦。检查额窦时,评估者双手置于患者双侧颞部,双手拇指分别置于左右眼眶上方稍内,用力向后按压;检查筛窦时,评估者双手置于患者双侧耳后,双手拇指分别置于鼻根部与眼内眦之间,向内后方按压;检查上颌窦时,评估者双手置于患者两侧耳后,双手拇指分别置于患者左右颧部向后按压,观察并询问患者有无疼痛
5.口	
(1)口唇	视诊口唇颜色,有无疱疹、皲裂、口角糜烂、口角歪斜
(2)口腔	嘱患者张口,评估者左手持手电筒以适当角度照明口腔,右手借助压舌板,自左下开始,按左下—右下—右上—左上的顺序,依次检查两侧颊黏膜、牙齿、牙龈、舌和硬腭,观察有无黏膜肿胀、出血点、溃疡和真菌感染,有无龋齿、义齿、残根,牙龈颜色,有无肿胀、溃疡及出血。然后嘱患者头稍后仰,张口并发"啊"音,评估者持压舌板轻压其舌前2/3处,显露软腭、腭垂、咽腭弓、舌腭弓、扁桃体和咽后壁,观察有无充血、肿胀、分泌物及扁桃体肿大

注意事项:①环境舒适.光线适宜;②翻转上眼睑时,动作轻柔;③检查乳突和鼻窦压痛时力度适中;④检查咽部及扁桃体时,压舌板放置位置应正确。

(二)颈部检查

1.阅读下列案例,对案例中的患者实施体格检查

患者,女性,30岁,患有甲状腺功能亢进症1年余,一直服用丙硫氧嘧啶治疗。最近由于遭遇婚姻变故,患者突然出现烦躁不安、心慌气短、多汗、四肢无力,体温39.5℃,心率130次/min。

2.重点与难点

重点:颈部血管检查、甲状腺检查、气管位置检查。

难点:甲状腺触诊。

3.用物准备

听诊器。

4.操作步骤

见表10-9。

表10-9 颈部检查项目与要点说明

检查项目	要点说明
1.颈部外形与运动	
（1）颈部外形	患者取舒适坐位或卧位，充分暴露颈部和肩部，视诊是否直立，两侧是否对称
（2）颈部运动	嘱患者做颈部前屈、后伸、左右侧弯和旋转动作，观察有无活动异常或受限
2.颈部血管	
（1）颈静脉	嘱患者取坐位或半坐位，观察颈静脉有无显露，有无搏动
（2）颈动脉	嘱患者头偏向一侧，观察颈动脉有无搏动
3.甲状腺	
（1）视诊	患者取坐位，头稍后仰，嘱其做吞咽动作的同时，观察甲状腺的大小与对称性
（2）触诊	前面触诊：评估者立于患者前面，一手拇指施压于一侧甲状软骨，将气管推向对侧，另一手示、中指在对侧胸锁乳突肌后缘向前推挤甲状腺侧叶，拇指在胸锁乳突肌前缘触诊，配合吞咽动作，重复检查。用同法检查另一侧。甲状腺后面触诊：评估者立于患者后面，一手示、中指施压于一侧甲状软骨，将气管推向对侧，另一手拇指在对侧胸锁乳突肌后缘向前推挤甲状腺，示、中指在其前缘触诊甲状腺，配合吞咽动作，重复检查。用同法检查另一侧甲状腺
（3）听诊	当触及肿大的甲状腺时，用钟型听诊器直接置于肿大的甲状腺上，听诊有无血管杂音
4.气管	嘱患者取端坐位或仰卧位，两上肢下垂，使颈部处于自然直立状态。评估者将右手示指与环指分别置于患者两侧的胸锁关节上，中指置于胸骨上窝气管之上，观察中指是否在示指与环指中间

注意事项：①环境应安静、舒适；②充分显露受检部位，按一定顺序进行；③评估气管位置时，姿势要端正；④态度和蔼，动作轻柔、准确规范。

三、考核标准

表10-10 头面部及颈部检查操作考核标准

项目		总分	操作要点	标准分	扣分及说明
评估 （8分）	仪表	2	仪表端庄，服装整洁，符合要求，不留长指甲	2	
	物品环境	3	用物备齐，放置合理环境清洁、安静	2 1	
	患者	3	核对患者床号、姓名了解患者病情，意识状态及配合能力，解释操作目的、过程、配合方法	1 1 1	

续表 10-10

项目		总分	操作要点	标准分	扣分及说明
头颅 (7分)	头发头皮	3	视诊头发颜色、疏密度，有无脱发，拨开头发观察头皮	3	
	头颅外形	2	视诊头颅外形	2	
	头围测量	2	将软尺置于患者眉间，向右绕经枕骨粗隆	2	
眼 (26分)	近视力	3	受检者取坐位，近视力表置于其眼前约 33 cm 处，分别检查左右眼近视力	3	
	眼睑眼球外形	4	视诊眼睑有无水肿、下垂、闭合障碍，有无眼球突出或凹陷	2 2	
	睑结膜与巩膜	10	请受检者向上看，同时向下按下睑边缘，显露下睑结膜、穹隆结膜、球结膜和巩膜，检查上睑结膜、球结膜和巩膜时，需翻转眼睑	5 5	
	瞳孔	9	视诊瞳孔大小、形状、双侧是否等大，对光反应：直接和间接对光反应	3 6	
耳 (8分)	外耳及耳后区	5	向后上牵拉耳廓，观察其耳廓有无畸形、结节、红肿及牵拉痛，外耳道有无溢液，乳突皮肤有无红肿及压痛	5	
	耳粗听力	3	受检者掩耳闭目，检查者以拇指与示指互相摩擦，自 1 m 以外逐渐移近其耳部，直到受检查听到声音为止，测量距离	3	
鼻 (14分)	鼻外形	3	视诊内容（口述）	3	
	鼻前庭	3	检查者用左手拇指将受检者鼻尖轻轻上推，用手电筒先后照射，观察左右鼻前庭	3	
	通气状况	3	检查方法正确	3	
	鼻窦	5	检查者双手自上而下分别按压患者双侧额窦、筛窦和上颌窦，按压部位正确	5	
口 (11分)	口唇	3	视诊内容（口述）	3	
	口腔	8	嘱受检者张口，检查者左手持手电筒以适当角度照明口腔，右手借助压舌板，自左下开始，按左下—右下—右上—左上—咽和扁桃体的顺序，依次检查（口述检查内容）	8	

续表 10-10

项目		总分	操作要点	标准分	扣分及说明
颈部 (19分)	颈部血管	3	患者体位正确 口述颈静脉怒张的表现	1 2	
	甲状腺	11	受检者取坐位，检查者嘱受检者做吞咽动作，视诊其甲状腺以滑动触诊法检查甲状腺两叶，方法正确	3 8	
	气管	5	检查者将示指、环指分别置于受检者左右两侧胸锁关节上，中指置于气管中间	5	
评价 (7分)	熟练	4	程序正确，内容完整，动作规范，按时完成	4	
	沟通	3	沟通有效，态度和蔼，体现人文关怀	3	
主考教师签名：			日期： 年 月 日		得分：

注：考核时间为6分钟，用物准备为近视力表、压舌板、手电筒、软尺。

第五节 胸部检查

一、学习重点

(一)胸廓与肺部检查

胸廓与肺部检查包括视诊、触诊、叩诊和听诊，主要内容有胸部体表标志、胸壁、胸廓与乳房、肺和胸膜的检查。实训课前，学生应首先掌握胸廓与肺部检查项目及其异常表现和临床意义等内容，见表10-11。

表 10-11 胸廓与肺部检查项目与要点说明一览表

检查项目	要点说明
1.胸部体表标志	包括骨骼标志、自然陷窝与解剖区域及人工划线，这些标志在胸部检查时用于标记正常胸部脏器的位置和轮廓
2.胸壁、胸廓与乳房	
(1)胸壁	通过视诊和触诊完成。①胸壁静脉充盈或曲张：见于腔静脉阻塞；②皮下气肿：见于自发性气胸、纵隔气肿、胸部外伤、肋骨骨折等；③胸壁压痛：见于胸壁软组织炎、肋骨骨折、肋软骨炎肋间神经炎等；④胸骨压痛和叩击痛：见于急性白血病

续表 10-11

检查项目	要点说明
(2)胸廓	正常成人胸廓两侧在致对称，呈椭圆形。形态异常，如：①扁平胸，见于慢性消耗性疾病；②桶状胸，见于严重肺气肿；③佝偻病胸，包括鸡胸、漏斗胸、肋骨串珠、肋膈沟，见于佝偻病；④胸廓一侧变形，如一侧膨隆见于大量胸腔积液、气胸，一侧平坦或凹陷见于肺纤维化、肺不张等；⑤脊柱畸形，见于先天性畸形、脊柱外伤和结核等
(3)乳房	乳房检查依据正确的程序，先健侧后患侧，先视诊后触诊，不能仅检查患者不适的部位，以免漏诊。局部皮肤外观呈"橘皮样"改变，见于乳腺癌
3.肺和胸膜	
(1)视诊	视诊内容：呼吸运动、呼吸频率与深度、呼吸节律。呼吸运动异常，如：①呼吸运动增强，见于代偿性肺气肿、酸中毒深大呼吸等；②呼吸运动减弱或消失，见于肺实变、肺气肿、肺部肿瘤、胸腔积液、肺部空洞、气胸等。呼吸困难，如：①吸气性呼吸困难，"三凹征"见于气管阻塞，如气管肿瘤、气管异物等；②呼气性呼吸困难，见于支气管哮喘或阻塞性肺气肿；③混合性呼吸困难，见于广泛性肺组织病变。呼吸节律异常，如：①潮式呼吸，见于脑炎、脑膜炎、脑出血、脑肿瘤、脑外伤、脑血管痉挛、脑栓塞等；②间停呼吸，见于患者呼吸完全停止前；③叹气样呼吸，见于神经衰弱、精神紧张或抑郁等
(2)触诊	触诊内容：胸廓扩张度、语音震颤、胸膜摩擦感。胸廓扩张度改变：①一侧胸廓扩张度增强，见于对侧膈肌麻痹、肺不张、肋骨骨折；②一侧胸廓扩张度降低，见于同侧大量胸腔积液、气胸、胸膜增厚和肺不张等；③双侧胸廓扩张度降低，见于双侧胸膜增厚、胸膜炎、肺气肿等。语音震颤改变：①语音震颤增强，见于肺组织实变；②语音震颤减弱或消失，见于大量胸腔积液、气胸等。胸膜摩擦感：见于胸膜炎等
(3)叩诊	叩诊内容：肺部对比叩诊、肺上界、肺下界及肺下界移动度。正常人平静呼吸时，两侧肺下界大致相等，于锁骨中线、腋中线和肩胛下线上分别位于第6、8、10肋间隙；正常肺下界移动范围为6～8 cm。肺界叩诊异常，如：①肺上界变窄，见于肺结核等；②肺上界变宽，见于肺气肿；③肺下界上移，见于肺不张、膈肌麻痹、腹腔积液、腹腔巨大肿瘤等；④肺下界下移，见于肺气肿、腹腔内脏下垂等。 　　肺下界移动范围改变，如：①肺下界移动范围减少，见于肺组织萎缩、肺组织弹性消失、肺组织炎症和水肿；②肺下界移动范围消失，见于大量胸腔积液、积气、广泛胸膜粘连、膈神经麻痹等。 　　胸部叩诊音异常，如：①浊音或实音，见于肺部含气量减少的病变、胸膜病变等；②过清音见于肺气肿；③鼓音见于肺内空腔性病变等

续表 10-11

检查项目	要点说明
（4）听诊	是胸部最重要的检查方法。听诊内容：正常呼吸音、异常呼吸音、啰音、语音共振及有无胸膜摩擦音。正常呼吸音包括支气管呼吸音、支气管肺泡呼吸音、肺泡呼吸音。①异常支气管呼吸音：见于肺组织实变、肺内大空腔、压迫性肺不张。②异常支气管肺泡呼吸音：见于支气管肺炎、肺结核等。③异常肺泡呼吸音：如一侧肺泡呼吸音增强，见于肺结核、肺炎、肺肿瘤等；肺泡呼吸音减弱或消失，见于胸廓活动受限、呼吸肌病变、呼吸道阻塞等。④干啰音：见于喘息性支气管炎、支气管哮喘和心源性哮喘等。⑤湿啰音：见于支气管肺炎、急性肺水肿等
4. 观看操作视频	观看操作视频时请注意胸廓与肺部检查项目、内容和检查方法

（二）心脏检查

心脏检查是全身体格检查的重要部分，主要包括心前区外形视诊、心尖搏动视诊与触诊、心脏相对浊音界叩诊以及心脏瓣膜听诊区的检查。实训课前，学生应首先掌握心脏检查项目及其异常表现和临床意义等内容，见表 10-12。

表 10-12　心脏检查项目与要点说明一览表

检查项目	要点说明
1. 视诊	
（1）心前区外形	正常人心前区外形与右侧相应部位对称，无异常隆起或凹陷。①心前区局部隆起：见于先天性心脏病如法洛四联症，或在儿童期患风湿性心脏病伴有右心室增大者；②心前区饱满：见于成人大量心包积液
（2）心尖搏动	坐位时，正常成人心尖搏动位于左侧第 5 肋间左锁骨中线 0.5~1.0 cm 处，搏动范围直径 2.0~2.5 cm。①左心室增大，心尖搏动向左下移位；②右心室增大时，心尖搏动向左移位；③全心增大时，心尖搏动向左下移位，伴心界向两侧扩大
2. 触诊	为进一步证实心脏视诊所见，还可发现心脏病特有的震颤及心包摩擦感。①抬举性心尖搏动：为左心室肥大的重要体征；②心前区震颤：为器质性心血管疾病的特征性体征，如心脏瓣膜狭窄、先心病；③心包摩擦感：见于心包炎
3. 叩诊	
（1）叩诊内容	心脏相对浊音界，包括心左界、心右界，以了解心脏大小、形状及其在胸腔中的位置
（2）叩诊顺序	先叩左界，后叩右界，由外向内，自下而上逐一肋间叩诊心脏病变，如：①左心室增大，心浊音界呈靴形，见于主动脉瓣关闭不全、高血压性心脏病；②右心室增大，相对浊音界向左侧扩大明显，见于肺源性心脏病；③双心室增大，心浊音界向两侧扩大，见于扩张型心肌病、全心衰竭；④左心房扩大，心浊音界呈梨形，见于二尖瓣狭窄；⑤心界向两侧扩大，坐位时心浊音界呈三角形烧瓶样，见于心包积液

续表10-12

检查项目	要点说明
4.听诊	
(1)听诊内容	心率、心律、心音，有无额外心音、杂音及心包摩擦音
(2)听诊顺序	按逆时针方向自二尖瓣区开始，依次为肺动脉瓣区、主动脉瓣区、主动脉瓣第二听诊区和三尖瓣区
(2)听诊顺序	心律失常如：①期前收缩，二联律和三联律，见于器质性心脏病、洋地黄中毒、低钾血症等；②心房颤动，见于风湿性心脏病二尖瓣狭窄等。心音性质改变，如钟摆律：大面积急性心肌梗死和重症心肌炎的重要体征。额外心音，如舒张早期奔马律：见于心力衰竭、急性心肌梗死、严重心肌炎及心肌病等心脏杂音：自行列表归纳各杂音的听诊特点和临床意义。心包摩擦音：见于感染性心包炎、急性心肌梗死等
5.观看操作视频	观看操作视频时请注意心脏检查项目、内容和检查方法

二、实训流程

(一)胸廓与肺部检查

1.阅读下列案例，对案例中的患者实施体格检查

患者，男性，26岁。2天前酗酒后遭到雨淋，于当天晚上突然出现寒战、高热，伴咳嗽、胸痛、咳铁锈色痰。入院后患者自述头痛、乏力、食欲缺乏，体温波动于39.5℃~40.2℃。辅助检查：血常规示白细胞计数$19.5×10^9$/L，中性粒细胞0.865，核左移，见中毒颗粒；胸部X线检查示：右下肺均匀一致的大片状密度增高影，诊断为大叶性肺炎。

2.重点与难点

重点：识别胸部的体表标志、人工划线和分区、乳房检查、胸部的视诊与触诊、胸部间接叩诊方法与4种正常叩诊音的辨别、肺下界移动范围的叩诊、肺部三种正常呼吸音的听诊部位与听诊特点。

难点：乳房触诊、肺上界叩诊、肺下界移动范围叩诊、三种正常肺部呼吸音的听诊部位与特点。

3.用物准备

听诊器、直尺、笔、电脑和心肺听诊模拟人。

4.操作步骤

见表10-13

表10-13 胸廓与肺部检查项目与要点说明

检查项目	要点说明
1.胸部体表标志	
(1)骨骼标志	指出胸骨角、肩胛下角、第7颈椎棘突并计数相应肋骨

续表 10-13

检查项目	要点说明
（2）人工划线与分区	指出前正中线、锁骨中线、腋前线、腋中线、腋后线、后正中线、肩胛线、肩胛上区、肩胛间区和肩胛下区
（3）自然陷窝	指出胸骨上窝、锁骨上窝、腋窝
2. 胸壁、胸廓与乳房	
（1）胸壁	视诊胸部外形、对称性、营养状态、骨骼肌发育及有无胸壁静脉明显显露；触诊胸壁有无皮下气肿；触诊胸壁、胸骨有无压痛，叩诊胸骨有无叩击痛
（2）胸廓	视诊胸廓两侧是否对称，有无异常
（3）乳房	视诊乳头、乳房皮肤及表面情况，以及对称性；触诊乳房时，患者取坐位或仰卧位，触诊自健侧开始，然后检查患侧。评估者以手指和手掌平置于患者乳房上，从外上象限开始，用指腹轻轻施加压力，由浅入深，滑动触诊直至 4 个象限触诊完毕，一般以能触及肋骨但不引起疼痛为度。触诊时注意乳房的质地和弹性，有无压痛和肿块，双侧腋窝、锁骨上窝和颈部淋巴结有无肿大或其他异常
3. 肺和胸膜	
（1）视诊	评估者站于患者右侧，协助患者暴露胸部，视诊患者呼吸运动的类型及两侧是否对称，呼吸频率和深度、呼吸节律
（2）触诊	
①胸廓扩张度	检查前胸壁时，评估者两手置于患者胸廓前下部对称部位，左右拇指分别沿两侧肋缘指向剑突，拇指尖在前正中线两侧对称位置，手掌和其余 4 指伸展置于前侧胸壁，嘱患者做深呼吸运动，两手随之移动，观察和比较两手拇指距离中线的动度是否一致。检查后胸壁时，护士将两手平置于患者背部，手掌腕关节处约平第 10 肋骨，拇指后正中线平行，其余同前胸壁
②语音震颤	检查时，评估者将两手掌或两手掌的尺侧缘轻置于患者两侧胸壁对称部位，嘱患者以同等强度重复发长音"yi"，自上而下（第 2、4、6 肋间水平），从外向内，两手交叉比较两侧相应部位语音震颤的异同，注意有无增强、减弱或消失，先前胸后背部
（3）叩诊	
①叩诊音	沿右锁骨中线，自第 2 肋间隙开始直至膈水平，分别叩出清音、浊音、实音和鼓音 4 种叩诊音

续表 10-13

检查项目	要点说明
②肺部叩诊	先直接叩诊，后间接叩诊。从前胸到侧胸，最后为背部，叩诊过程中注意左右、上下、内外比较。直接叩诊：叩诊前胸壁时，评估者以 2~5 指并拢的右手掌按第 2、4、6 肋间水平直接拍击被检查部位，先左后右，自上而下，由外向内，直至肋弓下缘。后胸壁时，用右手掌面直接拍击患者双侧肩胛间区、肩胛下区和侧胸壁。 　　间接叩诊：评估者以左手中指第 2 指节与肋骨平行并紧贴于被叩部位作为板指，其他手指稍抬起，右手指自然弯曲，以右手中指指端叩击扳指，每次叩击 2~3 次，叩击方向与叩击部位的体表垂直，用腕关节和掌指关节做弹跳式短促叩击，肘、肩关节不参与运动。前、侧胸壁叩诊自第 1 肋间隙开始，自上而下，由外向内，左右交替，逐一肋间叩击。首先检查前胸，由锁骨上窝开始，沿锁骨中线、腋前线自第 1 肋间隙从上至下叩诊。其次检查侧胸壁，患者举起上臂置于头顶，自腋窝开始沿腋中线、腋后线叩诊。背部叩诊时，患者取坐位，稍低头，双上肢交叉抱肩。护士于患者背后，自上而下，由外向内，左右交替叩击。于肩胛间区，扳指与脊柱平行，肩胛下区，扳指与脊柱垂直。注意双侧对比
③肺下界叩诊	嘱患者平静呼吸，分别自锁骨中线第 2 肋间、腋窝顶部、肩胛线上第 8 肋间隙开始向下叩诊，当叩诊音由清音变为浊音时即为肺下界
④肺下界移动范围叩诊	患者取坐位，稍低头，双上肢交叉抱肩，平静呼吸，评估者以手指叩诊法于患者肩胛线上自上而下逐一肋间叩击，自清音变为浊音时，做一标记，此为平静呼吸时的肺下界；然后嘱患者做深吸气，屏住呼吸的同时沿该线继续往下叩击，直至清音变为浊音，做一标记，此即为肺下界最低点；当恢复平静呼吸时嘱患者深呼气后屏气，重复叩击直至浊音变为清音，做一标记，此即为肺下界最高点。测量左右两侧最高点至最低点的距离即为肺下界移动范围
(4)听诊	
①肺部呼吸音	正常情况下于喉部、胸骨上窝、背部第 6、7 颈椎及第 1、2 胸椎附近可闻及支气管呼吸音；胸骨两侧第 1、2 肋间、肩胛间区 3、4 胸椎水平可闻及支气管肺泡呼吸音；除支气管呼吸音和支气管肺泡呼吸音以外的大部分肺野内均可闻及肺泡呼吸音，以乳房下部、肩胛下部最强，腋窝下最强，肺尖和肺下缘较弱
②肺部听诊	嘱患者取坐位或卧位，轻微张口做均匀呼吸。听诊前、侧胸壁分别沿锁骨中线和腋前线、腋中线和腋后线逐一肋间，左右交替依次听诊，每一听诊部位至少听诊 1~2 个呼吸周期。后胸壁听诊按肩胛间区、肩胛线逐一肋间进行听诊，听诊过程中注意 上、下、左、右对称部位的对比，是否有呼吸音以外的附加音，必要时嘱患者做深呼吸、屏气或咳嗽

续表 10-13

检查项目	要点说明
③语音共振	检查时嘱患者用一般的声音强度重复发"yi"的长音，按第2、4、6肋间水平，左右交替，自上而下，依次听诊前侧胸壁左右、上下和内外语音共振的变化。后胸壁检查时，按肩胛间区第3、6胸椎水平、肩胛下区肩胛线第9胸椎水平、腋后线第9胸椎水平自上而下听诊

注意事项：①环境应安静、舒适，光线要适宜；②充分显露受检部位，从不同角度，按一定顺序进行系统、全面的观察；③触诊乳房时，手指和手掌平放于乳房上，从外上象限开始进行滑动触诊；④叩诊时，扳指紧贴被评估部位，垂直叩击，力度均匀，注意双侧对比；⑤态度和蔼，动作轻柔、准确规范。

(二)心脏检查

1. 阅读下列案例，对案例中的患者实施体格检查

患者，男性，52岁，心悸气短20余年，2天前突然咳粉红色泡沫痰约120 mL。患者口唇发绀，心率92次/min。入院后M型超声心动图可见二尖瓣前后叶呈同向运动和城墙样改变，临床诊断为急性肺水肿、风湿性心脏病、二尖瓣狭窄。

2. 重点与难点

重点：心尖搏动视诊与触诊、心脏相对浊音界叩诊，心脏听诊部位、顺序与内容及第一心音与第二心音的听诊特点。

难点：心尖搏动的触诊、心界叩诊、心脏瓣膜听诊区的确定、第一心音与第二心音的辨别。

3. 用物准备

听诊器、直尺、笔、电脑和心肺听诊模拟人。

4. 操作步骤

见表 10-14。

表 10-14　心脏检查项目及要点说明

检查项目	要点说明
1. 视诊	患者取仰卧位，评估者取切线方向或与胸廓同高，视诊患者心前区有无异常隆起或凹陷、心尖搏动的位置、范围和强弱，有无心前区异常搏动
2. 触诊	患者仰卧，评估者以两步法触诊患者心尖搏动，即先用右手掌尺侧，后用右手中指与示指指腹触诊患者心尖搏动的准确位置、强度和范围。然后用右乎掌尺侧缘在胸骨左缘第3、4、5肋间隙触诊心前区，注意有无震颤及心包摩擦感
3. 叩诊	先左后右，自下而上，从外向内
(1)心左界	从心尖搏动的肋间开始，在心尖搏动最强点外2~3 cm处，通常为第5肋间隙左锁骨中线稍外，由外向内进行叩诊，当叩诊音由清音变为浊音时，表示已达心界，用笔做一标记，用此方法逐一肋间确定心界，直至叩诊至第2肋间为止
(2)心右界	先沿右锁骨中线自上而下叩出肝上界，在肝上界上一肋间由外向内叩诊，直至第2肋间，辨音及标记同左界

续表 10-14

检查项目	要点说明
（3）心界测量	用直尺测量前正中线至各标记点的垂直距离；再测量左锁骨中线至前正中线的距离，正常人为 8~10 cm，按统一格式记录结果
4.听诊	患者取仰卧位或坐位，暴露胸部。评估者右手持听诊器沿逆时针方向依次听诊二尖瓣听诊区、肺动脉瓣听诊区、主动脉瓣听诊区、主动脉瓣第二听诊区和三尖瓣听诊区。二尖瓣听诊区位于心尖部，随心脏改变可向左或左下移位，这时可在心尖搏动最强处听诊。心脏听诊的内容包括心率、节律、心音、有无额外心音、杂音和心包摩擦音。听诊心率时至少 1 分钟

注意事项：①环境应安静、舒适、温暖，光线要适宜；②充分显露心前区，用侧光观察心尖搏动；③注意心界叩诊顺序与方法，叩诊力度适中，用力均匀；④态度和蔼，动作轻柔、准确规范。

三、考核标准

肺和胸膜检查操作考核标准，见表 10-15 和表 10-16。

表 10-15　肺和胸膜检查操作考核标准

项目		总分	操作要点	标准分	扣分及说明
评估（10分）	仪表	3	仪表端庄，服装整洁，符合要求，不留长指甲	3	
	物品环境	3	用物备齐，放置合理，环境清洁、安静（酌情关闭门窗或屏风遮挡，请其他人员回避）	2 1	
	患者	4	核对床号、姓名，了解患者病情，意识状态及配合能力，解释操作目的、过程、配合方法	1 1 2	
视诊（5分）	视诊	5	视诊呼吸运动类型、两侧是否对称、呼吸频率、深度和节律	5	
触诊（14分）	胸廓扩张度	8	前胸壁：检查方法正确，后胸壁：检查方法正确	4 4	
	语音震颤	6	检查方法正确	6	

续表 10-15

项目		总分	操作要点	标准分	扣分及说明
叩诊 (38分)	叩诊音	6	沿右锁骨中线,自第2肋间隙开始直至脐水平,分别叩出清音、浊音、实音、鼓音	6	
	肺部叩诊	9	先直接叩诊,后间接叩诊。检查方法正确,从前胸到侧胸,最后为背部	1 3 5	
	肺下界叩诊	10	被检查者体位正确,分别在锁骨中线、腋中线上、肩胛下角线上叩诊	10	
	肺下界移动范围	13	先于被检查者平静呼吸时在肩胛线上叩出肺下界的位置,做一标记,分别于被检查者深吸气与深呼气后屏住呼吸,重新叩出肺下界并做标记,测量肺下界移动范围	10 3	
听诊 (27分)	正常呼吸音	10	被检查者微张口呼吸,听诊支气管呼吸音:部位准确;听诊支气管肺泡呼吸音:部位准确;听诊肺泡呼吸音:部位准确	1 3 3 3	
	肺部听诊	9	听诊前、侧胸壁:部位准确,自上而下,左右交替逐一肋间进行,每个听诊部位至少听诊1~2个呼吸周期。听诊背部:部位准确,注意左右对比	6 3	
	语音共振	8	嘱被检查者重复发"yi"音,按听诊部位,自上而下、左右交替依次听诊前、侧胸壁和背部	2	
评价 (6分)	熟练	4	程序正确,内容完整、动作规范,按时完成	4	
	沟通	2	沟通有效,态度和蔼,体现人文关怀	2	

主考教师签名：　　　　　　　　　　　　日期：　年　月　日　　　　得分：

注：考核时间为6分钟,用物准备为听诊器、硬尺、笔。

表 10-16　心脏检查操作考核标准

项目		总分	操作要点	标准分	扣分及说明
评估 (10分)	仪表	3	仪表端庄,服装整洁,符合要求,不留长指甲	3	
	物品环境	3	用物备齐,放置合理,环境清洁、安静(酌情关闭门窗或屏风遮挡,请其他人员回避)	2 1	
	患者	4	核对床号、姓名,了解患者病情,意识状态及配合能力,解释操作目的、过程、配合方法	1 1 2	

续表 10-16

项目		总分	操作要点	标准分	扣分及说明
视诊 （10分）	心前区外形	5	取切线方向视诊被检查者心前区，口述视诊内容	5	
	心尖搏动	5	口述视诊内容	5	
触诊 （10分）	心尖搏动	8	先以右手掌置于被检查者心前区触诊，后用并拢的右手示指与中指指腹触诊	10	
叩诊 （33分）	心左界	13	从心尖搏动最强点外2~3 cm 开始叩诊，沿肋间隙由外向内叩至清音变为浊音，叩诊至第2肋间，逐一做标记	13	
	心右界	13	叩出肝上界，从肝上界上一肋间，由外向内叩出相对浊音界，叩诊至第2肋间，逐一做标记	13	
	心界测量	7	测量左锁骨中线距前正中线的距离，测量各标记点到前正中线的距离	2 5	
听诊 （31分）	心瓣膜听诊区	15	口述5个瓣膜听诊区的位置	15	
	听诊	16	按顺序听诊5个瓣膜听诊区，口述听诊内容	16	
评价 （6分）	熟练	4	程序正确，内容完整、动作规范、按时完成	4	
	沟通	2	沟通有效，态度和蔼，体现人文关怀	2	
主考教师签名：			日期：　年　月　日	得分：	

第六节　血管检查

→ 一、学习重点

血管检查是利用视、触、听诊的检查方法了解动、静脉及血压情况，有无血管杂音和周围血管征，以助心血管疾病的诊断。主要包括脉搏、血压和周围血管征的检查。实训课前，学生应首先掌握血管检查项目，正常与异常脉搏检查结果的表现及其异常表现的临床意义；正常血压及异常血压等内容，见表10-17。

表 10-17　血管检查项目与相关说明一览表

检查项目	要点说明
1.脉搏	主要用触诊法，检查时应选择浅表动脉。脉率异常，包括：①脉率增快，见于发热、贫血、心功能不全、休克、甲状腺功能亢进、心肌炎等；②脉率减慢，见于各种原因导致的颅内压增高、阻塞性黄疸、二度以上的房室传导阻滞、病态窦房结综合征等；③脉搏短绌，脉率小于心率，见于心房颤动、频发室性期前收缩。脉律异常：心房颤动者脉律绝对不规则；期前收缩二联律、三联律者可出现二联脉、三联脉。脉搏强弱改变：心排血量增加，脉搏强且振幅大，为洪脉，见于高热、主动脉瓣关闭不全、甲状腺功能亢进症等；脉搏减弱而振幅低，为细脉，见于休克、心力衰竭、主动脉瓣狭窄等。脉搏异常，包括：①水冲脉，脉搏骤起骤落，急促有力，见于甲状腺功能亢进症、主动脉瓣关闭不全、严重贫血、高热等；②交替脉，节律规则而强弱交替出现，是早期左心衰竭的重要体征之一，见于心肌炎、急性心肌硬死、高血压性心脏病、主动脉瓣关闭不全等；③吸停脉（奇脉）：平静吸气时脉搏明显减弱或消失的现象，见于大量心包积液和缩窄性心包炎；④无脉：即脉搏消失，见于严重休克、多发性大动脉炎或肢体动脉栓塞等
2.血压	血压改变：①血压≥140/90 mmHg 和（或）舒张压≥90 mmHg 称为高血压。多数为原发性高血压，也可见于慢性肾炎、肾动脉狭窄等继发性高血压。②血压低于 90/60 mmHg 时，称为低血压，常见于休克、心力衰竭、急性心肌梗死、肾上腺皮质功能减退症等。③两上肢血压相差大于 10 mmHg 多见于多发性大动脉炎、先天性动脉畸形、血栓闭塞性脉管炎等。脉压改变：脉压>40 mmHg。为脉压增大，见于甲状腺功能亢进症、主动脉瓣关闭不全、动脉导管未闭、严重贫血、老年主动脉硬化等；脉压<30 mmHg，为脉压减小，见于心力衰竭、主动脉瓣狭窄、心包积液、休克早期等
3.周围血管征	颈动脉搏动增强，水冲脉、毛细血管搏动征、枪击音和杜柔双重音等体征可统称为周围血管征阳性。主要见于甲状腺功能亢进症、主动脉瓣关闭不全，严重贫血
4.看操作视频	观看操作视频时请注意血管检查项目、内容和检查方法

◆ 二、实训流程

1.阅读下列案例，对案例中的患者实施体格检查

患者，女性，56 岁，阵发性头痛、头晕 3 年，近 2 个月来出现心慌气短，夜间不能平卧而来院就诊，目前的临床诊断为高血压伴左心衰竭。

2.重点与难点

重点：异常脉搏的表现及临床意义；正常血压和异常血压。

难点：周围血管征的检查方法。

3.用物准备

听诊器、血压计、记录单。

4.操作步骤

见表 10-18。

表 10-18　血管检查项目与要点说明

检查项目	要点说明
1. 脉搏	患者安静状态,平静呼吸,取坐位或卧位,评估者以并拢的示指、中指和环指的指腹平放于患者手腕桡动脉处进行触诊,注意比较两侧脉搏的强弱及出现时间是否相同,若差异不大,则选择一侧桡动脉进行仔细触诊。注意脉搏的强弱、节律、波形等。如出现短绌脉时,由两位医护人员,一人听心率、一人数脉搏,同时数 1 分钟,用分子式计数,分子代表心率,分母代表脉搏,如 102/80 次/分
2. 血压	血压是推动血液在血管内流动并作用于血管壁的压力。主要是指动脉血压或体循环血压,是重要的生命征。①患者取坐位或仰卧位,右上肢自然伸直并轻度外展,裸露上臂,衣袖不可过紧,手掌向上平放(使患者的心脏、测量的动脉及水银柱零点在同一水平面上);②放平血压计,排尽袖带内空气并展平,气囊中部对着肱动脉,平整无折地缠于上臂中部,袖带下缘距肘窝 2~3 cm,勿过松或过紧;③带好听诊器,将听诊器体件置于肱动脉处,轻轻加压用手固定,另一手关闭气门上的螺旋帽,向袖带内打气,压力加到肱动脉搏动消失后继续打气,使汞柱再升高 20 mmHg;④然后缓慢放开气门,使汞柱徐徐下降;⑤当听到第一声"咚咚"音时,压力表上的值为收缩压;⑥汞柱继续下降,直到声音突然低沉并很快消失,此时的压力值为舒张压;⑦测量完毕,排尽袖带内的余气,拧紧气门上螺旋帽;⑧松开袖带,协助患者整理好衣袖
3. 周围血管征	
(1) 枪击音	将听诊器体件放在浅表大动脉如股动脉,肱动脉等处,听到的一种与心跳一致短促的如同开枪时"Ta-Ta-"的声音
(2) 杜柔双重音	将听诊器体件置于股动脉上,稍加压力,可听到收缩期与舒张期吹风样双期杂音
(3) 毛细血管搏动征	评估者用手指轻压被检查指甲末端,或以清洁玻璃片轻压口唇黏膜,引起局部发白,如出现随心动周期发生红白交替的规律的微血管搏动现象

注意事项:①环境应舒适,光线应适宜;②捆袖带前必须把袖带内的空气完全放出;③测压时,血压计的水银表应保持直立;④触诊脉搏前患者应保持安静,不可用拇指触诊脉搏。

三、考核标准

血管检查操作考核标准,见表 10-19。

表 10-19　血管检查操作考核标准

项目		总分	操作要点	标准分	扣分及说明
评估 (9分)	仪表	2	仪表端庄,服装整洁,按要求,不留长指甲	2	
	物品环境	3	用物备齐,放置合理,环境清洁、安静	2 1	
	患者	4	核对床号、姓名,了解患者病情,意识状态及配合能力,解释操作目的、过程、配合方法	1 1 2	

续表 10-19

项目		总分	操作要点	标准分	扣分及说明
脉搏 (12分)	强弱频率 节律	12	患者安静状态,平静呼吸,取坐位或卧位,触诊患者浅表动脉,计算1分钟内的搏动次数	2 5 5	
血压 (39分)	正确捆绑 袖带	18	患者体位正确,袖带位置正确、松紧合适,听诊器放置部位正确	5 5 8	
	充气和 放气	6	水银柱下降速度合适	6	
	读数	15	测量结果准确	15	
周围血管征 (30分)	枪击音	9	将听诊器体件轻放在浅表大动脉上,常选择股动脉处,是否可以听到与心跳一致的一种短促,如射枪的声音	9	
	杜柔 双重音	9	将听诊器体件置于股动脉上,稍加压力,是否可以听到收缩期与舒张期吹风样的杂音,呈连续性	9	
	毛细血管 搏动征	12	用手指轻压患者指甲末端,或以清洁玻璃片轻压患者口唇黏膜,观察受压部位是否出现随心动周期而表现的红、白交替改变	12	
评价 (10分)	熟练	5	程序正确,内容完整、动作规范、按时完成	5	
	沟通	5	沟通有效,态度和蔼,体现人文关怀	5	
主考教师签名:　　　　　　　　　日期:　年　月　日				得分:	

注:考核时间6分钟,用物准备为听诊器、血压计。

第七节　腹部检查

◇ 一、学习要点

腹部位于胸部与骨盆之间,检查腹部时,因叩诊与触诊均须向腹部施加一定压力,可刺激肠蠕动而影响听诊结果,所以,一般按视诊、听诊、叩诊、触诊的顺序进行。腹部检查主要包括腹部体表标志、分区及腹部外形、呼吸运动、肠鸣音、移动性浊音、全腹和肝脾的触诊检查。实训课前,学生应首先掌握腹部检查项目及其异常表现和临床意义等内容,见表10-20。

表 10-20　腹部检查项目与要点说明一览表

检查项目	要点说明
1. 视诊腹部外形	正常人腹部双侧对称。全腹膨隆：常见于腹腔积液、腹内积气、腹内巨大包块；局部膨隆：常因为脏器肿大，腹内肿瘤或炎症包块、腹壁上的肿物和疝等；腹部凹陷：全腹凹陷见于慢性消耗性疾病晚期(结核病、败血症等)、恶性肿瘤等。局部凹陷较少见，多由于手术后腹壁瘢痕收缩所致
2. 视诊呼吸运动	腹式呼吸减弱常因腹膜炎症、腹水、急性腹痛、腹腔内巨大肿瘤或妊娠；腹式呼吸消失常见于胃肠穿孔所致急性腹膜炎或膈肌麻痹等；腹式呼吸增强不多见，常为癔症性呼吸或腹腔疾病等
3. 听诊肠鸣音	肠鸣音活跃：每分钟超过 10 分钟，单调不特别高亢。见于急性胃肠炎、服泻药后或胃肠大出血等；肠鸣音亢进：肠鸣音次数增多，且呈响亮、高亢，见于机械性肠梗阻。肠鸣音减弱：次数明显少于正常，或数分钟才能听到 1 次，见于老年性便秘、腹膜炎、电解质紊乱(低血钾)及胃肠动力低下等；肠鸣音消失。持续听诊 3~5 分钟仍未闻及，见于急性腹膜炎、腹部大手术后或麻痹性肠梗阻
4. 叩诊移动性浊音	当腹腔内游离腹水在 1000 mL 以上时，即可查出移动性浊音
5. 触诊腹部	
(1)腹壁紧张度	板状腹：见于急性胃肠穿孔或脏器破裂导致的急性弥漫性腹膜炎；揉面感或柔韧感：见于结核性腹膜炎或癌性腹膜炎；腹壁紧张度减弱：见于慢性消耗性疾病、大量腹腔积液后，亦可见于经产妇或老年体弱、严重脱水之患者；腹壁紧张度消失：脊髓损伤所致的腹肌瘫痪和重症肌无力
(2)肝触诊	肝增大：见于肝炎、肝淤血、早期脂肪肝、白血病、血吸虫病等；肝缩小：见于急性和亚急性重型肝炎，门脉性肝硬化晚期。质地稍韧见于急性肝炎及脂肪肝；质地韧见于慢性肝炎及肝淤血；质地硬见于肝硬化和肝癌。压痛：见于肝炎和肝淤血。肝—颈静脉回流征阳性：见于右心衰竭引起的肝淤血肿大
(3)脾触诊	轻度增大见于急慢性肝炎、伤寒等；中度增大见于肝硬化、慢性淋巴细胞白血病、淋巴瘤等；重度增大多见于慢性粒细胞白血病、慢性疟疾等
(4)胆囊触诊	胆囊增大：肿大胆囊呈囊性感，并伴有明显压痛，常见于急性胆囊炎；胆囊增大呈囊性感，无压痛者，见于壶腹周围癌；胆囊肿大，有实性感者，见于胆囊结石或胆囊癌；Murphy 征阳性和胆囊触痛：见于胆囊炎症；Courvosiser 征：见于胰头癌(胆囊明显肿大无压痛伴有逐渐加重的黄疸)

二、实训流程

1. 阅读下列案例，对案例中的患者实施体格检查

患者，男性，52 岁，自觉上腹部不适、恶心 1 天，2 小时前突然呕吐大量鲜血，伴有少量

食物残渣，即来院就诊，既往有乙型肝炎病史 10 余年。一般状态差，面色灰暗；肝掌征(+)，胸前见 3 颗蜘蛛痣；巩膜无黄染。体温 37°C，呼吸 22 次/min，脉搏 126 次/min，血压 85/60 mmHg。初步诊断：肝硬化。

2. 重点与难点

重点：肠鸣音的听诊、移动性浊音的叩诊、全腹触诊、肝脾触诊、胆囊触痛和 Murphy 征的检查、阑尾压痛反跳痛的检查。

难点：移动性浊音的叩诊、如何用腹式呼吸配合肝脾的触诊。

3. 用物准备

听诊器、腹部触诊模型、叩诊锤、卷尺、多媒体教学视听资料。

4. 操作步骤

见表 10-21。

表 10-21　腹部检查项目与要点说明

检查项目	要点说明
1. 体表分区	
(1)腹部体表标志	指出肋弓下缘、剑突、腹上角、髂前上棘、腹直肌外缘、腹中线、腹股沟韧带、肋脊角、耻骨联合等体表标志
(2)腹部分区	九区法：两侧肋弓下缘和两侧髂前上棘分别做两条横线，通过左右髂前上棘至腹中线连线的中点做两条垂直线，四线相交将腹部划分为井字形 9 个区，各区命名
2. 视诊	嘱患者排空膀胱，取仰卧位，充分暴露全腹，平静呼吸，评估者位于患者身体右侧，按一定顺序自上而下视诊患者腹部外形、呼吸运动、腹壁静脉、腹壁皮肤、胃肠型及蠕动波
3. 听诊	腹部听诊时应全面听诊腹部各区。听诊肠鸣音：患者取仰卧位，将听诊器置于脐周或右下腹壁，听诊至少 1 分钟。记录次数，注意音调和音响。 听诊振水音：患者仰卧，评估者一耳凑近患者上腹部或将听诊器体件置于患者上腹部，用稍弯曲的手指连续迅速冲击患者上腹部，若听到胃内液体与气体相撞的"咣啷"声，即为振水音
4. 叩诊移动性浊音	让患者仰卧，自腹中部开始，向左侧腹部叩诊，出现浊音时，扳指手不离开腹壁，嘱患者右侧卧，使扳指在腹的最高点，再叩诊，呈鼓音，当叩诊向腹下侧时，叩诊音又为浊音，再嘱患者左侧卧，同样方法叩击，这种因体位不同而出现的浊音区变动现象称移动性浊音。如果腹水量少，用以上方法不能查出时，可让患者取肘膝位，使脐部处最低部位，由侧腹部向脐部叩诊，如由鼓音转为浊音，则提示有腹水的可能
5. 触诊	
(1)全腹触诊	触诊时，嘱患者取仰卧位，两腿屈起并稍分开，张口做腹式呼吸运动，使腹肌放松，检查肝脾时可分别向左、向右侧卧位，检查肾脏时可取坐或立位。评估者位于患者右侧，面对患者，前臂应与腹部表面在同一水平，触诊手法应温暖柔软，由浅入深，从健康部位开始，渐移向病变区域，一般先从左下腹部开始，循逆时针，由下而上，先左后右，按各区仔细触诊。据检查部位和目的的不同，可用浅部或深部触诊法，触诊的内容包括腹壁紧张度、压痛与反跳痛、腹部包块、液波震颤及肝脾等腹腔脏器情况

续表 10-21

检查项目	要点说明
(2)阑尾压痛与反跳痛	评估者用两个手指逐渐用力压迫右髂前上棘与脐连线中外 1/3 交界处,看患者有无压痛,若有压痛,手指可于痛处稍停片刻,给患者有短暂的适应时间,然后迅速将手抬起,如此时患者感觉腹痛加重,并有痛苦表情,称为反跳痛。表示炎症已波及腹膜壁层
(3)胆囊触痛检查	患者取双腿屈曲仰卧位,评估者将左手掌平放在患者的右肋缘部,拇指指腹用中等度压力勾压于右肋缘与腹直肌外缘交界处,然后嘱患者缓慢深吸气,如果深吸气时患者因疼痛而突然屏气,则称胆囊触痛征(Murphy 征)阳性
(4)肝触诊	肝脏触诊时,除须保持腹壁放松外,应嘱患者做均匀的腹式呼吸以使肝脏随隔肌运动而上下移动。单手触诊法:患者取双腿屈曲仰卧位,评估者将右手掌紧贴腹壁,使手指的方向与右肋缘平行,从右锁骨中线的延长线上,自脐水平以下开始,逐步向上移动右手,触诊时嘱患者做均匀而较深的腹式呼吸,呼气时,腹壁松弛下陷,右手逐渐向腹部加压;吸气时,腹壁隆起,右手随腹壁缓慢被动抬起,但不要离开腹壁且稍加压力,此时,由于隔肌下降,而将肝下缘推向下方,恰好右手缓慢抬起且稍向前上方加压,便与肝下缘相遇,肝自手指下滑过;若未触及时,则可逐渐向上移动,每次移动不超过 1 cm,一直到右肋缘下,并沿右肋缘向外及剑突触诊,以了解全部肝下缘的情况。以相同的方法在前正中前线上自脐水平开始触诊肝左叶。 　　双手触诊法:在单手触诊的基础上,评估者将左手掌与四指平放于患者右腰部后方,相当于第 11、12 肋骨与其稍下的部位,大拇指张开,置于右季肋上,右手下压时,左手向前托起肝便于右手触诊,触诊方法同单手触诊法。前正中线上双手触诊时,左手掌置于胸骨下缘,其余同单手法
(5)脾触诊	患者屈髋屈膝仰卧位,评估者左手掌平放于患者左腰部第 9~11 肋后方,试将脾从后向前托起。右手掌平放于左侧腹部,与肋弓成垂直方向,采用深部滑行触诊法,从髂前上棘连线水平开始,自下而上随患者的腹式呼吸移向左肋弓进行触诊检查。如仰卧位不易触到,可嘱患者改用右侧卧位检查,患者右下肢伸直,左下肢屈曲

注意事项:①环境舒适,光线适宜,评估前做好解释工作,取得配合;②手要温暖,动作轻柔,避免因腹肌紧张而影响评估效果;③评估时,嘱患者排空膀胱。

三、考核标准

腹部检查操作程序及考核标准,见表 10-22。

表 10-22　腹部检查操作程序及考核标准

项目		总分	操作要点	标准分	扣分及说明
评估 (8分)	仪表	2	仪表端庄,服装按要求、整洁,不留长指甲	2	
	物品环境	4	用物备齐,放置合理环境清洁、安静(酌情关闭门窗或屏风遮挡,请其他人员回避)	2 2	
	患者	2	了解患者意识状态及配合能力,解释操作目的、过程、配合方法	1 1	

续表 10-22

项目		总分	操作要点	标准分	扣分及说明
视诊 (5分)	视诊	5	先直视,后取切线位视诊,口述视诊内容	2 3	
听诊 (16分)	肠鸣音	8	听诊器放置部位正确,听诊时间至少1分钟	8	
	振水音	8	检查方法正确,听诊位置正确	8	
叩诊 (22分)	肝区叩痛	5	叩诊位置准确,检查方法正确	3 2	
	移动性浊音	9	叩诊位置准确,嘱患者体位变动顺序正确	3 6	
	肾区叩击痛	8	患者取坐位,叩诊部位准确,检查方法正确	8	
触诊 (43分)	全腹触诊	7	患者两腿屈曲,先浅触后深触,逆时针方向触诊,口述触诊内容	5 2	
	阑尾点触诊	7	位置准确,检查压痛和反跳痛检查方法正确	5 2	
	肝触诊	13	单手触诊法:嘱患者腹式呼吸,分别在右锁骨中线和前正中线上触诊,部位准确双手触诊法:左手放置位置正确,检查方法正确	5 8	
	脾触诊	8	仰卧位:左手放置部位正确,检查方法正确;侧卧位:右侧卧位,检查方法正确	5 3	
	胆囊触痛	8	嘱患者缓慢深吸气,检查方法正确,口述阳性体征	2 4 2	
评价 (6分)	熟练	3	方法正确,内容完整、动作规范、按时完成	3	
	沟通	3	沟通有效,态度和蔼,体现人文关怀	3	
主考教师签名:			日期: 年 月 日	得分:	

注:考核时间为6分钟,用物准备为听诊器、叩诊锤、卷尺。

第八节 脊柱与四肢检查

◇ 一、学习重点

脊柱是维持人体正常姿势的重要支柱。检查时应注意其弯曲度、有无畸形、活动及其有无压痛、叩击痛等。四肢通过视诊和触诊的相互配合,主要检查四肢的形态与运动功能。实训课前，学生应首先掌握脊柱与四肢检查的项目，异常检查结果的表现及其异常表现的临床意义，见表10-23。

表 10-23　脊柱与四肢检查项目与要点说明一览表

检查项目	要点说明
1. 脊柱	
(1)脊柱弯曲度	脊柱后弯见于佝偻病、胸椎结核、强直性脊柱炎、老年脊椎退行性病变、外伤性脊椎结核等；脊柱前弯见于晚期妊娠、大量腹水、腹腔巨大肿瘤、髋关节结核及先天性髋关节后脱位等；姿势性脊柱侧弯见于儿童发育期坐、立姿势不良、坐骨神经痛、脊髓灰质炎后遗症等；器质性脊柱侧弯见于佝偻病、慢性胸膜肥厚、胸膜粘连及肩部或胸廓的畸形等
(2)脊柱活动度	脊柱颈椎段活动受限见于颈椎病、结核或肿瘤浸润使颈椎骨破坏、颈椎外伤骨折或关节脱位；腰椎活动受限见于腰椎椎管狭窄症、椎间盘突出、结核或肿瘤浸润使腰椎破坏
(3)压痛与叩击痛	压痛见于脊椎结核、椎间盘突出及脊椎外伤或骨折，椎旁肌肉有压痛，常为腰背肌劳损；叩击痛阳性见于脊柱结核、脊椎骨折及椎间盘突出等
2. 四肢与关节	
(1)四肢	匙状甲又称反甲，指甲中央凹陷，边缘翘起，变薄，表面粗糙有条纹。多见于缺铁性贫血、偶见于风湿热及甲癣等；杵状指为手指或足趾末端增宽、肥厚，呈杵状膨大，多见于支气管扩张、支气管肺癌、发绀型先天性心脏病、亚急性感染性心内膜炎等；肢端肥大见于肢端肥大症与巨人症
(2)关节	
①指关节	梭状指为指间关节增生、肿胀呈梭状畸形，为双侧对称性病变。见于类风湿关节炎；爪形手是指手关节呈鸟爪样变形，见于进行性肌萎缩、脊髓空洞症及麻风等，第4、5指爪形手见于尺神经损伤
②腕关节	餐叉样畸形见于 Colies 骨折；腕垂症见于桡神经损伤
③肘关节	肘关节脱位时，肘后三角三点关系发生改变，肱骨内外上髁位于肱骨下端，屈肘时较易触及。外上髁有压痛时称"网球肘"，内上髁有压痛时称"高尔夫肘"
④膝关节	膝关节两侧出现形态不对称，红、肿、热、痛及运动障碍多为炎症所致，见于风湿性关节炎活动期。关节腔内积液时膝关节均匀肿胀，当膝关节屈曲成90°时，髌骨两侧的凹陷消失，触诊有浮动感并出现浮髌现象
⑤膝内外翻	患者双腿并拢直立，两膝关节靠近时，两小腿斜向外方呈"X"形弯曲，双踝分离，称膝外翻；双踝靠拢时两膝向外弯曲而呈"O"形，称膝内翻。见于佝偻病和大骨节病
⑥足内外翻	足掌活动受限呈固定性内翻、内收、外翻、外展畸形，称为足内外翻，见于先天性畸形及脊髓灰质炎后遗症

→ 二、实训流程

1. 阅读下列案例，对案例中的患者实施体格检查

患者，男，23 岁，2 年前无明显诱因出现腰部、两侧臀部间歇性疼痛，左侧为：重，伴腰骶部僵硬感，疼痛多于夜间，休息后加重，活动后减轻。门诊以"强直性脊柱炎"收入院。

2. 重点与难点

重点：脊柱弯曲度、活动度、压痛、叩击痛检查，四肢与关节形态和运动功能检查。

难点：上、下肢运动功能检查。

3. 用物准备

叩诊锤。

4. 操作步骤

见表 10-24。

表 10-24　脊柱与四肢检查项目与要点说明

检查项目	要点说明
1. 脊柱	
(1) 弯曲度	视诊：患者脱去上衣，双足并拢站立，双臂自然下垂。评估者从正面、侧面和背面进行视诊，观察脊柱是否有前弯、后弯和侧弯。 触诊：患者取坐位，充分暴露背部，评估者用拇指和示指沿患者脊柱两侧以适当的压力从上往下划压，划压后皮肤出现一条红色充血线，以此线为标准，来观察脊柱有无侧弯
(2) 活动度	评估者分别固定患者肩部和髋部，嘱患者分别做颈部和腰部的前屈、后伸和左右侧弯及旋转运动，观察脊柱活动是否受限，是否存在椎骨疼痛
(3) 压痛	患者取坐位或俯卧位，椎旁肌肉放松，评估者以一或两个手指自上而下按压每一个脊椎棘突、棘间韧带或椎旁肌肉，观察有无局限性压痛及肌肉痉挛
(4) 叩击痛	直接叩击法：患者取坐位，评估者用叩诊锤或中指直接叩击各段脊椎棘突，观察患者有无疼痛； 间接叩击法：患者取端坐位，评估者用左手掌面放在患者的头顶，右手半握拳以小鱼际肌部叩击左手手背，观察患者有无疼痛
2. 四肢与关节	
上、下肢关节形态检查	患者取仰卧位，评估者视诊患者双侧上、下肢有无皮肤与指甲颜色异常，有无皮疹、皮下出血，观察肢体有无成角、短缩或旋转畸形，关节有无红肿，关节附近肌肉有无萎缩等。在患者双下肢胫前和踝部施加压力，检查有无凹陷性水肿

表 10-24　脊柱与四肢检查项目与要点说明(续表)

检查项目	要点说明
(2)上肢关节运动检查	指关节运动功能检查：指导患者做手指展开、并拢，拇指对掌，其余四指握拳动作。腕关节运动功能检查：指导患者做腕关节掌侧屈曲、背伸、内收和外展的动作，同时指导患者做腕关节分别移向尺侧和桡侧的动作。肘关节运动功能检查：指导患者做肘部的屈、伸动作，肘关节保持屈曲位，指导患者手臂旋转至掌心向下，然后反方向旋转至掌心向上，检查肘关节的屈、伸、旋前、旋后功能。肩关节运动功能检查：指导患者自颈后触摸对侧耳朵，检查肩关节外展和外旋功能；指导患者手心向后，手自后下向上，外展拇指，以拇指尖所能触及的脊椎棘突，作为衡量内旋活动度的标志
(3)下肢关节运动检查	踝关节运动功能检查：指导患者做足部跖屈和背伸动作，检查踝关节的伸、屈功能；指导患者固定足跟，做足部旋内旋外动作，检查踝关节内旋和外旋功能；指导患者足趾为支点，足部向内向外转动，检查踝关节内翻和外翻功能。膝关节运动功能检查：指导患者做伸膝、屈膝动作，检查膝关节伸展、屈曲功能。髋关节运动功能检查：患者仰卧，髋伸直以固定骨盆，评估者一手握住患者膝部，另一手握住患者小腿下端或足部，同时屈膝屈髋，尽量使膝关节靠近胸前，然后伸直膝关节，检查髋关节屈曲和伸展功能；患者仰卧，评估者使患者一侧下肢由前面交叉，检查髋关节的内收功能；患者取仰卧位，评估者一手固定骨盆，一手握住下肢踝部或小腿下端，患者双膝伸直，下肢自中线徐徐外展，检查髋关节外展功能；患者取仰卧位，两腿伸直，肌肉放松，髌骨、趾向上，评估者将手掌放在患者大腿前面向内向外的滚动，检查髋关节内旋和外旋功能
(4)浮髌试验	患者仰卧位，下肢放松。评估者左手拇指与其他手指分别固定在肿胀关节上方两侧并加压压迫髌上囊，使关节腔内的积液不能上下流动，然后用右手示指将髌骨连续向后方按压数次

注意事项：①环境舒适，光线适宜，评估前做好解释工作，取得配合；②叩诊锤叩击脊柱棘突时，力度要均匀适度；③在协助患者完成各种检查动作时，手法要轻柔熟练。

三、考核标准

脊柱与四肢关节检查操作考核标准见表 10-25。

表 10-25　脊柱与四肢检查操作程序及考核标准

项目		总分	操作要点	标准分	扣分及说明
评估 (8分)	仪表	2	仪表端庄，服装整洁，不留长指甲，按要求着装	2	
	物品环境	3	用物备齐，放置合理,环境清洁、安静	2 1	
	患者	3	核对患者床号、姓名，了解患者病情，意识状态及配合能力,解释操作目的、过程、配合方法	1 1 1	

续表 10-25

项目		总分	操作要点	标准分	扣分及说明
脊柱 （33分）	弯曲度	6	患者体位正确,检查手法正确	2 4	
	颈椎、腰椎活动度	9	评估者分别固定患者肩部及髋部,患者分别做颈部和腰部的前屈、后伸和左右侧弯及旋转运动	3 6	
	压痛	8	患者取坐位或俯卧位,肌肉放松,护士以一或两个手指自上而下按压每一个脊椎棘突、棘间韧带或椎旁肌肉,观察有无局限性压痛及肌肉痉挛	2 6	
	叩击痛	10	直接叩击法,间接叩击法	5 5	
四肢与关节 （52分）	上下肢形态检查	8	患者取仰卧位视诊,口述视诊内容,检查有无凹陷性水肿	1 4 3	
	指关节运动功能	2	检查方法正确	2	
	腕关节运动功能	2	检查方法正确	2	
	肘关节运动功能	3	检查方法正确	3	
	肩关节运动功能	6	检查方法正确	6	
	髋关节运动功能	8	检查方法正确	8	
	膝关节运动功能	5	检查方法正确	5	
	踝关节运动功能	9	检查方法正确	9	
	浮髌试验	9	患者仰卧位,下肢放松,检查方法正确	3 6	
评价 （7分）	熟练	4	方法正确,内容完整、动作规范、按时完成	4	
	沟通	3	沟通有效,态度和蔼,体现人文关怀	3	
主考教师签名：			日期：　年　月　日	得分：	

第九节　神经系统检查

一、学习重点

神经系统检查主要包括脑神经、运动神经、感觉神经、神经反射以及自主神经的检查。检查时，要确定患者对外界刺激的反应状态，即意识状态。实训课前，学生应首先掌握神经系统的检查项目及其异常表现和临床意义等内容，详见表10-26。

表10-26　神经系统检查项目及相关说明一览表

检查项目	要点说明
1.感觉功能检查痛觉、触觉与温度觉	对痛觉刺激模糊或无反应主要见于脊髓丘脑侧束病损；触觉障碍主要见于后索病损；温度觉障碍见于脊髓丘脑侧束病损
2.运动功能检查	
（1）肌力	单瘫为单一肢体瘫痪，多见于脊髓灰质炎；偏瘫为一侧肢体（上、下肢）瘫痪，常伴有同侧脑神经损伤，多见于颅内病变或脑卒中；交叉性偏瘫多由于一侧脑干受损而致的一侧偏瘫及对侧脑神经损害；截瘫多为双侧下肢瘫痪，多见于脊髓外伤、炎症而致的脊髓横贯性损伤
（2）肌张力	肌张力增高：触摸肌肉坚实，作被动运动时阻力增加。痉挛性（折刀现象）为锥体束损害现象；强直性（铅管样）为锥体外系损害现象肌张力降低：触摸肌肉松软，伸屈肢体时阻力降低，关节运动范围扩大，可表现为关节过伸。见于周围神经炎、前角灰质炎和小脑病变等
3.神经反射	
（1）浅反射	角膜反射：直接反射消失，间接反射存在，为病侧面神经瘫痪；深昏迷患者角膜反射消失；三叉神经受损患者直接与间接反射消失。腹壁反射：上、中或下部反射消失分别见于上述不同平面的胸髓病损；双侧上、中、下部反射均消失见于昏迷和急性腹膜炎患者；一侧上、中、下部腹壁反射消失见于同侧锥体束病损
（2）深反射	深反射亢进见于脑出血、脑梗死而引起的上运动神经元瘫痪；深反射减弱或消失多见于周围神经炎、脊髓前脚灰质炎及麻醉、昏迷等
（3）病理反射	阳性多见于锥体束病损、休克、昏迷、麻醉
（4）Lasegue征	见于神经根受刺激的情况，如坐骨神经痛、腰间盘突出或腰骶神经根炎等
（5）脑膜刺激征	见于蛛网膜下隙出血、各种脑膜炎而引起的有关肌群反射性痉挛

⇒ 二、实训流程

1. 阅读下列案例，对案例中的患者实施体格检查

患者，男，45岁，晨起后自觉头晕，右侧肢体麻木，家人与其交谈时发现吐字不清，立即送医院就诊，以"脑出血（出血部位：丘脑）"收入院。

2. 重点与难点

重点：痛觉、触觉的检查，肌力、肌张力的检查，深浅反射的检查、病理反射和脑膜刺激征的检查。

难点：瘫痪的类型及其表现和临床意义。

3. 用物准备

病床、棉签、叩诊锤、软尺及多媒体教学试听资料。

4. 操作步骤

见表10-27。

表 10-27 神经系统检查项目及要点说明

检查项目	要点说明
1. 浅感觉	
（1）痛觉	嘱患者仰卧闭目，用大头针的针尖以均匀的力量轻刺患者皮肤，让患者以左右手示指示意并立即陈述具体的感受。测试时注意两侧对称部位的比较
（2）触觉	患者仰卧闭目接受测试，评估者用棉签轻触患者躯干与四肢左右对称的皮肤或黏膜，让患者以左右手示指示意并回答有无轻痒的感觉。测试时注意两侧对称部位的比较
2. 运动功能	
（1）肌张力检查	嘱患者仰卧，放松肌肉。评估者双手分别触摸患者上肢和下肢肌肉，从其硬度中亦可测知其肌张力，再分别用双手握住患者肢体，用不同的速度和幅度，反复做被动伸屈和旋转运动，以同样方法进行各个肢体及关节的被动运动，先左后右，并作两侧比较
（2）肌力检查	患者仰卧，检查时嘱患者先后做各肢体的屈伸动作，评估者从相反方向给予阻力，测试患者对阻力的可抵抗力量，先左后右并注意两侧比较。采用6级（0~5级）评分法进行评估
（3）共济运动检查	指鼻试验：患者取坐位，将一侧上肢外旋、伸直，用示指触自己的鼻尖，先慢后快，先睁眼后闭眼，反复上述运动，注意左右两侧的比较。跟-膝-胫试验：患者取仰卧位，抬起左侧下肢并伸直，用足跟触及右侧膝盖，再沿胫骨前缘直线下移，先睁眼后闭眼，重复进行。同法检查右侧
3. 神经反射	
（1）浅反射	角膜反射：患者取坐位或仰卧位，评估者将一手手指置于患者眼前约30 cm处，引导患者向内上方注视，另一手用细棉签纤维由角膜外缘轻触患者的角膜，注意避免触及睫毛。正常时患者眼睑迅速闭合，称为直接角膜反射。同时另一只眼睛也会产生眼睑闭合反应，称为间接角膜反射。 腹壁反射：检查时嘱患者仰卧，两下肢稍曲使腹壁放松，然后用钝头竹签按上（肋缘下）、中（脐平）、下（腹股沟上）三个部位由外向内轻划腹壁皮肤。正常在受刺激的部位可见腹壁肌肉收缩

续表 10-27

检查项目	要点说明
（2）深反射	肱二头肌反射：患者取仰卧位，评估者以左手托扶患者屈曲成 90°的肘部，使其手掌朝下，并将拇指置于肱二头肌肌腱上，然后以叩诊锤叩击拇指，正常反应为肱二头肌收缩，前臂快速屈曲。 肱三头肌反射：患者取仰卧位，评估者以左手托扶患者的肘部，嘱患者肘部屈曲成 90°，然后以叩诊锤直接叩击鹰嘴突上方的肱三头肌肌腱，正常反应为肱三头肌收缩，前臂稍伸展。 膝腱反射：患者取坐位检查时，小腿完全松弛，自然悬垂；卧位检查时，评估者用左手在腘窝处托起两下肢，使髋、膝关节稍屈，然后用右手持叩诊锤叩击髌骨下方的股四头肌腱。正常反应为小腿伸展。 跟腱反射：亦称踝反射。患者仰卧，髋及膝关节稍屈曲，下肢取外旋外展位，评估者用左手托患者足掌，使足呈过伸位，然后以叩诊锤叩击跟腱。正常反应为腓肠肌收缩，足向跖面屈曲。如卧位不能测出时，可嘱患者跪于椅面上，双足自然下垂，然后轻叩跟腱，反应同前
3. 神经反射	
（3）病理反射	巴宾斯基（Babinski）征：患者仰卧位，两下肢伸直，评估者一手托其踝部，另一手持钝头竹签由足跟向小趾划足底外侧缘至小趾的趾关节，再转向拇趾侧，阳性反应为姆趾背伸，其余四趾呈扇形展开。 奥本海姆（Oppenheim）征：患者仰卧位，评估者用拇指和示指从膝关节下起，沿患者胫骨前缘由上而下用力滑压，直到踝关节上方。阳性反应同巴宾斯基征阳性。 戈登（Gordon）征：患者仰卧位，评估者用手挤压腓肠肌，阳性反应同前。 查多克（Chaddock）征：评估者用钝头棉签从患者外踝下方向前划至趾跖关节处，阳性反应同前。 霍夫曼（Hoffmann）征：护士用左手托住患者腕部上方，以右手中指和示指夹持其中指，稍向上提，使腕部处于轻度过伸位，然后用拇指迅速弹刮患者中指指甲，阳性反应为拇指和其他手指掌屈
（4）脑膜刺激征	颈项强直：嘱患者仰卧，两下肢伸直，评估者右手置于患者前胸，左手托扶患者枕部做被动屈颈动作以测试颈肌抵抗力，阳性反应表现为被动屈颈时抵抗力增强或下颌不能贴近前胸。 凯尔尼格（Kernig）征：嘱患者仰卧，先将一侧髋关节屈曲成直角，左手置于膝部固定，再用手尽量抬高小腿，正常人可将膝关节伸达 135°以上。阳性表现为伸膝受限，并伴有疼痛与屈肌痉挛。 布鲁金斯（Brudzinski）征：嘱患者仰卧，下肢自然伸直，评估者一手托住患者枕部，一手置于患者胸前，然后使头部前屈，阳性表现为两侧膝关节和髋关节屈曲
（4）脑膜刺激征	颈项强直：嘱患者仰卧，两下肢伸直，评估者右手置于患者前胸，左手托扶患者枕部做被动屈颈动作以测试颈肌抵抗力，阳性反应表现为被动屈颈时抵抗力增强或下颌不能贴近前胸

续表 10-27

检查项目	要点说明
(4)脑膜刺激征	凯尔尼格(Kcrnig)征：嘱患者仰卧，先将一侧髋关节屈曲成直角，左手置于膝部固定，再用手尽量抬高小腿，正常人可将膝关节伸达 135°以上。阳性表现为伸膝受限，并伴有疼痛与屈肌痉挛。 布鲁金斯(Brudzinski)征：嘱患者仰卧，下肢自然伸直，评估者一手托住患者枕部，一手置于患者胸前，然后使头部前屈，阳性表现为两侧膝关节和髋关节屈曲

注意事项：①环境安静，手要温暖，动作轻柔；②评估时，患者保持肢体放松，要进行双侧对比；③叩诊锤叩击肌腱或骨膜的力量应均匀适度。

三、考核标准

神经系统检查操作程序及考核标准，见表10-28。

表 10-28　神经系统检查操作程序及考核标准

项目		总分	操作要点	标准分	扣分及说明
评估 (9分)	仪表	3	仪表端庄，服装整洁，不留长指甲，按要求着装	3	
	物品环境	2	用物备齐，放置合理，环境清洁、安静(酌情关闭门窗或屏风遮挡，请其他人员回避)	1 1	
	患者	4	核对床号、姓名，了解患者病情、意识状态及配合能力，解释操作目的、过程、配合方法	1 2 1	
浅感觉 (6分)	痛觉	3	嘱被检查者仰卧、闭目、配合方法，检查方法正确	1 2	
	触觉	3	嘱被检查者仰卧、闭目、配合方法，检查方法正确	1 2	
运动功能 (16分)	肌张力	5	嘱被检查者肌肉放松，先触摸，再行被动关节运动，检查上下肢、先左后右，左右对比	3 2	
	肌力	5	嘱被检查者做主动关节运动，再施加阻力，检查上下肢、先左后右，左右对比	3 2	
	共济运动	6	指鼻试验：先闭眼后睁眼，方法正确跟-膝-胫试验；方法正确，左右对比	3 3	
浅反射 (10分)	角膜反射	5	检查方法正确	5	
	腹壁反射	5	轻划腹壁顺序、方向正确	5	

续表 10-28

项目		总分	操作要点	标准分	扣分及说明
深反射 (16分)	肱二头肌反射	6	检查方法正确	6	
	肱三头肌反射	6	检查方法正确	6	
	膝腱反射	6	检查方法正确	6	
	跟腱反射	6	检查方法正确	6	
病理 反射 (20分)	Babinski 征	4	检查方法正确并口述阳性体征	4	
	Oppenheim 征	4	检查方法正确并口述阳性体征	4	
	Gordon 征	4	检查方法正确并口述阳性体征	4	
	Chaddock 征	4	检查方法正确并口述阳性体征	4	
	Hoffmann 征	4	检查方法正确并口述阳性体征	4	
脑膜刺 激征 (16分)	颈部阻力	4	检查方法正确并口述阳性体征	4	
	Kerning 征	4	检查方法正确并口述阳性体征	4	
	Brudzinski 征	4	检查方法正确并口述阳性体征	4	
直腿抬 高试验	Lasegue 征	4	检查方法正确并口述阳性体	4	
评价 (7分)	熟练	4	方法正确，内容完整、动作规范、按时完成	4	
	沟通	3	沟通有效，态度和蔼，体现人文关怀	3	

主考教师签名：　　　　　　　日期：　年　月　日　　　得分：

注：考核时间 6 分钟，用物准备为棉签、叩诊锤、软尺。

第十节　心电图检查

➡ 一、学习重点

心电图以无创性、使用方便等特点在各级医院得以广泛使用，应掌握常规 12 导联心电图描记：①导联电极的安置；②心电图机的设置；③掌握心电图测量方法；④了解正常心电图的波形特点和正常值。

➡ 二、检查内容及方法

常规 12 导联心电图描记步骤见表 10-29。

表 10-29　常规 12 导联心电图描记练习指导

检查项目	相关内容
评估	一般项目核对和评估患者
用物准备	心电图机、电源线、导联线、描记纸、酒精棉球、污物盘
解释	向患者做好解释工作与注意事项：全身放松，检查中不可移动身体
心电图机的准备	打开电源，选择交流电
心电图机设置	设置走纸速度为 25 mm/s 标准电压设为 1 mV = 10 mm 设置自动描记
安置电极	
①肢体导联	暴露两手腕关节及两腿踝关节内侧。在受检者腕关节上方约 2~3 cm 处、内踝上方约 2~3 cm 处涂酒精或生理盐水，按照右手腕、左手腕、左下肢、右下肢的顺序，分别接上红、黄、绿、黑色电极板
②心前区导联	暴露胸部。连接胸前导联电极：V_1 电极在胸骨右缘第 4 肋间，V_2 电极在胸骨左缘第 4 肋间，V_4 电极在左锁骨中线第 5 肋间，V_3 电极在 V_2 和 V_4 中点，V_5 电极在左腋前线平 V_4 处，V_6 电极在左腋中线平 V_4 处
描记心电图	按待机键按钮，观察心电图基线，平稳后按工作键进入描记状态，一次描记 Ⅰ、Ⅱ、Ⅲ、aVR、aVL、aVF 及 V_1~V_6 导联。描记结束后关闭心电图机，去除导联线，整理用物。在心电图纸上注明受检者的一般项目

三、考核标准

心电图机操作程序及考核标准，见表 10-30。

表 10-30　心电图机操作程序及考核标准

项目		总分	操作要点	标准分	扣分及说明
评估 （9分）	仪表	2	仪表端庄，着装整洁，符合要求	2	
	物品	3	用物齐备，合理放置	3	
	环境	1	环境清洁、安静、符合要求	1	
	患者	3	核对受检查者一般情况，做好解释工作	3	
连接 （4分）	心电图机	4	连接电源线 连接电极线	2 2	

续表 10-30

项目		总分	操作要点	标准分	扣分及说明
安置电极（35分）	肢体导联	15	肢体导联分别按照红、黄、绿、黑标记，从右手按顺时针方向依次连接右上肢、左上肢、左下肢、右下肢	15	
	胸前导联	20	V_1 电极在胸骨右缘第4肋间，V_2 电极在胸骨左缘第4肋间，V_4 电极在左锁骨中线第5肋间，V_3 电极在 V_2 和 V_4 中点，V_5 电极在左腋前线平 V_4 处，V_6 电极在做腋中线平 V_4 处	20	
设置（6分）	参数	6	走纸速度为 25 mm/s 电压设为 1 mV = 10 mm	3 3	
描记（9分）	心电图	9	观察心电图基线平稳后按键打印走纸，打印结束后关闭，在图纸上做好注明	3 6	
效果（10分）	心电图	10	描记的心电图正确、效果好	10	
整理（4分）	患者	2	去除导联线，整理衣物	2	
	用物	2	物品归位，放置合理	2	
评价（13分）	熟练	10	程序正确，内容完整、动作规范，操作熟练，按时完成	10	
	沟通	3	与患者沟通有效，体现以患者为中心原则	3	
提问（10分）	测量口述	10	问题一：回答正确 问题二：回答正确	5 5	

注意：考核时间 8~10 分钟。

第十一节　全身体格检查

一、学习重点

全身体格检查以视诊、触诊、叩诊和听诊相结合，按照从头到足(一般状态/生命体征、头颈部、前侧胸部、背部、腹部、上肢、下肢、肛门直肠、外生殖器、腰椎运动)的检查顺序全面系统地为患者进行检查。

二、检查内容及方法

根据全身检查的内容逐项检查，边查边想，正确评价，边问边查，核实补充，掌握检查的进度和时间，见表 10-31。

表 10-31　全身体格检查项目与相关内容一览表

检查项目	相关内容
生命体征	(1)观察发育、营养、面容、表情和意识等一般状态； (2)预防医源性感染，当受检者在场时洗净双手，检查后再次洗手； (3)测量体温(腋温，10 分钟)； (4)触诊桡动脉至少 30 秒； (5)计数呼吸频率至少 30 秒； (6)测血压；
头颈部	(7)观察头部外形、毛发分布、异常运动等； (8)触诊头颅； (9)视诊双眼及眉毛； (10)分别检查左右眼的近视力(用近视力表)； (11)检查下睑结膜、球结膜和巩膜； (12)翻转上睑，检查上睑、球结膜和巩膜； (13)检查眼球运动(检查六个方位)； (14)检查瞳孔直接对光反应和间接对光反应； (15)视诊、触诊双侧外耳及耳后区； (16)检查双耳听力(摩擦手指或用手表)； (17)视诊、触诊外鼻； (18)观察鼻前庭、鼻中隔； (19)检查左右鼻道通气状态； (20)检查额窦，注意肿胀、压痛、叩痛等； (21)检查筛窦，注意压痛； (22)视诊口唇、牙齿、上腭、舌质和舌苔； (23)借助压舌板检查颊黏膜、牙齿、牙龈、口底； (24)借助压舌板检查口咽部及扁桃体； (25)检查颈椎屈曲及左右活动情况； (26)触诊淋巴结；
头颈部	(27)触诊甲状腺； (28)触诊左、右颈动脉； (29)触诊气管；

续表 10-31

检查项目	相关内容
侧胸部	(30)视诊胸部外形、对称性、皮肤和呼吸运动等； (31)触诊左、右侧乳房(四个象限及乳头)； (32)触诊腋窝淋巴结； (33)视诊双侧呼吸运动度(上、中、下，双侧对比)； (34)检查双侧触觉语颤(上、中、下，双侧对比)； (35)检查有无胸膜摩擦感； (36)叩诊双侧肺尖； (37)叩诊双侧前胸和侧胸(自上而下，由外向内，双侧对比)； (38)听诊双侧肺尖； (39)听诊双侧前胸和侧胸(自上而下，由外向内，双侧对比)； (40)检查双侧语音共振(上、中、下，双侧对比)； (41)视诊心尖、心前区搏动，切线方向观察； (42)触诊心尖搏动(两步法)； (43)触诊心前区； (44)叩诊心脏相对浊音界； (45)听诊心脏五个瓣膜区(频率、节律、心音、杂音、摩擦音)；
背部	(46)视诊脊柱、胸廓外形及呼吸运动； (47)检查胸廓扩张度及其对称性； (48)检查双侧触觉语颤； (49)检查有无胸膜摩擦感； (50)叩诊双侧后胸部； (51)叩诊肺下界； (52)叩诊肺下界移动度(肩胛线)； (53)听诊双侧后胸部； (53)听诊有无胸膜摩擦音； (55)检查双侧语音共振； (56)触诊脊柱有无畸形、压痛； (57)直接叩诊法检查脊柱有无叩击痛； (58)检查双侧肋脊点和肋腰点有无压痛； (59)检查双侧肋脊角有无叩击痛；
腹部	(60)请受检者屈膝、放松腹肌，双上肢置于躯干两侧，平静呼吸； (61)视诊腹部外形、对称性、皮肤、脐及腹式呼吸等； (62)听诊肠鸣音至少 1 分钟；

续表 10-31

检查项目	相关内容
腹部	(63)叩诊全腹； (64)叩诊肝上、下界； (65)检查肝脏有无叩击痛； (66)叩诊移动性浊音(经脐平面先左后右)； (67)触诊全腹部(自左下腹开始、逆时针触诊至脐部结束)； (68)训练患者做加深的腹式呼吸 2~3 次； (69)在右锁骨中线上触诊肝脏； (70)在前正中线上触诊肝脏； (71)检查胆囊触痛征； (72)双手法触诊脾脏； (73)检查腹壁反射；
上肢	(74)视诊上肢皮肤、关节等； (75)视诊双手及指甲； (76)触诊指间关节和掌指关节； (77)检查指关节运动； (78)检查上肢远端肌力； (79)触诊腕关节； (80)检查腕关节运动； (81)触诊双肘鹰嘴和肱骨髁状突； (82)触诊滑车上淋巴结； (83)检查肘关节运动； (84)检查屈肘、伸肘的肌力； (85)视诊肩部外形； (86)触诊肩关节及其周围； (87)检查肩关节运动； (88)检查上肢触觉(或痛觉)； (89)检查肱二头肌反射； (90)检查肱三头肌反射； (91)检查桡骨膜反射； (92)检查 Hoffmann 征；
下肢	(93)观察双下肢外形、皮肤、趾甲等； (94)触诊腹股沟区有无肿块、疝等； (95)触诊腹股沟淋巴结； (96)触诊股动脉搏动，必要时听诊； (97)检查髋关节屈曲、内旋、外旋运动； (98)检查双下肢近端肌力(屈髋)； (99)触诊膝关节和浮髌试验；

续表 10-31

检查项目	相关内容
下肢	(100)检查膝关节屈曲运动； (101)检查髌阵挛； (102)触诊踝关节及跟腱； (103)检查有无凹陷性水肿； (104)触诊双足背动脉； (105)检查踝关节背屈、跖屈活动； (106)检查双足背屈、跖屈肌力； (107)检查踝关节内翻、外翻运动； (108)检查屈趾、伸趾运动； (109)检查下肢触觉(或痛觉)。
腰椎运动	(110)指鼻试验(睁眼、闭眼)； (111)检查双手快速轮替运动； (112)检查 Romberg 征； (113)观察步态； (114)检查屈腰、伸腰运动； (115)检查腰椎侧弯、旋转运动。

注意事项：①检查前后洗手；②检查过程中尽量减少患者的不适和不必要的体位变动；③重点突出：结合问诊结果，在全面检查的基础上有所侧重；④边检查边思考，确认检查结果是否异常及其可能的原因；⑤把握检查时间，避免给患者带来不适和负担；⑥对急、重症患者，应首先检查生命体征，同时根据患者的体位和病情适当调整检查顺序，对重点系统的检查必须深入。

参考文献

[1] 季坚. 健康评估. 北京:科学出版社, 2018

[2] 陈文彬, 潘祥林. 诊断学. 第6版. 北京:人民卫生出版社, 2012

[3] 陈文彬, 潘祥林. 诊断学. 第7版. 北京:人民卫生出版社, 2012

[4] 陈孝平, 江建平. 外科学. 第8版. 北京:人民卫生出版社, 2013

[5] 尤黎明, 吴瑛. 内科护理学. 第5版. 北京:人民卫生出版社, 2012

[6] 李乐之, 路潜. 外科护理学. 第5版. 北京:人民卫生出版社, 2012

[7] 吕探云, 孙玉梅. 健康评估. 第3版. 北京:人民卫生出版社, 2012

[8] 孙玉梅, 张立力. 健康评估. 第4版. 北京:人民卫生出版社, 2017

[9] 姜涌. 健康评估. 北京:中国中医药出版社, 2016

[10] 张立力, 孙玉梅. 健康评估实践与学习指导. 北京:人民卫生出版社, 2017

[11] 孙玉梅, 章雅青. 高级健康评估. 北京:人民卫生出版社, 2018

[12] 杨艳杰. 护理心理学. 第3版. 北京:人民卫生出版社, 2012

[13] 万学红, 卢雪峰. 诊断学. 第8版. 北京:人民卫生出版社, 2013

[14] 万学红, 陈红. 临床诊断学. 第3版. 北京:人民卫生出版社, 2015

[15] (美)利品考特. 健康评估(中文翻译版). 北京:科学出版社, 2014

[16] 曾德建, 丁淑贞. 健康评估实训指导. 北京:科学出版社, 2017

[17] (美)卡本尼托-莫耶特. 护理诊断手册. 北京:世界图书出版社, 2008

[18] 汤之明, 胡浩. 临床诊断基本技能. 武汉:华中科技大学出版社, 2011

[19] 刘成玉, 孙玉梅. 健康评估实训与学习指导. 北京:人民卫生出版社, 2014

[20] 王振常. 医学影像学. 北京:人民卫生出版社, 2007

图书在版编目(CIP)数据

健康评估 / 光云志, 陈洁主编. —长沙: 中南大学出版社, 2021.1

高等医学院校护理学专业"1+X"书证融通系列教材

ISBN 978-7-5487-4237-1

Ⅰ.①健… Ⅱ.①光… ②陈… Ⅲ.①健康—评估—医学院校—教材 Ⅳ.①R471

中国版本图书馆 CIP 数据核字(2020)第 205599 号

健康评估
JIANKANG PINGGU

主编 光云志 陈 洁

□责任编辑	李 娟	
□责任印制	易红卫	
□出版发行	中南大学出版社	
	社址：长沙市麓山南路	邮编：410083
	发行科电话：0731-88876770	传真：0731-88710482
□印　　装	长沙印通印刷有限公司	

□开　　本	787 mm×1092 mm 1/16　□印张 24.75　□字数 626 千字
□互联网+图书	二维码内容　字数 41 千字
□版　　次	2021 年 1 月第 1 版　□2021 年 1 月第 1 次印刷
□书　　号	ISBN 978-7-5487-4237-1
□定　　价	67.00 元